互联互通促进智慧医院建设

医院信息互联互通标准化成熟度测评案例集

《中国卫生信息管理杂志》社　组编

U0252279

清华大学出版社

北 京

图书在版编目（CIP）数据

互联互通促进智慧医院建设：医院信息互联互通标准化成熟度测评案例集 /
《中国卫生信息管理杂志》社组编. — 北京：清华大学出版社，2023.10
　　　ISBN 978-7-302-64863-5

　　Ⅰ．①互…　Ⅱ．①中…　Ⅲ．①医院—管理信息系统—研究　Ⅳ．① R197.324

　　中国国家版本馆 CIP 数据核字（2023）第 200081 号

责任编辑：孙　宇
封面设计：钟　达
责任校对：李建庄
责任印制：杨　艳

出版发行：清华大学出版社
　　　　　网　　　址：https://www.tup.com.cn, https://www.wqxuetang.com
　　　　　地　　　址：北京清华大学学研大厦A座　　　邮　　编：100084
　　　　　社 总 机：010-83470000　　　　　　　　　邮　　购：010-62786544
　　　　　投稿与读者服务：010-62776969, c-service@tup.tsinghua.edu.cn
　　　　　质量反馈：010-62772015, zhiliang@tup.tsinghua.edu.cn
印 装 者：三河市龙大印装有限公司
经　　销：全国新华书店
开　　本：185mm×260mm　　　印　　张：28　　　字　　数：608千字
版　　次：2023年11月第1版　　　　　　　　　　印　　次：2023年11月第1次印刷
定　　价：158.00元

产品编号：103909-01

胡建平

　　胡建平，男，硕士，研究员。现任国家卫生健康委员会统计信息中心副主任。第八届国家卫生标准委员会卫生信息标准专业委员会副主任委员兼秘书长；国家关键信息基础设施安全保护专家组专家；全国区块链和分布式记账技术标准化技术委员会委员；中国卫生信息与健康医疗大数据学会副会长兼卫生信息标准专业委员会主任委员；《中国卫生信息管理杂志》编委会常务副主任委员；华中科技大学兼职教授。主持承担国家科技重大专项、863计划、国家重点研发计划等多项国家课题研究任务。提出国家卫生健康信息化顶层设计思路，组织制定健康档案、电子病历、区域卫生信息平台、居民健康卡等国家（行业、团体）卫生信息标准300余项，创建国家医疗健康信息互联互通标准化成熟度测评体系，牵头组织完成全民健康保障信息化工程一期项目建设任务。先后发表学术论文百余篇，主编《医院信息互联互通标准化成熟度测评技术指导》《新一代医院数据中心建设指导》《医院数据治理框架、技术与实现》《医院信息系统功能设计指导》《区域全民健康信息平台功能设计指导》《医疗健康人工智能应用案例集》《全民健康信息化调查报告——区域卫生信息化与医院信息化（2021年）》《全民健康信息化调查报告——区域卫生信息化与医院信息化（2019年）》等多部专著。研究成果获多项省、部级科技成果奖。

编 委 会

主　编　胡建平　国家卫生健康委统计信息中心副主任

编　委　（按姓氏笔画排序）

丁　剑　昆明市儿童医院

卫　荣　西安交通大学第一附属医院

马　军　云南省玉溪市人民医院

马　磊　山东大学附属儿童医院

马丽明　广东省佛山市妇幼保健院

王　浩　山东省兖矿新里程总医院

王力华　首都医科大学附属北京友谊医院

王安莉　中南大学湘雅三医院

王忠民　江苏省人民医院

王学理　复旦大学附属中山医院厦门医院

王建林　兰州大学第一医院

王雄彬　昆明医科大学第二附属医院

王羡欠　江西省人民医院

孔　磊　山东省济宁市兖州区人民医院

左秀然　湖北省武汉市中心医院

龙云华　广东省韶关市韶州人民医院

卢凤仪　广州医科大学附属脑科医院

史今驰　山东省聊城市人民医院

冯海燕　广东省妇幼保健院

毕　鹏　山东大学第二医院

朱骄锋　国药同煤总医院

全　宇　中国医科大学附属盛京医院

刘子国　山东省昌乐县人民医院

刘永伟　锦州医科大学附属第一医院

刘冠佳　广东省珠海市人民医院

刘鸿齐　山西医科大学第二医院

刘　寅　湖南省岳阳市中心医院

闫桂芹　齐齐哈尔医学院附属第三医院

孙岩国　大连医科大学附属第二医院

孙　辉　西安交通大学口腔医院

李　芹　山东省泰安市中心医院
　　　　（青岛大学附属泰安市中心医院、泰山医养中心）

李　征　宁波大学附属第一医院

李　超　山东第一医科大学第二附属医院

李　新　山东中医药大学附属医院

李岳峰　国家卫生健康委统计信息中心

李顺炜　安徽省铜陵市人民医院

李振叶　厦门大学附属妇女儿童医院

杨　洋　广东省人民医院

杨慧清　国家卫生健康委统计信息中心

吴锐珍　广东省佛山市妇幼保健院

何　荣　中山大学附属肿瘤医院

邹　健　南方医科大学南方医院

张　妍　吉林大学中日联谊医院

张世霞　山东省立第三医院

张司露　河南省郑州人民医院

张浪修　广东省茂名市人民医院

张黎黎　国家卫生健康委统计信息中心

陈飞飞　山东省济南市妇幼保健院

陈培培　青岛大学附属妇女儿童医院
　　　　（青岛市妇女儿童医院）

林志辉　广州医科大学附属第五医院

林悦琪　江西省儿童医院

屈晓晖　国家卫生健康委统计信息中心

赵鼎婕　山东省青岛市市立医院

为总结近年来医院信息互联互通建设成效，梳理医院高质量发展路径，探讨医疗健康信息互联互通在促进电子病历、智慧服务、智慧管理"三位一体"智慧医院建设中的作用、成效，分享典型建设经验，《中国卫生信息管理杂志》社面向医院信息互联互通标准化成熟度测评通过单位组织开展了"互联互通促进智慧医院建设"案例征集活动。

卫生健康信息标准是全民健康信息化建设的重要基础，对于深化医药卫生体制改革、推动实施健康中国战略具有重要意义。国家卫生健康委高度重视卫生健康信息标准化建设工作，国家卫生健康委统计信息中心围绕以居民电子健康档案为核心的区域卫生信息化建设和以电子病历为核心的医院信息化建设开展标准研制工作，截至目前，发布基础类、数据类、技术类、管理类、安全与隐私类等5类医疗健康信息行业标准252项、团体标准67项，基本涵盖并规范了卫生健康信息互操作的各个环节，在推进医疗卫生机构业务协同和信息共享等方面发挥了重要的规范、引领和支撑作用。

卫生健康信息标准工作始终坚持开发和应用两手抓，一方面抓好标准研究制定，一方面强化标准应用落地。国家医疗健康信息互联互通标准化成熟度测评是标准落地应用的有力抓手，标准测评工作从应用示范、分级测评体系建设，到大规模推广应用，促进了各地区、各医疗机构信息化水平的提升和信息资源的集聚整合与互通共享，也进一步完善了标准体系，提高了标准质量。截至目前，测评范围覆盖全国30个省（自治区、直辖市）和新疆生产建设兵团，共有27个分级管理单位，全国范围内通过各批次测评的机构累计有196个区域、839家医院，其中有19个区域、72家医院通过了五级乙等测评。医院信息互联互通标准化成熟度测评有效促进了医院信息化标准化建设以及信息技术与医疗业务的深度融合，在推进医院业务协同和信息共享，实现医院高质量发展方面起到了十分关键的作用。

本案例集开篇绪论概述了国家卫生健康委统计信息中心牵头创建的我国医疗健康信息互联互通标准与技术体系，以帮助读者更好地理解汇编的63个具体案例。所有案例按内容分为五个主题：互联互通与以质量为根本的智慧临床、互联互通与以需求为导向的智慧服务、互联互通与以精细为特征的智慧管理、互联互通与以价值为核心的数据治理、互联互通与以主动为方向的网络安全，分编为五个章节，第一章围绕医院电子病历建设与应用、医院集成平台建设与发展、新一代医院数据中心建设、医学人工智能与临床决策支持等，多角度分析互联互通测评工作在推进医院智慧临床建设、促进医疗质量提升方面发挥的作用；第二章围绕医院智慧服务与便民惠民、互联网医院建设与发展、互联网+医疗健康建设与发展、远程医疗建设与应用等，多角度分析互联互通测评工作在推进医院智慧服务建设、改善患者就医体验方面发挥的作用；第三章围绕医院智慧运营管理、物联网创新应用与智慧后勤、公立医院绩效考核等，多角度分析互联互通测评工作在推进医院智慧运营管理、支撑精细管理决策方面发挥的作用；第四章围绕医院数据治理建设与应用、大数据平台与数据建模、临床科研信息化建设、医疗健康数据利用与挖掘等，多角度分析互联互通测评工作在推进医院数据治理、推动数据价值挖掘与利用方面发挥的作用；第五章围绕医院信息安全规划与建设、互联网+医疗健康安全建设、医院数据安全建设与管理等，多角度分析互联互通测评工作在推进医院网络与数据安全建设方面发挥的作用。

《"十四五"全民健康信息化规划》提出要强化标准应用程度和建设成效评价，持续推动医疗健康信息互联互通标准化成熟度测评，加强标准应用成果总结宣传，推广各地标准化建设应用的创新典型案例，提升社会各方的标准化意识和自主标准使用能力。本案例集的编撰主要是通过集中展示案例单位互联互通赋能的医院信息化建设成效与亮点，促进医疗机构迎评促建经验的交流与分享，推广互联互通促进智慧医院建设的创新典型案例，提升相关单位标准化意识和能力，助力医院高质量发展。希望通过本案例集能抛砖引玉，激励更多的医院参与到医院互联互通测评工作中，以测促改，以测促建，以测促用，有力支撑智慧医院的高质量发展。本案例集的编撰工作得到各案例医院的大力支持，也得到了医院测评相关专家的悉心指导，在此一并感谢！

编　者

2023年11月

目　录

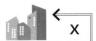
第三章　互联互通与以精细为特征的智慧管理⋯⋯⋯⋯⋯⋯⋯⋯⋯⋯⋯⋯⋯⋯⋯ 241

第四章　互联互通与以价值为核心的数据治理⋯⋯⋯⋯⋯⋯⋯⋯⋯⋯⋯⋯⋯⋯⋯ 311

第五章　互联互通与以主动为方向的网络安全 …………………………………………… 399

绪　论

我国医疗健康信息互联互通标准与技术体系建设

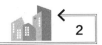

近些年来，我国医疗健康信息化建设取得较大成绩，但仍存在信息烟囱、信息孤岛，互联互通的信息标准缺乏、技术路径不清晰、评价技术与方法存在空白等问题，严重制约了医疗健康信息化的进一步发展。国家卫生健康委统计信息中心依托国家科技支撑计划《电子健康档案标准符合性测试规范与系统开发》《主动医疗健康服务模式及标准规范研究》，国家863计划《医疗信息化体系与信息标准研究》，中国工程院重点咨询项目《我国医药卫生信息共享体系发展战略研究》，国家卫生健康委委托项目《面向需求侧的可携带个人电子医疗记录标准体系与实施路径研究》等国家课题和项目，首次系统性地创建了我国具有自主知识产权的医疗健康信息互联互通标准与技术体系并在全国广泛推广应用，开启了我国医疗健康信息化建设新格局，引领了医疗健康信息互联互通水平跨越式发展，有力支撑了医疗健康服务能力、服务水平提升和服务模式创新。

一、首次创建了国家医疗健康信息互联互通标准体系

1. 研制了国家医疗健康信息互联互通数据标准

设计了"数据字典→数据元及值域代码→数据集→共享文档"语义层级递进路径，以数据元和数据集规范约束文档中的数据元素，以模板库规范和约束文档内容，以值域代码约束文档的编码型数据元素，研制了电子病历基本数据集及医疗健康业务系统的数据集、健康档案和电子病历共享文档规范等62项行业数据标准，保障医疗健康数据语义互操作与共享互认。

2. 研制了区域卫生信息平台与医院信息平台互联互通技术标准

研制了以健康档案为核心的区域卫生信息平台技术规范（WS/T 448—2014）、以电子病历为核心的医院信息平台技术规范（WS/T 447—2014）、居民健康卡技术规范等14项行业技术标准。平台技术规范规定了信息平台的参考技术架构、平台基本功能要求、信息资源规范、IT基础设施规范、安全规范和性能要求等技术内容。研制了区域卫生信息平台交互规范和医院信息平台交互规范20项行业技术标准，规定了交互服务编码和消息结构、消息与服务定义、数据类型与通用元素、通用服务与通用服务处理等一系列约束。

3. 研制了医疗健康信息互联互通管理标准

研制了电子健康档案与区域卫生信息平台标准符合性测试规范（WS/T 502—2016）、电子病历与医院信息平台标准符合性测试规范（WS/T 501—2016）、医学数字影像通信（DICOM）中文标准符合性测试规范（WS/T 548—2017）等7项行业管理标准，规定了信息平台标准符合性测试的测试过程、测试方法、测试内容和测试结果判定准则，以促进互联互通标准体系的落地应用。

4. 推进了中国数字医学影像标准的国际化

研制了医学数字影像中文封装与通信规范（WS/T 544—2017），在DICOM协议中

增加GBK和GB2312等两种中文字符集封装方式,从影像设备底层实现医学数字影像信息的中文封装,填补了DICOM中文表达空白。该标准与HL7、DICOM、IHE等标准组织对接,其内容被采纳为国际标准(Add GBK and GB2312 Character Sets for Chinese Text Encoding,DICOM CP1234),推进了中国标准国际化。

二、首次完整提出了以区域卫生信息平台和医院信息平台为枢纽的互联互通技术路径

提出了以居民健康档案为核心的区域卫生信息平台和以电子病历为核心的医院信息平台为枢纽的互联互通技术架构;设计了互联互通交互服务技术内容,支撑医疗健康信息的互联互通和信息共享。

1. 提出了以居民健康档案为核心的区域卫生信息平台和以电子病历为核心的医院信息平台为枢纽的互联互通技术架构

面向以网络通、数据通、业务通为内涵的互联互通目标,设计了以区域卫生信息平台作为区域内医疗健康信息互联互通枢纽,以医院信息平台作为院内信息互联互通枢纽和对外信息交换的统一出口的技术架构,解决了点对点对接操作复杂、效率低、成本高的问题。信息平台参考技术架构分为信息基础设施层、医院业务应用层、信息交换层、信息资源层、平台服务层、平台应用层和平台门户层等7层。

2. 设计了区域卫生信息平台和医院信息平台互联互通交互服务技术内容

区域卫生信息平台交互服务定义了时间一致性服务、节点验证服务、安全审计服务、基础通知服务、居民及机构注册服务、术语注册服务、健康档案采集存储管理服务、文档订阅发布服务、预约挂号服务、双向转诊服务、签约服务、提醒服务等18部分内容,医院信息平台交互服务定义了文档注册查询服务、就诊信息交互服务、医嘱信息交互服务、申请单信息交互服务、预约信息交互服务、状态信息交互服务等11部分内容。每部分内容均从交互服务的参与角色、消息封装结构、服务寻址与访问、通讯协议和调用过程等方面进行约束。通过交互服务技术,实现全民健康信息化("46312"工程)国家级、省级、地市级和县级等四级区域平台之间、区域平台与医院之间、医院内部医疗健康信息的互联互通。

三、首次建立了整套医疗健康信息互联互通多维度技术测评方案

1. 创建了区域卫生信息及医院信息互联互通四维度测评指标体系

面向区域卫生信息化和医院信息化建设,设计了互联互通测评和信息平台架构的关联模型,从基础设施建设、数据资源标准化、互联互通标准化、互联互通应用效果等四个维度,建立了测评指标体系,包括了428个区域互联互通测评指标(2020年版),655

个医院互联互通测评指标（2020年版）。为全方位评价医院信息平台的技术架构、功能实现程度以及应用效果提供了科学方法，解决了困惑医院信息化建设多年的评估难题。

2. 构造了基于量化结果的区域卫生信息及医院信息互联互通测评分级水平

基于测评指标赋权，建立由等级分与可选分组成的测评得分，构造了一级、二级、三级、四级乙等、四级甲等、五级乙等、五级甲等分级水平，建立了逐步提升的互联互通测评量化要求。测评结果分级水平为区域及医院论证自身医疗健康信息标准贯彻和实施情况、评估自身信息化建设与应用水平提供了量化参照。

3. 建立了随着技术和业务发展的互联互通测评迭代机制，持续更新测评指标体系

基于2017年版测评指标体系，根据新型信息技术和区域与医院业务发展，将大数据、人工智能等新兴技术指标及互联网医疗等业务应用转化为测评指标，制定了2020年版测评指标体系，建立了测评指标体系动态更新机制，引领医疗健康信息化新发展方向。

四、发明了医疗健康信息互联互通自动化测试技术方法并研发了测试工具

1. 发明了一种测试用例生成方法及系统

构建文档模版库和基础数据库，根据需求选择对应文档模板，识别文档模板库中的数据元，获取数据元的XPath路径；从基础数据库中随机抽取相应数据元值，将数据元值按照XPath路径进行映射匹配，逆向生成新的测试用例，保证了测试用例中每个数据元取值的随机性。

2. 发明了医疗数据字典自动标准化技术

基于云服务的方式，对各厂商或者医院的非标准数据字典进行标准化操作，将非标准数据字典上传至云计算端进行自动匹配，把标准化的对应关系文件发送至本地客户端，在本地进行标准化。

3. 发明了卫生信息数据集和共享文档标准符合性自动化测试技术

将被测医疗健康信息系统通过测试接口与测试平台连接，通过测试平台生成测试用例，进行标准符合性测试，并自动得出测试结果。提出了共享文档的注入测试和抽取测试方法，测试被测系统对共享文档标准的解析能力和解构能力。

4. 发明了一种医院信息交换平台系统以及信息交换互通方法

设计了医院信息交换平台系统，其特征包括流通控制模块、存储控制模块、存储

单元模块、检索控制模块、撤销控制模块、警示控制模块之间的通信，实现了医疗信息系统之间的信息交换互通。

5. 研发了医疗健康信息互联互通测评管理平台和测试工具

研发了医疗健康信息互联互通测评的管理平台，实现互联互通测评"前期准备-申报-初审-文审-定量测试-现场查验-结果发布"全链管理。研制互联互通自动化测试工具和医学术语管理系统，测试健康档案及电子病历数据集、健康档案及电子病历共享文档、区域卫生信息和医院信息平台交互服务的准确性和完整性。

五、首次建立了人机结合的互联互通测评新范式

1. 设计了人机结合的定量与定性同质化的测评模式

对数据集、共享文档和交互服务的符合性，采用测试工具，通过抽取、注入、解析和验证等技术手段，进行自动化测试，根据测试结果进行定量评分；对于信息化基础建设和互联互通应用成效，依据统一的测评方案和指标体系，由测评专家进行人工定性评价，并给出量化评分。定性与定量结合、人工与机器结合，共同组成客观、公正的测评模式，以保证测评的同质化和规范性。

2. 建立了"申报-初审-文审-定量测试-现场查验"等环节的新型测评流程

整个测评周期包括前期准备、正式申报、初审、文审、定量测试、现场查验、结果公布等环节。通过测评完善信息化基础设施建设，推进标准化业务系统建设应用和信息交换共享，驱动新兴技术与业务融合，实现从标准的采纳程度方面，以测促建，从标准的应用验证方面，以测促改，从标准的应用效果方面，以测促用。

3. 创建了"国家级-省级"分级管理的互联互通测评路径

国家卫生健康委统计信息中心负责五级乙等及以上高等级和非分级省份测评工作，省级分级管理单位在国家级管理单位统筹规划下，负责本地区四级甲等及以下测评工作。测评以标准依据统一、工作流程公开、质量要求同质、结果体现公正为原则开展，通过分级管理辐射全国，为全国其他领域信息化测试评价工作提供了借鉴。

我国医疗健康信息互联互通标准与技术体系已成为"十二五""十三五"及"十四五"全民健康信息化顶层设计的重要组成部分，是指导全国区域和医院信息化重点工程建设的基本依据。截至目前，发布基础类、数据类、技术类、管理类、安全与隐私类等5类医疗健康信息行业标准252项、团体标准67项，覆盖并规范了医疗健康信息互联互通的全部环节；互联互通测评包括全国30个省（自治区、直辖市）和新疆生产建设兵团，全国范围内通过各批次测评的机构累计有196家区域、839家医院，全国范围内设有27个分级管理单位，培训全国现场查验专家250余名、定量测试专家150余

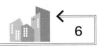
名。通过互联互通标准与技术体系的建设，医疗健康信息标准的重要性得到充分认识，"标准＋平台"的互联互通实现路径得到一致认可，"标准筑基、数据领航、平台支撑"的理念在医疗健康信息化领域得到普及，为逐步实现全国范围跨机构、跨层级、跨地域的互联互通和信息共享奠定了坚实基础。

新时代，卫生健康事业高质量发展需求不断明确，医疗健康信息化领域新技术应用探索方兴未艾，信息互联互通2.0阶段已扑面而来。下阶段，需要统筹规划、提前布局、整合力量，进一步完善医疗健康信息互联互通标准与技术体系，在顶层设计、标准体系、平台支撑、数据集中、测评验证的基础上，叠加语义统一、隐私计算、可信共享、云链协同、跨链融合等5个技术特征，在实践中不断总结、丰富信息互联互通2.0的内涵，促进卫生健康信息化高质量发展，为"健康中国"战略实施提供坚强的技术支撑。

（胡建平　张黎黎　董方杰）

第一章
互联互通与以质量为根本的智慧临床

本部分围绕医院电子病历建设与应用、医院集成平台建设与发展、新一代医院数据中心建设、医学人工智能与临床决策支持等，多角度分析互联互通测评工作在推进医院智慧临床建设、促进医疗质量提升方面发挥的作用。

案例1 信息集成平台助力医院高质量发展实践

—— 申报单位：首都医科大学附属北京友谊医院

一、单位简介

（一）医院简介

首都医科大学附属北京友谊医院（简称北京友谊医院）始建于1952年，目前已发展为集医疗、教学、科研、预防和保健于一体的北京市属三级甲等综合医院，是首都医科大学第二临床医学院。医院综合优势明显，专业特色突出，共有临床医技科室54个，消化和泌尿系统疾病诊治，肝、肾移植，肾内血液净化，热带病和寄生虫诊治以及中西医结合治疗是医院的专业特色。2014年10月，医院获批成为国家消化系统疾病临床医学研究中心；2018年，医院牵头成立北京市医院管理中心消化内科学科协同发展中心。目前，医院设有西城院区、通州院区（包括副中心门诊部）和顺义院区（在建），"一院三址"已初具规模，现有编制床位数3306张。

（二）科室简介

北京友谊医院信息中心成立于2014年5月，是智慧医院建设的统筹部门，由1952年建院之初成立的病案统计室和成立于1982年的计算机室两个二级科室构成，下设临床、医技、运营、平台、系统、统计、开发、运维等8个工作组，是一个"既有历史传承，又有蓬勃朝气"的团队。

二、医院信息化发展

医院信息化建设开始于1982年，最初为医院内部自主开发财务管理、经济核算、库房管理等单机软件。2003年开始使用C/S架构的放射PACS和HIS。2009年在干部保健中使用B/S版HIS，并于2016年完成全院范围的应用扩展。2009—2016年，各类信息系统陆续建设，为医院医疗服务改善和诊疗工作提效提供了有力支撑。2018年开始，随着通州新院区建设，医院整体逐步形成了多院区一体化的信息化架构，在此期间信息集成平台和数据中心也投入运行，医院进入了信息互通的标准化时代。2019—2022年，医院通过了电子病历系统功能应用水平评价五级、医院信息互联互通标准化成熟度测评四级甲等、医院智慧服务分级评价三级。互联网诊疗系统的建设，成功支撑了互联网诊疗、互联网医院牌照的申办。

三、互联互通建设与改造

（一）互联互通建设需求

2015年医院进行医院信息系统（hospital information system，HIS）的升级改造，建立了基于Ensemble中间件的集成平台，集成了全院临床、科研及运营多领域业务系统。由于存在各业务系统对数据需求不一、采用的服务技术方案不一、数据标准不一、对数据的处理方式与标准不一致、业务逻辑混乱、同类型业务流程不同等问题，导致集成平台服务集成的技术复杂度高、开发周期长、运维工作量大，接口服务不能统一复用，影响临床业务流程规范。因此，探索一种新的集成平台管理模式势在必行。医院以规范化、标准化、统筹化为原则，以《国家医疗健康信息医院信息互联互通标准化成熟度测评方案（2020年版）》为指导，对医院各信息系统的互联互通提出统一要求：

一是标准化需求。按照国家卫生健康委员会（卫健委）相关标准，包含了数据集标准、电子病历共享文档标准、医院信息平台交互规范等。

二是集成范围需求。除临床信息系统外，还需要包括面向患者的智慧服务相关系统和面向管理的运营管理相关系统。

三是接口继承和复用需求。一方面在原有信息系统交互接口的基础上进行标准化集成；另一方面提高接口复用率，避免重复建设。

四是共享协同需求。随着医联体、医共体医院之间的远程协作业务越来越多，医院与上级平台的数据交互增加，机构之间的互联互通需进一步改善。

五是决策分析需求。充分挖掘和利用信息资源，临床数据中心为医护人员提供全方位患者诊疗信息展示；科研数据中心支持科研项目的开展；运营数据中心辅助医院精准决策。

六是数据治理需求。医院数据质量问题已成为限制数据效能发挥的瓶颈和短板，在医疗业务活动中产生的数据向数据中心汇集，其过程需要持续的数据治理，提升数据质量。

（二）互联互通建设难点和解决方法

1. 开放的数据平台架构

结合医院各业务系统数据库现状，针对不同集成方式的特点，充分发挥各集成方式优势，形成操作型数据库（operational data store，ODS），以建立不同的数据中心。整体依照国家及行业标准规范体系和安全保障体系，从业务数据库、数据同步、数据整合、数据存储和数据应用层面逐一建立（图1-1）。

（1）业务数据库层：按业务数据库的不同，分成两种建设模式，一种为以医技系统为主的关系型数据库，另一种为HIS、电子病历、实验室信息系统（laboratory information system，LIS）使用的非关系型数据库（Cache高速缓存存储器）。

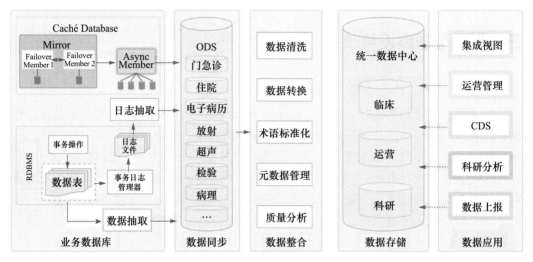

图1-1　数据平台架构图

（2）数据同步层：对两种数据库分别用不同的技术进行数据复制，关系型数据库采用了CDC技术，非关系型数据库使用了数据库自带的Shadow工具进行实时数据复制。

（3）数据整合层：进行数据清洗、数据转换、术语标准化、元数据管理，提升数据质量。

（4）数据存储层：分别按需形成临床、运营、科研数据中心，建立针对自身特点的主题域。

（5）数据应用层：基于医院的需求而建立的各种数据驱动应用系统。

2. 多模式集成架构

根据院内实际情况，集成架构采用集成平台方式、CDC＋集成平台方式，利用各自的优势，以达到最佳的集成效果（图1-2）。

（1）集成平台方式：对于实时性要求较高的数据交互，采用基于集成引擎（ESB总线）通过接口服务直接进行数据交互，以保证临床业务流程的实时、顺畅和高效。

（2）CDC＋集成平台方式：对于非实时交互或者非交互用数据，通过主动抽取发送方式进行同步。

其中在ODS库与源业务系统之间通过CDC方式进行数据同步，读取生产库的日志文件，在ODS库进行解析、回放等操作。此法可降低业务数据库的I/O开销，最大程度地降低对业务系统的影响。

ETL根据任务主动抽取ODS库数据，对业务数据进行数据清洗、转换、加载后使根据已配置的数据映射关系，将数据流转换成标准接口发送至集成平台。

业务数据经过集成引擎分发订阅至数据中心的分布式的流处理引擎，最终形成数据中心。

多模式集成架构模式能够使得平台对接兼容厂商技术能力显著增强，厂商接入快

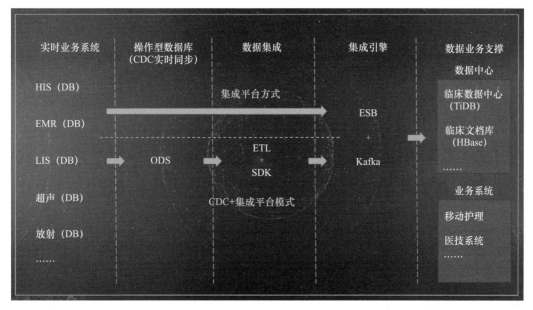

图1-2 集成架构图

捷准确；同时平台建设的标准化程度高，既可采用标准体系的建设，又能灵活应对其他个性化需求，而且平台数据交换实时性强。

3. 统一数据平台架构

数据利用的发展，经历从"部分应用"到"全面应用"、从"分散信息"到"数据融合"、从"事务处理"到"智能应用"的渐进过程。数据平台要承担面向业务支持与面向分析利用两个使命。

医院对各业务系统生产库建立统一的ODS库，通过ETL实现各数据中心数据同步。业务系统对数据的实时性需求可直接通过集成平台的接口服务满足，很好地解决了当前大多数数据平台不能满足实时提供数据的问题。

基于临床、科研、运营等数据服务，建设对应的主题库。使用ODS库和集成平台产生的数据，保证了数据源的统一性。既能根据共同的数据进行标准化建设，减少数据重复存储，也能满足不同业务需求进行各自数据组织整合。

四、互联互通建设成效和亮点

医院2018年开始梳理各业务系统之间的交互服务，将原本视图、存储过程等多种对接方式分批次、分系统地改为以集成平台为核心的HTTP＋XML模式，重新定义院内数据标准，制定规范，实现了全面的应用整合和数据整合。

截至2022年6月，医院集成平台已对接86个系统、发布203个服务，大幅提升了信息化整体水平，最大化利用了数据资源，增强了医院业务的连续性和可用性。

（一）集成引擎高可用，院内交互高效率

医院采用Ensemble集成引擎搭建集成平台，通过统一实行基于Web Service或Rest标准的订阅、分发，根据业务需求及性能要求，对业务系统提供标准的信息交换服务，实现数据在信息集成平台范围内可靠、可信的交换。集成平台日数据交互量60余万次，日总消息400余万条，消息耗时10～300毫秒。

（二）集成平台接口运行平稳，接口复用率高

医院集成平台已完成包括临床、医技、科研、运营管理、对外上报等86个业务系统的集成。集成平台上服务分发订阅数量203个，交互数量862个，除满足互联互通成熟度测评要求的交互服务外，还根据医院实际情况拓展了如临床评估服务等24个其他业务场景的接口服务，在满足业务需求的同时，坚持接口服务的规范化和标准化，提升服务利用效率，目前接口服务复用率最高可达1∶20（图1-3，表1-1）。

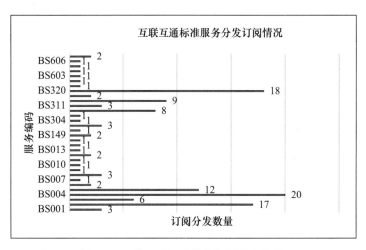

图1-3　互联互通标准服务订阅分发情况

表1-1　集成平台服务对接情况汇总表

服务类型	服务数量/个	分发量/个	对接系统数量/个	最高复用数/个
互联互通标准服务	81	649	36	20
院内自定义标准服务	104	65	18	5
主数据服务	118	51	43	7

（三）统一主数据字典，保证数据一致性

医院通过主数据管理系统，实现了118项术语字典的管理。其中，包含国家标准字典2个、团体标准字典8个、行业标准字典19个、医院内部字典89个，已有43个院内业务系统从主数据系统同步字典数据。

（四）基于临床、运营、科研数据驱动的高效利用

临床、运营、科研的数据平台分别提供了基于患者的360视图、数据引用、对外数据服务、BI数据展示与分析、科研数据检索与标注等功能，其中基于患者360视图及数据引用功能支持系统集成，已完成HIS、LIS、放射等十多个业务系统集成；基于临床数据提供的对外数据服务为API接口形式，已为16个业务系统提供12个API接口服务，高峰期日调用量达15万次左右。

BI利用PC端和移动端两个途径，向全院各科室提供数据查询服务。BI系统建设了门诊、住院、费用、护理、绩效、质控、药品、医保、医技共9个主题的200余个报表。用户数近300人，涵盖院领导、科室管理者、职能部门人员等，系统月访问1500人次以上。

科研平台对医院的全量数据进行了归一和结构化，供临床科研项目进行快速可视化的科研数据检索。科研平台每日活跃用户60人以上，页面浏览量30000次以上，结构化编辑器的使用量6000次以上，科研模块使用量约2000次，支持科研项目56个。

（五）患者360视图的全方位、多场景应用

基于临床数据中心构建的患者360视图，PC端及移动端已为医患办、住院处、HIS、医技科室等十余个业务系统使用，月访问量约4000次，数据引用功能已开放部分临床及医技系统使用，月访问量约300次。

（六）全院级统一文档库应用接口服务

在遵循《电子病历共享文档规范》构建业务系统文档结构化交互内容的同时，PDF版式文件的使用越来越多，其作为病案归档、报告打印等重要业务文件在各系统间传递。医院建立了临床文档管理系统，目前文档库采用FTP服务器存储，各业务系统将生成的PDF文件按照指定目录存储在FTP服务器下，同时提供生成消息推送和查询接口，由API平台管理系统维护并提供统一列表查询和PDF调用接口供各使用系统使用。

（七）院内系统集成、平台运维效率提升

医院信息平台的建设，有效提升了院内系统的集成效率。新的业务系统需要与平台集成时，可通过线上应用系统维护及灵活的订阅分发服务配置，实现系统快速接入，满足业务互联互通需求。尤其是针对平台上已有的交互服务，系统间的对接效率从以往的几天、几周甚至更久缩减至分钟级。监控平台的有效应用，极大地提升了平台运行的监控质量，其预警场景设定及提醒功能，有效地避免了平台消息挤压、内存溢出、消息异常等故障，提升了运维人员日常工作效率（图1-4）。

（八）EMPI的深度应用——新生儿信息合并

患者新生儿期信息与儿童期信息合并，一直是各个医院在建立患者主索引系统中的

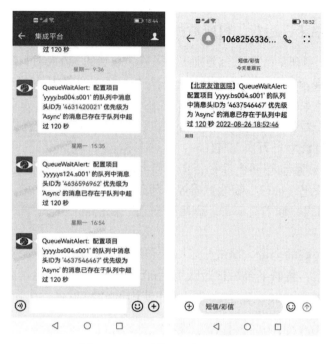

图1-4　企业微信和短信告警消息

难点，医院通过以新生儿母亲信息为核心，实现新生儿信息与儿童患者信息自动合并的功能，医生可在CDR中查看到儿童患者处于新生儿阶段的所有就诊数据。

五、体会与展望

（一）互联互通建设体会

1. 互联互通建设密切结合实践中的多场景应用

在互联互通建设过程中，我们注重将互联互通指标要求与"用户需求""业务需求"等应用场景相结合，对于医院信息平台统一管理的主数据值域字典，要求涉及的应用系统均同步使用，做到语义级别的统一；在互联互通建设效果应用方面，针对建设的患者全息视图、诊疗数据闭环视图、引用视图，在医疗、医技、手术麻醉等各业务系统嵌入使用，使得医务人员随时、随地、多场景中掌握患者诊疗信息，提高医务人员诊疗效率，这在很大程度上体现了互联互通建设的价值。

2. 合理选择适宜技术，做好技术能力储备

对于医院信息平台和数据平台，我们遵循业务流程标准化、信息交互标准化、数据字典标准化。按照医院实际的信息化现状和不同场景，我们选择了不同的技术实现路线。如在数据集成上，采用"集成平台方式""CDC＋集成平台方式"等灵活运用，实现了较好的集成效果。

在信息化建设过程中，医院注重人才能力和技术的培养。对于平台监控设置、消息配置、ODS建设，乃至BI的报表工具、大屏展示工具等，均由相应人员学习开发和配置，保证了医院互联互通的可持续发展。

3. 实践"PDCA"数据治理

院内外信息系统的互联互通，对于数据质量是一个挑战。好的应用效果是基于高质量的诊疗数据，医院各临床系统对标互联互通数据集、《电子病历共享文档规范》《医院信息平台交互规范》等，基于业务需求，构建本院数据质量标准。同时，由数据治理小组进行持续、迭代式监测和治理，实现互联互通标准化建设的同时也提升了数据准确性，为后续业务应用打下了坚实基础。

（二）信息化建设未来展望

1. 统筹规划，做好顶层设计

医院信息互联互通是智慧医院建设的顶层设计核心，智慧医院建设在规划阶段应统筹处理好管理与服务之间、不同项目之间的关系，在发展中不断调整和完善规划。从医院全局出发做好信息化整体规划，整合各院区资源，着眼各院区特色，参照医院信息互联互通标准化成熟度测评标准，健全智慧医院设施基础，逐步补充完善信息系统功能，并充分发挥集成平台的核心作用，分步、有序推进智慧医院建设。

2. 互联互通，助力医院数字化转型

数据化转型是医院"十四五"时期的重要战略任务，多数据多平台融合联动支撑了应用场景创新。基于数据驱动的应用将在未来医院高质量发展中发挥越来越重要的支持作用。因此在互联互通基础上，更要注重数据质量，完善数据治理。数据是当前社会重要的生产要素，在合规前提下充分发挥数据要素作用，加强多源数据融合治理，能为数字化转型创新带来更多可能。

案例2　基于互联互通模式的检查流程设计与优化

申报单位：山西医科大学第二医院

一、单位简介

山西医科大学第二医院（山西医科大学第二临床医学院、山西红十字医院）创建于1919年，是山西省医疗卫生教育事业的发源地，迄今已有104年历史，是一所集医疗、教学、科研、预防、保健、康复于一体的三级甲等医院，是山西省医疗服务、医

学教育中心基地之一，同时也是山西省唯一的省级综合红十字医院，承担着国内外重大突发事件的应急救援任务。医院布局为一院三区（院本部、西院区、南院区），编制床位2700张，设立临床医技和行政职能科室96个、临床教研室22个、研究所（室）3个、实验室19个。医院总资产21亿元。

医院设置信息管理处，负责信息化规划建设与运维管理，设专职人员17人，工作内容涉及基础设施与安全保障（提供业务系统所需要的计算资源、网络资源、存储资源，全面保障系统的连续性和数据的完整性），项目设计、实施与运维（承担项目选型、需求调研、流程分析、项目实施、项目运维等项目全生命周期的管理），数据挖掘与利用（对业务系统中产生的数据进行抽取、清洗、集成、分析，辅助临床决策、支持临床科研）三个部分。

二、医院信息化发展情况

医院于1986年自主开发了病案日报管理系统，随后又完成了工资管理系统、住院管理系统、药房药库管理系统的开发。1996年购置并上线了门诊收费系统，2000年更换了住院管理系统、药房药库管理系统。

2009年开始临床信息系统建设，相继完成了门诊医生站、住院医生站、护士工作站、PACS系统的实施，2013年上线了ERP系统。

2019年医院信息化建设进入快速发展期，完成了对现有系统的升级改造，同时新建了手术麻醉、输血、重症、急诊、院感、血透、心电、互联网医疗、集成平台、数据中心、主数据、患者主索引、360视图等项目。2020年通过了电子病历系统应用水平四级评审，2021年通过国家医疗健康信息互联互通标准化成熟度四级甲等测评。

2019年底，医院开始探索基于中台的信息系统建设，完成了门诊医生站的全面升级。新系统具有操作极简、交付便捷、功能配置强大、业务需求反应快速等特性。基于此项目的应用，医院先后获得2020年IDC中国医疗行业数字化转型重点技术应用场景创新大奖和2022年第五届全国智慧医疗创新大赛总决赛医疗信创专题赛二等奖。

三、基于互联互通模式的检查流程设计与优化

（一）存在问题

随着医学的发展，检查项目种类不断增加，除了传统的CT、MRI、DR外，还有超声、内镜、心电、核医学、病理等。患者就诊时，检查项目多、检查环节复杂的情况，往往造成患者体验不好、检查效率不高、无法统筹兼顾等问题。具体表现如下：

1. 检查流程不便捷，患者体验、满意度不高

检查科室地点相对分散，预约设置在各个检查科室，如有多个检查项目，预约时间不集中，缺乏统一的检查安排和消息提醒，导致患者需多次往返不同检查科室，检

查周期长。

2. 科室间业务协同不畅通，医疗质量、效率不高

窗口预约模式沟通效率低，特别是有多项检查时，不能合理安排，难以规避检查冲突。点对点接口模式从申请开立到报告发布，业务系统间没有全面互联互通，信息共享度不高，无法全流程闭环监管，医护人员难以有效安排诊疗计划，管理人员不能实时、全面地进行医疗质量控制。

3. 技术人员运维管理不高效，接口标准化程度不高

检查流程精细化、检查系统专业化增加了接口的复杂性。由于接口缺乏整体设计，标准化程度低，同样的业务需求但接口不能复用，无法快速扩展利用；检查项目需在各个系统中进行维护；出现故障，排查难度大，不能快速恢复业务，运维管理困难。

（二）解决思路

1. 整合优化检查流程，提高患者检查效率

基于统一的信息平台，实现医技科室、临床科室等涉及检查的业务系统的互联互通。梳理现有检查流程，完成从点对点模式转换为集成平台模式；增加报到管理功能；建设全院级检查预约系统，实现CT、MRI、DR、核医学、超声、心电等所有检查项目集中预约。

2. 检查数据统一汇聚，支持检查流程闭环管理

基于互联互通标准构建统一的数据平台，采集汇聚检查数据，包括医嘱下达、医嘱审核、检查预约、登记签到、叫号、开始、结束、报告、审核、发布等环节，并将检查状态与门诊医生站、住院医生站、护士工作站检查医嘱实时交互。

3. 标准化业务系统接口，降低系统维护难度

信息平台支持可视化运维平台，实现数据源对象定义、模型定义、对外服务接口、运营形态等方面的标准化和一致性，对业务系统提供标准的信息交换服务，降低相连业务间的耦合度。

（三）技术设计

对现有检查业务对接模式和业务流程进行梳理，实现基于互联互通模式的检查业务，设计内容如下：

1. 业务集成

梳理现有HIS、CIS、检查系统、微信公众号等系统之间的交互情况，确定基于集成平台的检查交互内容，参考国家互联互通标准规范《医院信息平台交互规范》，制定统一

的集成平台交互规范，按照梳理后的标准流程和交互规范，将相关系统接入集成平台。

2. 数据集成

梳理检查业务全流程，增加报到环节，收集汇聚医嘱下达、医嘱审核、检查预约、登记签到、叫号、开始、结束、报告、审核、发布各环节的数据，据此为不同场景应用提供闭环服务。

3. 平台应用

基于集成平台建设全院级检查预约系统，实现诊间预约、集中预约、窗口预约多种预约模式，优化检查流程。

（四）建设内容

1. 业务集成

医院信息系统采自不同的供应商，软件架构多样，通信协议不一致，数据结构千差万别，数据库系统相互独立，不利于信息的高效共享和交换。

（1）集成平台建设：医院采用基于SOA架构、ESB总线、消息机制为ODIN中间件的信息集成交换平台。平台提供各项服务的集成，在消息、事件和服务级别上实现动态的互联互通。同时提供标准化的服务接口，连接院内其他服务和应用。集成平台全面支持HL7 V2、V3、FHIR标准体系，实现基于HL7标准的数据交互和业务协同，统一异构系统间的数据传输及共享，院内以及院间可以实现无障碍信息交互。

依据医院信息互联互通标准化成熟度测评工作的要求，建成了基于集成平台的检查流程。基于ESB总线技术发布的Web服务将影像、超声、病理、心电等核心检查业务系统的交互流程进行整合，通过内部业务逻辑实现检查开立、收费、确费、新增收费项目、报告发送等业务交互场景，调用院内总线上统一发布的短信平台HTTP服务进行异常服务的短信消息提醒，同时运维监控平台提供日均吞吐量、服务器硬件资源监控分析等功能。

（2）主数据建设：医院各业务系统是在不同时期根据业务发展需求逐步建设完成的，基础字典的维护没有统一规划，是由各系统独立维护的，时常出现数据不一致的情况。

基于集成平台，建立术语与主数据系统，实现基础数据统一标准化处理，对于检查业务系统使用的项目、人员、科室等基础数据，通过术语与主数据平台进行统一管控，实现基础数据统一入口、标准化管理。

检查、人员、科室等字典数据在主数据平台维护后，通过数据发布功能将需要同步的数据下发给订阅的系统，订阅系统获取发布信息的服务后会得到相应变化数据的详细信息，从而实现数据同步。门诊医生工作站、急诊系统、住院医生工作站、检查业务系统、检查预约系统等业务系统，根据自身情况订阅相关字典，主数据管理系统通过服务将字典同步到各订阅系统，确保了各业务系统基础数据的统一。

（3）检查流程优化：根据检查业务的梳理结果，生成各业务系统改造需求表。发布消息的业务点，业务系统按照交互标准，生成消息实时发布到集成平台；订阅消息的业务点，实时接收消息，并进行逻辑处理。整个改造涉及的业务系统有10个，业务点75个，同时为了减少患者的等待时间，提高诊疗效率，建设了全院级检查预约系统和智能报到系统，整合后的检查流程如下。

门、急诊检查流程：①门诊医生审核检查申请，申请信息发送至平台；②预约系统获取申请信息，发送预约结果至平台；③在医生打印申请单时，同时集成预约信息；④患者可以通过窗口、扫描申请单二维码、医院公众号推送信息进行缴费，申请单信息发送至平台；⑤平台根据检查项目分发给相应的检查系统；⑥患者按规定时间到检后，可选择自助报到或窗口报到；⑦报到后等待叫号检查；⑧完成检查后，在医生工作站即可查看图像和报告；⑨医生完成报告后，患者按照领取报告时间在自助机扫码获取胶片和报告；⑩医生可在医生工作站的360视图中查看报告并打印。

住院检查流程：①住院医生开立检查申请后，申请信息发送至平台；②护士签收并预约；③将申请单和预约消息发送至平台，平台根据检查项目分发给相应的检查系统；④患者按规定时间到检后，可选择自助报到或窗口报到；⑤报到后等待叫号检查；⑥开始采集图像或书写时通过平台进行计费状态回传，计费成功后返回项目金额；⑦检查完成后，医生工作站可查看图像和报告；⑧医师完成报告后，患者按照领取报告时间在自助机扫码获取胶片和报告；⑨医生可在医生工作站的360视图中查看报告并打印。

2. 数据集成

临床系统、检查系统、预约平台根据确定的检查节点，在检查状态发生变化时，进行消息发布或订阅，相应系统实时变更检查状态，同时系统调用平台提供的Restful API，将相应节点上的数据按照平台模型（业务模型9个、维度模型7个）存储到CDR中，实现了检查流程的信息整合。系统支持展示检查医嘱的进度情况（图1-5），在已发布列表可直接查看检查结果。

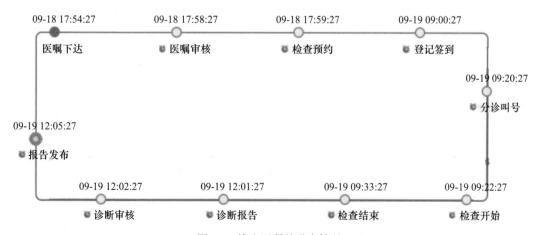

图1-5　检查医嘱的进度情况

3. 基于平台的系统建设

为了进一步改善就诊秩序，减少患者来回排队，基于集成平台，建成了全院级检查预约系统，实现了预约平台、临床系统、检查系统的信息交互（图1-6）。

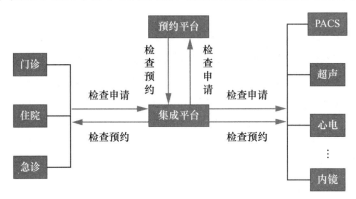

图1-6　全院级检查预约系统信息交互示意图

全院级检查预约系统的功能：①各类检查项目使用统一资源池；②设置临床医生、患者、检查科室等角色，可从多渠道预约；③门诊采用先预约后缴费方式，可设置未缴费时间，自动取消预约；④具备多项检查互斥限制、现有顺序限制等规则知识库，且规则知识库可扩展、可配置；⑤基于医学知识库规则能够自动安排、推荐预约时段，患者、医生、护士确认后，实现一键式预约；⑥检查科室根据实际情况，工作量、设备、人员、物资准备情况，调整检查项目的号源释放量。

（五）难点及对策

1. 多源异构系统接入

多源异构的检查系统和供应商是否能够协同配合是平台项目建设中最大的风险。接入数据源的供应商，出于商务或者技术缘故，拖延或者拒绝其他数据源的接入；原有业务系统存在技术落后、系统架构欠合理、接口不标准、数据颗粒度不够等情况，都是导致项目的进展缓慢的原因。解决策略是医院牵头协调集成平台实施方以及数据源供应商的配合问题。具体操作中采取例会制度、邮件或文档确认等办法，项目文档中明确规定技术方案、各方责任和实施周期，集成平台实施方提供详细的数据字典、数据说明、集成方法，并协助其他供应商理解文档及项目的具体要求。凡纳入集成平台数据源列表的业务系统的后续升级应遵循医院集成平台的业务系统升级规范指导来进行（如系统升级说明、申报、批准、数据字典修正等），确保集成接口正常稳定，数据实时、准确、完整。

2. 消息交互及时性

传统集成方式为了保证消息交互的及时性，部分业务采用的同步方式集成会增加系统的耦合性，对服务器等性能消耗较大。为了解决上述难点问题，集成平台服务交互结合硬件资源冗余情况进行优先级匹配，低优先级的服务尽量采用异步方式进行交互，从而整体上降低业务系统的耦合度，防止个别系统卡顿影响其他业务系统正常使用。

3. 服务交互并发承压性

传统的集成方式进行业务交互，交互数据量会成倍增加。大体量的医疗机构高峰期的服务交互并发，对于系统承压能力是一个不小的考验。为了解决上述难点问题，集成平台采用主备集群拓扑架构和故障转移机制，规避单个服务异常导致业务中断，确保平台的稳定运行。

四、建设成效与亮点

基于互联互通建设的集成平台自上线以来，运行状况良好，实现了统一的医疗资源预约、检查全流程的信息化、检查信息的共享、检查业务的全面协同、检查流程闭环监管和接口统一运维管理。

（一）患者就诊便捷化

全院检查预约平台的建设，提供统一的医疗资源预约，智能安排各项检查，缩短了患者就诊时间。提供多种形式的预约模式，减少了排队的次数；自助报到、自助报告领取、手机端查看检查报告和影像资料，极大地提升了就诊便捷性。

（二）辅助临床医护实时掌握患者检查状态

基于互联互通的检查信息共享，预约结果实时反馈给医护人员，帮助医护安排检查前的治疗工作、健康宣教，可以实时跟踪检查进展情况，及时进行检查后的观察，大大提升诊疗活动的透明度。

（三）资源管理精细化

改变原来粗犷的资源管理模式，将检查机房、号源、医护资源实时量化管理，最大程度满足医院对项目检查数量要求。通过每天设立相应数量的号源，实现每日检查资源的精细化管理。

五、体会与展望

作为医院重要的IT基础设施，集成平台自身的稳定性非常重要，一旦出现问题，对医院来说是致命的打击，应结合医院自身的情况选择合适的容灾方案，保证业务的连续性。集成平台的建设有别于侧重功能实现的其他业务系统，涉及全院信息化的方方面面，因此更需要医院信息部门的全流程深度参与。下一步医院将充分利用平台提供的标准接口、数据模型、标准服务进行系统升级；将检查信息与医院公众号进行整合，把检查相关信息推送至患者手机端；同时，在基于中台的门诊医生站建设的基础上，完成住院医生站、护士工作站的升级改造，面对全新的高度一体化的基础信息系统，重新梳理现有的集成模式，找出更合理、更优化的集成方案。

案例3 跨省多院区的临床数据共享及全息视图应用

申报单位：复旦大学附属中山医院厦门医院

一、单位简介

复旦大学附属中山医院厦门医院是复旦大学和厦门市合作建设的重大民生项目，是首批国家区域医疗中心单位，是由复旦大学附属中山医院按同质化模式全面运营管理的现代化综合性三级医院。

医院信息部在上海总院信息与智能发展部的支撑下独立开展工作。信息化工作通过信息委员会的机制进行讨论和决策相关重大问题，部门内按照工作职责分为业务运维、网络安全、硬件运维、系统研发、人工智能建设几个小组，负责医院患者诊疗服务、运营管理和医政管理方面的具体工作（图1-7）。

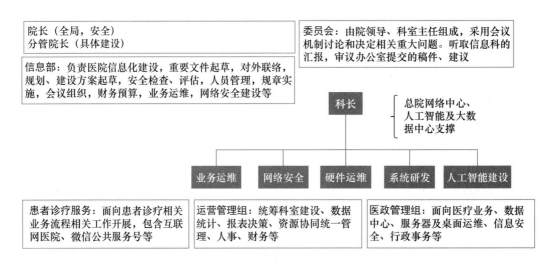

图1-7 医院信息部架构职责

二、医院信息化发展

（一）信息化概况及建设历程

医院信息化的规划建设具有一定的后发优势，在建设初期医院领导就进行了整体的统筹规划，HIS、EMR等核心业务系统全部以自主研发的方式进行建设，快速平移总部的核心业务系统。既保留继承了上海总部的信息化成果和优势，又具备一定的独特性和创新性。医院以规划引领、基础支撑、创新探索"三驾马车"驱动全院信息化建设，高效支撑"医教研"，便捷服务"医患管"，智慧管理"人财物"，开创"互联网＋医疗"的新业态与新模式（图1-8）。

医院于2019年开始规划建设信息集成平台，依据相关标准规范，建设了一个可持续发展的基础架构平台，并与上海本部采用统一的技术架构，独立部署应用，直通专线。医院通过构建信息集成平台和数据中心，实现医院内部及跨院区的数据互联互通和信息共享，并以此为基础构建面向临床、管理和科研的各类数据应用。医院于2020年参加并通过了国家互联互通标准化成熟度四甲的评测。通过平台建设及参评工作的开展，使医院信息互联互通、信息标准化及各类信息化应用可以更加扎实有效地落地推广。

（二）医院信息化建设需求

医院信息化规划建设立足于医院实际定位和发展情况，与医院的自身业务开展和经营发展战略充分结合，并将信息化规划纳入医院的高质量发展战略中，与医院的战略目标匹配，为医院实现战略目标服务。

多院区信息化建设既要考虑跨院区的流程设计，又要考虑分院区的个性化需求，多院区医院管理对信息化共享程度提出了更高的要求，通过集成平台进一步整合各类数据标准，解耦医院业务系统，使各系统互联互通集成工作更加灵活便捷。另外，在数据应用的开发利用方面，技术团队借助集成平台和数据治理相关工具，快速响应实现临床和运营管理部门的各类应用需求，为医院运营管理及临床服务提供更好的支撑。

结合医院发展定位，信息化规划建设需求除了对院内临床和运营管理等方面的支撑外，在区域协同方面也存在很多特定需求。需要满足国家区域医疗中心建设发展需要、跨省跨院区同质化管理需要以及专科联盟和医联体建设需要。

三、互联互通建设与改造

（一）背景情况

随着医院业务和信息化的发展，院内信息系统逐步增多，临床和管理信息系统积累了大量数据，但由于系统的复杂性和多样性，导致各系统间数据分散，标准不一致，

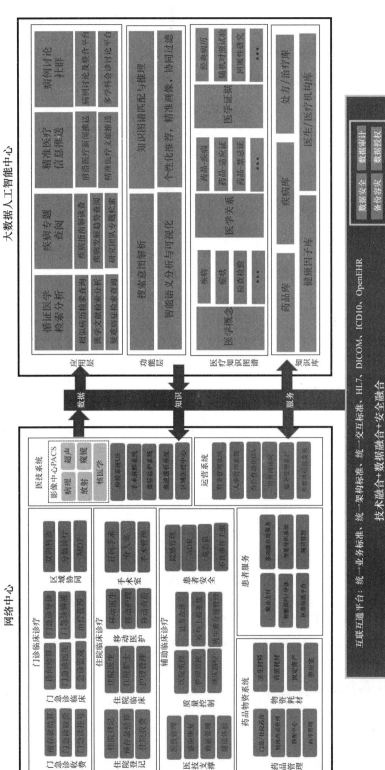

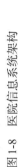

图 1-8　医院信息系统架构

数据孤岛现象较为严重，实现各类系统数据的高效、准确、及时交换和共享的需求越来越迫切。

另外由于医院与上海本部的同质化管理模式，为了保障医疗专家团队在两地工作时的无缝衔接，以及适应厦门本地政策及管理的差异化要求，两地独立数据中心的互通和兼容，患者诊疗数据的互联互通、传输和共享应用的需求也异常迫切。

针对诊疗数据的互通共享和临床数据中心的应用需求，其中"患者全息视图"是临床场景中最基础的应用之一，通过构建完整的临床数据中心，以患者为中心，面向患者医疗过程，将患者所有的诊疗数据进行集中组织汇集，形成患者的诊疗事件中心，为临床部门提供跨院区、统一集中、界面友好、数据丰富的患者全息视图系统，有效地提升了医护人员的工作效率。

（二）建设需求

1. 医护人员对跨系统数据访问需求

医院各种医疗信息逐步实现数字化，产生并存储了大量的医疗数据，但是，这些数据通常分散地显示在多个页面，甚至多个系统中，医护人员通常需要对多个系统、多个页面的多次访问才能了解患者详细病情信息和疾病发展过程，占用医务人员大量时间，影响工作效率。

2. 系统性的临床数据中心构建需求

医院基于电子病历已经实现了基础的临床数据集中展示功能，但无法系统性对医院临床数据进行准确稳定的构建，导致临床全息视图系统构建应用时，会出现数据质量问题、接口不稳定、访问效率低等各类问题。

3. 跨院区及区域的数据互通共享需求

医院作为区域医疗中心，与上海本部实行同质化管理，需要与上海本部数据中心互通和兼容，实现患者诊疗数据的互联互通、传输和共享调阅等，以及实现医院在省市级区域平台及医联体等区域数据协同方面的应用需求。

4. 医疗数据深化利用的需求

通过医院信息平台整合医疗业务数据，建立全院级的数据资源中心。充分整理、挖掘和利用这些数据，实现互联互通和信息共享，为临床服务、医疗管理和科研等提供数据服务支持。

（三）改造的重点难点

1. 整体技术架构的先进性、稳定性和扩展性问题

整体技术架构和业务架构的先进性和合理性，是数据集成和数据中心的建设关键

点之一。整个建设过程比较复杂，其中涉及很多系统工具和关键技术的运用，需要通过整体规划设计选择一个符合医院实际情况的技术架构体系，以便保障项目成功落地。

2. 数据治理过程如何保障数据质量、一致性、完整性和准确性等问题

数据的集成治理过程中针对数据质量的管理是重点和难点工作之一，直接决定了后续数据应用效果。需要从数据的计划、收集、存储、共享、维护、应用、消亡的生命周期的每个阶段可能产生的数据质量问题，进行识别、度量、监控、处理等工作，以保证数据的质量。

3. 数据接口问题，应对大数据量、实时性、数据变更等场景要求

临床数据中心采用了松耦合物理集中的模式进行数据的存储和管理。如何更加稳定、准确和高效地进行数据集成？如涉及医嘱、费用等大数据量、特定报告的实时调阅、历史数据源业务变更后如何及时同步等问题。

4. 数据安全管理问题

随着当前医院数据治理应用的逐步深入，鉴于医疗数据的敏感性和特殊性，在进行数据治理应用过程中对于数据安全管理异常重要。需要建立医院数据安全管理体系，从流程规范、基础设施、网络设备到软件应用安全、数据脱敏、数据安全监测预警、安全审计等全过程的安全保障工作。

5. 基于用户视角的页面展示易用性和灵活性问题，适应用户个性化需求

医院的临床应用需要充分结合用户的实际使用情况进行灵活调整，较好地满足医院不断变化的政策、管理、业务的需求。系统的界面化展示设计，需要有较好的易用性和灵活性，以便贴合满足不同科室用户使用习惯和业务管理要求。

四、互联互通建设成效与亮点

（一）应用情况分析

患者全息视图系统采用多种模式在临床推广使用，一是通过集成到电子病历、医技检查、护士工作站、检验、输血系统、护理系统、互联网医院等系统，通过嵌入调用的模式进行使用。二是基于平台统一门户进行独立登录使用。系统使用人员涵盖医生、护士、医技人员、质控管理人员等。系统上线后不断进行使用效果的跟踪反馈，收集不同科室的用户使用需求，不断进行系统的优化完善。

通过系统使用情况的数据统计分析，系统的使用量逐月提升，根据2022年3月份数据抽样统计分析，系统的每天平均使用次数为683次（图1-9）。其中不同应用系统访问入口频次排名前五的系统为：电子病历系统、统一门户、RIS结构化报告、护士工作站及输血系统（图1-10）。

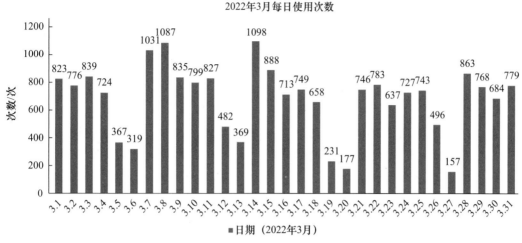

图 1-9　全息视图使用次数分析

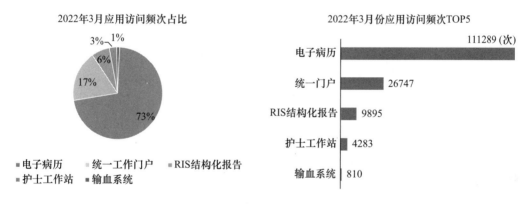

图 1-10　应用系统访问频次分析

全院临床数据中心建设后，通过数据整合和信息互联互通，医护人员比较方便地从集中的视图全面调阅患者完整资料，并与电子病历书写、临床辅助决策、闭环应用、质控管理等深度结合，极大地方便了医护人员的日常工作效率，得到了临床医护人员的广泛好评。

（二）项目应用特色亮点

1. 基于统一架构的跨省跨院区的数据互通共享

上海和厦门两地院区基于统一的架构及数据标准独立建设了临床数据中心，基于数据中心之上构建整体的主索引库以及统一的标准化接口，在同质化基础上考虑了本地化和个性化需求。可以快速灵活地按需进行数据的集成处理，实现快速互通共享使用的需求。

2. 技术架构的灵活、高效、扩展性好，可以定制化快速扩展

项目构建了一个稳定高效的底层数据模型和业务架构，保障了数据集成过程的连

续性、稳定性、安全性等。系统采用更加先进的微服务架构模式，由数据集成引擎、数据质量、数据安全、用户及鉴权管理、前端报告实现、标准接口服务等核心服务模块构成。微服务化的设计使系统可以快速进行扩展，保证了灵活性和集成效率，可以快速响应临床使用人员的个性化需求。

3. 临床数据接入的丰富度和全面性

患者全息视图在临床应用中发挥作用的一个很重要的因素就是数据的丰富度和全面性，实现患者最广（涵盖多系统数据）、最深（历次就诊所有诊疗数据）的诊疗信息呈现。充分考虑数据的集成范围，尽量做到应接尽接，使患者的诊疗信息最大限度地做到不遗漏、不缺失，保证患者在院期间所有数据都进行集成和展示。

4. 规范、开放、灵活的数据集成接口

临床数据中心采用了松耦合物理集中的模式进行数据的存储和管理，按照独立的CDR数据模型进行数据资源的重新整合处理及存储。在后续数据应用时不依赖、不影响原有业务系统。

项目借助独立的数据集成引擎工具，根据不同的数据集成应用场景选择使用不同的数据集成同步方式，并结合标准API接口服务模块。在业务数据分析、同步、校验、存储、应用等环节更为规范和灵活，可以快速响应数据的集成接入和调整需求。

5. 数据应用安全问题

根据各类数据安全管理标准及规范要求，在临床数据中心的构建及全息视图应用过程中，充分考虑了数据应用安全的问题，通过多种措施手段进行数据安全的管理防护。

（1）应用权限管理：系统通过完善细致的用户管理、科室病区设置、角色及权限管理功能，结合系统页面及数据层授权，可以进行按照科室、诊疗组、人员、页面及数据等不同维度的权限分级管理，有效控制管理患者的诊疗数据在不同科室病区、不同的医护人员之间的访问权限。

（2）数据脱敏隐私保护：患者全息视图系统借助独立的数据脱敏模块，可以快速进行敏感数据发现、脱敏规则的选择配置、脱敏任务的执行等操作，针对特定患者或是患者的特定信息进行匿名化和脱敏处理，并对患者隐私信息进行访问控制，确保患者医疗隐私数据不被泄露。

（3）数据授权及审计管理：系统详细记录了所有用户的访问及操作记录，方便事后审计，并在系统前端患者数据展示页面都标注了水印，包括登录用户及时间等信息，防止页面数据被拍照传输，以便后续追溯。

（4）数据接口服务授权保护：系统在对外进行数据及页面的接口服务时，通过严格的授权管理。当第三方应用调用时须事先进行应用授权码注册，通过平台对外开放标准API服务，访问时经过加密和校验审核，以便保障服务的安全性。

6. 满足临床使用便捷性，界面多样化展示

通过系统在不同科室的推广应用，根据用户使用情况反馈，不断调整优化页面展示需求，做到个性化定制，以更好满足临床日常使用的便捷性。

系统除了常规的就诊时间轴模式和信息检索等展示功能外，还构建了临床事件中心（图1-11），以患者为中心围绕就诊事件进行全局概览的信息展示，并可快速定位对应的记录信息页面。

医嘱和业务闭环管理可视化过程的嵌入和全方位联动，使闭环的过程节点情况可以通过全息视图快速联动展示。

五、体会与展望

（一）工作体会

医院通过集成平台和互联互通成熟度评测的建设推进工作实践，在信息标准的执行落地、数据质量的提升、应用集成改造及数据应用的落地推广等方面深有体会。

1. 信息标准化的贯标落地应用

标准化的定义和范围很广，贯标的过程需要脚踏实地逐步建设，不能一蹴而就和贪大求全。可以重点围绕主数据管理、医学术语管理、数据资源标准化、技术交互规范化、信息安全标准以及信息管理流程规范等方面不断深入和落地。

2. 信息安全管理的重要性

通过互联互通评测工作来提升医院对信息安全的重视，涉及网络安全、应用安全、数据安全以及安全管理制度体系建设。信息安全管理是医院信息化建设发展的基础所在、重中之重。

3. 数据质量管理提升

医院数据质量的好坏直接决定了数据应用的效果和价值，数据质量的提升是一个系统化的工程，不仅仅是需要通过系统工具和技术手段实现，更多的是需要业务管理跟进。数据质量管理不是一时的数据治理手段，而是持续的管理过程。

4. 基于用户需求导向性的信息化应用建设

让信息化应用建设，特别是数据服务应用真正落到实处。基于使用者需求导向的应用建设，让数据从临床来回到临床去，给临床业务部门提供有效的支撑，充分发挥其应用价值。

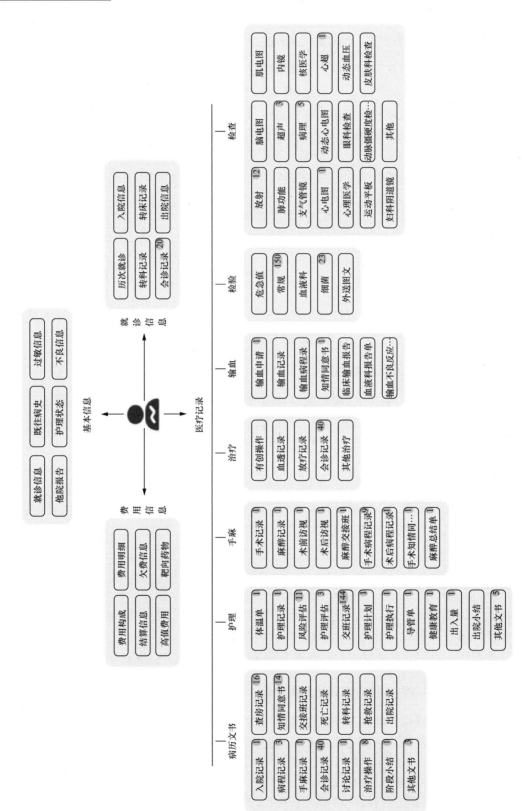

图 1-11　临床事件中心

（二）应用展望

随着国家信息互联互通成熟度评测、智慧医院分级评价等工作的推进，数据标准化的应用落地、数据质量的提升、大数据及新兴技术手段的成熟运用，医院数据平台的应用深度和广度将会被进一步提升。医院不断提升患者就诊体验、提升医疗质量、提高医院运营效率和管理水平，构建更优质高效的医疗服务生态体系。

医院对信息化和医疗大数据应用也越来越重视，成立了信息与智能发展部来统筹规划医院在医疗大数据人工智能方向的创新。作为国家区域医疗中心和厦门医疗物联网科创研究中心，医院下阶段信息化规划建设的目标，除了在电子病历应用水平、互联互通成熟度进行深入建设之外，在大数据平台、数据治理、物联网、人工智能等方向上也会不断深入创新探索，在提高临床工作效率、辅助诊疗决策、便捷患者就医、科研应用、科学管理决策等方面充分发挥应用价值。

案例4　基于集成平台的医院信息系统互联互通的建设及成效

申报单位：江西省胸科医院

一、单位简介

江西省胸科医院成立于1950年，是一所集医疗、预防、教学、科研于一体的三级甲等专科医院。医院承担了全省结核病及其他传染病的定点收治任务，并是江西省突发公共卫生事件医疗救治中心。随着医疗信息化建设的深入推进，信息科已经成为医院管理中的重要支柱和信息处理的核心。医院信息科目前有8名工作人员，其中2名为研究生学历，其余6名为本科生学历，年龄为25～40岁。他们负责制定网络维护、网络管理、网络基础设施使用等方面的制度并监督实施，定期对设备系统软件进行技术维护，检查数据库服务状况，监控数据库使用情况，以及进行采购、仓库保管、档案管理和数据治理等工作。

二、医院信息化发展

2000—2017年，信息化建设主要以收费为核心，建设了HIS系统、病案系统、住院医嘱、PACS/RIS/LIS系统、人事管理、电子病历系统、HIS门诊医生系统、桌面终端管理系统、企业级杀毒应用、心电系统、合理用药、不良事件上报系统等业务系统，以满足医院基本流程作业需求。到了2018年，信息化建设主要以医疗流程信息化为核心，除新增手术与麻醉系统、院感系统、排队叫号系统、微信缴费系统、绩效管理系统外，还旨在提高医疗服务和管理的质量。

在2019年之前，医院在信息化建设过程中并未进行统一设计，与国内绝大多数医院的信息化建设相同，沿着以经济管理为核心的医院信息系统→以服务为中心的临床信息系统建设→数字化医院这一条路径，在建设过程中自然形成了如下架构：

医院IT系统呈现分布式特征，但完成了绝大部分系统的物理集中式管理；形成以计费/收费为主要线索的系统集成，以点对点集成的方式形成多系统的流程衔接；现有技术架构并未针对管理决策的需求进行专门设计。当需要获取的数据集很大，同时数据集需要从多个业务数据库分别获取，并按照关联关系进行数据集组合的时候，其性能面临极大的挑战，这种需求的典型应用场景是综合比对查询，例如病例检索、院长综合分析等，而且也可能存在大型综合性查询与日常业务之间存在性能冲突的情况；系统各自独立，相互关联性较少。

医院信息化的顶层设计不足是制约医院信息化水平提高的主要因素。为此，医院信息化的主体结构、标准体系、主要模式和系统发展路径需要重视并结合医院的现状和战略发展，遵循"顶层设计，逐步实施"的原则。建设以患者为中心的智慧医院信息系统，以加强临床质量管理和控制、提高临床工作效率、改善综合运营管理、提升决策分析能力、支持科研和教学，实现医院业务"信息化、规范化、精细化"。

为了实现这些目标，信息科以电子病历为核心，采用平台建设集成思路来建设系统。这包括集成平台系统、住院/门诊电子病历系统、移动护理系统、电子签名系统、单点登录、诊间预约、远程会诊、医院六大闭环管理、危急值管理、医院流程再造/优化管理、BI/报表领导决策、合理用药等各个方面。根据整体规划和分步实施的建设思路，先强化标准安全，对业务流程进行梳理和整合，并统一主数据和主索引。为此，建立了包含5大领域、50个系统、198个子系统的整体系。

三、互联互通建设与改造

医院信息平台采用HIE互操作平台模式，以Orion ESB数据集成总线为主体构建医院信息互联互通基础设施。在实施互联互通的过程中，对医院业务流程进行梳理，通过控制和管理不规范流程和行为，实现了对流程优化的有效管理。同时，对医院数据集进行标准化核对，将不具备数据集的业务进行改造，将需要改造业务系统功能的业务进行修正完善。对于医院字典值域进行收集，并在信息平台进行统一管理和发布，为业务系统提供标准接口定义。

适应信息平台的标准接口定义，需要动员各业务系统进行流程改造，以完成数据交互对接。整个改造过程不仅涉及全院科室和部门，还需要协调各部门进行配合与参与。通过沟通、梳理、调研，综合得出适合医院管理和流程改造的方案。

在共享文档标准化改造过程中遇到了一些难题。例如，部分业务流程非电子化，如输血手术申请单；非结构化如护理文书是大文本模式填写无法提取每个节点的填写内容。此外，发现了一些业务子系统缺少对应标准定义的数据元，无法达到标准信息化的要求，例如护理评估表缺少标准定义的章节。还发现了一些业务子系统没有依据标准字典进行建设，导致数据使用准确性难度大。

为此，通过电子流程电子化和业务系统功能改造，集合了临床科室和管理科室的需求，梳理业务流程，再进行业务系统功能的新增、发布、测试上线，并整合了门诊医生站、住院医生站、检查系统、检验系统、手术麻醉系统等40个业务系统。对于字典非标准不统一等情况，在集成平台主数据进行字典映射，非标准字典转成标准字典输出。共享文档标准化改造共53类，我们新增了4类，并对改造15类的共享文档进行了优化。

采用了顶层设计的集成平台技术架构，分为信息基础设施层与平台信息交换层，进行数据交换管理并形成多数据中心（ODR-RDR-SDR）。在数据中心之上，形成多维度数据利用，如电子病历浏览器、决策支持系统、科研管理、公众门户与一站式工作门户。通过Orion ESB总线技术实现了三大板块系统34个系统，至少14个业务厂商和141个接口的互联互通对接。还能够通过可视化的系统业务交互流程、业务交互中消息队列的实时监控管理、业务交互日常和系统日常查阅，以及在大屏幕上查看ESB消息总量来进一步优化系统。

医院信息平台具备独立的临床信息数据库，数据采集时间小于T+1。通过全景电子病历（CCD）和数据决策支持系统展现应用。而且，集成平台能够通过特定的规则（患者唯一信息比重）对患者信息进行整合并形成EMPI主索引，通过患者唯一主索引，对历次就诊信息进行关联展示。此外，除以EMPI索引为维度外，亦采用医嘱主索引为维度进行数据层面的关联应用。通过这种方式，可以纵向以患者主索引为主线，横向以医嘱主索引为主线，将患者作为中心，并全面展示患者的全生命周期数据。

在基础设施方面，实施了冗余预留和容灾预防等措施，以提高数据和网络安全等方面的保护。为了符合指标要求，逐一核查和确认了基础设施建设情况，包括存储设备及其安全、网络及其安全、信息安全、环境安全、应用安全、数据安全、隐私安全以及管理安全方面的情况。对于软件系统的建设，进行了三级等保测评，并成功通过等保测评。鉴于机房场地受到限制，增设了数据私有云备份，将主要的业务数据库实时同步到这个私有云备份中，进一步加强了数据安全的保障。

在数据利用方面，根据平台的业务应用建设情况和利用情况，提供了管理辅助决策支持系统。在这个改造过程中，面临的最大问题是数据的统计口径不一。仅仅是HIS系统、病案系统和集成平台决策支持系统的相同指标统计结果就有差异。为了解决这个问题，与集成平台厂商和HIS厂商就针对性问题进行了沟通，同时召开了管理部门会议来协助处理。对细节问题进行了逐一的点对点分析，整合各个系统的统计规则和计算逻辑。根据最新的上报指标要求，主要以三级绩效考核指标为基础，加上其他统计上报要求和院内管理要求等方面考虑，经过一个多月的协同努力，终于统一了大部分的统计口径和规则来源，调整了决策系统的发布规则，由集成平台决策系统提供统一的对外指标数据。决策系统报表还提供自主报表设计器，信息科维护人员根据新的规则进行自主维护和管理，自主更新和修改处理已成为可能，减少了对系统厂商的依赖性。

四、互联互通建设成效与亮点

通过互联互通的建设和改造，临床工作和管理部门的体验得到了很大的改善，同时也使得医院管理层更加顺畅和高效。首要的是HIS系统的改造，医生站内操作所需的医嘱开具、入院诊断、出院诊断、临床路径等操作都可以在HIS系统上轻松完成。改造之后，将临床业务和费用管理分离，实现了闭环管理，这样医生可以专注于临床业务，从而有效地提高了整体工作效率。

通过转变为临床一体化人机交互中心，现在医生可以更加便捷地进行医嘱查询、撤销和停止操作、长期和临时医嘱单打印等工作。填写入院和出院诊断，以及临床路径操作也变得更加简单、方便且高效。此外，院感系统上报和医生共管操作也都已实现，大大提高了医生的工作效率（图1-12）。

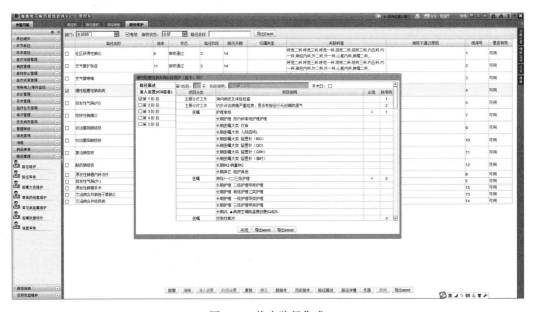

图1-12　临床路径集成

其次是电子病历的升级改造。老病历系统医生站开具医嘱交互与病历文书书写分离、病历文书结构程度低，无检查、检验、手术等申请单流程，也没有相关检查检验数据的集成，无法满足现有互联互通等级要求。通过建设临床一体化医生工作站实现了病历文书结构化，使得所有病历都具有标准化的数据格式，通过与平台的数据中心交互，并增设了医生和护士移动查房设备，包括PDA与移动推车，实现了移动办公和物联网的应用，方便医生和护士的工作。

其他相关的业务系统，如手术麻醉、检验、检查系统等，改造前，检查检验患者相关信息是通过视图方式定时同步，实时性无法保证。患者检验就诊状态无跟踪，检验危急值需要人工上报或处理，且缺乏交互日志管理、申请单闭环管理以及病历文书实时查阅共享，因此规范性不达标。改造后，检验、检查和患者信息实现了实时同步，并通过 Web Service 接口提供了互操作。患者的检验状态可以在医生站/护士站上实时查看和监控，实现危急值管理电子化，实现了申请单闭环管理和交互日志管理，也有了病历文书实时查阅与共享，从而提高了规范性。此外，连接各个业务系统的数据同步平台还通过数据中心实现了数据统一管理和利用，帮助医疗保健行业有效提高效率和质量，给患者带来优质的治疗体验。

为满足互联互通指标要求，医院对门诊医生系统进行了改造，针对门诊病历进行了规范改进，优化病历模板内容的填写，提高病历质量。改造前，门诊医生站缺少病历文书和申请单流程集成，也无法满足现有信息化升级的需求。经过改造，实现了门诊病历文书的结构化及医技检查的统一预约，方便了检查、检验和影像资料的调阅。通过以"临床质量和管理思维为核心"的管理和质量控制，全面实现了"智慧临床"的智慧管理。

通过集成平台，医院成功对接了院内各业务系统，并建立了独立的数据中心，对院内多年积累的数据进行了整合和梳理，提取治理，并将其转化为有效利用的活数据。基于这些数据，创建了集成患者360全景视图、BI临床辅助决策系统和移动版APP。此外，对院内业务数据进行专项主题分析和数据挖掘，以满足"智慧临床"的数据分析应用。

基于集成平台临床数据中心，医院开发了全景电子病历浏览器，可展示患者历次就诊的临床数据，并且可嵌入医生站、护士站、手术麻醉系统、检验系统和检查系统等。这一技术应用，旨在更好地支持医疗诊疗，提供更多的判断依据，方便医生和护士技术员更好地进行确诊、治疗。

五、体会与展望

互联互通建设改造是一个需要高度集中精神的工作。在此过程中，会遇到各种各样的问题，这些问题可能在其他领域不曾遇到。互联互通成熟测评标准内容要求较高，且十分苛刻，因此需要努力达成标准要求，并结合临床情况将其应用到实际工作中。通过互联互通成熟测评的经验，重新认识到信息建设的全面性，因为指标要求数据标准化、数据元和数据集、共享文档等结构数据要求，同时业务系统功能要求包括权限、隐私、合理性等，这些往往是在平时建设系统过程中被忽视的部分，但都必须一一满足。

未来互联互通测评工作应该保持严格、严谨、合理的方式，以评促建，改进和完善医院信息化建设，提高信息化建设的水平和标准。为患者提供更便捷、更高质量的信息化服务以及为领导提供更合理、更有效的信息化管理。

智慧医院管理是未来信息化建设的目标，并且智能化、智慧化医疗将成为未来信息化建设的主要方向。目前，新型技术如5G、大数据和人工智能正在逐步被应用于各级医院。从多院区、集团化建设到用药状况评估,智慧化应用场景正逐渐形成医疗服务闭环。在互联互通工作的基础上,结合新的信息技术,医院信息化建设正在开启一次新的智慧升级。

案例5 互联互通提升VTE和输血系统的智慧管理与服务效能

申报单位:山东第一医科大学第二附属医院

一、单位简介

山东第一医科大学第二附属医院作为山东第一医科大学直属附院、临床学院,现有职工2297人,其中博士、硕士745人,高级职称533人。开放床位1870余张,拥有省级重点学科、重点专科、重点实验室、精品特色专科等23个,市级临床重点专科、特色专科等45个,博士学位授权点3个,硕士学位授权点29个。

医院成立信息化建设领导小组,深入学习贯彻党的二十大精神,落实全国、全省卫生健康工作和规划要求,将数字变革创新融入"三大战略""六大工程",深化资源整合,突出智慧赋能,强化数字惠民,在基础设施智能化、临床诊疗高效化、就医服务便捷化、管理决策精细化、互联互通数字化等方面持续发挥功效,使智慧医院建设一步步走深走实。

二、医院信息化发展

医院于1998年开始发展院级信息化;2013年"信息化发展三年规划执行期"实现"以患者为中心,以质量与安全为核心"的标准化、信息化管理体系;2020年建设智慧医院第一期项目;2021年通过互联互通标准化成熟度四级甲等测评,上线"山一大二附院互联网医院",创新开展"智慧100工程"并开启"新智慧100工程"专项工作;2022年启动智慧医院五年规划建设;2023年全面上线新一代智慧医院信息系统。

医院始终坚持创新引领、精准发力,借助互联互通项目的实施,将各业务系统汇聚到集成平台和数据中心,助力提升各业务系统效能。

三、互联互通建设与改造

医院成立了以院领导为组长的专项工作组,逐项分解工作任务,细致梳理使用需求、数据流向、漏洞不足,广泛采集各岗位对信息化发展的需求。其中,重点完成了VTE系统、输血系统全面的建设与改造。

(一)互联互通集成平台建设工作

根据国家相关标准及规范要求,建立标准化、集成化的医院互联互通信息平台。

平台采用Heathshare(Ensemble)集成总线,使用HL7消息传输标准,建立服务之间的通信、连接、组合和集成的服务动态耦合机制,针对数据元缺失、值域信息不一致等不规范数据进行改造。通过管理数据集和梳理数据元,建立数据元值域映射,达到标准化值域要求,根据历史数据及实时数据生成标准的共享文档(图1-13)。开发面向应用的业务适配器组件,实现基于SOA的应用系统服务集成(图1-14)。

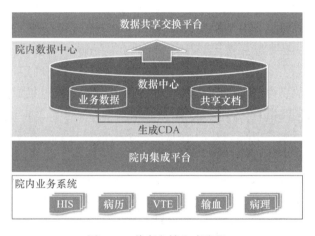

图1-13 共享文档生成流程

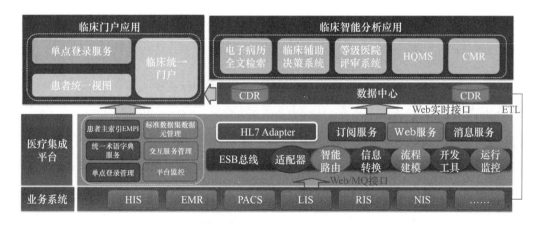

图1-14 集成平台与数据中心技术架构

打造数据中心,通过主数据映射实现系统间数据交互转换。通过"主索引MPI"对患者标识进行统一存储和管理,建立全院级的患者主索引,为接入系统能够准确、稳定、快速地交互患者信息打好坚实基础。

（二）VTE系统建设工作

静脉血栓栓塞症（venous thromboembolism，VTE）风险包含了深静脉血栓形成（DVT）和肺动脉栓塞（PE），是院内非预期死亡的重要原因，是医院管理者和医务人员面临的严峻问题。VTE与住院病情、手术治疗和其他并存危险因素有关，涉及呼吸与危重症医学科、肿瘤放化疗科、重症医学科等多个高危科室，对信息系统水平要求很高。

2020年，医院在移动护理系统中内嵌了VTE风险评估功能。护士在电脑上录入多项评分指标，数据却只停留在移动护理系统内，无法与其他程序共享。医生如需查看患者的VTE评估数据，要重新分配工号权限、登录护理程序、切换不同模块来查看体征数据和评估内容。后续虽数次升级移动护理程序，但基本模式未发生实质改变。同时，嵌入的VTE功能较弱、专病数据流失率高、医护间交流效率和质量差、自动质控及宏观质控难度大、质控效果难以实现临床SOP和全院规范质控，无法完成患者VTE准确监测筛查、全住院周期内节点性记录和精准出院随访。

对此，首先根据专家指导意见审定风险评估筛查流程，确定了采用Caprini评分表进行初始评估及动态评估。随后，将VTE各项核心数据通过集成平台连接至HIS和EMR，并大幅升级VTE程序。

初始评估要求在患者入院24小时内完成，系统及时共享患者住院登记时的各类基本信息、入院体征和检查检验信息，由HIS的住院子系统、移动护理的体征采集功能将数据传入，以便VTE完成基本打分。动态评估在手术患者术后24小时内、患者转科或出现重要病情变化时和患者出院时进行，要求在事件发生的第一时间得以触发，从而快速生成分数评估和评分量表，反馈至HIS患者列表处，第一时间为临床医生作出警示提醒。针对各类住院评估流程也做了全面分析（图1-15）。

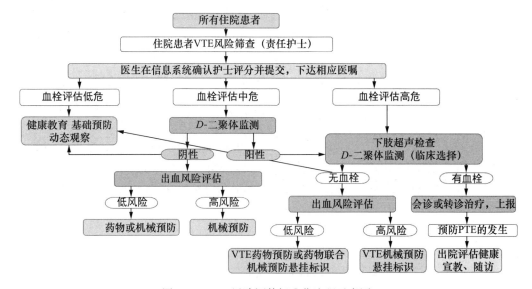

图1-15　VTE风险评估标准化流程示意图

（三）输血系统建设工作

输血信息管理系统的主要使用科室涵盖了输血科和各临床用血科室。在集成平台上线前，医生须通过HIS"检验申请"模块单独开出输用血申请，填写基本信息后再登录单独的输血信息系统，将相似信息重复填写一遍，最终才能保存和提交用血申请单。申请医生未经科主任审批便在HIS保存了申请用血信息和收费信息，不能满足临床用血分级申请要求；当实际输血项目出现变动时，HIS申请及收费信息也需要被动改变或全流程退费重申，其他系统中所保存的申请信息、医嘱和费用信息等均需要手工调整。血袋流向、临床输用血过程等也未完全实现信息化管理，在出现输用血风险时也无法实现规避和追溯，难以监督用血安全。

据此，医院首先梳理临床输用血的各个环节和质控需求，完成了线上线下流程匹配，对数据流向作出总体优化设计，确定输血科的核心业务流程。随后，通过开展部门协调会，将输血申请、输血计费、用血监督等环节拆分、细化、标准化，对不适宜的流程进行改造，减少冗余环节，通过集成平台将发生变动的业务信息第一时间推送到其他系统。

四、互联互通建设成效与亮点

互联互通建设工作旨在解决临床科室需求、减轻工作压力、提升智慧管理水平，同时在减少额外信息化经费投入的前提下运用互联互通集成平台的优势提升服务效能，真正通过"以质量为根本的智慧临床"来提升医疗质量。

（一）互联互通集成平台建设成效

建立了临床数据中心，将不同业务系统、异构数据源中的临床数据抽取、清洗和元素化后集中存入CDR，采用定时ETL和平台实时接口两种形式抽取和存储数据，为各业务系统提供统一的资源库服务。

360统一视图将诊疗数据整合、自定义脱敏后，通过时间轴和功能标签便捷查看患者信息，对历次住院期间的情况变化作出趋势把控。全文检索将病历内容进行结构化处理，通过关键词和组合关键词进行快速检索。对检索出的内容，再辅以高级检索中的地区、年龄、身份、诊断等条件综合检索和分析，方便医生找出各病例间的关联，在临床科研、临床教学等方面起到极大助力。

（二）VTE系统建设成效

经过对互联互通集成平台的对接和改造，VTE系统实现了基于特征指标的"自动评分＋VTE防控"全链路智能化及闭环管理。

医生护士在登录HIS/NIS时自动调用VTE接口，通过"人员管理BP"同步登录信息完成自动登录，改进了"找程序、登账号、查患者"的传统流程，提高了诊疗过程的思维连贯性。

业务方面，医院实行"血栓风险评估确认优先"原则，将患者VTE风险级别实时同步至HIS/NIS，在患者列表界面做出明显标记，方便医护根据患者的不同血栓风险采取不同预防措施，医生完成评分确认后才可以正常开具后续的住院医嘱（图1-16）。

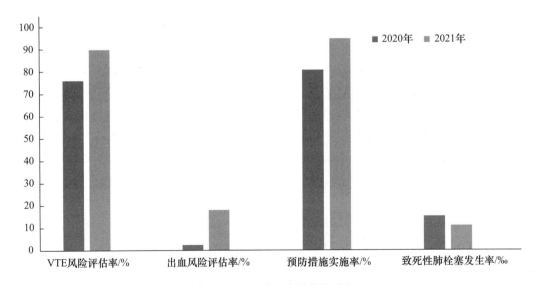

图1-16 在HIS系统中增加VTE评分展示及链接

监管方面，利用NLP、数据挖掘、语义分析等技术，对集成平台推送来的包含病历、诊断、手术、检查检验、医嘱等XML报文中的高危致病信息深度分析，在入院/术前/术后/病情变化时，自动报告血栓风险、出血风险、机械预防禁忌、Wells评估等结果。经过技术与管理双重作用后，展现了较为明显的改进效果（图1-17）。

图1-17 VTE质量改进指标对比

数据方面，由HIS通过"人员信息管理BP"向VTE发送患者基本信息，实现VTE自动建档；"用药医嘱信息服务、检验报告回传服务、检查报告回传服务"向VTE自动传入患者实时用药、检验和检查信息，实现VTE风险智能识别和数据收集，第一时间自动完成风险评估评分；"VTE评分BP"将分数传入HIS患者列表，通过不同的分值、颜色标识和内容提示分级授予医生医嘱、检验和检查等操作权限；若需评分，点击HIS/NIS弹窗即可自动跳转登录VTE独立程序，并将对应患者的信息提取置顶，医生在最短时间内即可完成图表化、标准化、结构化的评分操作。

"VTE评分BO"得以让护士用护理PDA完成床旁评分，实时记录患者病情状况；PDA录入的信息也被用于VTE评分过程，提供患者真实情况参考，借此实现病程全流程介入和闭环管理。VTE系统以时间轴方式展示患者住院期间的所有评分记录、预防措施、检查检验等信息。

优化指标管理，方便了VTE质控监管部门动态监管，实时查看各项VTE管理指标。科室质控人员可实时查看低中高危、已评分、VTE发生、VTE发生人数；查看全院VTE风险评估率、医生确认率、出血评估率、预防措施率、预防准确率等指标。

（三）输血系统建设成效

经过与互联互通集成平台的对接和改造，输血管理系统实现了输用血的全流程闭环管理。

通过"人员管理BP"，输血管理系统接入集成平台的单点登录系统，医生直接点击对应图标即可"一键登录"进入程序。

业务方面，经沟通、协调和技术改进，优化了输血系统业务流程，取消了原先由HIS申请生成输血申请的方式，转为直接在输血信息系统里开具更加准确详尽、贴近诊疗需求的业务申请单；双签审批完成后，集成平台将用血申请单中的患者信息、血袋信息、计划执行时间等用xml报文传回HIS。HIS使用预先由物价管理部门预设匹配的收费项目自动对照生成医嘱、检验申请和统一收费信息。

改进后的申请流程极大降低了医生在临床用血，尤其是紧急用血和手术用血时的工作量，提升了临床工作的准确性和操作效率。通过对各环节的数据校验确保用血信息的准确性和一致性。在输血系统中变更和撤销申请单时，集成平台也会通过报文反馈至HIS系统作出更新处理。

输血记录方面，借助集成平台联动HIS、EMR、移动护理、LIS、输血等系统，在输血申请到输血结束的全流程间消除数据屏障，通过闭环管理确保患者输血安全，全面提升输血质量管理（图1-18）。

用血管理还可以在移动护理程序的PC端和PDA端操作。护士首先使用PDA扫描读取血袋编号条码和成分码，复核后点击签收。床旁输注前扫描患者腕带和血袋标签完成信息核对，并录入滴速、输血状态等。在PDA护理记录一栏，扫码后可以登记输血反应、观察记录、发热护理记录、盐水冲管前/冲管后记录，经复核双签后保存和打印。当出现输血不良反应时，系统会弹出对话框打印不良反应回报单。

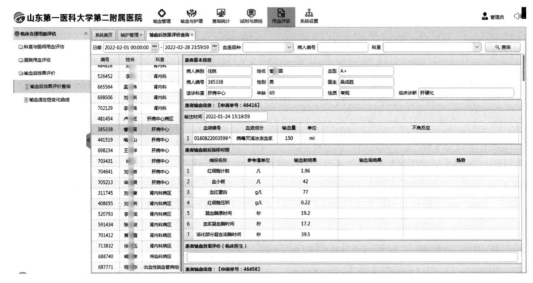

图1-18 输血管理系统中的用血评估及记录查询页面

通过临床数据中心（CDR）的建设，输血申请单、输血治疗同意书、输血记录单等也存入CDR中，为医院各业务系统提供统一的资源共享服务，方便业务科室进行质控，持续改进输血质量管理水平（图1-19）。

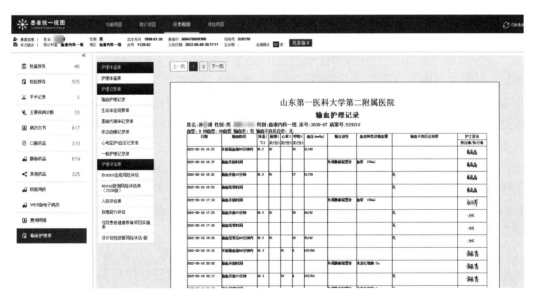

图1-19 360患者统一视图中的输血护理记录

数据流程方面，"输血申请单服务BP"将输血系统中的用血申请等信息一并推送至HIS。消息推送过程会自动生成消息记录，方便在发生问题时追溯问题原因和故障节点，重要信息和敏感信息不被丢失或失真，也可以手动重发消息或针对性调整服务参数（图1-20）。

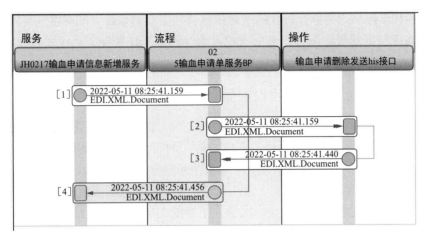

图1-20　输血流程可视化追踪及管理

（四）互联互通项目整体建设成效

医院互联互通项目还包含智慧门诊就医、互联网＋线上服务、一站式床旁出入院、临床辅助决策支持、手机端BI决策支持、卒中胸痛系统对接、区域远程影像中心改造、数字化病案管理等十余项建设内容，在医院数据集标准化、共享文档标准化、互联互通服务功能和平台运行性能等方面均有较大幅度的提升。

（1）为医务人员提供高度集成的信息系统，把更多精力投入诊疗过程中，极大提高工作效率。

（2）提高医疗安全保障能力，广泛实现全流程闭环管理，以管理手段提升技术手段的站位与效能。

（3）实现精细化管理的落地，通过基于CDR的BI对全院数据进行统计分析和挖掘，在更多维度、更细粒度、更强力度上提供各类指标信息和隐藏规律，并在此基础上进行干预和改进。

（4）夯实安全平台，通过对标建设，构建安全体系，保障医疗安全。

五、体会与展望

（一）互联互通建设体会

互联互通建设过程离不开医院领导的重视和指引，定期召开全院推进会，通力配合。充分发挥信息化建设领导小组作用，适当提高信息科话语权和主导权，提升沟通效率。确定"以评促建、以测促用"的原则和目标，明确沟通渠道，制定任务分工。

（二）VTE和输血系统建设体会

VTE与输血系统的应用覆盖范围都很广，不仅要完成程序层面的对接和匹配，还要细致了解和掌握临床科室、医技科室对信息和数据的时效性、准确性、持续性需求，定期安排临床科室开展协调会，逐层深挖需求，调整工作任务，真正发挥集成平台与互联互通的数据流衔接效果与便捷优势。

（三）互联互通及信息化建设展望

国家战略布局为医院持续发展提供了广阔空间。医院坚持加强顶层设计，探索推进电子病历、智慧服务、智慧管理"三位一体"的智慧医院建设和信息标准化建设，实现运营管理精准化、运营服务高效化、运营决策科学化。

互联互通以其标准化、便捷化、通用化、扩展性强和数据集成度高的特征和优势，势必将在新一代医院数据中心建设、医学人工智能与临床决策支持、物联网创新应用与智慧后勤、临床科研信息化建设、价值数据挖掘与利用等方面发挥巨大作用。伴随着数字化技术发展与行业创新进步，信息化在医疗事业发展过程中的比重不断提高，并将加速推进医疗事业健康有序向前迈进。

案例6　山东省泰安市中心医院信息互联互通提升单病种质量管控

申报单位：山东省泰安市中心医院
（青岛大学附属泰安市中心医院、泰山医养中心）

一、单位简介

泰安市中心医院坐落于泰山脚下，医院始建于1948年，是一所集医疗、教学、科研、康复、预防、保健、康养于一体的三级甲等综合医院。1993年被评为首批三级甲等综合医院。2009年6月通过ISO9000质量管理体系认证。2014年5月被山东省卫生计生委正式命名为第二周期三级甲等综合医院。2021年7月，顺利通过国家医疗健康信息互联互通标准化成熟度测评四级甲等测评。医院先后获得"全国五一劳动奖状""全国创建文明行业工作先进单位""全国百姓放心百佳示范医院""全国医疗保健服务质量优秀示范医院""全国医院文化建设先进单位""全国优质医疗服务示范医院""全国最佳百姓放心示范医院"等诸多荣誉。

二、医院信息化发展

（一）信息中心定位

互联网、物联网、云计算、大数据等信息技术的发展及普及，开创了医院信息化的新局面，互联互通、智慧医疗、智慧管理、智慧服务、电子病历评级等，逐渐成为医院信息化建设的重点，从而促使医院信息中心转变职能，重新定位。医院信息中心要保证基本的技术服务，做好日常运维，保障系统安全运行；当好架构师，搭建医院信息平台的架构，整体把控产品及项目的进度；做好设计师，针对一线需求，对医院进行有针对性的系统设计。因此，医院信息中心要加强自身的人才队伍建设，紧跟医院智慧化建设的步伐。

（二）发展历程

医院的信息化发展历程可以总结为5个阶段（图1-21）。

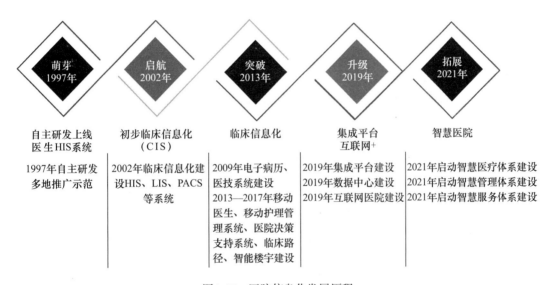

图1-21　医院信息化发展历程

萌芽阶段是指在2000年前局部系统的自研发阶段。

启航阶段是指到2002年，以医院上线众邦慧智的HIS系统为起点，以后陆续实施LIS、PACS等基础系统，一直到2009年左右完成了HIS至CIS的转型，至此构建了医院信息化的基础架构。在2009年后逐步上线电子病历系统、医技系统等，标志着信息系统由以HIS系统为核心转向了以电子病历为核心。

2013—2017年是具有突破性的第三阶段，建立了第一个A级标准的中心机房，核心网络进行全面升级，完成了一系列信息系统的上线工作。同时建设了第二个中心机房，并依靠双机房搭建双活数据中心，上线移动应用系统、临床决策支持系统，在新门诊楼部署智能化楼宇等。

第四个阶段是全面提升阶段，以推广基于"互联网＋"的应用为起点标志，上线微信公众号、互联网医院网络诊室等应用，到2019年医院信息集成平台、大数据中心及应用陆续上线为终点，医院完成了向数字化医院的全面跨越。

最后一个阶段是2021年至今，医院全面规划并启动了智慧医院的建设进程。

（三）存在问题

1. 系统集成问题

医院建设了众多系统软件，各系统之间采用点对点的集成互连方式。系统接口错综复杂，信息交换规范不统一，数据交换不畅通，系统间存在信息孤岛，导致了系统间耦合度高，版本更新影响范围广、成本大、危险性高。同时各系统间数据交换缺少规则，冗余度高，消耗系统性能，复用性较差，影响业务交换的效率，性能和安全均无法保障。从长远发展来讲，系统间接口管理混乱及难以复用，导致带来的高昂维护成本的问题。

2. 数据整合问题

医院的信息系统经过多年运行，围绕着患者门诊管理、住院管理、医嘱信息、费用结算、药品使用、护理管理等不同的业务线，建立了大小几十个业务系统，积累了大量的、宝贵的临床信息。但是业务数据分散在各个异构的业务系统中，"孤岛效应"较为明显。这些数据孤岛彼此隔离的同时，又有相通之处，如都需要基于患者基本信息、医师医嘱等基础数据，同时各块数据也有共享融汇的需求。如何充分利用包括影像数据、病历数据、检验检查结果、诊疗费用等在内的各种数据，实现数据的整合集成乃至综合分析展现，便成了一个相当紧迫的应用需求。

3. 数据质量问题

医院医疗数据的类型和规模正以前所未有的速度增长，但是在整个数据生产过程中，产生的数据的质量和可用性并不高，存在数据不一致、不完整、不准确、不规范等问题，如患者出院小结与病案首页诊断不一致、患者基本信息不完整、病案首页ICD编码不准确、药品书写方式不规范等情况，各个业务系统只是简单进行数据采集存放处理，尚未进行数据治理，数据的质量及完整性难以保证，且存放在电子病历中的非结构化数据尚未被挖掘处理。

三、电子病历建设及运行

电子病历是医务人员在医疗活动过程中，使用医疗机构信息系统生成的文字、符号、图表、图形、数据、影像等数字化信息，并能实现存储、管理、传输和重现的医疗记录，是病历的一种记录形式，而病历是衡量医疗质量的重要标志，病历书写质量的高低，不仅反映一个医院的管理水平，同时也反映医师的诊疗水平。自2009年至今，泰安市中心医院以电子病历为核心的信息系统经历了3个重要阶段，即非结构化电子病历阶段、智能化电子病历阶段及以电子病历为核心的信息系统数据深度治理阶段。

（一）非结构化电子病历

根据2010年卫生部发布的《电子病历基本规范（试行）》，泰安市中心医院电子病历系统于2011年启动上线，由电子病历代替手工书写，电子病历的优势立马凸显出来。

1. 提高医疗服务效率、降低成本

电子病历上线后，医务人员可以针对不同的患者进行研究，提供更好的医疗建议，开创新的医疗服务模式，来满足不同患者群体的不同需求，例如远程医疗在医院得到了很好的应用。

2. 提高医疗质量、降低医疗差错

依据病历书写规范，一份完整的病历包括入院记录、首次病程、病程记录、体格检查、专科检查、病历摘要等，这些病历当中有些内容是重复的，在手工时代，病历书写成为医生的沉重负担，而且在重复书写的过程中还容易犯错，医生把大量的时间都用在了书写病历上，而用于观察病情和实际操作的时间就减少了，有了电子病历之后，有些信息可以自动提取，不仅大量节省病历的书写时间，而且还大大提高准确率，真正做到把医生的时间更多地还给患者。

（二）智能化电子病历

随着医院病历评级、评审及各项数据上报要求，非结构化的电子病历已经无法适应医院发展需要，非结构化电子病历运行9年之后，于2020年进行更换，更换后的电子病历系统，不仅实现了结构化，而且增加了更多的内涵质控。

1. 病历质控管理体系

病历质控管理体系包含医生自评、三级医师查房、科室质控、院级质控、病案专家质控。医生自评：预先提示；三级医师查房：修改痕迹保留；科室质控：科主任/质控医生；院级质控：医务处/病案室；病案专家质控：内涵质控。

2. 电子病历内涵质控

依据《三级综合医院评审标准实施细则（2020年版）》《病案管理质量控制指标（2021年版）》，医院电子病历开启内涵质控，如首次病程记录8小时内完成、男性不能出现月经史等。

（三）以电子病历为核心的信息系统数据深度治理

2019年医院建设完成信息集成平台和三大数据中心，即临床数据中心、运营数据中心及科研数据中心。医院将2002年以来的诊疗数据及2011年以来的电子病历数据全部集成到数据中心。

医院利用总线服务及标准协议实现各系统之间无缝整合，结合主数据字典管理、患者主索引、标准数据集建设了以电子病历为核心的信息平台。我们通过互联互通标准化集成、治理、管理、溯源医疗数据，解决了电子病历数据来源种类多（首页、入

院记录、病程记录、检查报告、检验报告、医嘱数据）、结构化程度不等、不易提取、标准化识别难等问题，为医疗质量管理应用提供了标准的、可靠的、可溯源的数据，同时提升了质量管理效率。

2019年医院电子病历系统应用水平分级评价已通过四级，计划于2023年通过五级，于2025年通过六级，目前医院以电子病历为核心的信息系统都是按照六级标准进行建设或升级，为"三位一体"智慧医院建设奠定基础。

四、互联互通建设与改造

（一）建设需求

医院信息互联互通测评旨在促进卫生健康信息标准的采纳、实施和应用，推进医疗卫生服务与管理系统的标准化建设。医院互联互通测评依据电子病历基本数据集、电子病历共享文档规范，基于电子病历的医院信息平台技术规范等标准建立了多维度的测评指标体系，从数据资源标准化建设情况、互联互通标准化建设情况、基础设施建设情况和互联互通应用效果等方面进行综合测评，评定医院信息互联互通标准化成熟度。

临床数据的整合是医院信息化建设的大势所趋，临床数据来源于临床，最终要服务于临床。临床数据服务于临床的一个重要模式为：通过数据中心实现各业务系统之间数据互联互通，提供直接数据或数据的综合规则计算结果，对临床行为提供警告、提醒、建议等，从而提高临床效率，保障医疗质量。

（二）改造重点

1. 建设集成平台

在IHE、DICOM、HL7等国内国际标准的基础上，制定覆盖医疗所有业务流程的系统集成规范，开发基于规范的系统集成平台，实现院内业务系统的互联互通，避免信息孤岛。将消息在多种通信协议之间路由、在多种格式之间进行转换，将业务服务重新组合封装成标准行为，同时具备审计跟踪和管理功能，主要任务以满足临床信息、医疗服务信息和医院管理信息的共享和协同应用为目标，采集相关业务数据，并对外部系统提供数据交换服务，包括与区域平台的数据交换。

2. 构建数据中心

基于自然语言处理、知识图谱、机器学习等AI引擎的大数据治理平台，实现各类临床数据的结构化、标准化和归一化等处理。针对数据驱动的临床智能预警场景，能够将医院积存的海量临床数据自动结构化、标准化成可被单病种风险预测和临床诊疗推荐直接分析、利用的数据为后续的临床应用提供了良好的数据基础。

获取的患者信息需要经过标准化的治理，才能让规则引擎接受，治理的信息越标准，推荐的内容越准确，例如药品需要实现医院商品名与药品字典的对照关系等。每家医院都有自己的字典，将这些字典匹配到单病种上报质控管理系统的标准字典是数据治理的首要工作，同时字典还会不定期更新，需要持续的维护和管理。

五、互联互通建设成效与亮点

（一）建设成效

通过建设集成平台和数据中心，在较短的时间内，实现信息化水平的跨越式提高，使得信息化成为医院更好发展的强力支撑。完成对医院所有业务系统以及各种异构数据的汇聚和整合（数据补充、离散、重构、清洗、关联等梳理工作），形成基于国家卫生健康委《医院信息互联互通标准化成熟度测评方案（2020年版）》标准的符合医院业务需求的数据集规范及共享文档，为医院的数据资产提供长期的保障。降低医院数据与业务流程的集成耦合度，保证信息标准化的同时，支撑临床数据的进一步挖掘和利用。

（二）建设亮点

1. 单病种数据高效填报，提高临床工作效率

利用AI技术集成、处理患者的基本信息、各项诊疗过程/结果质量指标等数据，并自动映射ICD术语编码，在医生打开填报表单时，自动从数据库中提取数据完成相应项目的填报。技术自动填充率能够达到90%以上，医生只需补充少数几个项目即可完成整个表单，极大地减轻了上报工作负担。

例如，心肌梗死类病例，过去每一例患者医务人员大概需要50分钟进行填报，现在只需5分钟就能完成。甲状腺癌手术治疗，更是几秒钟就可以完成填报工作，平均填报效率提升了20倍。

2. 单病种数据质控管理，提高医院医疗质量

单病种上报是医疗的行为管理，而单病种质控则需按照诊疗规范进行修改，按照临床路径制定和改造。依据单病种质量管理要求，系统能够实时核查病种的关键过程节点完成情况，提示医生及时完成缺陷项目。单病种质控是一项系统工程，每个病种或每项医疗技术都有一些关键质控点，这些关键点决定了疾病治疗的核心质量。系统对这些关键质控点进行监测、分析和改进，实现PDCA循环改进，进一步规范诊疗行为，通过单病种过程质控管理，确保了患者按照单病种规范诊治，同时让病种管理在病程管控中得到落实。

3. 单病种终末质量管理，完善医疗监管体系

同时，医院还利用系统对科室的上报率和及时率进行考核，根据最终病种的数据

进行终末质控的分析总结，对单病种质控指标考核存在问题的项目加以持续改进，进而指导单病种的规范制定和调整。从过程到结果，形成管理闭环。

在信息系统与各部门小组的协同配合下，短短两个月时间，医院就上报了近6万份病例。目前的51个病种中，医院在VTE围术期感染、甲状腺癌等近40个病种的采集率达到90%以上。

六、体会与展望

经过互联互通四级甲等测评，通过建设医院集成平台、数据中心以及面向多个维度的智能应用，医院信息化水平得到了较大提升，并且医院从多个层面都有所收获，全院医务人员对信息化与业务之间关联有了新的认知与体会。

增进了解：信息科与厂商梳理医院业务流程、数据集、交互服务、闭环流程等，临床人员对信息系统与业务流程关联程度加深了解，提升了医务人员对信息化的重视。

规范管理：制定标准化术语字典、共享文档、医疗文书模板格式、业务闭环流程，规范了医务人员临床业务操作及系统功能使用，进一步加强了医院医疗质量管理规范。

数据支撑：整合全院各个系统数据，构建高质量的数据中心，使得所有数据得以汇聚。原来由各个科室手工统计汇总方式转变为通过数据中心来统计数据，原来由手工填报的数据转变为系统自动抓取上报，并可以通过填报的数据进行业务分析、临床质控、科室管理等，所有的业务都以客观数据来说话，避免了口说无凭、拍脑袋定决策的情况。

质量监测：实时集成、统计分析、可视化展示的终末质控平台，辅助医院进行快速、多维度、多环节（按专题、科室、时间、医生细分）的医疗质量监测，从广度、效率、精度三方面提升临床管理分析能力。

互联互通四级甲等测评工作虽然已经完成，但是院内信息系统的改造和标准化工作还远未结束，未来智慧医院的建设更是要基于互联互通标准化建设实现，所以我们会以此次测评结果为起点，以更高标准为指导，继续开展标准化建设工作，持续改进，积极推动标准化的研究和应用，围绕智慧医疗、智慧管理、智慧服务三大体系，建设更丰富的数据应用系统，推动医院智慧医院建设快速发展。

案例7 基于互联互通的智慧临床建设实践

申报单位：山东省烟台市烟台毓璜顶医院

一、单位简介

烟台毓璜顶医院始建于1890年，其前身是美国长老会创办的教会医院。经历130

多年的变迁，现已发展成为烟台市最大的综合性医疗保健中心、三级甲等综合医院、山东省区域医疗中心。

医院设有50个临床科室、18个医技科室，其中有国家级重点学科1个，山东省临床医学研究中心1个，山东省临床精品特色专科2个，山东省医药卫生重点学科3个，省重点实验室3个，山东省临床重点专科30个，山东省中医药重点专科3个。

医院网络信息管理处共33人，分设系统运维组、网络运维组、安全运维组、维修组。网络信息管理处全面负责医院信息化规划、建设、管理维护工作，全面负责网络安全建设及管理维护工作。

二、医院信息化发展

（一）医院信息化建设历程

自2000年开始，经历二十余年的建设，医院的信息化系统布局完整、功能先进、性能成熟，包括了工作平台、后勤支持、管理控制、服务体验等各个方面的上百个系统和模块协同一体、交互共享、运转稳定，业务流程实现了标准化、移动化、无纸化，质量管理实现了全程化、自动化、数据化，风险控制实现了即时监控、智能判断、主动控制。2022年通过了电子病历系统功能应用水平五级评审、2023年通过了互联互通五级乙等测评、2023年完成智慧服务三级专家现场审核。

（二）医院信息化建设状况

医院信息化建设以病人为中心、以质量为核心、以财务为基础、以临床为主线，总体规划、分步实施、持续完善，构建有线与无线、院内与院外相结合、院内与区域卫生及医保专网连通的全方位网络环境，积极探索应用物联网、大数据、人工智能等先进信息化技术，构建智能化应用系统。信息系统设计贯穿整个医疗过程、后勤资源管理过程、经济运营管理过程、行政综合管理过程等医院的所有业务活动。实现信息共享，进一步保障医疗安全，提高医疗质量，优化服务流程，提高工作效率，降低运营成本。

（三）医院信息化建设存在的问题

（1）医院现有的临床决策辅助系统是传统的知识库提示模式的应用，例如合理用药的应用，虽然可以对药嘱的开立有一定的预警提示作用，但对医疗服务的进行没有深入的辅助功能，医院亟须构建一套标准化诊疗体系，规范诊疗行为，保障患者医疗安全。

（2）医院现有的质控管理过程是人工对电子病历的规范化进行统计和分析，工作内容繁重且复杂，海量的电子病历数据元素完全通过人工很难识别并发现问题，耗费大量的人力精力，且无法形成有效系统的统一质控规则体系，无法保障病历质量提升。

三、互联互通建设与改造

（一）建设需求

1. 临床决策辅助支持需求

医院需要通过建立专业的临床决策辅助系统提供医疗大数据搜索、临床诊断支持、临床诊疗支持、临床预警提示、临床诊疗预测等多种医疗辅助功能，服务整个医疗环节，提高医生的看诊效率，通过各种基于大数据分析的规则预警提示，减少医疗失误造成的医疗纠纷，提高医疗质量。

2. 病历内涵质控需求

为实现病历质量监控的长效机制，全面掌控医院病历质量中的每一个细节。需要引用质控管理系统，借助医学知识图谱体系，智能化病历质控可以根据病历内记录的患者体征、症状、检查、检验等文本信息，进行智能化判断记录是否准确无误。通过知识图谱，可以检出医生未根据患者病情发展变化进行文本记录，如记录的体征与病历中书写的诊断有冲突，记录的疾病无对应检查结果记录等。同时，对记录的疾病对应的诊疗方案未记录等也可进行检出等。以此实现了智能化判别病历文本内容是否按照患者实际诊治过程进行记录，提高病历质控的准确性的同时大大降低质控人员的工作量。

（二）改造重点和难点

梳理医院现有科室病历模板、评估模板、随访方案，针对科室提出的每个专业3～4种常见疾病进行分析，科室指定专人负责。由医务处、护理部、门诊部、质管办和网络信息管理处，共同组建智慧临床建设专项小组。收集专病病种的国际诊疗指南、专家共识，收集近三年院内质控专家环节质控和终末质控病历缺陷分类汇总，并要求各临床专业提供副主任医师1～2人参与本专业CDSS辅助决策支持类知识库、病历质控规则库的建设当中。最终实现医生和护士工作站均设置了结构性输入点，强制书写者填写相关内容。并建立了专病或专科模板，设置了结构性输入点或提示点、逻辑错误自动判断/提示功能、时限控制功能、书写频次监视、文书项目缺失功能，系统自动对病历进行缺陷提示和环节质控。借助核心制度管理工作站，能够自动监测三级医师查房、讨论、会诊、抢救、交接班、医患沟通等制度落实情况，对手术、麻醉、输血、抗生素使用等环节，疑难、危重、死亡等病例进行重点管理。医务管理部门借助质控工作站，实现了对运行病历和出院病历的自动实时监控和终末评价。

四、互联互通建设成效与亮点

（一）互联互通建设成效

通过建立以电子病历为核心，互联互通为基础，基于集成平台覆盖所有业务和管理的统一一体化的信息系统，解决了医院信息系统的系统异构集成、数据共享和数据交互等技术问题，各应用系统与集成平台互联互通，对各业务系统提供统一标准的信息交互服务，减少了各业务系统之间的耦合度，从应用层面上提高了业务系统运行的稳定性。

通过建立标准的术语及主数据管理，实现了院内数据的统一规划、集中管理，为数据的进一步分析挖掘利用打下良好基础。

通过患者主索引与临床数据中心对分散在各业务系统的零散患者诊疗数据进行整合并统一存储，实现了医护药技对患者数据的共享利用。从而促进了医疗行为规范，进而提升医院医疗质量安全。

（二）互联互通建设亮点

随着互联互通测评的推进，集成平台与数据中心的建设，充分应用新技术，深化应用结构化、标准化诊疗模式，保障医疗安全，规范医疗过程，提升医院诊疗水平。医院的智慧临床主要从以下几个方面展现：

1. 建设诊断、评估、治疗、随访四个标准化诊疗路径，保障临床医疗质量

建设和完善以智能化支持和质量控制为核心的临床信息系统，建设诊断、评估、治疗、随访四个路径的标准化诊疗过程，围绕医疗活动事前主动引导、事中主动控制、事后评价分析进行系统建设和完善：①以诊断路径、评估路径、临床路径为重点，实现对诊疗行为的"事前"主动引导；②以重点环节、重点病人为主线，实现对诊疗行为的"事中"主动控制；③以随访、单病种诊疗质量评估和病历质量管控为主要内容，实现对诊疗行为的"事后"分析评价和追踪。

2. 建设临床知识库系统，提供国内外权威的临床实践

运用自然语言处理技术，建设医院内部临床知识库系统，将我院历史患者病历资料转换为本院病历知识库，利用大数据分析和建模技术，建立临床诊断推荐模型，使诊断推荐模型具有我院特色，实现对临床诊疗活动的决策支持。建设在线临床知识库，定期更新，同时根据临床需要，支持临床工作人员自行维护相关最新国际国内指南、诊疗规范、专家共识等专业知识。目前已建成7大类，42项临床知识库体系。我院自2019年上线以来，共提供知识库检索服务20余万次。

3. 建设临床辅助决策支持系统（CDSS），辅助临床诊疗行为

通过利用自然语言处理等大数据及人工智能技术，整合、分析患者既往在院诊疗数据，提取个人特征勾勒患者画像，提高问诊准确性；推荐诊断应实现疾病分层推荐、罕见病推荐、鉴别诊断推荐、推荐检验及检查、检验及检查报告解读、推荐数据智能回填等；建立临床诊疗支持系统，实现多种治疗方案的智能分析、BMJ治疗流程查看、BMJ新兴疗法查看、BMJ并发症查看、相似病历推荐、评估量表推荐、量表辅助计算、数据智能回填等功能；建立临床诊疗预测系统，利用自然语言处理等大数据及人工智能技术，整合、分析患者既往在院诊疗数据，根据患者历史就诊数据，对患者的诊疗过程进行预测。

4. 建设临床用药决策支持系统，保障临床用药安全

通过智能推理机技术建立知识库引擎预审核功能，实现了医生处方关联诊断、检验结果、过敏史等患者诊疗信息合理用药前置审核。建立药学前置审方分级规则，共建立我院特色知识库规则4000余条，自定义规则300余条，规则共分为8级，重点监控管理4~8级。其中4~7级问题处方由药师实时在线审核，审核通过，处方生效；审核不通过，药师反馈审核意见，医生根据反馈意见修改处方或双签通过。8级问题处方全部禁止通过，医生必须修改处方。目前我院门诊处方阻断日均600余次，住院处方日均阻断200余次，互联网医院线上处方共计阻断200余次。药师人工审核门诊处方月均100余次，住院处方2000余次。建立健全特殊药品管理流程，助力临床用药规范。

针对抗菌药物，规范抗菌药物分级使用，将抗菌药物分为非限制使用级、限制使用级、特殊使用级。限制使用级抗菌药物必须由具备主治级以上职称医师开具，主治级以下开具需要提交越级使用申请，经审批后方可使用；特殊使用级抗菌药物的开具和使用必须提出会诊申请，经会诊科室会诊并授权后方可使用。如果涉及越级使用的，必须同时提交越级使用申请；同时抗生素监控规则能够自动监控合理用药情况，如预防用药品种和用药时限是否合乎要求，治疗性用药前是否做了细菌培养及药敏试验。

针对麻醉药品、一类精神药品，通过建立麻醉药品、一类精神药品患者档案，实现临床、药学麻醉处方电子化。门诊服务中心建立麻醉药品、第一类精神类药品长期使用人管理档案。门诊医生开单时自动获取患者麻醉药品档案信息，实现在保证麻醉处方完整性的前提下，减少临床开单步骤，提高临床工作效率；针对手术患者，麻醉系统与麻醉智能药柜系统关联，实现用药与取药信息核对，麻醉系统记录用药与麻醉智能药柜取药信息不符者，不允许患者出手术室操作，规范麻醉药品使用和弃液管理。

5. 建设病历内涵质控系统，减少病历差错，提升病历质量

应用自然语言处理和机器深度学习等大数据智能化技术，根据病历质量管理需要进行全量化、智能化检出问题病历，从而提升全院病历质量，提高医院病历质控效率。建立病案首页规则库、时限次数规则库、文书书写规范规则库、文书完整规则库、内容一致规则库、专有名词规则库、诊断正确规则库、疾病检查规则库、治疗合理规则

库九大质控规则库，其中病案首页规则库78项，通用规则库179项，专科专病规则库81项，为病历的智能化AI质控提供规则基础；建立环节质控功能，实时自动质控在院运行病历、实时推荐问题病历，智能检出病历问题点、实现电子化病案质控录入，支持环节质控各类问题报表的自定义查询与导出和实时监控在院病历数据质量、实现病历书写过程中的环节质控，实时进行质控。病历内涵质控系统可以不断学习完善医院质控专家发现的病历质控缺陷，来补充到AI质控系统的质控规则，在保障病历质量的前提下达到减少质控专家的投入。

6. 建设临床预警系统，实现临床诊疗及时预警

建立临床预警规则库，共建设九大类，三十七个临床知识库预警节点。包括诊断预警、检验预警、检查预警、药品预警规则库等，支持预警规则分类和预警规则管理。如通过预警系统，实现传染病、慢病、意外伤害、死亡等报卡自动上报功能，并为职能科室提供漏报、缺报监测。

7. 建设VTE评估管理系统，降低VTE院内发生率

实现护理、医生针对新入患者、手术后患者、转科患者、高危因素、间隔7日、风险变化等情况的患者进行VTE评估，系统自动提醒护理人员对上述类型患者进行Caprini/Padua评估，选择护理预防措施，生成初评结果供医生参考，医生根据患者详细病史情况等因素，再次进行Caprini/Padua评估，再次更正预防措施，将最终评估结果情况推送护士，同时自动生成评估量表保存至病历系统。实现VTE高危患者的医护共管，医护共评，极大降低了VTE院内发生率。通过建立VTE评估管理体系，借助医院信息化平台以及临床数据中心的建设，实现业务系统数据的互联互通，实现了护理信息系统和医疗信息系统数据的完美结合。从临床、管理、信息方面共同促进了医护合作，有利于临床医护人员在遇到VTE时，及时做出准确的决策，提升管理效率，更好地保障患者的医疗安全。

8. 建设智能影像系统，提升检查影像阅片质量

应用目前对图像识别性能较好的卷积神经网络算法，对关键的特征进行自动提取，并通过增加网络模型的层数使得非线性表达能力得以提升。实现在冠脉CTA识别狭窄程度、肺结节个数识别、各类骨折位置识别，减少阅片漏判、误判率。

五、体会与展望

（一）建设体会

自烟台毓璜顶医院应用互联互通测评以评促建，以评促改，以评促用后建成了信息集成平台，实现了以EMPI为主线，将全院不同业务系统中的数据进行标准化整合，对数据进行集中存储与管理。能够为医疗的应用提供统一的，完整的标准化数据访问，最终实现辅助临床决策、改善医疗服务质量、减少医疗差错，在临床的各项工作中发挥至关重要的作用。

通过信息集成平台，实现将曾经的院内信息孤岛全部互联互通以及临床医疗全过程的信息共享，使得各业务系统中产生的数据不再局限于单独的系统中，避免了医疗信息的反复录入，不仅大大提高了临床的工作效率，而且保证了医疗数据的有效性、可靠性和及时性，实现对患者诊疗全过程的信息化和智能化管控。

（二）未来展望

随着互联网技术的快速发展，人与人的联系，信息与信息的联通，距离都不是问题。然而，现阶段依然面临各级医疗机构都存在"信息孤岛"问题，不同地区，不同机构对于患者健康资料，临床信息无联系，标准也不统一，不同医院使用不同厂商的软件系统，架构不同，数据无法进行互通，给数据收集造成很大的麻烦，阻碍了数据的整合和扩展。

为了更好地打通信息孤岛，应用国家医疗健康信息互联互通标准化成熟度测评，以评促建，以评促改，以评促用，促进各地区各医疗机构信息化水平提高和跨机构跨地域的互联互通与信息共享，最终实现优质医疗资源下沉，共享优质医疗服务。

案例8　基于互联互通信息平台的医院智慧临床建设实践

——申报单位：广州医科大学附属脑科医院

一、单位简介

广州医科大学附属脑科医院（广州市惠爱医院、广州市脑科医院、广州市精神卫生中心）坐落于珠江南岸，白鹅潭畔，由美国医生嘉·约翰（John Kerr）于1898年创办，是华南地区最大的三级甲等脑科医院。医院占地面积8万多平方米，分设芳村总院、江村院区和荔湾门诊部，担负着广州市乃至华南地区精神心理方向的医疗、教学、科研、预防、康复重任，是华南地区精神、神经疾病疑难重症诊疗中心。医院以"大专科、小综合"为特色，设置涵盖精神科、心理科、神经内科、神经外科、康复科及重症监护科（ICU）在内的14个临床科室和6个医技科室。医院拥有两个国家临床重点专科，分别是精神医学及中医神志病专科。在复旦大学医院管理研究所发布的《2021年度中国医院专科综合排行榜》位列第6名。在2021年度中国医学院校/医院科技量值中，位列精神医学专科第7名，神经病学位列全国第92名。

二、医院信息化发展

（一）信息化建设历程

医院信息化建设是医院发展的一项重要工作，医院领导对信息化建设工作高度重视，2018—2020年，医院投入信息化建设的自筹资金达5000万元，仅2020年就投入2128万元，占医院业务总收入的3.6%。

医院在2008年开始信息化建设，搭建HIS、LIS、PACS系统，于2017年制订了医院信息平台建设方案，2018年启动医院信息系统更新改造，建设以电子病历为核心的集成平台，新建HIS、LIS等系统，对标互联互通四级甲等测评要求进行系统改造。2019年、2020年医院分别通过了国家电子病历系统应用水平分级评价三级评审、四级评审。2021年11月15日国家卫生健康委统计信息中心正式公布医院通过2020年度国家医疗健康信息互联互通标准化成熟度四级甲等测评。

（二）信息化建设状况及存在问题

医院自2008年以来建设的HIS、电子病历（EMR）、LIS等业务系统大多只能满足基本的业务要求，对医院运营、临床决策并没有提供实质性的帮助。主要存在以下问题：

1. 信息孤岛问题

医院诸多系统之间缺乏信息有效共享和有效联通，各个系统数据无法交互，普遍存在孤岛现象。

2. 患者身份信息不统一

没有统一的患者主索引机制，在不同业务系统中同一患者的数据无法关联，无法给医生呈现完整的医疗数据，数据整合程度、可利用率低。

3. 临床信息一体化和标准化不够

2018年前建设的医院信息系统功能以医嘱处理为核心，主要为了满足收费和管理的需要，没有实现临床信息的一体化和标准化，无法对临床决策提供实质性的帮助。按照医院的临床发展需要，医院信息系统要向以临床为中心的一体化方向发展，需要建立起一套以HL7V2、V3和CDA为核心信息模型的、符合IHE规范标准化的信息系统。

4. 业务流程繁琐、不闭环

从医院现有业务系统来看，各个业务系统内流程的设计与实现存在繁琐、复杂、重复等现象；各个业务系统在不同的时间点由不同厂商建设，缺乏统一的规划，导致各个业务系统之间未能形成有效的互联互通，无法形成完整的信息流闭环。

5. 基础数据缺乏统一的标准规范

医院现有各个业务信息系统拥有各自的基础数据，缺乏全院统一的数据标准规范，导致在各业务系统之间进行信息交换时，常常需要进行额外的沟通或重新定义，极大地增加了人工成本，降低了工作效率。

6. 缺乏足够的信息接口或已有接口不高效，无法实现互联互通

由于缺乏医院集成平台，现有各个业务系统之间的信息交互任务主要由接口承担，采用数据库层次的点对点方式进行连接，导致了当数据库产品不一致时，信息无法集成。除此以外，医院现有系统还缺乏足够的接口实现信息间的共享和互联互通。

7. 数据利用率低，信息价值未得到释放

医院现有各个业务系统每天均产生大量的数据，但由于各业务系统关联性差，信息采集手段不够丰富，使得目前医院存储的数据仅仅只是支撑医院的业务运行，无法实现数据的真正价值。

三、互联互通建设与改造

为解决以上医院信息化建设存在的问题，医院自2018年开始全面进行信息化提升改造建设项目来推进医院智慧临床的建设。

（一）建设互联互通的医院智慧临床需求

（1）建设面向院级共享、区域协同、集团化管理医院集成信息平台，优化现有信息系统架构，整合各临床应用系统信息资源，打通信息障碍，实现互联互通。

（2）以结构化电子病历为核心，辅以智能化临床医疗质量控制信息化支撑，优化临床诊疗流程，形成一体化临床信息平台，提升医疗质量，构建和谐医疗。

（3）基于EMPI患者主索引和公共术语管理，借助集成平台，按照HL7 V3标准，形成具有统一标准的数据集和标准化电子病历文档，构建医院临床数据中心、影像文档数据中心、运营数据中心，并提供数据挖掘分析，辅助临床和管理决策支持，从而持续改进医疗服务水平和质量。

（4）建设临床数据中心、运营数据中心，进行科研分析、临床应用、智能决策、对外共享，以夯实基础，从而提高医院服务水平、技术水平及管理水平，提高医院的整体经营效益，实现精细化管理。

（5）通过建设智能决策分析平台，实现数据展示、分析挖掘、警示等功能，加强信息系统对医疗费用、规范临床诊疗的控制，完善内部运行机制，为医院智慧化管理及临床科研提供服务。

（二）医院智慧临床建设重点

1. 建设标准、规范的集成平台解决全院信息的互联互通

医院于2018年5月开始更换新HIS系统、EMR电子病历系统，建设基于Ensemble中间件的集成平台，2018年12月投入使用。在IHE、DICOM、HL7等国际标准的基础上，制定覆盖医疗所有业务流程的系统集成规范，开发基于规范的系统集成平台，为历史的、当前的以及将来的系统提供一个统一且标准的数据交换和工作流协同的平台，实现了全面的应用整合和数据整合，实现各信息系统之间的互联互通，解决了信息孤岛的问题。

集成平台建设主要包括ESB、主数据管理、共享文档库等内容，实现了服务和消息的注册、发布、订阅功能和接口消息的复用。目前集成平台已实现与门诊业务系统、住院业务系统、临床检验系统、医学影像系统、电子病历、移动护理、手术麻醉系统、输血管理系统、心电管理系统、体检管理系统等系统的集成。现阶段平台共提供了多项院内标准服务，当第三方系统发生改变的情况下，现有的标准服务可以在不改变基础结构的情况实现复用，有效地消除了应用系统集成的复杂性，实现各类服务资源的高效利用，提升医院的业务服务能力。

医院建立的基于电子病历的医院信息平台架构主要由四部分构成，包括主数据管理（MDM）、临床数据中心（CDR）、医院服务总线（DHC-ESB）、基于平台的应用（图1-22）。

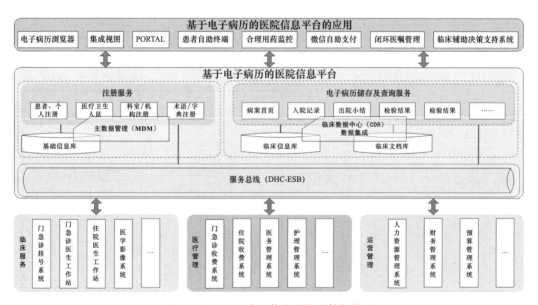

图1-22　基于平台的信息系统总体架构图

2. 建设以结构化电子病历系统为核心的临床信息平台，提高医疗质量

建立包括病案首页、入院记录等在内的全结构化、所见即所得、专科专病为特色

的电子病历系统，同时建立了相应的病历质控、临床路径管理、合理用药、随访管理等系统，提供病历内容和时效性的全面病历质控和分析，实现医务科、护理部、病案室、质控部门的联动式病历质量监控，同时注重用户操作的便捷性、质量控制的完备性、临床信息的整合性，为临床医疗质量控制提供智能化、信息化的支撑，优化了临床诊疗过程，形成一体化临床信息平台，提高了医疗服务效率，提升了医疗服务质量。

3. 建设具有统一标准的数据集和标准化的电子病历共享文档，为建立数据中心提供数据支持

2018年开始，医院依据《WS445—2014电子病历基本数据集》标准，梳理了医院核心业务、业务系统间的交互、数据情况，建立了17个数据集和54个数据子集（医院为精神专科医院，无待产记录子集、无阴道分娩记录子集、无剖宫产手术记录子集、无中医住院病案首页子集）。通过业务系统和数据改造形成完整的标准数据集。

医院采用Cache数据库来管理电子病历共享文档。通过平台总线生成共享文档，通过对电子病历等相关系统的改造，使医院49项共享文档均已满足国家互联互通标准要求。电子病历共享文档的生成数据，为医院临床数据中心建立奠定了基础，同时可对数据进行挖掘分析，为辅助临床和管理决策提供支持，从而持续改进医疗服务水平和质量。

4. 建立基于医院信息平台独立的临床数据中心，利用数据促进精细化管理

临床数据中心整合了HIS、EMR、LIS、PACS等多个应用系统的临床诊疗数据见图1-23，将各个应用系统的数据内容对应到临床数据中心模型，实时抽取数据，实现了临床数据的统一管理、统一共享，实现了数据的集成与共享。目前医院临床数据中心共建立了11个临床数据域。

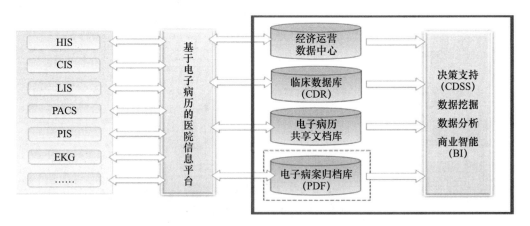

图1-23　基于医院信息平台独立的临床数据中心

医院临床数据中心存储以患者为中心的全程临床数据，整合了患者从入院到出院整个诊疗过程中产生的所有医疗数据。包括患者基本信息、诊断信息、就诊记录、医嘱信息、用药清单、检验结果、检查结果、手术等，将结构化、非结构化、过程性、结果性数据进行统一存储、查询和管理。

临床数据中心的建立有助于科研分析、临床应用和智能决策数据的挖掘应用，从而提高医院服务、技术及管理水平，提高医院的整体经营效益，实现精细化管理。

5. 建设智能决策分析平台加强临床数据应用

智能决策分析平台的建设是对数据中心清洗、整合的临床数据，进行全面而深入的分析，利用数据统计、数据分析、数据挖掘等多种手段，展示出医疗运行指标、医疗质量控制指标与安全监测指标等，加强了医院对医疗费用、临床诊疗、医疗质量等的控制，实现了医院日常业务管理、临床医疗体系管理的信息化，提高了医院智慧化管理水平。

四、互联互通建设成效与亮点

医院在参与互联互通测评工作过程中，通过建立统一信息标准、电子病历系统、信息集成平台，并不断优化平台性能，目前建立了17个电子病历数据集、49项标准共享文档，实现了47类应用交互服务，208个消息服务，接入了9个厂商、36个子系统，大大提升了医院信息化建设水平，使医院朝着智慧化医院的目标又迈进了一步。

（一）各业务系统互联互通，实现全院信息共享

集成平台的建设打破了医院原有各业务系统的壁垒，实现了数据的互联互通，不同院区的工作人员可以共享同一患者的诊疗信息，阅览患者全生命周期数据，为医生在制订医嘱时提供了更全面、丰富的患者信息，提高了诊疗质量，降低了患者负担。

医院信息集成平台和临床数据中心的建立，为医院临床决策、运营管理等方面提供了有力的数据支持。通过集成平台及系统改造，患者可通过自助终端、微信公众号进行预约挂号、挂号记录查询、检验检查结果查询、检查预约、门诊缴费、报告在线查看等，实现患者全程自助服务，有效提升医疗服务效率；搭建了互联网医院服务平台，提供线上复诊和在线咨询的全流程服务；完成了HIS系统与市精神卫生信息管理平台对接，实现门诊、住院患者诊断为严重精神障碍6大病种的在线报卡、流转及管理等功能。

（二）促进医院管理决策科学化、精细化

基于全院数据中心的临床决策支持系统为医院管理者提供了门诊管理、运营、医疗质量、患者负担等各项管理数据，各项业务的全流程、精细化的管理分析结果，实现各项管理指标的数据监控预警，提供管理决策支持，帮助医院从粗放型管理向精细化管理转型。客观、全局化的分析结果，有助于管理层有效整合医院资源、优化业务流程、降低营运成本，提高科学化管理水平。

（三）提供患者临床诊疗数据支持，助力提升医院科研水平

数据中心的搭建为广大医务人员提供了患者360全息视图，患者就诊全生命周期数

据，医生可快速、全面浏览患者的详细历史诊疗信息，了解患者的健康情况，辅助医生制订适宜的治疗方案，支持临床诊疗决策。同时，通过整理医生临床诊疗信息，提供科研数据以及单病种和临床路径的研究结果，节省医生数据收集时间，助力提升医院的科研水平。

（四）优化业务流程，实施闭环管理，提高医疗质量的管控能力

在测评工作的信息化建设过程中对医院常见的、复杂繁琐的临床业务流程进行了优化，实现了系统内以及跨系统间的业务流程的再改造，实现了统一身份认证，提供独立的单点登录管理平台，简化医护人员登录不同系统间的操作。实现了检验医嘱、护士执行医嘱等闭环，提高了临床医疗质量，实现了医院医疗质量管理的持续改进。

五、体会与展望

以评促建，评建结合。医院以国家信息互联互通标准化成熟度测评为契机，围绕国家相关标准规范，全面完整梳理各信息系统业务流程、评估各系统模块，同步展开"查漏补缺"工作。通过医院信息平台建设和系统升级改造，医院提高了医护人员的业务绩效与医疗质量，同时降低了临床一线人员的工作强度，提高了医疗服务水平，提升了医院整体信息化水平，实现了统一的数据标准、数据资源共享，打通了各信息系统的壁垒，构建了医院特色智慧医疗系统。医院通过优化业务流程，服务质量显著提高。医院通过搭建临床数据中心、医疗决策支持系统，实现运营管理数据的可视化管理，为医院管理决策提供数据支持，同时，使数据交互更加便捷标准，为今后数据深度挖掘应用奠定了坚实的基础。

互联互通测评工作是医院提升医疗服务质量的一项重要举措，无论对医院实现科学化、规范化、标准化管理，还是推动医疗事业可持续发展，都具有极其重要的意义。未来，我们将继续推进互联互通项目建设，通过持续信息化建设，加强信息技术在医院的应用深度和广度，加快推进国家信息互联互通标准化成熟度测评五级乙等、电子病历系统5级及智慧医院建设工作，为医院高质量发展提供有力支撑。

案例9　互联互通测评助力智慧医院建设

申报单位：广东省人民医院

一、单位简介

广东省人民医院（广东省医学科学院）创建于1946年，前身为广州中央医院。经

过几代人的不懈努力，广东省人民医院从一栋两层三进的铁皮房，发展到如今由东川院区、2间分院、6个门诊部、6个研究所、13个国家临床重点专科、33个省临床医学重点专科组成的国内一流现代化三级甲等综合性医院。在2019年国家三级公立医院绩效考核中获评最高等级A＋＋，位列全国第10名。作为全国首家政府主导创建的5G应用示范医院，依托5G、人工智能、云计算、大数据、物联网和移动互联网等技术，医院取得具有省医特色的智慧病房示范区、智慧医院展示大厅、智慧急救、智能导航导诊等一系列创新性成果，并于2021年11月顺利通过2020年度国家医疗健康信息互联互通标准化成熟度测评，获评"五级乙等"。

二、医院信息化发展

（一）信息化建设历程

广东省人民医院信息化建设起步较早，历经20多年的建设，主要经历了四个阶段：

1. 积极探索，信息化初建期（1994—2008年）

广东省人民医院信息化建设始于1994年单机版收费系统，1999年上线门诊收费系统，2000年后开始住院收费系统、门诊医生工作站、LIS系统以及PACS系统的建设，此时医院信息化建设主要以收费为中心，在这个时期我们开始探索医院运营系统建设，为医院决策层决策提供依据。

2. 快速发展，临床信息系统建设期（2008—2014年）

2008年医院开始结构化电子病历的建设，信息化建设中心逐步从以收费为中心转向面向患者为中心。相继上线了自助挂号缴费设备、官网预约挂号与微信公众号等功能，实现自助预约挂号、自助报到、自助缴费等多途径线上线下服务功能，极大地减少了患者排队与等待时间。

3. 全面提升，医院信息平台建设期（2014—2018年）

在这段时期，临床信息系统建设期散落在各个业务部门的信息系统弊端逐渐暴露，为解决院内外数据的互联互通问题，医院基于互联互通标准构建医院信息集成平台以及数据集共享文档标准化的改造。基于医院信息集成平台，医院建立了患者主索引系统与临床数据中心，于2017年通过医院互联互通标准化成熟度四级甲等测评。

4. 智慧升级，智慧医院建设期（2019年至今）

2019年起医院步入智慧医院的建设期，入选首批广东省高水平医院建设登峰计划。2019年4月，医院入选广东省首批互联网医院，并在政府的主导下开启公立医院创建5G应用的先河，先行先试、大胆探索，倾力打造5G应用示范医院，建设融合5G云、AI等综合应用的创新型智慧医院。

（二）存在的问题

虽然医院于2017年通过国家互联互通标准化成熟度四级甲等的测评，但医院在推进智慧医院建设过程中信息系统还是暴露了一些问题：

1. 医疗数据的数据共享仅限院内系统间的互联互通，虽然与上级部门及外部机构存在数据的交互，但仅是必要业务的信息交互。医生无法获取患者在其他机构的诊疗资料，无法准确、全面地了解患者的病情。

2. 医院的无线网络覆盖率较低，无法为更多的移动医疗设备提供网络接入，这些移动医疗设备接入的安全管理方案还在探索中。同时医护人员与患者对医院的无线互联网服务要求越来越迫切。

3. 重点业务系统都已落实了三级等级保护制度，但其他分散的业务系统的系统安全也可直接影响到整个医院的信息安全。

4. 2020年12月份《医院信息互联互通标准化成熟度测评方案（2020年版）》正式发布。对标新发布的标准，我们还有一定的距离，秉着以评促建，以评促改的原则，我们启动新一轮医院互联互通标准化建设。

三、互联互通建设与改造

（一）测评与自评

医院信息集成平台采用IBM Integration Bus 10.0构建。将原有点对点互联方式，转化为服务提供方-集成平台-服务消费方连接方式，降低系统互联的复杂度和耦合度。目前约有137个系统通过集成平台实现了数据的互联互通。医院基于集成平台建设了临床数据中心，为临床提供了患者临床诊疗数据的整合和集中展现，为医务人员、管理人员和患者提供方便快捷的信息服务。

在报名互联互通五级乙等测评后，医院组建互联互通评级专项工作小组，小组成员来自医务、护理、临床、药学、检验与信息等业务部门。针对五级乙等标准以及医院信息化建设情况逐条对比分析，确定整改的工作。整改工作主要集中在以下几个方面：

1. 数据资源标准化方面

2017年医院按照互联互通四级甲等标准要求，完成了数据集标准化与大部分的共享文档标准化建设，但新标准的发布、信息系统的更新换代以及医院病历模板的改变，导致医院原有的数据集与共享文档存在不符合电子病历基本数据集与电子病历共享文档规范的情况。需要重新全面梳理医院的数据集与电子病历共享文档规范，涉及数据集标准化应用、数据映射、电子病历模板调整与共享文档生成程序改造等工作。

2. 互联互通交互服务方面

医院信息平台已实现32个交互服务，交互服务采用Web Service技术对外提供服务。

但在2020年互联互通成熟度新标中，互联互通交互服务由原有32个标准增至69个。

3．基础设施建设方面

医院硬件基础设施情况基本满足五级乙等标准要求，但医院无线网络接入的可信认证以及应用软件的安全有待完善，其中医院重点业务系统以及医院信息集成平台还未完成2020年度的改善工作。

4．互联互通应用方面

按照五乙标准要求，医院对患者提供的线上与线下的服务功能数量不足。医院在参与互联互通四级测评时，已基本完成医嘱闭环、手术闭环、会诊闭环等闭环管理的建设，但闭环应用方面，部分闭环节点数据缺失严重，需要组织相关业务部门梳理完善数据质量。按照五级乙等标准，医院外部机构对接平台的数量不足，部分接口采用视图或中间表的形式对接，未接入医院信息集成平台，需要改造后接入医院信息平台。

（二）智慧医院建设改造行动

医院2019年起在政府主导下创建5G应用示范医院，并且对标"三位一体"智慧医院标准与互联互通五级乙等标准，积极推进智慧医院建设。针对上述问题制定以下改造行动：

1．在数据资源标准化方面

建立专项工作组重新梳理五级乙等标准的57个电子病历基本数据集与52份电子病历共享文档规范（其中医院业务无中医病案首页业务），推进建立数据映射、数据完整性检查、数据一致性检查与病历模板结构化改造等一系列专项工作，按照互联互通五级乙等标准进行医院信息系统的数据集标准化改造，依据标准，改造共享文档的生成系统，完成共享文档的标准化改造。

2．互联互通交互服务方面

按照标准重新开发69个交互服务，同时按照接口规范，对交互服务的不同业务场景开发自动化的测试工具，根据不同业务场景准备不同测试用例，测试用例需包含正向用例与反向用例。针对注入类的交互服务，需在生产环境中完成至少一次测试，避免因测试环境与生产环境不一致，影响正式测评效果。

3．在基础设施建设方面

医院未来面临着越来越严重的信息安全威胁，医院部署深度威胁发现设备（TDA），定期升级杀毒软件病毒库；上线无线设备的网络准入许可系统，实现无线设备的可视化管理；于2020年8月份完成医院重点系统以及医院集成平台系统的备案与安全整改工作。

为保障医院应用系统安全，医院于2019—2020年启动应用安全整改专项行动。通过引进专业的安全测评公司，针对医院的各个业务应用系统，进行安全基线核查、主机漏洞扫描、应用漏洞扫描以及渗透测试等方式对操作系统以及应用系统进行扫描。2年来共合计扫描了298次，并出具对应的整改报告。系统的项目负责人负责督促承建商完成报告中的高、中风险级别漏洞的修复。医院修订管理制度，应用系统上线前要通过应用系统安全扫描，并需根据安全扫描结果进行安全修复。

4. 在互联互通应用方面

在互联互通应用方面，我们制定了四项专项整改行动。

（1）患者线上服务提升行动：2019年3月9日，医院率先开启省政府领导下公立医院创建5G应用的先河，力求将"互联网＋"与"惠民、惠医、惠政"相结合，大力推进5G智慧医院建设。先后完成影像云胶片、院内导航、智能导诊等患者线上服务应用的建设；实现将手术进程、门诊候诊、取药等就诊状态信息主动推送给患者；推出了5G互联网新医院，实现患者身份认证、互联网门诊、患者线上续方与药品配送功能，得到了患者很高的评价。

（2）患者线下服务提升行动：为提升患者就医体验，提高医院线下服务质量。医院信息处与财务处共同推动医院自助服务设备的更新换代。更换50多台老旧自助机，并在自助机中实现了电子发票自助打印、自助检查预约、门诊病历自助打印、住院预交金缴纳与影像自助拷贝等功能。

（3）闭环数据提升行动：针对互联互通五乙的闭环管理要求，按照不同的闭环组建不同闭环管理团队。如为解决检验标本闭环中输送签收、输送送达节点的数据缺失率较高的问题，管理团队邀请了闭环中所涉及的相关部门如临床医生、护士、输送人员与信息工程师共同梳理解决。工程师每周按申请科室、执行科室等不同维度统计检验标本的各个闭环节点的缺失率，然后组织小组成员讨论解决方案。通过每周闭环数据的持续跟踪，逐步降低了闭环节点的缺失率，经过1个多月的努力，检验标本闭环各个节点的缺失率从24.8%降至1.5%。

（4）外部机构接入行动：针对外部机构接口未接入医院信息集成平台以及外部接口难以监控管理的问题，我们采用了以下两种方案解决：①集成平台增加Web Service接口服务注册的功能，并对外提供服务。将外部的Web Service接口在集成平台中注册，提供与源服务提供方一致的接口服务。我们将血站、CDC的接口服务注册到了医院集成平台，医院内部业务系统可以直接调用医院信息平台中注册的服务，在实现数据互联互通的同时，医院信息平台也可对这些外部接口服务的调用次数、调用情况进行监控与管理。②针对部分医保数据上传、互联网医院以及外部药品配送机构的接口服务，我们探索建立基于微服务架构的微服务平台，实现服务注册、应用配置、服务监控、API网关、服务安全、资源调度等方面的系统化管理。按照原有接口标准，将服务重新部署至基于API的微服务平台，实现外部接口的可管理与可监控。

四、互联互通建设成效与亮点

（一）医院平台建设方面

随着近年来医院信息化的发展，截至2021年，医院接入平台的系统量、接入服务、订阅关系以及平台的日均交互量都大幅提升（表1-2）。通过标准化与规范化各个业务系统的接口，不仅提高了异构系统的接入效率，也大大提高了数据的一致性。

表1-2　医院集成平台业务增长情况

项目	2018年	2021年
接入系统/个	82	137
接入服务/个	75	170
订阅关系/个	157	655
交互服务/个	37	69
平台日均交互量/次	120万	534万
平均响应时间/秒	<1	<1

（二）智慧医院建设方面

2019年3月，医院开通5G室内宏站和室外整站，医院网络由4G跨越到5G，为5G智慧医疗应用的落地提供了领先的技术平台。2019年4月，医院组织实施了广州—高州两地间的高难度心脏微创手术，利用5G技术特性实现实时远程会诊，完成全国首场5G＋3D＋AI心脏手术直播，新华社评论此举"为解决中国医疗资源不平衡的难题"找到了一个新药方。

2019年9月，医院智慧病房试点病区正式启用。智慧病房试点病区从医疗、护理、管理三大领域切入，用信息技术助力医疗服务智慧化。借助数字化与移动医疗技术创新，实现临床护理信息智能可视化显示及人机交互，通过新型智能可穿戴医疗设备、信息采集设备和医院物联网设备，优化诊疗流程，改善患者就医体验，助力医疗服务智慧化，让医疗管理更加高效智慧。

（三）推进区域医疗互联互通方面

2019年4月，医院互联网医院作为省内首批互联网医院正式授证运行。患者无需亲自到院，通过互联网医院平台，便可实现建档、就诊、取药等就医流程，实现诊前、诊中、诊后全覆盖，构建了一个全新的医疗服务业态。缓解院内门诊压力的同时，也免去了患者往返医院和在院内候诊的时间，实现了"数据多跑路，患者少跑腿"的目标，大大提升了患者的就医体验。

2020年底，医院接入广州市检验检查互认平台。患者在医院诊疗过程中，再次开具外院指定时间范围内的已报告的检验或检查申请时，由诊治医生根据患者的具体病情判断是否认可外院的检查结果，如需再次检查，须向患者或家属明确说明并将复查依据在系统中填写。经过一段时间的运行，2021年前3个季度医院共计为患者节约390万元医疗费用。

五、体会与展望

（一）经验分享

1. 成立专项工作组

医院信息互联互通标准化成熟度测评工作是一项系统的工程，既涉及数据标准化，又涉及医院硬件基础设施以及网络和应用安全，还涉及临床的应用系统的应用推广。为了更好地协调院内资源，成立以院长为核心，主管副院长负责管理的测评专项工作组十分必要。专项工作组主要成员包含了相关业务科室以及行政职能科室负责人、科室信息管理员、信息技术相关工作人员，主要工作是协调院内各项资源、重新梳理医疗业务流程与完善各项规章制度，同时监督整改工作落实情况。成立专项工作组对本次项目至关重要，通过项目组对全院信息系统、业务流程的梳理，对照新版标准查缺补漏，针对薄弱环节加强整改。

2. 区域互联互通经验分享

为解决与上级部门、外部机构的数据共享与交互，其接口与数据标准都不一致问题，医院在总线技术基础上，探索建设了基于微服务架构的平台功能，实现服务注册、应用配置、服务监控、API网关、服务安全、资源调度等方面的系统化管理，实现了互联网医院、药品配送机构、广州市检验检查互认系统等外部机构接口交互的可视化管理。

（二）后续工作计划

医院信息标准化是一个长期的工作，广东省人民医院在医院信息化建设过程中，参考国内外标准、主流技术，结合医院实际情况，依据国家卫生健康委的相关技术标准，持续地对医院信息系统进行改造。标准化改造实施方案要与医院实际业务相结合，不能强行推行标准改造。改造过程也需注意尽量不影响实际业务的运行。

后续医院将持续地监控、改进、升级与完善医院标准化的应用落地，不能为测评而测评，应在标准实际应用中提出自己的问题，积极参与国家、地方以及行业团体标准的制定，为医院信息标准化工作作出相应的奉献。

案例10 互联互通促建设，助力打造智慧医院

——申报单位：广东省肇庆市第一人民医院

一、单位简介

肇庆市第一人民医院始建于1944年，是目前肇庆市唯一的三甲综合医院，占地20.3万平方米，2019年7月被广东省人民政府办公厅评选为第三批高水平重点建设医院。医院设有5个省重点专科、2个省重点扶持专科、15个市重点专科和6个市特色专科，获得国家级胸痛中心、卒中中心和心衰中心认证，是国家呼吸医学中心肇庆协同单位、国家创伤区域医疗中心南方医科大学南方医院协同单位。医院建立了广东省个体化医学工程研究中心——肇庆合作研究基地、分子精准诊断中心、药物临床试验基地等科研平台。2021年，通过国家医疗健康信息互联互通标准化成熟度四级甲等测评。

二、医院信息化发展

1996年，医院进入信息化建设起步阶段，逐步建立门诊住院收费、护士工作站、门诊住院医生工作站、第一批PACS、LIS等院内基础业务系统。

2013—2015年，进入信息化的快速发展时期，建设了新一批HIS、PACS、LIS、EMR、手术麻醉、院感、心电等业务系统，并且各个系统间基本实现数据对接，弥补了传统流程的缺陷，在更大程度上将流程中的手工模式转化为信息化方式。

2016年、2017年，为响应广东省改善医疗服务行动计划的号召，信息化建设在延续以往优化流程、规范行为的基础上，加大了对公众服务、硬件基础设施、运营管理信息化的投入，如新增微信公众号、肇医通APP、诊间付、床边付等多种线上预约挂号、缴费途径，实现OA办公自动化，通过租赁方式实现异地应用级容灾等。

2018年、2019年，以"夯实安全、拓展应用"为目标，医院加强院内信息化深度、数据资产整合利用以及网络信息安全建设，加强区域间的协同，如推动医师CA电子签章启用、优化便民自助机功能、新增微信诊间扫码付等，通过电子病历应用水平四级。建设互联网医院，建设医院信息平台，打破"数据孤岛"，实现与省电子健康码管理平台对接，落实医院信息系统网络安全等级保护工作。

2020年、2021年，医院对全院信息化进行顶层设计，基于医院信息平台实现业务系统互联互通，促进加强区域间协同，成功对接省码管平台及推广电子健康码应用，接入肇庆市全民健康平台；大力发展物联网、5G等新兴技术，建设移动医护系统，优化门急诊分诊叫号流程；实现门诊全预约、电子陪护证等功能方便就诊群众；支持云计算、大数据、物联网、移动互联网建设。

三、互联互通建设与改造

医院信息互联互通标准化成熟度测评作为我国医院信息化"三大国考"之一，是强化卫生健康信息标准推广和应用的有力手段，肇庆市第一人民医院积极响应《关于进一步推进以电子病历为核心的医疗机构信息化建设工作的通知》（国卫办医〔2018〕20号）的号召，在2019年医院信息平台建成初期申请参加该年度测评，但由于平台上线时间不足被退回申请。通过接下来一年的以评促用、以评促改、以评促建，2020年再次提交测评申请。

（一）组织保障

2020年度医院信息互联互通标准化成熟度测评工作作为医院信息化头等大事，受到了全院上下的高度重视。为了确保工作的顺利推进，各科积极配合，制订了《肇庆市第一人民医院2020年度互联互通标准化成熟度测评工作实施方案》，明确医院一把手作为领导小组组长，小组负责制订互联互通标准化成熟度测评工作的总体目标，指导医院互联互通标准化成熟度测评工作的全面开展，为测评工作提供组织保障，研究解决评价工作中的重大问题，监督工作进度；分管信息化院长作为专责小组组长，各职能科室及临床科室负责人为小组成员，负责医院信息互联互通标准化成熟度测评工作的落实，做好职能科室和临床科室动员工作，定期总结、分析，并向领导小组汇报工作；该《方案》下发，为医院参评、迎评的一系列工作提供了组织保障，保证了资金、人员、技术等方面投入到位。

（二）医院信息平台建设

医院信息平台的建设是考核互联互通标准化成熟度的核心要点，早在2016年，肇庆市第一人民医院在经历了信息化快速发展的阶段后，建设了基本覆盖全院的医院信息系统约90余套，涉及实施厂商30余个。由于缺乏以医院信息平台为核心的整体规划和统一管理，出现了大多数医院信息化发展道路上都会遇到的瓶颈，医院各系统自成一体，缺乏有效整合，信息和数据相互独立，系统接口错综复杂；面临国家数据上报任务日益繁重，医院等级评审、医院精细化管理、医院绩效考核等工作的深入推进，以三大业务系统为核心的架构已无法满足医院管理和临床发展的需求，缺乏全流程整合的数据难以更全面地为医疗、管理、运营服务，更别说是满足互联互通标准化成熟度四级甲等的标准了。

由医院信息平台作为主流解决方案，经医院部署由医疗总监、财务部、信息部组成调研小组到省内外多家已建成平台的医院参观、学习，了解医院信息平台的建设效果，邀请省内权威专家对信息平台建设项目进行论证，再结合医院的实际情况征求意见，经历厂商调研等阶段，形成《医院信息平台规划建设方案》。

2019年2月，医院信息平台正式启动。医院依照《基于电子病历的医院信息平台建设技术解决方案》和《基于电子病历的医院信息平台技术规范》等标准要求，建立了以面向服务的架构（SOA）思想为主要核心，基于Dubbo开源分布式服务架构和Zookeeper注册中心，采用Camel集成引擎和ActiveMQ消息中间件的医院信息平台，采用企业服务总线（ESB）体系结构模式，支持虚拟化通信参与方之间的服务交互并对其进行管理，实现数据、应用和流程的集成服务功能，系统可插拔式新增、减少、修改。医院信息平台依托于三台内嵌E5-2650*2 V4CPU、256GB内存、具备分布式集群特性的服务器，配备万兆带宽。医院实现数据资源层的建设，包括EMPI数据、术语与基础数据、CDR临床数据存储库、CDA文档库、知识库、运营数据中心BI库、基于主题数据仓库、科研数据仓库、日志数据库等。医院实现应用层的建设，包含医生门户系统、患者信息同步、单点登录、统一接入平台、临床辅助决策支持等。2019年11月，医院信息平台完成初验；同年12月，正式上线。

（三）对标改造

《测评方案》的多维度测评指标体系，除了对以医院信息平台为基础的数据资源标准化、互联互通标准化应用效果方面评定外，还对基础设施建设、网络信息安全建设有具体要求。

（1）网络与信息系统安全建设，信息化技术给医院带来便利的同时，网络与信息系统安全是医院信息系统稳定运行的重要保障，一旦网络瘫痪或数据丢失，将给医院带来巨大的灾难和难以弥补的损失。根据国家《网络安全法》和《信息安全等级保护管理办法》等法律法规，医院通过投入建设、整顿改造，强化安全管理中心作用，满足"具有可信验证能力，并对设备运行状态进行监测"要求，具备对应用系统重要事件进行审查功能。医院信息平台、HIS、PACS等核心系统满足信息安全等级保护的三级要求，并完成了备案。

（2）完善了离线存储工作的流程，定期进行数据离线备份，保证了"数据资产"的安全性，以防范可能发生的"数据灾难"。

（3）促进核心医疗区域的无线网络的部署，无线网络覆盖率达80%，为日后无线设备的推广应用以及物联网发展趋势奠定了基础。

（4）加固中心机房的防磁钢板，更好保障了机房贵重设备的安全、稳定运行，防止外来电磁波干扰。

四、互联互通成效与亮点

（一）互联互通建设成效

肇庆市第一人民医院是肇庆地区首家参评并顺利通过医院信息互联互通标准化成熟度测评四级甲等的三甲综合医院，为医院打造区域医疗中心提供了支持，标志着医院在建设广东省高水平医院方面取得了显著成效。一方面见证了肇庆市第一人民医院信息化建设的决心和成果，通过信息化助力医院发展，为医院提高效能提供重要抓手，为满足群众多元化、多层次的健康服务需要提供重要载体；另一方面发挥高水平医院的龙头引领和示范效应，辐射带动区域医疗机构协同发展。

肇庆市第一人民医院也是肇庆地区首家完成以医院信息平台为核心的信息化建设医院，医院信息平台的建设将临床服务系统与医疗管理、运营管理系统联通，实现了医院内部的服务集成，为医护人员、患者提供全方位的信息化服务，纵向链接上级和外部机构，实现患者跨区域电子健康码全流程就诊，以及与市全民健康平台的对接。真正实现医疗数据互联互通，重塑管理服务模式，创新全民健康信息化的新模式。在与市全民健康平台项目对接中优势明显，其完成接口数量以及上传数据量都位于前列。

医院信息平台的建设成果，到申请参评互联互通项目时，其存储数据超过 1.33T，日均增量45G；交互服务数143个，日均交互量167万次，合并EMPI共1064495条，CDR标准化病历12244872份；接入临床服务系统20个，支撑医疗管理系统12个，支撑运营管理系统8个；基于医院信息平台的公众服务应用日均自助终端使用5631人次，线上服务2559人次，线上支付3341人次。单点登录、集成门户功能全面铺开，统一授权管理，受到了临床和职能部门的强烈反响，减少了临床工作者们每天逐一输入账号、密码的繁琐操作；基于CDA患者共享文档库和EMPI建设的患者360视图，内嵌到了核心的业务系统中，帮助医师全面、实时、便捷地掌握患者各类临床诊疗数据。

医院通过对CDR数据的挖掘，对数据进行不同维度展示，以获得职能管理和运营管理的数据支持，为此，数据决策分析系统应运而生。医院建设了院长驾驶舱、三甲评审指标体系、HQMS指标体系，以便及时为门诊动态、工作负荷、患者负担、工作效率等方面提供辅助决策支持。数据决策分析系统由数据管理中心全面运作、管理。

（二）建设亮点

1. 基于互联互通的移动医护

医院建立了"以患者为中心"的智慧医护发展思路，并结合了近年来在病房区域的智能信息化建设的探索与实践，在互联互通四级甲等水平的基础上，推动了智慧病房的建设。基于各大业务系统数据的互联互通，实现智能床垫实时、高精度地对在床病患的生命体征进行监测（包括实时心率、呼吸频率、体动频率监测，实时BCG波形数据展示，实时在离床状态监测等），对于数据异常者系统会自动提醒医生和护士，在晚上只有少数护士值班的情况下可以及时发现问题。在传统病区里，护士每天需要对每位患者进行体征测量，费时费力，同时有可能造成患者不适感，影响患者休息，增加医护人员的暴露风险。

肇庆市第一人民医院作为全国首批配备智能床垫的医院，已将物联网技术运用到患者体征测量中。在护士站通过PC或PDA即可对整个病区所有病房的患者体征信息了如指掌，从而能够为患者提供及时有效的护理，同时系统还会自动生成患者每晚睡眠报告供医生和护士查看，这也为医院的智能化、网络化、规范化的管理提供了极大的保障。

2. 基于互联互通的智慧病房建设

智慧病房床旁交互应用技术，是采用领先的5G、Wi-Fi高速无线技术、物联网技术、人工智能与大数据分析等，并通过医院信息平台的集成服务，打通了医院信息管理系统，实现以患者为中心的关键信息集中化，通过床旁交互系统，患者能进行自助查询，医护人员也可在床头查阅患者病历信息，减轻工作量，提高工作效率，保证数据的正确性和完整性，提高患者满意度。系统内含构建和谐医患关系的新媒体宣传平台，将患者服务、医护辅助、医院服务、医普头条、健康宣教等住院服务有机整合，提升患者就医便捷性和住院体验，优化医护服务效率与人文关怀，促进医院信息化和服务延伸。

基于移动医护项目建设和智慧病房实践经验，医院在CHINA2020医院新兴技术创新应用案例评选中，获得"医院物联网应用网络人气奖"和"医院物联网应用三等奖"，也荣获第五届智慧医疗创新大赛广东赛区三等奖，"青年工程师壁报大赛"优秀壁报等奖项。该项目的实施和广泛应用，充分体现了医院信息平台的可靠性、可维护性、开放性、及时性，为其他医院建设智慧病房提供了积极借鉴作用。

五、体会与展望

肇庆市第一人民医院跟大多数医院一样，20世纪以来乘着计算机技术、互联网发展的浪潮大力发展了信息化建设并且取得了很好的应用效果。在医院信息化发展到一定程度的时候，由于在建设初期缺乏统一的建设标准，信息化对流程的妥协造成过度个性化等原因，导致信息交互成为院内信息系统交互、数据综合利用、实现区域医疗协作和信息共享的重点难点。

医院信息化建设在不断推进的过程中，由于资金、人力等各种原因出现不全面、顾此失彼的情况很正常。自2017年国家卫生计生委统计信息中心正式印发《国家医疗健康信息区域（医院）信息互联互通标准化成熟度测评方案（2017年版）》以及在各省市开展测评工作以来，通过互联互通测评的自评自查、专家评审，在基础设施、网络信息安全、业务应用建设、数据标准化及交互服务等各个方面都能获得客观、专业的反馈，让我们医院信息化建设有标准可依，避免重复建设，对医院信息化建设具有重要的指导意义。

医院作为应用2020版《测评方案》的第一届参评医院，在进行对标自评时明显感受到《测评方案》的实用性和与时俱进。新版的方案在四级乙等以下等级取消对医院信息平台建设的硬性规定，更全面地明确了对信息安全、网络安全的要求，细化了对互联互通建设效果的评审要求，更新了能体现新技术应用情况的评分标准，这些优化在《测评方案》中充分体现了国家卫生健康委对信息标准化建设的重视程度，引导着各医院走上信息化建设的正确道路和轨迹，少走弯路。

医院在医院信息平台的建设前期做了大量的调研、论证工作，医院信息平台项目至今仍属于医院投入最大的信息化项目之一。该项目的成功落地并通过2020年度互联互通标准化成熟度测评四级甲等，离不开临床、职能科室的支持和配合，离不开信息化团队过硬的专业能力。

肇庆市第一人民医院作为市内首家建设医院信息平台、通过四级甲等的医院，未来要以继续保持信息化标兵为目标，向国内、省内先进的兄弟医院学习和借鉴经验，站在巨人的肩膀上成长；紧靠国家政策，以互联互通五级乙等和电子病历应用水平五级为努力目标，进一步提升院内外信息交互水平，加强以电子病历为核心的信息化诊疗建设，为构建智慧医院打好数据及应用的基础，力求做到医疗更安全、患者更满意、管理更规范、数据更标准。

案例11 互联互通助力以质量为根本的智慧临床建设

申报单位：广东省惠州市第六人民医院

一、单位简介

医院成立于1949年9月，前身是中国人民解放军粤赣湘边纵队健康医院，在2014年更名为惠州市第六人民医院，同年升级为三级综合医院。医院2019年门急诊量为140万人次，出院患者5万人次。医院设立由一把手挂帅的网络与信息安全工作领导小组，对主要信息安全事项进行决策。同时设立有分管院长作为主任委员的信息管理委员会，在大方向上管理信息化发展，委员会下设信息部负责全院信息化规划及建设实施，保障网络及数据安全。2021年，医院通过国家医疗健康信息互联互通标准化成熟度四级甲等测评。

二、医院信息化发展

（一）信息化建设历程

1996年开始启动信息化建设，实行票据电子化。
2004年开始，逐步建设LIS、PACS等医疗辅助系统。
2006年开始，自行研发HIS等业务系统，网络架构升级到百兆骨干网管型网络，服务器实行主备双机。

2012年开始系统采用合作开发模式，上线医生站、护士站、电子病历等系统。

2016年开始，引入华西医院全套软件系统，彻底升级医院业务系统。

2018年开始，引入集成平台和数据中心等。

2019年开始，引入超融合方案，所有业务系统进行集约化管理，同时通过分区防护，网格化安全管理，所有业务系统通过三级等级保护测评。

（二）信息化建设现状

医院现已建成HIS、PACS、LIS、EMR、集成平台、数据中心等应用系统。根据《关于进一步推进以电子病历为核心的医疗机构信息化建设工作的通知》要求，医院加大信息化投资力度，进一步升级改造原有的信息系统，建设信息集成平台及临床数据中心，达到国家医疗信息互联互通标准化成熟度四级甲等要求。通过建设信息系统，在进一步规范医院医疗业务发展的基础上，提升医院的医疗服务能力、运营管理能力，提高患者满意度，充分发挥医院信息系统在促进医院业务发展、降低医院运营成本、提升医疗服务能力方面的重要作用。

（三）平台建设情况

医院自2018年开始启动集成平台的建设，现已建成以集成平台为核心的系统架构，指导院内各个业务厂商改造医院各应用系统，开发各应用系统接口，实现基于标准协议的医院各系统互联互通。目前医院的单点登录共计接入82个系统，涉及院内的运营管理、医疗管理、临床服务等几大类。基于单点登录、统一授权、统一工作平台对全院内信息系统进行无缝整合。实现一次登录，访问有权限的所有系统。企业服务总线共计接入系统50余个，日均调用量在100万次。接入的系统分为两类：院内系统和院外系统。院内系统包括HIS、LIS、PACS、HRP、CA、病理、院感、手术麻醉、输血、不良事件等；院外系统包括电子发票、医保、血库、传染病上报、第三方挂号平台、区域数据上报等。我们对全院的各类系统使用的基础数据进行梳理，将这些基础数据在主数据管理系统进行配置，通过企业服务总线使用广播模式和请求模式进行数据的分发。通过集成平台的建设，建立了全院的信息架构体系，完善业务系统数据标准化程度，全面对接国家标准，实现业务系统间的互联互通，满足医院信息互联互通四级甲等的评测标准。

三、互联互通建设与改造

通过互联互通标准化成熟度测评，医院的信息化建设有了明确的方向。按照国家标准，结合医院需求，对信息化进行整体设计和布局。互联互通建设使医院系统稳定性、可靠性都得到了提高，同时对新旧系统改造、新系统建设，都有一套成熟有效的管理模式和建设方案。

（一）互联互通改造内容

根据互联互通指标体系的要求，我们进行了深入的学习，并邀请相关测评经验丰富的人员，对指标进行深入的讲解和剖析，使我们对评审的内容有了透彻的了解。我们结合医院的各个业务系统的实际情况，进行了差距分析，确定了改造和建设内容，并制订了改造实施方案。具体改造内容包括以下几个方面：

1. 数据资源标准化

首先，数据标准化要遵循国标、行标的原则。有国家标准的先用国家标准，没有国标的用行业标准，最后再考虑地方标准。其次，选择好标准后，还要做好老标准、新标准对照和映射，因为历史数据还要继承。最后，在整体数据替代过程中，字典的改造过程中，要结合医院实际业务应用，因为医院生产流程不能中断，医院要边生产、边改造、边使用。通过对数据元标准化和数据集标准化，我们形成了标准化共享文档和标准化的交互服务。

2. 数据互联互通

根据2020版国家卫生健康委互联互通标准，互联互通四级以上需要建立集成平台，将各个业务系统交互的服务通过集成平台串联起来，并以此为基础做数据的分析、整合和利用。以前各个厂商之间采取点对点通过接口方式连接，建成平台之后，集成平台接入了医院所有业务系统，各系统数据通过集成平台进行交互，根据业务提供方和业务消费方需要，进行数据的分发和传递，做到业务提供方、业务消费方和交互服务的可监控、可管理，万一接口出现问题，能及时发现问题、处理问题。

3. 各个业务系统改造

通过互联互通对标建设，实现线上线下一体化、院内院外一体化。互联互通既包括院内业务系统互联互通，也考察医院和其他机构之间互联互通，实现了与银行、医保、传染病上报、第三方支付、第三方挂号等其他机构的互联互通。全院50余套系统进行了单点登录集成改造，医护人员只需要记住一套账号、密码，就可以进入自己权限内的所有系统。同时我们还对院内所有的临床相关的业务系统进行了患者360视图集成，医护人员在给患者诊疗时，可以通过跳转患者360视图查看其历次就诊信息，提升诊疗效率。

（二）互联互通改造的难点

根据测评方案的要求，不仅强调医院信息化建设的完整性、标准化，还从细化功能、是否有效应用以及量化的使用量形成全链路评估，对医院业务数据的完整性、准确性提出了更高要求。对于医院而言，面临以下几个难点：

1. 标准化改造工作量加大

一直以来，医院业务系统的标准化改造普遍存在工作量大、周期长、厂商多、协调困难等问题。标准化改造对医院业务数据的覆盖度、标准化提出了更高要求，标准化改造工作包括但不限于：业务系统升级、实时共享文档生成、第三方标准化改造、单点登录集成、患者360视图集成、未达标指标改造，以及三级等级保护相关改造等。

2. 信息安全要求提高

新版测评方案明确规定：医院核心业务系统（含平台）要完成等级保护三级的定级备案与测评工作，这是参加互联互通测评的前提条件；同时增加了信息安全管理制度、技术保障等方面的要求，例如存储安全性、基础设施灾备要求等。对医院而言，需要在测评准备阶段就规划并搭建一套满足各项信息安全要求、高可用的信息互联互通架构。

3. 强化对新技术的落地应用要求

新版测评方案强调云计算、云存储、物联网、5G技术、大数据、人工智能等新技术的融合应用，鼓励采用微服务架构技术、支持云端存储过测评，五级甲等要求具备物联网与5G部署接入能力等。新技术的落地，不仅需要医院在应用场景、技术选型、发展路径等方面进行细致规划和实施，更重要的是构建一套兼收并蓄、架构合理、理念先进的基础创新平台，支撑新技术实现从点到面的突破，使其真正落到实处，获得实际效益。

四、互联互通建设成效与亮点

（一）精细化质控监管

互联互通的精细化质控作为医院管理层面的核心内容，其医疗质量的优质程度直接决定了医院对于社会与经济的效益影响。因此，优秀的医疗质控可以在保证患者安全的同时，促进医院声誉的进一步提升，使医院在现如今激励竞争的环境之中立于不败之地，并维持着可持续性发展的优势，成为让政府放心、让患者安心的"温馨港湾"。

精细化质控的整体建设包括从医疗质量控制管理的构架确定，到扁平化管理的内容扩充。院长为医院精细化质控的第一负责人，通过层层递进结合职能监管进行落实。三级质量控制管理主要是通过医院成立质量安全管理委员会，实现对于医院的医疗质量的管控工作，并在工作过程当中提出年度战略计划，制订医院质量手册，建立决策层。通过医院质量控制管理部门对各个职能部门进行指导，并有效地进行监管和考核，使其成为监管层。

落实互联互通的建设之后，质控标准与医院等级建设也趋近同步。同时在工作推进的过程中，也不忘继续对关联标准进行学习。质控部门也将质量标准控制与日常监管同步化处理，使之达到统一与融合的情况，有效保证医院精细化质控的质量。

通过精细化质控的建设，医院在科学化、规范化、精细化和系统化管理方面取得显著成果。同时从单科质量改进的角度上也取得了较大的成功，对科室制度进行了更新，强化了科室人员的培训，并且严格落实定期考核。全面提升医院医疗技术，在强化专业监控管理的同时，使得各项医疗操作的准确性大大提升，精细化质控管理获得了患者的一致认可。

（二）危急值闭环管理

互联互通下的危急值闭环管理能够以信息系统为基础，自动识别、提示危急值并通过网络及时向临床科室发出危急值报告，及时地给予临床医师相关检验、检查信息，从而迅速有效地进行干预或治疗，挽救患者于危难之中。

危急值闭环管理建成之后，数据记录与提示处理的时间明显缩短，所记录的数据和质量也有了显著的改善。危急值闭环管理还与各类不同的医技系统进行了系统对接和全面梳理，从而将危急值的种类大幅扩充。

危急值闭环管理的建成同时还优化了整体流程，通过对危急值处理的各个环节进行分析和跟踪，系统完善了危急值的记录，实现了危急值的闭环管理，为临床的危急值管理提供了有力的数据支撑。

首先，该系统的建成改变了危急值报告和管理模式，将危急值数据进行标准化，可以兼容不同的异构系统、医技系统。其次，危急值的信息变得及时、直接、多向，直接提高了患者安全管理水平。危急值的及时报告和多重提醒，使医务人员能够及时获得危及患者生命安全的信息并及时采取措施杜绝相应的医疗隐患的发生。最后，医院数字化的根本目的在于促进管理和服务。危急值闭环管理使医护人员在第一时间得到信息，提醒医护人员及时采取措施，保证了临床医疗安全，促进了医疗质量提高。

（三）重点病种质控

以互联互通的标准去建设重点病种质控，能够直接利于医院规范医师临床诊疗行为，同时也是加强医疗质量管理、提高医疗服务水平的重要举措之一。

在质控过程中，重点病种质控标准各项指标完成情况可以由信息系统自动提取，排除了人工填报单病种质控表单过程中的人为干扰因素，使数据更加客观、真实。同时，医院管理部门可以通过后台数据分析，明确未按照单病种质控标准的病区、医师，有利于找到问题根源，对责任科室或责任医师进行单病种规范诊治专项培训，更好地实现了医疗质量控制的精细化管理。

根据统计，重点病种质量控制更受医生和患者欢迎，因为其实施简易、效果更佳。重点病种质量管理主要是监督和控制诊疗过程，对患者日程要求比临床路径简单，通过数据分析总结不合理因素并进行改进，能反映该病种实际质量控制状况，有助于提高医院综合诊治水平。同时经过对科室质控人员的全面培养，也提高了科室医生的积极性，将被动接受变为主动执行，取得了良好效果。

五、体会与展望

（一）互联互通建设工作体会

1. 认真学习理解标准

深入学习并理解标准，了解标准考察的目的与要求。对照标准，自我评估，找出差距并制订整改计划。在制订改造方案时，要根据医院的实际情况考虑方案的可行性、可操作性和合理性。

2. 强化项目管理

健全组织架构和管理制度，成立院级项目管理组，深入临床，业务为主。每周召开项目沟通协调会，跟踪进展、梳理问题及工作计划，实现项目有效管控。

3. 协调配合

由于建设工程量大，需要改造的内容多，需要医务、护理、临床科室以及各个厂商配合与支持。协调事项包括业务流程梳理、标准理解及培训、交互服务场景设计、数据质量改造、业务系统改造等。

4. 基础建设

在硬件基础设施建设方面，需要注意机房、门禁、场地监控、容灾备份及报警系统等。在网络及网络安全方面，需要注意机房网络、接入管理、准入管理、无线安全、设备安全等。在信息安全建设方面，需要建立完善的管理制度、安全域、边界防护、安全等保等。

5. 注重应用效果

测评标准不仅局限于对标准化的理解及改造，更需要注重基于标准的应用。合理设计互联互通标准与院内标准融合的应用场景、应用量、应用效果、应用特色等。突出亮点，注重推广价值等。

（二）医院信息化建设工作展望

下一步，医院将重点开展以下工作：①不断完善一体化建设，实现智慧医院一体化，使医疗更精准、服务更便捷、管理更高效，真正实现医疗质量管理信息化、医院经营管理信息化；②继续积极参与高级别的电子病历应用水平分级评价、医院信息互联互通标准化成熟度测评、智慧服务评级等相关评审工作，以评促建；③通过技术革新，提高成本核算水平及管理效率，提高医疗质量，保证医疗安全，全面完成从"数字化医院"向"智慧化医院"的转变，进一步改善人民群众看病就医感受。

医院通过智慧医疗、智慧服务、智慧管理的建设，不断丰富信息化建设的内涵和外延。在智慧医疗上，建设智能病房，包括体征监测、输液监护、床旁交互系统等物联网应用系统；在智慧服务上，结合物联网技术建立一个集数据采集、传输、处理、控制、指挥调度于一体的综合性系统，如智慧停车系统、智能导诊系统等；在智慧管理上，采用医疗物联网智慧开放平台的系统架构，以"物联网数据"为核心，将医疗场景下的各类物联网终端、医疗设备快速安全地接入平台，并对各类感知终端产生的数据进行集中收集、转换、标准化、存储，实现物联网数据的共享，如母婴安全管理系统、患者定位防走失管理系统、医护人员安全管理系统、物流机器人、后勤运维管理平台等。定期对医院重要的设备设施运行状态进行监测，及时精准发现设备故障并及时维护维修。

案例12 互联互通促进智慧信息化建设实践

申报单位：昆明市儿童医院

一、单位简介

昆明市儿童医院（昆明医科大学附属儿童医院）是云南省唯一一所集医疗、科研、教学、保健、康复于一体的三级甲等儿童专科医院，前身是1920年英国教会（中华圣公会）创办的惠滇医院；1950年，由昆明市人民政府接管，改名为昆明陆军医院妇产分院；1958年改建为昆明市儿童医院；2011年获批成为昆明医科大学附属儿童医院。2014年医院通过三级甲等专科儿童医院评审，2020年通过三级甲等专科儿童医院复审。2022年医院在三级公立医院考核儿童医院组中全国排名第十，其中CMI排名第五，复旦排行榜西南地区小儿内科排名第三，小儿外科排名第四。在信息化建设方面，医院已通过国家卫生健康委医疗健康信息互联互通标准化成熟度四级甲等测评，目前正积极进行电子病历应用水平五级测评相关工作。本项目根据电子病历五级要求，结合医院日常使用情况及需求，对数据中心相关功能进行升级和完善，以通过日后的电子病历评审。

二、医院信息化发展

2010年之前，为医院信息化功能建设阶段，科室级信息系统林立，医疗信息化重点解决业务系统本身的执行问题，忽略了系统之间的整合；2011—2013年，是数字化医院建设阶段，实现全院级信息系统，初步建立"数字化医院"，同时实施了HRP系统，实现业务与财务的一体化打通；2014—2017年，是数字化医院深化阶段，医院各信息系统之间实现数据集成与融合，业务流程实现闭环管理，质量管理理念与IT建设紧密结合，互联网＋医院建设成效显著，移动化支持技术普遍应用，医务工作者可以基于数据做度量分析和科学研究；2018年至今，是智能化医院阶段，整合信息从产生到聚集的全生命周期数据，建立体系化的数据分析框架，为质量管理提供自动化支撑能力，深入医疗数据挖掘领域，进入大数据的知识发现阶段，构建医疗知识图谱，实现智慧型医院，建立符合国家电子病历、互联互通以及智慧服务评级要求，实现以评促建的最终效果。

三、互联互通建设与改造

（一）标准执行流程（图1-24）

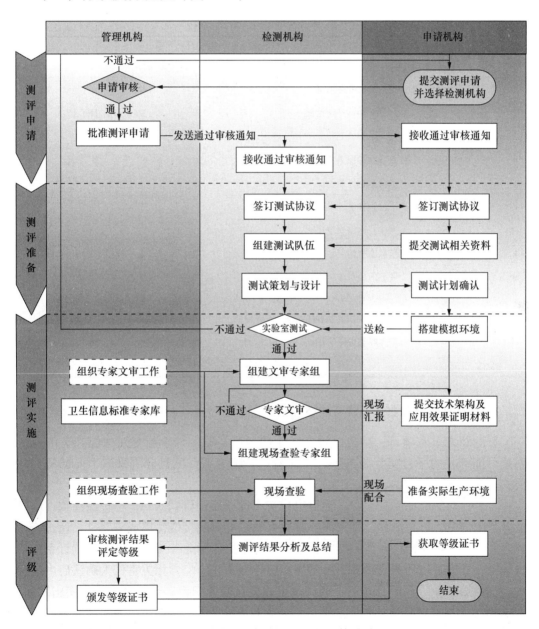

图1-24　标准执行流程

（二）前期工作准备

互联互通的相关工作至今，先后经历了医院情况摸底调研、互联互通指标差异分析、信息化改造内容梳理、报名材料准备等几个阶段。

互联互通的报名工作在中国卫生信息标准网（http://chiss.org.cn）正式启动，信息技术部在各厂商的密切配合下，已经完成了报名相关材料的整理和填报。填报工作如下（表1-3）。

表1-3　医院集成平台业务增长情况

序号	评审指标大类	评审内容	指标总数/条	医院达标指标/条	医院未达标指标/条	指标总分/分	医院得分/分
1	数据资源标准化建设情况	数据集标准化情况	58	58	0	15	15
2		共享文档标准化情况	55	53	2	15	14
3	互联互通标准化建设情况	技术架构情况	8	8	0	10	9.9
4		互联互通服务功能	41	32	9	25	19.9
5		平台运行性能情况	5	5	0	5	5
6	基础设施建设情况	平台硬件基础设施情况	18	13	5	5	4.46
7		网络及网络安全情况	11	11	0	5	5
8		信息安全情况	16	12	4	2	1.76
9		业务应用系统（生产系统）建设情况	6	6	0	3	2.35
10	互联互通应用效果	应用建设情况及利用情况	13	10	3	9	7.95
11		平台联通业务应用	9	5	4	6	3.98
12	合计		240	213	27	100	89.3

1. 实际业务交互服务梳理与改造

不论新老平台项目，项目经理在接手项目后，第一件事就是对医院现有的业务系统可能涉及的平台交互服务进行全面梳理，新老平台项目分别采取不同的梳理的模式。

（1）针对新启动平台项目，项目组在实施进场后调研期间，严格按照住院、门诊业务范围划分，进行流程梳理调研，除原有系统提供的接口清单或方案外，通过流程梳理及再造，挖掘出潜在的系统交互接口，并根据实际业务流程，分系统制订系统接口服务、业务系统功能改造方案及具体实施计划，并与院方相关责任人确认后由信息中心交由第三方厂商配合改造、联调及正式接口服务切换。新平台项目在实施期间，考虑到32个标准交互服务若无法满足实际业务场景需求的，即可按照实际业务进行接口设计，同时对原接口服务复用转标。如能满足实际业务场景需求，优先按标准接口服务进行对接。

（2）针对历史平台项目，第一步，项目经理梳理出已接入的系统及对应的接口服务，并标注出实际在用、未用接口；第二步，结合主流业务系统及部分实际业务场景，采取排除法进行新接口梳理；第三步，对新梳理出的接口服务，组织信息中心平台、互联互通相关负责人（院方及医惠方）进行接口服务及改造确认；第四步，项目经理协调院方组织第三方制订整体改造、联调及正式接口服务切换。

（3）平台交互服务后备方案的制订。不论新老平台项目，项目经理必须考虑互联互通兜底后备方案，即在第三方不配合的情况下，如何按照真实业务场景进行交互模拟及日志生成。

2. 交互服务设计与转标

交互服务设计是考验一个合格平台实施项目经理的基本业务水平及基础的平台实施技能，按照工程交付中心信息集成平台项目实施标准，项目经理必须清楚地知晓平台对接的业务系统、接口交互服务边界及后备方案。对于交互服务设计及服务转标，项目经理需遵循以下原则：

（1）不论新老平台项目，必须考虑真实业务场景进行交互服务设计，切不可采取全部"走推送"模式；设计时在能兼容标准服务的前提下优先考虑兼容。

（2）对于已上线的平台项目做互联互通改造时，在原有服务上做转标，必须考虑到原有服务的真实可用性，否则可将原有服务推翻重建。

（3）必须给出清晰明了的接口服务清单，并按照业务系统进行分类。

（4）对于信息集成平台接入的业务系统大于等于30个以上的，平台的接口服务数至少大于150个，平台日服务交互量至少达到100万次。

（5）对于一部分注册、字典服务，必须严格按照提供方、注册方、消费方进行真实服务接入。

（6）必须考虑平台实现值域对照后的真实交互场景，如诊断对照后，HIS、EMR、病案系统直接的接口交互。

3. 交互日志生成与查询

平台交互日志的生成必须严格按照互联互通测评标准要求进行实时交互生成，同时日志的保存时间应严格从建立平台开始，对于日志的转储，项目经理需提前做好方案规划，并明确告知院方对平台交互日志的具体转储及评审要求。

（1）平台日志的存储要求：按照1年的日志生成量进行空间规划，初期规划建议按照5T的存储空间向院方提出申请，如日志半年的生成量超出存储空间规划，采取转储机制，备份到医院其他存储空间上。

（2）转标服务或原有真实服务，必须有清晰的服务提供方、消费方，生成日志后的对应关系也必须是主线清晰，可从日志中根据交互服务内容明确定义或解释。不能出现一个申请单标准服务同时对应多个系统（检验、放射、超声、病理、内镜、输血、手术等）。

（3）每一个交互服务正式切换上线后，项目经理必须严格按照交互流程查询所产生的交互日志，保证日志信息与实际业务流转对应。

（4）交互日志的查询条件支持标准32个服务外，必须同时支持真实接口服务日志查询，查询条件除现有的下拉选项之外，项目经理必须检查真实场景中涉及的患者就诊卡号、门诊挂号流水号、医保卡号、申请单号等检索条件。

4. 值域对照

值域对照是一个仔细且繁琐的工作，项目经理必须组织好现场实时人员，进行有序分工、校验，完成值域对照工作后，项目经理需仔细想清楚后续的应用场景及平台涉及的接口交互服务梳理，通过平台真实交付服务，保证平台对照后的值域能同步发布到对应业务系统中，保证数据的一致性。具体要求如下：

（1）在值域对照前，提前设计及确认好交互场景及交互服务。

（2）必须使用2018年版最新版国标数据元值域进行对照。

（3）安排两名工程师进行对照，完成后进行交叉审核。

（4）值域对照审核完成后，与信息中心、厂商约定交互服务切换时间，同时启用新的值域对照字典，以保证数据的一致性。

5. 共享文档生成

共享文档的生成难点往往在于四个方面：关键数据项缺失；关键文档缺失，如护理计划、出院入评估与指导等；纯文本病历结构化问题；共享文档生成量。

解决以上四方面问题，需遵循以下原则：

（1）对互联互通不同等级涉及的共享文档梳理结合医院业务系统梳理后，给出具体缺陷清单，组织医院信息中心、临床业务部门开展标准要求及数据补录或记录新增需求讨论，并制订落实方案。

（2）结合院方业务场景，切实将医院管理上不需要的数据或记录表单，给出补录方案（临时组织人员分工突击补录或后台拼接批量生成由临床人员负责数据校验），正式评审前，补足近6个月的数据。

（3）对于门诊不写病历的情况，项目经理必须明确书面告知医院存在的不足及建议改进措施，在无果的情况下，再次明确会给正式评审带来的隐患，同时采取门诊诊断与门诊处方、检验检查申请单拼接的方式生成门诊共享文档的相关需求。

（4）对于纯文本病历，项目经理必须第一时间告知院方采取后结构化处理，并可以给出建议方案或厂商，进行单独项目处理。

（5）共享文档生成的数量要求：项目经理根据医院前一年出院患者数×平均病历份数来计算共享文档可能生成的量，来进行自重系统生成量匹配，保证数据的篇幅经得起专家计算。

（三）以质量为根本的智慧临床建设

1. 信息平台建设

（1）数据资源标准化建设

（2）共享文档标准化建设

（3）信息整合方式和整合技术

（4）独立临床信息数据库时效性 $T < 1$

（5）统一身份验证及门户服务

（6）平台可视化功能

（7）平台运行性能

（8）平台硬件情况

2. 应用系统建设（图1-25）

临床服务 23个				医疗管理 9个			运营管理 7个	
门急诊挂号系统	门诊医生工作站	分诊管理系统	住院患者入出转系统	门急诊收费系统	住院收费系统	护理管理系统	人力资源管理系统	财务管理系统
住院医生工作站	住院护士工作站	电子化病历书写与管理系统	合理用药管理系统	院感/传染病管理系统	病案管理系统	导诊管理系统	药品管理系统	设备材料管理系统
临床检验系统	医学影像系统	超声/内镜管理系统	手术麻醉管理系统	医疗保险/新农合接口	不良事件报告系统	单病种管理平台	物资供应管理系统	门户网站
临床路径管理系统	输血管理系统	重症监护系统	心电管理系统				院内办公系统	
移动输液系统	病历管理系统	移动护理系统	临床辅助决策支持系统					
自助机系统	打印机系统	360全息视图						

图1-25　应用系统建设

（1）临床服务系统建设

（2）医疗管理系统建设

（3）运营管理系统建设

（4）基于平台的公众服务应用系统建设

（5）基于平台的医疗服务应用系统建设

（6）基于平台的卫生管理应用系统建设

（7）CDR展现与管理

（8）患者主索引管理

（9）患者全息视图

（10）决策支持与日常检测系统

（11）闭环示踪、电子用药清单、问题清单系统

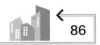
（12）院外业务系统对接与改造

3. 改造难点（表1-4）

表1-4　改造难点

名称	原因	风险
内部评审团队	恰逢新互联互通标准颁布，需要重新对新老版本进行对比解读	充满了不确定性，老版本解读的标准在新版本中不一定适用，改造功能中要考虑是否多种方案全部实现还是部分实现
医院	部分医疗人员对于加大工作量比较排斥；医疗人员对于评级的标准认识不够深入	评级过程中，使医院全员了解并且认识评级和医疗结合的重要性。如果认不清重要性，会导致部分主要人员的消极情绪，最终导致评级体系工作量变大，任务排期越来越远
第三方厂家	不配合、不积极情况时常发生	作为评级主要整改对象，如整改不及时，会影响整体进度

四、互联互通建设成效与亮点

（一）以平台为核心，实现资源共享

在前期调研过程中发现，医院现有系统存在耦合度较低、接口形式不统一、不同系统经过不同接口获取同类数据时会得到不同结果、数据质量差（实名制数据低于65%，同一患者前后住院号不关联）等问题，亟需一套成熟的数据共享、接口规范、数据质量治理功能强大的集成平台，解决当下医院系统存在的问题。基于此，自2017年10月项目启动以来，医院对主要业务系统做了详细梳理及规划，并依托企业服务总线（ESB）组件，基于SOA架构，将原本各自独立的医疗医技系统进行信息集成和数据整合，最大限度减少应用系统在数据互联时所面临的复杂性，降低集成和维护成本，构建医院信息互联互通基础，以此打破院内异构业务系统间的信息孤岛，实现院内外异构业务系统中的信息整合、互联互通和共享协同。

（二）医疗服务——实现8个核心闭环

（三）基于电子病历的临床辅助决策支持（图1-26）

（四）全预约服务——检查预约

（五）窗口一站式服务

（六）互联网应用建设

（七）服务于患者——运用互联网技术，开展精细化患者关怀服务

五、体会与展望

学习国家和行业相关标准，落地相关标准在医院信息系统实际应用，提升医院管

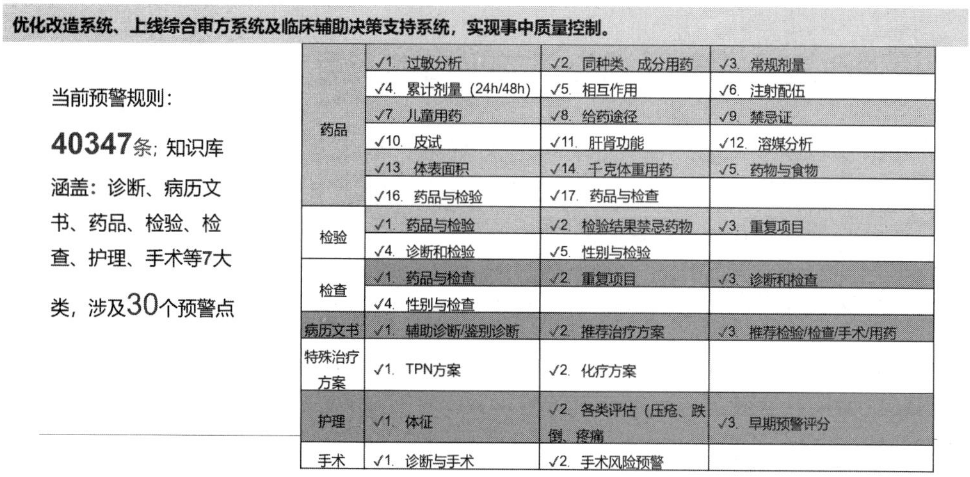

优化改造系统、上线综合审方系统及临床辅助决策支持系统，实现事中质量控制。

当前预警规则：40347条；知识库涵盖：诊断、病历文书、药品、检验、检查、护理、手术等7大类，涉及30个预警点

药品	√1. 过敏分析	√2. 同种类、成分用药	√3. 常规剂量
	√4. 累计剂量（24h/48h）	√5. 相互作用	√6. 注射配伍
	√7. 儿童用药	√8. 给药途径	√9. 禁忌证
	√10. 皮试	√11. 肝肾功能	√12. 溶媒分析
	√13. 体表面积	√14. 千克体重用药	√5. 药物与食物
	√16. 药品与检验	√17. 药品与检查	
检验	√1. 药品与检验	√2. 检验结果禁忌药物	√3. 重复项目
	√4. 诊断和检验	√5. 性别与检验	
检查	√1. 药品与检查	√2. 重复项目	√3. 诊断和检查
	√4. 性别与检查		
病历文书	√1. 辅助诊断/鉴别诊断	√2. 推荐治疗方案	√3. 推荐检验/检查/手术/用药
特殊治疗方案	√1. TPN方案	√2. 化疗方案	
护理	√1. 体征	√2. 各类评估（压疮、跌倒、疼痛	√3. 早期预警评分
手术	√1. 诊断与手术	√2. 手术风险预警	

图1-26　基于电子病例的临床辅助决策支持

理水平、信息化水平。

学到：学习国家顶尖信息化建设标准——国家卫生健康委颁布的《医院信息互联互通标准化成熟度测评方案（2020年版本）》，医院积极组织到业务先进、管理先进、信息化先进的医疗机构学习，学彼之长补己之短。

看到：信息化建设管理委员会多下临床、多运用数据分析工具，剖析信息化建设过程中的问题，透过现象看本质，才能制订科学合理、可执行的优化方案。

做到：优化方案与措施的执行需要持续跟踪，不仅仅是实地查看，充分运用数据分析工具，让数据说话，言必行、行必果，确保业务流程优化与信息化优化的落地效果，最终方便患者、方便医护、方便管理部门。

案例13　互联互通标准化成熟度测评四级甲等经验分享

申报单位：云南省曲靖市第一人民医院

医院成立信息化建设领导小组，负责医院信息化总体规划建设，信息管理部为领导小组下设办公室，同时建立以院长为组长、副院长为副组长的互联互通测评组，提升医院信息化、标准化及规范化，对照互联互通标准顶层设计，通过近4年的建设、改造及优化，在数据资源标准化建设、互联互通标准化、基础设施建设、互联互通应用效果等方面达到互联互通四甲要求。现医院已于2021年通过国家医疗健康信息互联互通标准化成熟度四级甲等测评，将从如下几个方面进行经验分享。

一、梳理改造各业务系统与集成平台的交互

按互联互通标准化成熟度测评四级甲等评审要求接入集成平台的业务系统至少需35个，医院已接入集成平台的业务系统共有48个：临床服务系统23个，医疗管理系统13个，运营管理系统6个，外联通系统6个。

（一）改造工作

标准交互服务46项，共享文档52项，实现数据集标准化、系统间交互服务、共享文档建设、数据共享利用。

（二）技术架构

医院集成平台用于实现全院级应用系统互联互通，以满足临床信息、医疗服务信息和医院管理信息的共享和协同，应用为目标采集相关业务数据，并对外部系统提供数据交换服务；同时提供支持医院信息平台交互规范标准的消息传输机制，建立服务之间的通信、连接、组合和集成的服务动态松耦合机制，为集成遗留系统和新建基于SOA的应用系统的服务集成提供了支撑；并在此基础上，开发面向应用的业务交换组件，实现各集成应用之间可管理的接口透明，为医疗应用提供了便捷、一致、安全并符合标准的丰富接口，保证服务之间信息的可靠传送，实现不同操作系统、不同数据库、中间件运行平台及其基于这些平台之上开发的应用软件的业务集成（图1-27）。

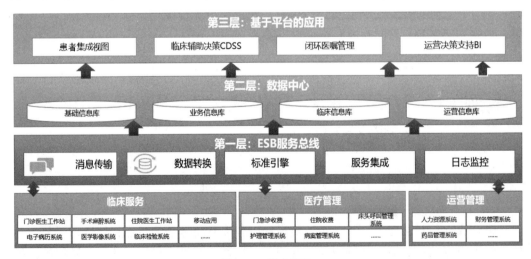

图1-27 技术架构

医院信息集成平台采用中间件进行信息路由、服务适配。信息集成平台与各业务系统的交互基于事件驱动，主要采用Web Service方式进行消息交互，消息内容遵循XML、HL7、《医院信息平台交互服务规范》等标准。业务交互服务设计过程中，参考IHE集成规范结合医院实际业务对业务流程进行梳理，遵循并参考HL7触发事件机制

对业务交互过程中的服务进行颗粒化细分，能够对服务信息进行管理和维护，其监控平台具有服务流转配置与监控、错误消息队列监控、查看系统日志等功能。

医院信息平台采用中间件构建服务总线。通过ESB的建设，规范新建系统的接入标准，提升应用集成和可交互性、安全性，从而提升医院应用SOA服务水平。ESB采用SOA技术，建立临床数据交互与业务整合的系统框架。通过数据交互和共享，实现各应用系统有效集成，消除信息孤岛和协作盲点（图1-28）。

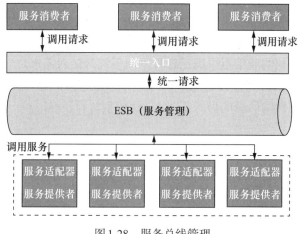

图1-28　服务总线管理

1. 服务总线架构（图1-29）

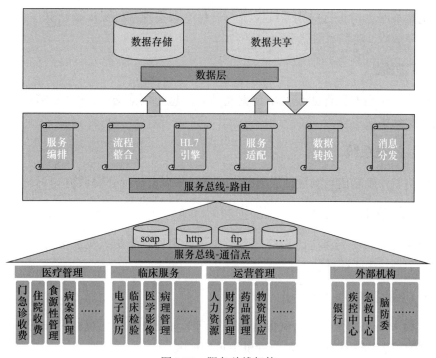

图1-29　服务总线架构

2. 数据转换

通过 XSLT 控件转换数据。同时，在进行配置更改时不影响引擎的后台工作，这意味着可以将 XML 格式的数据直接转换成 HTML 进行展示。

3. 接口适配器

通过三种构件连接：通信点、路由、过滤器。

通信点是对内外的关键接口适配器，可被设置成输入、输出或双模式，每个通信点是实施不同协议以连接不同系统的节点。

提供支持不同协议的通信点以满足各种不同系统的接入需求。

路由是由多个通信点和过滤器组成的通路，数据包按照路由指定的方向流动，配合接口适配器，达到传输信息的目的。

4. 服务管理

服务管理界面可以进行服务新增、服务修改、服务删除、服务授权以及服务分发等。

二、医院对接外部机构，完成数据交互

（一）银行

医院集成平台与银行应用系统及统一支付平台实现基础数据及结算信息的数据交互，交易完成后，将信息推送到集成平台。

（二）医保

医院集成平台与医保实现基础数据及结算信息的数据交互，医保结算完成，将结算信息推送到集成平台。

（三）公安系统

医院将就诊患者信息以数据加密的方式通过平台上传到公安系统。

（四）急救中心

急救中心通过平台将送入医院的急救患者的闭环状态传入集成平台，集成平台通过集成视图展示患者闭环状态。

（五）疾控中心（CDC）

医院报卡系统包含伤害监测报告、传染病上报及食源性上报，报卡系统通过向集成平台获取患者诊断信息，通过前置机上报到CDC。

（六）外部数据上报平台

脑卒中上报系统通过集成平台获取患者病案首页、医嘱、用药明细、检验信息、入院记录、费用明细等数据，通过前置机将数据上报脑防委。

（七）非银行支付机构

医院集成平台与微信实现基础数据和结算信息的数据交互，通过微信扫描门诊处方缴费二维码从集成平台获取患者费用信息。

（八）其他：宣武医院

医院与宣武医院建立了医疗合作关系，宣武医院的服务器通过链接院内前置机向集成平台获取数据，用于支持远程协助。

三、梳理电子病历模板，形成数据集规范，并生成共享文档

（一）数据集标准化建设

主要目标：确保医院信息平台输出的数据符合《卫生信息数据元目录》《卫生信息数据元值域代码》《电子病历基本数据集》的要求。针对标准数据集的划分情况，在信息集成平台中建设对应的映射数据集，同时将数据集标准中规定的数据元按照子集划分，关联到对应的数据子集，每个数据子集是可用于对外交互的完整数据集。

具体实现步骤：通过数据映射转换工具配置原始数据与标准的映射关系，依据标准映射规则采集原始数据，并对数据进行清洗转换后存储到信息集成平台数据中心，最终向外提供标准化的电子病历基本数据内容。

针对标准中数据集的划分情况，在信息集成平台中建立对应的映射数据集，同时将数据集标准规定的数据元按子集划分，关联到对应的数据子集，每个数据子集是可用于对外交互的完整数据集。

（二）共享文档生成机制

在完成数据集标准化的基础上，建立电子病历共享文档与电子病历基本数据集的对照关系。采用ETL技术将业务数据抽取、清洗、转换、存储到数据中心的标准数据层。采用动态映射填充模板技术，将数据中心标准数据层中的数据源与共享文档中相应的节点建立映射规则，基于该映射规则生成符合《电子病历共享文档规范》的共享文档。

（三）共享文档数据核查

在生成共享文档时，对共享文档的结构、数据值域、数据表示格式及必填项等进

行验证，验证通过后注册到文档数据库中。对不符合标准的数据，进一步修正ETL数据抽取语法，在数据抽取的时候进行数据清洗、标准化转换。

四、梳理院内应用系统功能

（一）自助机

医院多点位部署自助终端，患者通过自助终端进行预约挂号、缴费、费用查询、胶片打印、检验检查报告打印及费用清单打印等操作。

（二）微信公众号

支持患者线上缴/退药品费、检查费及检验费等。

（三）互联网医院

为患者提供互联网诊疗服务，服务内容包括：图文问诊、视频问诊、记录病历、线上随访等。

（四）电子健康卡

实现患者线上身份认证注册，包括功能有身份认证、预约挂号、智能分诊导医、在线交费、就诊信息查看等。

（五）BI决策支持系统

医院基于数据中心构建决策支持系统，进行多维度数据分析，提高运营效率。

（六）知识库

建立药品知识库、检查知识库及医疗文献知识库等为医务人员提供辅助。

五、机房及基础设施建设

（一）服务器设备

医院已通过信息安全等级保护三级测评。根据三级等保要求，从网络安全、主机安全、系统安全、机房安全、规章制度等多方面测评，建立长期计划和完整制度，达到较高符合度。

医院在虚拟化平台上用集群模式构建应用集成服务器，其中一台主机故障时，应用自动切换到其他主机。采用2台独立数据库服务器建设电子病历共享文档库和临床信息库，数据库服务器采用高可用技术，当一台数据库服务器发生故障时不影响业务。集成服务器、应用服务器及数据库服务器均采用虚拟化和云计算技术，使用智能运维平台进行统一资源管理。

（二）存储设备

医院采用分布式双活存储，采用了定时备份和DG的方式进行存储灾备，当生产系统出现故障，通过NBU恢复至相应时间点；使用移动硬盘笼作为离线存储设备；通过虚拟化管理软件对虚拟化服务器进行管理；连续数据保护采用DG将在线数据实时同步到容灾数据库。

（三）网络设备

医院数据中心网络设备包括：三层交换机、二层交换机、VPN网关、防火墙、IDS/IPS、无线网络控制器、无线网络接入交换机及无线AP等；骨干链路上的设备和链路均采取双机双活实现设备级、链路级冗余备份。

医院部署万兆及以上带宽，服务器接入设备支持48个万兆以上端口；病区部署无线网。

六、网络安全及信息安全

（一）网络安全

医院内外网之间通过防火墙进行隔离，终端与服务器处于不同广播域。

通过防火墙策略，终端只能通过指定业务端口和特定客户端进行安全访问和数据交互。通过网络准入配置规则，合理设置访问控制策略。

网络中部署堡垒机，堡垒机对运维过程中的任意操作进行视频录制，为分析网络中发生的安全问题提供宝贵的审计资源。

医院设置安全管理中心，能够分析全网流量日志信息，分析并追踪网络威胁事件；部署运维系统，监控各网络设备运行情况；部署虚拟化监控组件，能够监控虚拟化平台的存储、主机、虚拟机等各设备性能情况。

（二）信息安全

有专业的信息机房，按照GB50174—2017《数据中心设计规范》进行设计和建设，经第三方监测，机房的防磁、防尘、防水、防火、防雷、防静电及温控性能等均符合国家标准要求。

医院有备份一体机对平台数据库每周进行全备份，每天进行增量备份。

系统软件和应用软件具有规范的用户授权控制功能，医院的电子病历资料管理有着严格的权限控制规则，医务人员无法查看非直接相关患者的电子病历资料，只有在特定授权情况下才能查看，对于在院患者的电子病历资料，没有授权的医务人员无法查看相关患者的病历资料。

医院注重制度建设，建立了信息安全领导小组，建立了较健全的安全管理制度，并多次组织对制度进行修订。

七、证明材料梳理

（一）定量材料

定量测试内容包括数据集标准化情况、共享文档标准化情况、互联互通服务功能、平台运行性能情况等4部分，其中数据集和共享文档一起通过导出共享文档的形式测试，平台运行性能情况需在生产环境下进行测试。

在实际业务系统中从不同科室不同日期范围（近一年时间段内）抽取10名患者，须包含所有52份标准化电子病历共享文档，且在360集成视图中展示。

（二）定性材料

按互联互通标准化成熟度测评四级甲等标准，将院内外互联互通的各业务系统功能按标准要求整理形成实证材料。

八、文审材料准备

按互联互通标准化成熟度测评四级甲等文审要求提供证明材料、自评估问卷及文审汇报PPT。

（一）证明材料

包含医疗机构基本情况、数据资源标准化建设情况、互联互通标准化建设情况、基础设施建设情况、互联互通应用效果。

（二）自评估问卷

包含医疗机构基本情况、数据资源标准化建设情况（30分）、互联互通标准化建设情况（35分）、基础设施建设情况（18分）、互联互通应用效果（12分）。

（三）文审汇报PPT

包含医院简介及信息化建设概况、医院信息集成平台建设情况、定性指标证明材料讲解、医院互联互通建设应用展示。

九、组织培训

围绕互联互通标准化成熟度测评四级甲等测评要求设立专项小组，各组严格按测评要求对全院科室人员进行反复全覆盖培训，培训方式分为业务系统专题培训和业务交互培训，培训达预定目标后进行定量和定性模拟评审，反复对标熟悉，结合医院实际和测评标准不断改造、优化及完善。

十、现场评审准备

现场评审准备分为定量测评与定性测评。

（一）现场定量测评材料

1. 汇报PPT

对照互联互通标准化成熟度测评四级甲等标准汇报，重点放在定性指标的达标说明上，并加强对基于集成平台的互联互通创新服务应用的梳理与总结。

2. 证明材料

根据文审专家意见进行修订完善。在修订证明材料的基础上，单独提供一份针对文审意见的补充说明材料。

3. 提供项目建设方案和平台技术方案

4. 提供《国家医疗健康信息互联互通标准化成熟度测评工作要求及声明》等材料供相关单位和人员签署

5. 提供日程安排表

确定参会领导、业务科室人员、信息化技术人员，确定首次会和末次会会议地点等，确定查验路线等。

（二）现场定量测评环境

（1）实际生产环境交互服务的调用接口。
（2）提供一台能接入生产环境的计算机并提前安装虚拟化管理软件。
（3）提供接入生产环境的计算机，安装涉及所有共享文档数据的业务系统。
（4）提供需要提交测试对象实际生产环境的配置信息，包括平台安装服务器配置、数据库服务器配置、平台交互服务地址、存储设备配置等相关信息，由检测机构负责核对。
（5）保证现场测试环境网络畅通，并给出现场抽测环境的拓扑结构，包括平台服务器、数据库、中间件、防火墙等的部署结构，并标注清楚测试机的入口位置。
（6）数据准备：专家在实际业务系统中从不同科室不同日期范围（近一年时间段内）随机抽取10名患者，须包含互联互通标准化成熟度测评四级甲等所需的电子病历共享文档，并安排相关技术人员配合文档准备、系统截图等事宜。

（三）现场定性测评准备

定性测评以现场查验为主，现场专家要求以分组形式对各业务系统进行功能查验。

十一、结语

医院现已通过互联互通标准化成熟度四级甲等测评，通过此次测评实现医院内部机构和跨机构的信息互联互通，不断倡导创新，拓展功能，沉入末端，提高服务保障效能和信息化整体水平，集成医院业务协同，不断优化完善信息系统，提高医护人员工作质效，实现信息多跑路、患者少跑腿，提升患者就医体验感，切实达到以评促改、以评促建。

案例14　互联互通助力构建智慧医疗新模式

申报单位：云南省玉溪市人民医院

一、单位简介

玉溪市人民医院始建于1950年，1994年被原国家卫生部授予三级甲等综合医院，工作用房占地面积104.76亩，建筑面积16.97万平方米，资产总额12.9亿元，编制病床1500张。2022年医院门诊151.3万人次，出院8.28万人次，手术（含治疗性操作）5.92万台次、三、四级手术2.06万例，平均住院日7.46天，DRGs组数699组，CMI值1.22，时间消耗指数1.04，费用消耗指数0.66；拥有3个国家级重点专科，1个省级博士后科研工作站，11个省级临床重点专科，20个国家级住院医师规范化培训基地；获国自然基金项目12项，SCI收录论文累计107篇。

医院信息管理部专门负责医院的信息化建设工作，现有13人，其中正高1名，中级职称5名，硕士2名。

二、医院信息化发展

（一）信息化建设历程、状况

玉溪市人民医院信息化建设始于1998年，经过20余年的发展，已经实现了包括基础、临床和医技等大部分业务的数字化，信息化终端已经超过2000台，总体应用情况良好，达到了云南省数字化医院的先进水平。实施诊疗服务环节覆盖，建立临床决策支持系统，构建医院信息平台对信息系统进行融合，有效保障医疗质量和安全，提高医疗服务效率，改善群众就医体验。作为互联网试点医院，应用互联网等信息技术构建覆盖诊前、诊中、诊后的线上线下一体化医疗服务模式，加快实现医疗资源上下贯通、信息互通共享、业务高效协同，对接省级互联网医疗监管平台，完成与市级全民健康信息平台互联互通，与全市76家下级医疗机构进行了链接，初步实现了区域内优质医疗资源面向基层。

（二）存在的问题

1. 诊疗服务环节覆盖不全，全流程医疗数据闭环管理不完善

一些非医疗核心业务领域的电子病历信息化还有空白，导致检查、检验、治疗、手术、输血、护理等流程数据跟踪与闭环管理不到位，需要依据知识库实现全流程实时数据核查与管控。

2. 临床诊疗决策支持还处于初级阶段

医院目前仅在部分环节实现了初级医疗决策支持，还未形成全院级多维度医疗知识库体系，需要完善高级别医疗决策支持，提高临床诊疗规范化水平。

3. 系统整合和互联互通还需完善

医院建设信息平台，初步解决信息孤岛、信息烟囱问题，但数据未实现真正的标准化处理，需要持续开展工作。医院还不能与外部医疗机构进行双向信息交换，或者利用院内外医疗信息进行联动诊疗活动，需要推进医院信息化建设标准化、规范化水平，落实国家和行业信息化标准。

三、互联互通建设与改造

（一）测评自评

在确定申请参加互联互通测评后，医院项目组成员认真学习测评指标和相关标准，逐条梳理，对照标准查找不足和需要改进的方面。

对照四级甲等标准，项目组发现还存在以下不足：

1. 数据资源标准化建设情况

经过比对，按照电子病历基本数据集的要求，医院部分病历资料未电子化，如缺少急诊系统、产科系统、手术麻醉等系统支撑，是改造的重点。

2. 互联互通标准化建设情况

不具备独立的电子病历共享文档库。有些系统间集成信息不符合《WS/T 447—2014基于电子病历的医院信息平台技术规范》的要求。

（二）改造方案

1. 数据集标准化改造

根据电子病历基本数据集标准，建立标准目录结构，将数据元保存在对应的数据子集目录下，每个数据子集是一个独立的最小单位。为解决业务系统代码表与卫生信息值域代码表的不一致，建立映射关系，对业务数据进行清洗和标准化转换，向外提供标准化的电子病历数据。

2. 共享文档标准化改造

根据共享文档规范，实现对文档模板结构的定义，确定各个标签的数据来源。在生成共享文档时，通过获取标准化的数据集内容，完成文档的生成、注册、查询和获取功能。使用ETL进行文档转换，利用Oracle文件数据库进行存储管理，通过索引信息调取文档，实现共享文档标准化。

3. 互联互通标准化改造

采用基于SOA的集成设计，通过中间件，实现服务提供系统、集成平台、服务消费系统的低耦合互联，降低互联复杂度，便于服务的使用、管理和监控。按照技术规范要求进行交互服务设计。通过技术把各业务系统的异构数据实时汇聚到数据副本中心，通过ETL工具对数据副本中心的数据进行清洗、转换，存入临床数据中心和业务数据中心。

（三）实施过程

2019年12月玉溪市人民医院成立项目组，积极筹备参加国家卫生健康委统计信息中心组织的2020年度国家医疗健康信息互联互通标准化成熟度测评（以下简称"测评"）。项目组成员由信息分管院长领导、信息管理部、医务部、护理部和软件开发商的相关人员组成。

1. 制订信息平台改造计划

针对系统要改造的内容确定了详细可行的工作方案，通过6个月建设完成改造并投入试运行。通过信息平台建立统一的疾病诊断编码、临床医学术语、检查检验规范、药品应用编码、信息数据接口和传输协议等标准，规范业务系统的数据符合国际、国家通用标准，达到医院信息互联互通的要求。

2. 对数据集标准化进行改造

医院建立数据标准库和数据标准映射库，将各厂商系统不规范的数据与标准数据集进行对照，允许各厂商系统内部有少量的自行标准，但数据在通过接口与外界进行数据交换时，必须按照标准映射库将数据进行转换后，形成标准格式进行交换和共享。

3. 改造共享文档标准化

医院在系统层实现对文档模板的结构化定义，确定各个标签的数据来源，建立共享文档标准管理模板。依托信息平台，通过工具将临床文档转换成标准的共享文档，对于缺失或非标准的数据集，利用平台相关的工具来添加或转换，定时采集共享文档数据，实现共享文档的生成。

经过积极准备和系统的改造，医院依托信息平台共完成包括53类共享文档、17类电子病历基本数据集、58个数据子集、3692个数据元、356个数据元值域等的完善，并在2020年12月正式提交测评申请。医院于2021年4月接到云南省健康数据中心关于测评文审会的通知，于4月28日通过汇报情况、提交相关证明材料、专家提问，顺利通过测评文审。

2021年6月27日，根据安排，测评专家进入医院进行了为期1天的现场查验。医院的主要领导及项目组成员在会议室向测评专家组做了汇报，针对查验指标进行正面性论述，并就专家的提问进行了答辩。专家组就定性指标对数据中心机房和临床科室进行查验，负责测试的专家针对定量测评指标现场进行定量测评。经过1天的查验，专家组对医院的信息化建设给予了较高的评价，认为玉溪市人民医院的信息化应用面广，为医院的管理和运营搭建了很好的技术平台；尤其是应用物联网技术管理药品库房、医技检查集中预约及区域远程心电等方面，应用深度和广度都处在先进的行列。

2021年7月10日，中国卫生信息技术健康医疗大数据应用交流大会在武汉召开。会上，国家卫生健康委统计信息中心对2020年度（第一批）通过信息互联互通标准化成熟度测评的医院进行了授牌仪式，玉溪市人民医院通过了四级甲等测评。

四、互联互通建设成效与亮点

通过互联互通建设，医院各信息系统进行了标准化改造，完善了系统，优化了流程，提高了医院整体信息化水平。

（一）流程优化有效整合

（1）改造前，检验流程部分环节没有实现信息化的管理，比如采集标本、标本运送等，导致管理部门无法开展环节的质控，相关部门经常因为流程效率进行争执，但始终无法根本解决检验提速的问题；改造后，实现检验流程全过程信息化管理，从临床医师通过全院统一的检验项目字典下达检验申请开始，到护士审核、打印条码、采集标本、中央运送运输标本，再到检验科室签收标本并完成标本检查出具检验结果，最后将检验结果审核后通过系统返回临床，环节时间位点实时掌控，部门之间的争执少了，检验流程的效率高了，临床诊疗得到有效提速。

（2）改造前，检查流程部分环节没有实现信息化的管理，比如集中预约、报告返回等，患者需要经常往返于医技科室和住院病区，而且医生无法及时了解患者的检查结果；改造后，从临床医师通过全院统一的检查项目字典下达检查申请开始，到预约中心集中预约、护士打印预约单，再到检查科室根据检查申请信息完成检查并出具检验结果，检查结果审核后通过系统返回临床，实现检查流程的闭环管理，患者的跑动少了，信息的传递快了跑动多了，医生的诊疗效率也提高了。

（3）改造前药品医嘱执行流程部分环节没有实现信息化的管理，比如摆药过程、药品运送、护士执行等，存在较大用药安全隐患；改造后从临床医生下达药品医嘱、药学部前置审核处方、护士校对发送医嘱，到药房自动化发药、中央运送运输药品，护士执行医嘱，实现了药物从医院库房到患者床头，从开嘱医生到给药护士等全过程可追溯管理，有效解决了用药环节的安全问题。

（4）改造前危急值需要电话进行通知，经常出现危急值处理不及时的问题，存在较大临床安全隐患；改造后实现危急值信息化管理，医技端发现且确认是危急值后，在检查检验系统完成危急值报告登记，系统将危急值发送至临床端，在医生端弹窗展示危急值信息，双击可进入危急值处理界面，进行危急值处理，临床医生在医生端完成危急值处理之后，系统通过接口将处理结果反馈给医技科室实现危急值闭环管理，危急值处理的及时性提高了，临床医疗质量的风险降低了。

（二）管理水平不断提升

改造前医疗质量管理缺少信息化抓手，比如病历质量的控制、医生操作权限的管理等，更多依靠人工采取事后抽查的方式进行，不仅效率低，而且覆盖面小，管控的效果不明显。改造后，信息化为医疗质量管理提供有效支撑，具体表现如下：

1. 加强诊疗行为监管

应用结构化电子病历、合理用药、传染病上报等信息化评判工具，通过对电子病历信息系统的后台监控，分析判断诊疗行为是否符合相关法律法规、核心制度、技术规范、用药指南等要求。

2. 加强诊疗权限管理

将医师资格、护士资格、医师处方权、手术级别权限、抗生素药物处方权限等信息纳入电子病历信息系统，进行后台控制。同时，对医务人员登录电子病历信息系统记录、查阅、修改病历信息和签署医疗文书等分级、分类设置权限，防止出现超权限诊疗行为。

3. 加强质量控制和评价

利用电子病历信息系统开展医疗服务质量控制、效果和效率指标的统计分析和评价。建立质量控制信息化指标体系，确立质控节点和方法，实施全程、实时、全面医疗质量控制。

（三）患者医疗服务体验持续改善

改造前医院的线上服务渠道比较单一，服务的内容比较简单，改造后两方面的内容均得到有效补充完善，具体表现如下：

（1）基于微信、支付宝和APP平台，为患者提供包括挂号、缴费、分时段预约诊疗、智能导医分诊、候诊提醒、检验检查结果查询、核酸检测自助预约等便捷的线上服务；基于自助机系统，提供自助检验检查报告打印、慢性病和单一病种特殊病自助结算等线下自助服务。

（2）互联网医院以玉溪市人民医院为建设实体，已经和全市76家下级医疗机构实现互联互通，功能涵盖图文问诊、视频问诊、线上转诊、开处方写病历、线上随访、多人会诊等，初步解决了患者在基层医疗机构看病难的问题，实现让互联网医院的优质医疗资源有效下沉到这些医疗资源相对匮乏地区。

（3）2020年12月医院建立玉溪全市心电远程诊断中心，借助市级全民健康信息平台，依托玉溪市人民医院心电诊断中心，面向全市范围提供心电远程诊断的服务。目前平台已陆续接入了75余家医疗机构（含乡镇卫生院），累计完成常规心电、动态心电及动态血压共计3.2万余份归档及会诊数据，实现市级医院的优质医疗资源和基层医疗机构紧密联合，初步发挥区域医疗资源的整体利用效能。

（四）智慧医院建设步伐加快

（1）改造前，缺少临床辅助决策支持系统的支撑，医生在进行病例诊断主要依靠经验，容易受到主观因素的影响，诊疗的效率和效果存在差异；改造后，建立临床辅助决策支持系统，基于权威医学知识库，无缝嵌入医院信息生态，智能分析患者完整数据，为临床诊疗提供符合循证医学证据的决策支持，在门急诊、住院环节实时辅助医护人员优化诊疗方案，医生诊疗的效率提升了，治疗的效果也更加同质化。

（2）改造前，缺少管理决策支持系统的支撑，职能部门统计的数据不能进行实时展示，临床无法及时了解科室的指标数据，更多处于被动调整的状态，业务工作的开展缺少前瞻性的指引；改造后，建立管理决策支持系统，通过整合院内业务数据，建设医院数据仓库，建立医院统计分析和数据挖掘模型及知识库，实现医院运营和临床数据实时分析、实时展示，不仅为管理部门决策提供了数据支持，而且为临床工作的开展提供了有效的引导。

五、体会与展望

随着医院的快速发展以及新技术的不断涌现，需要重新梳理医院信息系统的建设。信息化建设永远在路上，虽然通过了互联互通四级甲等测评，站在了一个新的起点上，但要做的工作还有很多。如何让信息化建设和临床需求有效的结合起来，让信息处理速度更快，让系统更智能地服务临床，不仅要建设一个可用的平台，更要从临床角度出发，建设一个更加高效、简洁的智能化平台。

下一步，医院将继续推进互联互通建设工作，将信息化作为医院基本建设的优先领域，依据国家智慧医院分级评估顶层设计，持续开展如下工作：

（一）标准化工作的持续推进

标准化工作是一项持续改进的过程，下一步将继续提升业务系统的标准化支持水平，特别是在数据元值域方面，加大标准数据元值域应用范围，针对不同业务系统，制定统一的应用服务接口标准体系，同时建立标准管理制度，保证标准持续升级与完善。

（二）集成平台性能的不断优化

医院信息集成平台上线两年多的时间，如何降低平台和业务系统的耦合度，提高与业务系统数据的一致性，这些问题都需要进行持续改进。此外，集成平台整合了医院各个业务系统，是医院系统的命脉，牵一发而动全身，因此须注重集成平台的整体运维能力和数据安全。

第二章
互联互通与以需求为导向的智慧服务

本部分围绕医院智慧服务与便民惠民、互联网医院建设与发展、互联网＋医疗健康建设与发展、远程医疗建设与应用等，多角度分析互联互通测评工作在推进医院智慧服务建设、改善患者就医体验方面发挥的作用。

案例15 互联互通助力医院智慧服务建设

申报单位：吉林大学中日联谊医院

一、单位简介

吉林大学中日联谊医院始建于1949年11月，是一家与中华人民共和国同龄的医疗机构，前身为白求恩医科大学第三临床学院，是中华人民共和国教育部直属全国重点综合性大学——吉林大学所属的、国家卫生健康委员会属（管）的集医疗、教学、科研、预防、保健、康复为一体的大型现代化综合性三级甲等医院。

医院秉承"仁心良术，大医情怀"的服务宗旨，始终把"以患者为中心"的建设目标放在首位，以互联互通为基础，以智慧服务为核心，以智慧医疗为抓手，以智慧管理为依托，推进智慧医疗、智慧服务、智慧管理"三位一体"的智慧医院建设，优化了医院服务与管理流程，节约了患者在医院就医时间，提升了患者就医感受。

二、医院信息化发展

（一）医院信息化建设简要历程

吉林大学中日联谊医院信息化建设起步于1996年，27年间，医院信息化向智慧化转型，陆续完成了PACS、HIS、超声、病理、内镜、手术麻醉系统、消毒供应系统、重症监护系统、HRP系统、集成平台、移动医护系统、输血系统、血液透析、CDSS、互联网医院、检查预约等150多个系统的上线及升级工作，并于2020年通过2019年度电子病历系统应用水平分级评价五级评测；2021年通过国家医疗健康信息互联互通标准化成熟度五级乙等评测。

（二）信息化建设状况

1. 机房建设情况

医院中心机房于2019升级改造，总占地面积约600平方米，分为核心区、安全区、应用区、监控室、配电室、钢瓶间等8个区域，其中包含交换机428台，服务器251台，监管内外网终端4213台。机房防磁、防尘、防水、防火、防雷、防静电、温控性能等指标符合国家安保三级等级测评要求，是吉林省内一流的数据机房。

2020年北湖分院采用双活数据中心的形式建设异地灾备中心，两个数据中心同时对外提供服务，为各类应用业务提供高可用性的保障。

2. 无线网络应用情况

全院无线接入域覆盖率约达80%以上，不仅为移动护理、移动查房设备、院内导航等应用场景提供了有力支撑，还为办公OA审批、资产盘点等院内办公场景创造了更多便利。

3. 医院信息系统应用情况

全院信息系统约150多个，包含HIS、LIS、EMR、PACS、超声、内镜、核医学、临床药学、手术麻醉、临床路径等临床服务系统；科研教学、病案管理、导诊管理、危急值管理、抗菌药物管理、手术分级管理、随访、电子签名等医疗管理系统；人力资源管理、财务管理、药品管理、医疗设备管理、固定资产管理、卫生材料管理、物资供应管理、预算管理、绩效管理系统等运营管理系统。

同时，在医院闭环管理建设方面，口服药、静脉药物、其他用药、临床用血、医学会诊、消毒供应、手术麻醉、检验、检查、危急值等都进行了闭环管理。

4. 信息安全情况

医院已完成医院官网、互联网医院、医院信息系统的备案，并通过了等级保护三级测评；在建立居民健康档案时提供许可指令管理服务。

5. 公众服务应用情况

为方便患者就医，医院开设了患者自助终端功能和院端主动推送患者线上服务。自助终端包含挂号、缴费、处方查询、医疗服务价格查询、检验检查报告打印、胶片打印、电子病历打印等多项服务。线上服务则包含身份认证、预约挂号、智能导诊、在线缴费、院内导航等多项功能。患者持电子居民健康卡二维码即可进行预约挂号、就诊、检查、检验、取药、缴费、信息查询、报告单打印等功能，顺利将预约就诊等候时间缩短2/3、结算时间平均缩短50分钟，检查预约时间缩短2～3天。

6. 互联网诊疗服务情况

2020年6月11日获得互联网医院运营资质，医院开展了AI智能导诊、在线问诊、预问诊、门诊预约挂号、在线缴费、检查预约、报告查询、用药指导、护工预约、病案复印、在线点餐、药品配送等多项功能。

7. 大数据应用情况

医院建立了临床决策支持知识库、专病数据库，基于大数据决策分析的临床决策功能，支持医生下达医嘱时能够参考药品、检查、检验、药物过敏、诊断、性别等相关内容自动给出提示，依托基于大数据的专病数据库展开临床科研应用。

（三）存在问题

（1）信息化任务多、时间紧，医院复合型信息化人员严重不足。

（2）信息安全问题是医院信息化建设的重中之重，在目前的医院发展过程中，信息安全管理方面的工作还有待提升。

（3）大数据、云计算、物联网、人工智能等新技术应用较少。

三、互联互通建设与改造

医院信息互联互通标准化成熟度测评是对医院信息化建设的全面综合评价体系，由数据资源标准化建设、互联互通标准化建设、基础设施建设和互联互通应用效果四部分组成。吉林大学中日联谊医院秉承"以评促建，以评促改，以评促用"的理念，积极应对测评，按照规划先行、标准规范、互联共享、循序推进的原则，对医院集成平台、电子病历系统以及各信息系统进行了标准化改造，逐步优化了医院服务与管理流程，提高了医院整体信息化水平，创新推进了智慧医院建设发展。

（一）以智慧服务建设为依托，加强智慧门诊建设

以医院互联互通测评为载体，逐步优化门诊服务流程，提供预约诊疗、智能导航、候诊提醒、院内导航、自助服务、诊间支付等服务，贯通诊前、诊中、诊后各环节，大大缩短了患者非诊疗等候时间，解决了挂号排长队的问题，全面改善了患者就医感受，提高了工作人员工作效率。

（二）以智慧服务建设为抓手，加强智慧病房建设

医院坚持"把时间还给护士、把护士还给患者"的原则，优化护理服务流程，提高护理服务效率，改善患者护理服务体验，实现科学护理管理，为患者提供及时、安全、周到的优质护理服务。医院上新了智能呼叫、移动护理、移动医生、移动输液、病房宣教、院内随访、护工预约以及壁挂式自助机服务等功能，实现医护患床旁信息交互及物联网应用功能，建立创新型主动式医疗服务模式，为患者提供连续、全程的优质护理服务。

（三）以智慧服务建设为核心，创新推进互联网医院建设

医院互联网医院秉承"线上线下一体化、院内院外无差别、临床信息全面共享、应用系统复用、安全至上"的管理理念，通过构建覆盖诊前、诊中、诊后线上线下一体化的医疗服务模式，优化整合医疗服务资源，推进医疗工作效率提升，提高看病效率，改善患者就医体验。

互联网医院在AI智能导诊、在线预约挂号、在线复诊、在线缴费、预问诊、在线导航、用药指导、报告查询、检查预约、病案邮寄、药品配送、护工预约、在线点餐、

客户服务等智慧服务方面做了有益的尝试，满足了患者多层次、多样化、个性化的诊疗需求，提高患者满意度的同时，让患者看病就医不再难。

四、互联互通建设成效与亮点

（一）互联互通对医院信息化建设的影响

医院互联互通标准化成熟度测评标准是一份指导性文件，多维度、全方位地对医院信息化的成果进行评价，为医院信息化的发展指明了方向，对于医院信息化建设的顶层设计起到了很好的引领作用。医院可以梳理现有信息化建设情况，规划未来发展方向，逐步升级医院现有信息系统、数据资源、整体服务架构和互联互通应用，根据医院总体发展建设目标和实际工作情况进行统一规划、分步实施。

（二）取得成效与建设亮点

在智慧医院建设中，医院秉承以人为本的理念，从诊前、诊中到诊后，做了许多有益的尝试，推动了医疗健康服务线上线下融合发展。医院依托省全民健康信息平台技术对接，实现了吉林省电子居民健康卡一卡通用，破解了"多卡互不通用"的问题，患者在诊前使用电子居民健康卡、AI智能导诊、预问诊、预约挂号、检查预约、在线咨询等功能，为来院就医提供方便、快捷的指引，节省患者就医等候时间；在诊中通过开展处方开立、诊间支付、报告查询、院内导航、护工预约、在线订餐等服务，有效提升患者院内就医效率、就医感受及患者满意度；在诊后通过病案邮寄、在线复诊、处方流转、药品配送、用药指导、智能随访、健康宣教、互联网＋护理康复等服务，有效增加患者黏合度；随时关注患者诊后康复情况，当患者出现重大病情变化时，能够及时帮助患者到线下就诊。通过推进诊前、诊中、诊后全流程闭环管理，形成线上线下一体化的医疗服务模式，有效提高了患者看病效率，改善了就医体验，提高了满意度。

1. 智慧门诊建设成效与亮点

（1）实名就诊：医院提供实名制就诊服务，支持以窗口、自助机建档为载体，身份证、省市医保卡等多种类型就诊卡实名建档登记，并支持移动终端实名办理电子居民健康卡。

（2）智慧预约：来院就医患者可通过官方网站、移动终端（微信、支付宝）、电话、自助机等多种方式进行预约，为患者提供8天内的预约服务，包括分时段预约，大大节省了患者就诊时间，实现全院号源池统一管理，解决了号源混乱、患者挂号难的问题。

（3）移动终端服务：患者可在手机上通过医院微信公众号/支付宝服务窗进行预约挂号、缴费、查询检查检验报告等，减少患者就医排队及现场缴费的时间，突显了

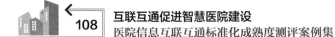

"以患者为中心"的服务宗旨，大大提高了医院的服务水平，改善了患者的就医体验。

（4）诊间支付：医院在诊间安装了壁挂式自助机及扫码设备，患者在诊室便可以支付医嘱、检查等费用，能够让患者少跑路，节省患者就诊时间。

（5）自助服务：医院自助服务除提供预约、挂号、缴费、取号、检验报告打印以及门诊电子病历、胶片打印等功能；还提供挂号信息、缴费信息、当日清单、药价、诊项等查询服务以及服务评价等功能，能够有效提高患者满意度。

（6）院内导航：医院智慧导航系统能够有效帮助来院就诊人员查找就诊科室，平均为患者节省10分钟的寻路时间，提升看病效率。

（7）智能导诊：患者可以通过智能导诊系统输入病情，自动推荐就诊挂号科室，让诊疗更精准。

（8）检查预约：患者在诊间、病区、微信公众号、自助机、服务台都能进行检查预约，方便快捷的诊疗方式有效减少患者排队次数及就诊的等候时间。

2. 智慧病房建设成效与亮点

（1）病房智能呼叫系统：智能床头卡的使用避免了手工填写患者入院信息不准确的问题，以及主治医生、责任护士经常不固定等情况。患者在病房内就能够了解自己的主治医生及护士信息，并能够及时呼叫。

（2）移动护理：医院移动医护系统通过无线局域网络，实时获取到HIS中有关患者截至当前最新的检查检验结果信息、护士采集到的患者各项基本生命征数据和自动生成的趋势曲线、患者在院期间全部的医嘱和执行情况、患者的病程记录等，能够帮助医院的医疗护理人员随时了解和掌握患者的状况，提高临床工作效率和决策响应支持，做到业务数据公用共享。

（3）移动查房系统（移动医生站）：医院移动医生查房系统通过无线局域网络，实时获取到HIS中有关患者的信息，根据查房情况，实时补录医嘱，处理医嘱，随时查看患者检查检验报告信息，方便医生工作，提高临床工作效率和决策响应支持。

（4）移动输液系统：移动输液系统实现输液过程的流程化、移动化和条码化，能够显著提高护士的工作效率、改进对患者及药物的核对流程，同时使护士在输液服务的过程中能够有效及时地应答患者呼叫、改善输液环境，也为护士工作的量化考核提供了依据。

3. 互联网医院建设成效与亮点

（1）处方流转、药品配送、用药指导：复诊患者、慢病患者在互联网医院进行线上问诊，医生根据病情开具处方，患者通过处方流转平台，可选择到院外药店购买药品，或选择药品配送到家，免去了患者排队拿药之苦，这不仅为患者带来便捷，更有利于推动医药分开，形成更加合理的就诊秩序。同时，为了保证患者用药安全，互联网医院还提供在线用药指导，患者可通过观看用药指导视频来进行用药。

（2）预问诊：线上预问诊可利用患者在候诊室等待的时间，通过手机帮助患者提前梳理症状和信息，进而形成一份初步的诊断报告，其推送给医生，来帮助医生提前了解患者病情，并提前做相关安排，医生在有限的时间内可以问一些更有意义的问题，患者也会减少对医生的埋怨，不会认为病症都没问清楚就下诊断，既节约了时间，又避免了优质医疗资源的浪费。

（3）随访与健康宣教：针对出院患者进行线上随访与健康宣教，通过线上随访与健康宣教可以提高医院医前及医后服务水平，同时方便医生对患者进行跟踪观察，掌握第一手资料以进行统计分析、积累经验，同时也有利于医学科研工作的开展和医务工作者业务水平的提高，从而更好地为患者服务。

（4）线上护理＋康复服务：以"线上申请、线下服务"的模式为主，为出院患者或罹患疾病且行动不便的特殊人群提供线上预约护理服务和康复服务。重点对高龄或失能老年人、康复期患者和终末期患者等行动不便的人群，提供慢病管理、康复护理、专项护理等方面的护理服务。

4. 智慧医院建设成效

智慧医院的建设在患者服务方面实现了"五个方便""四个快捷"和"四个降低"，患者来院就医结算无须排队，5秒内完成支付，均次就医时间由原先的90分钟缩短至40分钟。

"五个方便"即方便患者预约诊疗、方便患者在线签到、方便患者智能导医分诊、方便候诊提醒、方便患者用药指导。

"四个快捷"即快捷的检验检查结果查询、快捷的诊间结算、快捷的在线缴费、快捷的院内导航。

"四个降低"即降低患者就诊往返医院次数、降低门诊候诊时间、降低院内重复排队次数、降低平均住院日。

五、体会与展望

医院信息互联互通标准化成熟度测评工作是一个循序渐进的过程，它不仅是对医院信息化水平的评价与检测，更是对医院信息化建设水平的提高与指引。在高速发展的信息时代，医院信息系统的改造和标准化工作仍未结束，测评结果不应该是终点而应是新的起点，我们将以更严格的标准来要求自己，继续开展数据资源标准化建设、互联互通标准化建设、基础设施建设、互联互通应用效果工作，持续改进工作流程、服务流程，不断提升院内医疗服务的质量、体验和效率，为建设新模式的智慧医院保驾护航。

案例16 以信息互联互通打造优质智慧服务和高效数据治理体系

申报单位：中山大学附属肿瘤医院

一、单位简介

中山大学附属肿瘤医院（中山大学肿瘤防治中心、中山大学肿瘤研究所）成立于1964年，是中华人民共和国最早成立的四所肿瘤医院之一，是全国规模最大的肿瘤学基地之一，承担国家肿瘤防治重任。中心现设有越秀、黄埔两个院区，医疗业务量居全国肿瘤专科医院前列。

信息中心成立于1993年，负责全院信息化建设和智慧医院建设，由四个组共23人组成，原名为信息科，2020年正式更名为信息中心。信息中心作为全院的一个重要职能科室部门，由院长/书记牵头，专任院长管理，信息化委员会重点把控，承担全院和各个科室信息化建设的相关需求，全面促进智慧医院建设。

二、医院信息化发展历程和现状

（一）医院信息化建设发展的四个阶段

第一阶段，积极探索，信息初建。1995年建成以收费为核心的HIS系统并投入使用；1998年医院网站开通；2002年，采用智能综合布线，预装2000多个信息点的1号大楼落成使用。

第二阶段，快速发展，数字化医院成型。2006年开展信息化咨询，启动数字化医院建设；2007年完成基础网络升级和机房改造；2008年新HIS、新LIS、PACS系统陆续上线；2012年完成了配套骨干、终端网络和容灾机房建设；2013年手术麻醉、护理、重症监护等业务科室系统完成建设，医院临床信息系统日趋完善。

第三阶段，全面提升，建成数字化医院。2015年对信息化建设做五年蓝图规划；2015年底完成核心硬件升级和双活数据中心建设；2016年集成平台、HRP系统投入使用；2017年一体化系统上线；2018年大数据平台建成，人工智能实验室成立。

第四阶段，智慧升级，为智慧医院而奋斗。2019年来，云诊室、自助缴费、自助出入院等便民服务上线，提升智慧服务水平；2020年信息科更名信息中心，进入全面发展新阶段；2021年7月，中心顺利通过了国家医疗健康信息互联互通标准化成熟度四级甲等评审。

（二）医院信息化现状

医院自2000年开始高度重视信息化建设，建立了多个专用机房，实现全面基础信息设施支撑和存储容灾方案；引入并建立起通用的虚拟化云端集群，为信息化建设提供灵活、高效的计算资源。

医院在信息化建设过程中不断在行业前沿探索，不断投入完善建设以电子病历为核心的一体化临床工作站，医院于2021年顺利通过了国家医疗健康信息互联互通标准化成熟度四级甲等和电子病历系统功能应用水平分级评价五级评审。

在临床科研信息支撑上，医院率先制定发布了常见恶性肿瘤数据标准，建成覆盖132万例患者全量数据的肿瘤大数据库，其中建设了涵盖26个常见肿瘤的专病库。人工智能研究方面，鼻咽癌靶区智能勾画研究成果在11家医院落地应用；医院自主研发上消化道肿瘤内镜AI辅助诊断系统，在国内居领先地位，2019年，荣获国家卫生健康委统计信息中心医疗健康人工智能应用落地30最佳案例。

医院利用"互联网＋"，搭建起线上互联网医疗服务体系，目前已覆盖全院90%以上的就医流程；全面实现自助报到、智能就诊指引、自助检查预约、实时候诊提示；提供一站式检查检验、费用清单等自助打印和云胶片服务；首创手机自助入出院流程办理，获2019年度和2020年度全国智慧医院优秀案例、广州互联网医院卓越服务奖（2020年）；创新上线"云诊室"在线诊疗功能，建立全院邮寄服务中心，实现就诊资料一键邮寄到家。

三、互联互通建设与改造

（一）信息平台支撑实现互联互通，驱动智慧服务建设

互联互通基础信息集成平台建设前，临床医疗服务信息化主要面临如下几类问题：

1. 检查检验申请单业务流程不统一，信息孤岛问题突出

（1）CT、MR可以通过门诊、住院申请单预约，门诊患者缴费后手持申请单及缴费单据到影像放射科室登记，各业务环节均不能通过系统反馈给HIS，医生无法掌握患者的检查进度；病理申请采用纸质申请单形式，缺乏质量管理模块。

（2）医技科室的系统交叉互联现象严重，集成方式多样，主要包括Web Service、视图、文件、动态链接库、exe程序、界面集成等方式，当HIS的医嘱信息发生变化时，HIS不能主动推送医嘱变化消息，消息推送效率和系统使用效果都不好。

（3）基础数据不一致问题：由于各类基础数据、字典未形成统一的管理方式，检验系统不能及时收到相关的更新信息。这种数据多散落在不同的系统中自行维护，且部分基础数据采用程序进行同步，因此会有系统间数据不一致、同步不及时的问题。

针对以上问题，基于前期的集成平台建设成果，按照互联互通四级甲等标准测评规范进行全院信息化高等级建设，完成17个在用业务系统接口改造，大部分服务已接入集成平台并投入使用；完成11个新系统接入集成平台。

目前，检查预约方面，集成平台已支持医技科室检查预约；EMPI方面，已经在

HIS、一体化、PACS、体检系统接入使用；单点登录方面，全院内、外网所有客户端电脑均支持使用单点登录；CDR方面，完成97个服务的注册和发布；字典方面，6类主数据已经在各个业务系统同步使用；临床诊断术语方面，完成编码标准规范。

2. 患者有多个病历号和患者身份标识不统一、临床数据文档共享问题

（1）临床医生在医生工作站中查看患者的检查结果、检验结果时，只能从不同的菜单中链接由医技系统各自提供的 Web 界面，无法统一查看患者的检查、检验结果，也不能查看同一患者的历次检查、检验结果信息。

（2）肿瘤患者常常反复入院，而系统尚不能从统一的视图查到患者的所有诊疗记录，医生要反复查询。

（3）电子病历与病理系统、影像系统的对接不完善，负责登记的技术员常常需要登录多个系统查询同一患者的信息。

（4）患者门诊号、病理号、住院号各不相同，技术员无法通过唯一标识识别患者，如遇重名则需要技术员人工区别。

针对以上问题，以EMPI作为主干，串联CDR的各类信息，并最终通过统一患者视图予以展现。以患者为中心的诊疗服务的重点，在各个系统原来提供给医生护士查询各类检查检验报告时，统一先调用EMPI接口，获取患者所有的诊疗卡号和病历号，然后再查询所有相关的结果和报告。

（二）存储结构化、标准化数据，实现数据高效治理

从2018年开始，建设以互联互通为核心的信息集成平台临床数据中心，陆续在现有系统和新上线的系统持续进行结构化并按CDA标准上传结构化报告，报告结构化率达到100%。经过持续的标准化后，临床数据中心不但能支撑多院区的实时调阅，还能够为线上线下一体化的云诊室（互联网医院诊疗）患者解决"时空"问题，让数据多跑路，患者少跑腿，在云上查看医嘱、报告和病历。

另外，对临床和医技检查科室常用的知情同意书、各种流转的单据等全部实现电子化和数字化，实现在临床各个信息系统查看浏览相关单据。信息中心已建立平台相关的定期考核指标，实现了治疗类和普通类的超过100种不同类型的知情同意书数字化，确保互联互通持续完善，为医院节省大量的人力和纸张成本。

四、互联互通建设成效与亮点

（一）基于平台互联互通的线上线下医技预约全覆盖和全流程闭环

医院在进行采血业务流程改造前，采血中心存在高峰时段患者等待时间过长、现场秩序混乱、采血耗材漏收费、漏打条码、打错条码等情况。

首先，针对肿瘤患者多进行周期性采血检验的情况，在医生工作站进行适应性改

造，医生在开立检验医嘱后，需对检验医嘱进行采血批次组合，组合后系统支持以批次为最小单位进行采血预约。

其次，以半小时为单位实现精准采血预约，避免高峰时段的过长等候及低峰时段的采血护士冗余。系统支持医生为患者进行诊间预约，患者也可使用中肿掌上就医APP或院内自助机进行采血预约，三种预约方式均支持随时进行预约变更。

最后，建立采血中心内部排队叫号流程：在对应预约时段，患者使用院内自助机或中肿掌上就医APP进行报到后，等待窗口叫号，其间采血系统设备自动备管并贴好条码，护士叫号后可直接进行采血操作。

改造后的患者在医院住院和门诊进行采血的流程见图2-1。

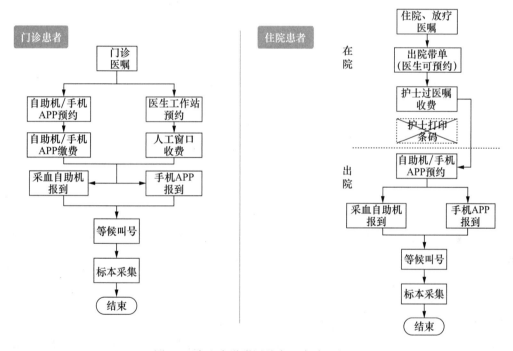

图2-1　中山大学附属肿瘤医院采血流程图

通过分时段预约，平台采血预约与自动采血系统互通后，在高峰时段，采血患者总量提高了25%，在周五来院采血患者明显增多的情况下，从报到到采血时间平均不超过10分钟，极少有等待时间超过30分钟的情况。

经过多次调整预约平台的特殊规则，实现全院所有大型设备检查100%线上预约。患者手机APP一站式预约，省力又省心，原窗口服务台的工作人员减少，只负责日常患者宣教和退费工作。

通过医技检查统一预约，实现了全院所有检查、检验（采血）和治疗的线上分时段预约，并通过平台总线申请单标准化服务，接入医技科室的自助报到系统，实现患者按照预约的时间段精准报到，有效减少排队拥堵情况，在医院常态化疫情防控的背景下，有效减少院内人员聚集和流动。同时患者可以根据自身情况在家通过APP或小程序线上变更检查日期，做到全院检查预约资源池和号源对外共享，在交费后、检查前、出报告后多个流程环节自动发送短信和微信小程序消息提醒。

持续接入新上线的医技检查系统和覆盖全院检查预约互联互通治理，使医院公共服务应用能力得到很大的提升。在线下，患者可以在门诊和住院病房的自助终端打印检查检验报告、影像胶片和医保审批证明，另外也可以在自助机实时预约和改约各类检查检验的时间；在线上，通过微信公众号、小程序和APP为患者提供预约挂号、分诊导医、在线支付、查看检验检查预约、检查就诊注意事项、就诊等候状态告知、各类报告和影像DICOM图像。临床医护人员也可以在系统和中肿掌上医院（医务人员内部使用的APP）随时查看已经注册到CDR的报告和临床各类医疗文书。

医院建成智慧就医体系，通过医院智慧服务分级五级评估，实现100%医疗业务线上线下一体化，诊前、诊中、诊后医疗服务全程在线化，实现智慧医疗服务全场景、全周期使用。

（二）实现电子病历数字化率100%、数据化率95%、互联互通率100%、移动化率95%

医院推动以医护人员为核心的互联互通核心系统，提高工作效率。对非医疗文书全部实现平板和手机电子签名，将知情同意书、疫情申明书、需要患者或家属签字的协议书等全部实现线上归档查阅，100%系统覆盖国家"智慧医疗"要求，95%功能覆盖互联互通四甲功能要求。

基于平台和互联互通信息化，在全面建设了共五大类98个子系统的同时，医院的数据资产也在快速增长和积累，到目前为止，医院数据总量已经达到PB级别（100万GB），这些海量的数据资产，成为医院医教研的重要工具、医院科研的重要支撑。

以"互联网＋"为手段，基于集成平台建成以中肿掌上就医为载体的线上服务体系，实现了住院的一站式移动支付功能，目前使用自助入院的患者占总入院人次的80%；自助出院的患者占总出院人次的35%，部分病区更实现了100%患者手机办理入出院的大变革；使用手机缴纳预交金患者占80%。改造自助出入院流程，解决患者办理住院、缴纳押金、出院结算等多次往返、排队的现象，真正地方便了患者，改善了就医体验，提高了医院医疗服务能力，也为优化配置医疗资源奠定了基础。

五、未来展望和规划

以"互联网＋医疗健康"为实施方针，以公立医院绩效考核和电子病历应用水平、互联互通、医院智慧服务分级评估工作、网络安全等级保护等评级为指导，从八大方向开展智慧医院建设，提升服务能力；建成以"智慧就医"为核心的流程优化及互联网服务体系，建成以"智慧医疗"为核心的临床信息支撑体系，建成以集成平台为核心的系统架构优化，建成以大数据挖掘、转化应用为核心的创新智能诊疗新模式，并具体通过以下四个方面来建设。

（一）业务集成展现，提高医疗处置效率

前端应用的集成化，实现工作站的院内外信息集成与共享，方便医生调阅操作；实现通过信息化优化临床行为监控管理，为临床路径、质控等临床应用提供多维技术支持。

强化对医疗过程的闭环监控，使医护工作业务过程中的每个节点能够实施准确管控。

（二）临床智能化应用

依托信息平台，集数据应用、业务应用、集成应用、管理应用为一体，基于临床指南、医学教材、真实病历的分析构建临床本体知识库，作为临床医生知识检索系统，实现医嘱（CPOE）进度追踪，医嘱完整性、医嘱合理性、诊疗提醒和药品不良反应监控。通过配置检验危急值、药品配伍禁忌等相关规则，设定程序预警点，避免临床出现不合理处置或涉及患者安全的问题发生。临床路径与CPOE深度融合，结合临床指南和临床知识库对路径制定进行指导。

（三）临床与运营决策支持

基于数据中心进行数据的整合展现及应用，利用大数据分析技术做自然语言处理，建立临床辅助诊断引擎，利用词频、相似度算法推荐相似判断，以及相关诊疗计划，并依据规则完成临床预警和追踪，提供临床预警提示、临床辅助诊断和辅助诊疗的决策支持，以及临床路径过程管理与效果的监测。通过对主诉、现病史等病历内容的自然语言处理，提取病历特征；通过决策支持引擎，实现疑似诊断推荐，提高诊治效率。对患者医疗质量与安全指标、单病种统计、重症指标、合理用药等进行监测，打造医疗质量指标监测分析平台、单病种指标监测分析平台、重症医学医疗质量指标分析平台和合理用药监测平台。针对单个病种关键指标进行多角度、多方位的分析、监控和管理，促进单病种的医疗质量持续改进。从多角度、多方位、多层次监控医院发展，提高医院的核心竞争力和运营效率。

（四）内外联通应用

依托信息平台和数据中心，实现与国家卫生健康委等多个上级机构、外部机构的数据交互利用。通过共享文档、患者基本信息交互等多种形式，完成医院信息平台与上级平台的信息交互。借助共享文档检索、调阅服务，通过共享文档实现与院外对接，实现数据的区域共享。

通过以上几点措施，以互联互通为抓手，对标国家医疗健康信息互联互通标准化成熟度五级乙等、五级甲等指标，并结合医院的实际目标和信息化蓝图规划，通过信息平台各项功能促进智慧医院建设，打造优质高效信息化治理体系，推进医院高质量健康发展。

案例17 互联互通测评推进智慧医院建设

申报单位：山西省大同市第三人民医院

一、单位简介

大同市第三人民医院于1951年由原中国人民解放军第257医院集体转业组建而成。目前，是一所集医疗、教学、科研、预防、康复、保健于一体的大型三级甲等综合医院，承担着山西省北部地区乃至晋、冀、蒙等周边地区人民的医疗保健任务。医院同时为全国文明单位、全国百姓放心示范医院、国家级住院医师规范化培训基地、国家药物临床试验机构、全国高级卒中心、中国胸痛中心、国家医院信息互联互通标准化成熟度四级甲等医院、电子病历系统应用水平四级。医院按照国家、省、市卫生健康委关于信息化建设工作要求结合医院实际情况大力发展医院信息化建设工作，始终坚持以信息化服务临床、优化创新、改造流程、提高效率、便民惠民为工作宗旨。

二、医院信息化发展

（一）信息化发展历程

大同市第三人民医院自1998年开始医院信息化建设，历经传统的单机系统、C/S架构、B/S架构的系统建设，到现在拥有先进的一体化医院信息系统、信息平台、虚拟化技术、云存储、数据中心、移动医疗、电子病历、数字签名系统、数字化手术室系统、区域医疗应用（远程会诊、远程教学、远程门诊、远程影像诊断、远程一体化心电）。近年来，医院在信息化建设过程中，着力打造"互联网＋医疗"建设，实现门诊患者全面预约管理，线上线下一体化信息系统；构建以电子病历为核心，临床路径、DRGs等质量控制体系为基础的诊疗规范；医院信息系统在运行中结合医院实际不断完善、优化、改进，使各大系统更加适应医院实际工作需要和患者需求。信息技术已在医院的临床诊疗、检验、检查、行政办公及患者服务等方面起到了很好的支撑作用，同时也为医院的发展做出了积极的贡献。医院于2021年通过国家信息互联互通标准化成熟度四级甲等测评。

（二）信息化建设存在的问题

近年来，互联网医疗需求激增，人民对高质量医疗服务的要求持续上升。与此同时医院信息系统在架构体系、标准体系、功能完整性、应用体验、管理支持等方面，逐渐跟不上日益增长的患者服务、临床应用和管理分析的需求。就医院信息化建设方面现状来看，存在以下几点问题：

（1）医院信息化建设起步较早，缺乏统一的标准、建设思维模式不清晰。

（2）医疗信息系统存在部分业务孤岛效应（医疗单元数据间不互相融通、长时间的孤立分散），无法实现有效的信息共享，临床信息缺乏有效的资源整合。

（3）临床质量管理缺乏有效辅助手段，人财物管理缺乏精细化管理、运营管理缺乏高效的信息抓手。

（4）医学自身的复杂性导致其与信息技术的结合尤其困难，且随着医院个性化需求的不断累积，原有架构也需要不断升级换代。

三、信息互联互通建设与改造

（一）互联互通智慧医院的建设需求

随着"健康中国战略"的持续推进，国家卫生健康委员会颁布关于医院信息化建设等相关文件，为医院信息化的发展指明方向，从国家层面提出促进和规范医疗信息化发展的指导意见。在信息系统建设时期，国家三级公立医院绩效考核、医院信息互联互通标准化成熟度测评、电子病历应用等级评价管理办法及评价标准、医院智慧管理分级评估标准体系等政策成为医院信息化改革的核心要素，是通向建设智慧医院的桥梁。

互联网医院建设、全预约诊疗在改善医疗服务、满足人民群众就医需求等方面需要更加有力地发挥作用，同时在推进线上线下一体化、医保支付、药品配送等方面也有迫切需求。

（二）互联互通智慧医院改造的难点和重点

1. 建设改造难点

（1）整体规划不全面：没有整体规划，医院就没有统一的需求和目标，容易形成"信息孤岛"，造成资金浪费，医院信息系统的规划建设仍然存在信息孤岛，没有真正做到"整体规划，分步实施"。

（2）缺少资金：实施整个医院的信息化建设需要大量资金投入，医院的整体收入在本地区不算很高，医院尽量每年为信息化建设留有一定资金的预算，即采取边积累边建设的方式。

（3）缺乏复合型人才：随着医院信息化建设的深入发展，现有的专业技术人才无论在数量还是质量上都不能满足医院信息化对人才综合实力的要求，而目前医院既懂信息、又懂医学及医院管理的复合型人才又十分缺乏。

2. 建设改造重点

（1）基于电子病历的医院信息平台建设数据标准化改造：按照卫生信息数据标准为核心对电子病历中不符合标准的数据进行数据类型、表示格式、数据元值及代码等数据元属性的标准化改造；针对《电子病历共享文档规范》《WS/T 447—2014基于电子病历的医院信息平台技术规范》的要求，对共享文档标准化、共享文档结构、平台的信息整合方式、整合技术、信息资源库等进行改造；平台连接业务改造，对平台连接系统，如 HIS、EMR、RIS/PACS（包括放射、超声、内镜、病理等）、手术麻醉系统等进行业务改造。

（2）临床数据中心建设：将医院分散在电子病历系统、医嘱系统、检验信息系统等医疗信息系统的临床数据进行有效整合，通过建设临床数据中心实现标准、统一、开放的数据接口集成，根据标准化数据模型自动生成数据接口，适应不同应用对数据库访问的要求，同时解放人力统计成本和降低统计误差，保证数据的统一、有效和及时，进一步为临床、管理等业务提供数据支持服务。

（3）BI（MDR）上线应用：通过整合分散在各个系统中的数据，将不同种类的数据进行关联，以数据库、数理统计、可视化技术为基础，形成数据挖掘分析能力，建立医院管理以及医疗业务的辅助决策支持系统，对数据进行分析，提取有价值的数据，对管理决策和医疗服务提供支持，从而实现管理维度的多元化、可视化、精细化、智慧化，实现医疗成本、医疗质量的双控制，向决策层提供最好的服务。

（4）网络安全建设：充分利用网络防控技术部署安全、可靠的网络体系，构建从事前预防、事中减损和事后分析的全面网络安全防护结构，提高主动防御能力，提高信息系统安全等级保护，保障医院各类业务系统在网络安全、信息安全的基础上稳定运行。医院于2021年1月通过国家信息安全保护等级三级测评。网络安全是信息化发展的前提，信息化发展是网络安全的保障，网络安全和信息化发展相辅相成。

四、信息互联互通建设成效与亮点

（一）互联互通智慧医院建设成效

互联互通建设结合医院实际管理需求及应用现状，有效整合资源、共享资源，借助信息技术创新医疗服务模式，覆盖医院所有业务管理及流程运行，在此过程取得显著成效：一是突破不同信息系统的技术壁垒，建设同标准、同规则的信息系统平台；二是促进电子病历系统功能应用水平建设；三是开展智慧便民与提升服务质量；四是创新远程医疗服务模式，促进优质医疗资源纵向流动；五是有效推进区域内医疗信息共享工作，打通区域内医疗机构和医院检验系统的通道，实现检验线上申请、线上查看报告、打印报告整个闭环流程管理，助力全市互联互通工作的工作有效开展。经过信息互联互通建设及改造，医院实现信息共享和互联互通的信息化建设目标，并于2021年申请参加信息化建设水平测评工作，通过国家医疗健康信息互联互通标准化成熟度测评，获得四级甲等授牌（图2-2）。

2021年医院在物理安全、网络安全、系统安全、应用安全等方面继续加强监督管理力度，信息系统通过国家等保三级测评。

根据电子病历评审要求、三甲复审、互联互通四级甲等三级医院的信息化建设要

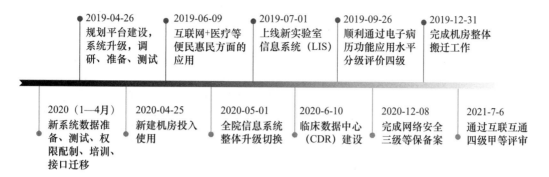

图2-2　智慧医院建设历程

求，医院逐步落实符合评审要求的应用系统建设，上线管理决策支持系统集成、CDR、单点登录系统，加强应用数据质量管理，随着临床信息闭环管理、合理用药监测软件的使用，着重规范医疗行为、提高医疗诊疗质量；建立门诊自助打印系统，减少患者排队等候时间，提高了患者满意度，实现了"互联网＋智慧门诊"就医模式；加强临床路径管理、单病种管理、DRGs管理、高值耗材及二级库管理系统建设、建立数字化病案系统，采用集中打印清单、电子病历的方式，做到收费准确，为医院降低运营成本。

（二）互联互通智慧医院建设亮点

1. 远程会诊中心建设

大同市第三人民医院于2016年6月正式启动远程医学中心，致力于30家医联体基层医院建立互通关系，同时开展远程会诊、远程影像、远程病例及远程门诊等线上医疗服务，让患者就近享受优质的医疗资源，提高诊断服务资源利用水平和医疗服务质量。目前医院展开远程向上、向下会诊及相关医疗拓展服务约2005例，其中向上会诊61例，向下会诊1537例，向下远程教育205次，向上远程教育141次，远程门诊61次，远程云影像共计10203例，为本地区老百姓解决了就医难题。

2. 全流程自助服务

电话、现场窗口、网络、微信、支付宝、APP、自助机、诊间、出院患者中长期预约等多种预约方式，全部实行分时段实名制预约挂号方式，所有预约号源统一调配；预约信息及就诊时间短信通知患者；自动生成就诊顺序，智能调配分诊，智能电子叫号；患者自助服务终端通过身份证、电子一卡通、社会保障卡多卡互认，跨行交易与结算，实现门诊自助建卡、挂号、缴费（自助医保结算）、自助胶片打印、自助打印检验、检查报告以及自助打印住院清单等一站式服务；利用微信平台及互联网医院向患者提供挂号查询服务，包括门诊及住院检验（检查）报告、住院每日清单、预交金、门诊费用明细、诊断及药品处方明细、智能导诊等信息便捷服务（表2-1）。

表 2-1　公众服务内容

应用效果公众服务类型	应用情况（人次/日）	涵盖内容
患者自助终端	1821	自助挂号、费用自助查询、医疗服务价格自助查询、检验检查报告自助打印、胶片自助打印、电子病历自助打印、单据自助打印、自助缴费、自助建卡、自助预约
患者线上服务	4698	身份认证、预约挂号、智能分诊导医、在线缴费、就诊信息查看、影像查看、住院预交金、满意度评价、处方查询、排队查询，支持全流程电子一卡（码）通应用就诊
患者线上支付	4338	等候状态告知、医学知识宣教、缴费提醒

3. 处方流转平台

大同市第三人民医院通过搭建处方信息共享平台，利用互联网应用让数据多跑路、患者少跑腿，优化就医流程，将处方信息和药品零售销售信息互联互通，缩短大医院等候取药时间，加强患者自主选择线下药店购药。医院已将处方信息共享平台接入 HIS 系统，真正实现在医院就诊，通过信息共享将处方流转至平台，将就诊和药品进一步分离，重新定义医院是诊疗服务的提供者，而不是药品的售卖者，有效推进医药分开。

4. 电子病历智能语音录入

医生通过手机端随时随地录入病程。利用互联网＋医疗的手段突破原有 PC 端书写病历的局限，利用 APP 集成智能语音录入功能语音识别率达 95%，随后批量整理到电脑上，医生进行简单的修改即可，极大地减轻了医生的工作量，在查房时遇到的问题也可以随时记录，说说话、动动手指即可完成。

5. 建立区域统一的检验检查平台

加快落实医疗服务与保障能力提升，实现检查数据（包括放射、超声、内镜、病理、心电、核医学等）的同级共享及跨域共享交换，减少重复检查，实现机构间的检验、检查结果互认，为开展云应用以及实施分级诊疗提供数据和服务基础，促进大同市健康医疗信息化互联互通，提升优质医疗信息资源整合共享和业务协同水平。

6. 临床路径管理

在基于知识库的医疗辅助智能导航方面提供临床决策支持系统，实现临床路径过程管理与效果监测，制订了具有特色的分支路径、筛查路径，完善了疑难、复杂、待诊病例的临床路径。截至目前，医院临床路径管理病种扩展到 23 个专业 827 个病种，其中 98 个为按病种付费临床路径、74 个为日间医疗版临床路径、16 个筛查路径，并全部实施临床路径信息化管理，临床路径病种数 827 种均完全达到国家卫生健康委要求，在全省的临床路径管理公示中处于领先地位且临床路径入径占比 89.86%。基于信息化建设推进了临床路径的实施，通过规范医师诊疗行为，一方面保证医疗质量与医疗安全，另一方面缩短住院时间和住院费用，加强医院内各部门、各专业的合作，最终使得患者受益。

（三）互联互通智慧医院建设经验

为更好地打通信息孤岛，医院通过两年多平台的升级改造建设，建立以电子病历为核心的医院信息平台，在平台基础上接入医院管理信息系统、临床信息系统、自动化办公系统、运营管理系统、第三方机构等30多套系统，通过互联互通的评测标准，梳理评估医院所有在用各系统模块，在建设中充分发挥测评标准的规范性作用，进行数据标准化、共享文档标准化、信息集成平台，以及平台链接业务的改造。逐步完善医院的数据质量、数据治理。通过互联互通信息共享的持续改善，提高效率、改善服务、降低成本，推动医院信息化整体迈上新的台阶。

医疗信息化建设必须强有力贯彻医院信息化建设"一把手"原则，医院领导高度重视，制订多部门协调机制，强化投入，措施得力；健全组织架构和管理制度，成立医院信息管理小组，基于临床使用要求，定期召开项目沟通协调会，跟踪进展、梳理问题及工作计划；对医院网络安全隐患全面分析，构筑全方位的医院网络安全保护系统；严格权限授权管理、定期网络自查检测、重要业务数据安全备份等技术管理方法保障医院正常运作和持续发展；制订严密、详尽的系统应急方案、全面的应急响应机制，制订应急处置流程、应急人员、应急操作方法等，可能对数据资源造成的损失，迅速做出响应步骤，在预定时间内有效地恢复信息系统中的基本数据资源，实现数据一致性、完整性、时效性。

五、体会与展望

互联互通标准化测评只是一个开始，而基于顶层设计的医院信息化建设，应进行全方面多角度的统一、长期、可行性规划，清晰定位医院建设、发展方向，以互联互通标准化建设作为今后信息系统建设的标准和大方向，以此为契机促进医院信息化建设向标准化、一体化、高度共享化发展。通过引入标准化体系进行顶层设计，开展以评促建，在明确信息化建设路径、国家标准规范的同时，更要适应"互联网＋医疗健康""医疗大数据"等新需求，进一步满足智慧医院的建设标准和要求，大力发展数字化建设，全面推进医院转型发展。

在推进互联互通的智能化应用平台建设的同时，探索新型医疗服务模式，延伸医疗服务半径，实现医疗健康信息互通共享，助力实现医院精细化管理，借助信息化手段，通过线上线下诊疗的无缝融合，贯通诊前、诊中、诊后各环节；通过拓展医疗服务的时间、空间，提高医疗服务供给需求；通过移动终端、医疗设备、信息系统等互联互通，实现医疗健康信息在医生、患者、公众之间的无缝流通。改善患者就医体验，为公众提供个性化、多元化、高品质服务。

案例18 借助信息互联互通，打造智慧服务建设

申报单位：国药同煤总医院

一、单位简介

国药同煤总医院始建于1949年10月，是一所集医、教、研、防于一体的三级甲等综合医院，同时也是山西医科大学、大同大学附属医院，承担着大同市云冈区及周边地区100余万人的医疗服务和矿山医疗救护及抢险救灾等国家指令性任务。医院设平旺、恒安两个院区，占地面积16.95万平方米，建筑面积19.22万平方米；编制床位1000张，开放床位1250张，职工总数2512人，院本部高级职称499人，医学博士2人，硕士226人。

医院有临床及医技等50个科室，神经外科是山西省重点学科；康复医学科是山西省重点建设学科；心血管内科、康复医学科、呼吸内科是山西省重点专科；呼吸、心血管、神经、内分泌、Ⅰ期临床试验研究室（仅限于生物等效性试验临床研究）现均已通过国家药物临床试验机构资格认定。完成集中供氧系统、气动物流系统、洁净饮水系统、污物转运系统、楼宇酸化水系统以及集中配液流水线、全自动包药系统、全自动发药系统等建设，基本实现诊疗现代化。

我院计算机室为医务处下设二级科目，由医务科统一管理。科员6人承担项目管理、对内对外协调、研发等工作，另有软件公司驻地工程师11人负责系统和安全运维工作。计算机室作为我院信息化承上启下的建设部门，通过对HIS包括LIS、PACS、EMR等系统的开发与维护、优化调整以及医院内部互联网建设、互联互通建设，以保证本院临床科室医疗系统正常运行的同时承担起作为涵盖27家县（区）人民医院、中医院，9家职工医院、53家民营医院、33家社区卫生服务中心（站）、6个乡镇卫生院、190个村卫生室，48家同煤社区医疗机构的大型医疗联合体的信息建设牵头作用。目前医院信息化建设2017年通过电子病历六级认证医院，2020年通过国家医疗健康信息互联互通标准化成熟度四级甲等测评，是目前山西省信息化建设的标杆单位。

二、医院信息化发展

（一）医院信息化建设简要历程、状况

作为公立医院改革试点工作的重要任务之一，建立和完善以电子病历为核心的医院信息系统，是实现现代化医院管理目标的重要措施。同煤总医院从2003年建立收费系统到以电子病历六级为核心的全院信息系统，陆续已上线188个系统1134个模块。2017年9月成为全国12家"电子病历系统功能应用分级评价六级医院"医院之一，

2017年11月又荣获"2017年度中国信息技术服务产业贡献奖"的荣誉称号。2019通过智慧服务评价二级评审标准。

2002年起，我院开始建设HIS系统，这标志着我院正式迈入现代化、信息化、数字化的医疗机构行列。HIS系统的建设，使得我院医疗资源得到充分利用，也为后续我院的资源整合、信息共享打下了坚实的基础，为患者开拓了"大变革、大提升"的就医体验。

2007年，我院开始建设CIS、LIS系统，社区管理系统、后勤物资管理、PACS上线。自此我院完备的信息化建设全面驶入高速轨道，临床数据的治理与应用又迈进一大步；检验与实验数据的分析、统计管理的时效性与准确性得到切实加强；PACS系统的上线让远程诊疗得到实现，不仅解决了我院内部各临床科室的信息共享，更让大区域内的医疗资源得到深化整合，更是我院作为现代化、信息化医疗机构的关键所在。

2014年开始，我院信息化建设步入快车道，上线省内首家住院包药机以及门诊摆药机、建立配液中心；实施移动护理、电子交接班、数据挖掘—抗菌素和不良事件、医院管理信息系统；上线省内首家电子临床路径实施、院前急救体系、透析管理系统、门诊液疗系统、门诊预约系统、检验流水线、病案病历接收系统、回访系统、门诊医生站；上线首家华北地区供应室追溯系统、安全监控体系、实时监控体系、病案首页质控系统、护理不良事件管理；核心机房改造、医联体信息化建设、电子签名上线、耗材管理、医疗风险预警、标本追溯系统、诊间预约、手麻系统等。

2015年我院启动电子病历六级分级评价建设，深化开展全程闭环管理、高级医疗决策支持，以应用分级评估为手段，目标导向性促进集成平台互联互通。同时自助机启用、一卡通实施，完成物流系统闭环改造，上线病案信息在线质控平台、单病种质控、传染病预警上报、360示踪查看系统、DRGs评价、全面质量监控平台，以及辅助决策等优化完善，于2017年9正式通过国家卫生计生委的评审，成为电子病历系统功能应用水平分级评价六级医院之一，也是山西省唯一的一家六级医院。对电子病历六级分级评价的建设既是新机遇，也是新挑战。通过电子病历六级评审标志着国药同煤总医院实现了高标准信息化的大突破，在医疗健康信息互联互通方面迈出重大步伐，智慧医院建设取得新的进展。这对促进新信息交互方式的发展发挥了至关重要的作用。

2019年我院陆续上线了门诊线上支付、远程医疗、固定资产、肺结节智能辅助决策、全面运维监控系统、自助服务（语音倾诉、自助清单、病历打印）系统，完善全面质控运营平台，完成智慧服务建设、互联互通成熟度测评准备、用药管家、专病辅助决策、统一支付平台等。2020年9月，我院被授予"医院信息互联互通标准化成熟度测评四级甲等医院"的称号。

至今，我院深入贯彻落实国务院办公厅关于促进"互联网＋医疗健康"发展的意见，实现医疗健康信息互通共享，区域医疗信息共享、智慧医院深度建设、互联网医院建设、全院无纸化、医保线上等工作均扎实开展并逐步切实完善。

（二）存在的问题

1. 资金短缺

首先，以三级甲等医院来说，要实现整个医院的完全信息化至少需要几千万甚至上亿的投资，这是一笔不小的数目，完全依赖政府行政拨款所得的资金几乎难以维持信息化建设的需要，大部分的资金投入是需要医院自己来解决的，作为企业医院更是如此。可以说，资金的短缺和信息化投入的不足是制约和阻碍医院信息化建设的首要因素。

其次，医院信息化建设效果的显现需要一个过程，其给医院带来的效益是在日常管理工作中逐渐提现出来的，而无法带来直接的经济效益，再基于医院信息化建设所需的庞大资金，院领导往往更愿意投资配置一些马上能够为医院产生直接经济效益的医疗设备。医院信息化建设项目往往会因为资金短缺问题而无法开展。

2. 复合型人才短缺

要实现医院全面信息化建设，必须配备一批专业技术性人才。医院信息化建设所需要的人才不仅要懂得专业医学知识，也必须要掌握高水平的现代信息技术。但在实际的建设过程中，医院却面临着复合型人才短缺的问题，医院的专业医务工作人员往往并不具备信息技术的相关知识和技能，而专业的信息技术人才同样并不了解临床相关知识，在软件开发和系统集成方面无法充分考虑临床使用习惯及相关操作流程。即使某些医院能够找到一些掌握专业医学知识的信息技术人才，由于体制问题，这些人才在职称评定以及职位升迁方面很难得到优厚的待遇，极易造成人才的流失。

三、互联互通建设与改造

（一）建设需求、改造重点

医疗健康信息互联互通标准化成熟度测评是国家卫生健康委为落实国家"互联网＋医疗健康"战略，根据"以卫生信息标准为核心，以信息技术为基础，以测评技术为手段，以实现信息共享为目的"的要求，而开展的医院信息化建设水平技术测评工作。面对国家级评审，院领导高度重视互联互通标准化成熟度测评工作。2019年8月，我院筹备申报并组建项目组，由医务科牵头，协同门诊部、护理部及各临床科室、医技科室制定目标评测登记，对照自评找差异，通过自测评得出的评分表。自测评分，89.95分满足四级甲等要求。医务科与研发公司共同制定《互联互通工作任务清单》，并严格按照各时间节点稳步推进。8月30日通过大同市卫生健康委提交《国家医疗健康信息互联互通标准化成熟度测评申请单》，同时通过国家卫生健康委统计信息中心测评平台提交测评申请和自评表。在此期间我们也建立了周例会制度，每周召开项目例会，会议讨论改造的现状和出现的问题，及时关注项目的最新进展状况。同年10月23日于北京国家电子计算机质量监督检验中心，完成共享文档及数据集等测试样本的实验室测评工作，并顺利通过实验室测评。由于疫情，文审改为线上进行，对我院互联互通建设情况进行初步汇报，同时专家给出整改意见。2020年8月21日顺利通过文审。现场测评阶段于2020年8月27日开始，省内专家在我院恒安院区分别对我院的实证材料、共享文档、交互服务、平台性能、机房安全等方面进行全面细致的测评工作。

我院建设需求、改造重点主要包括：医院信息等级保护解决方案、健康信息平台接口软件解决方案、远程诊疗系统、互联智慧分级诊疗平台。其中，医院信息等级保护解决方案可全面保证我院系统、数据安全性；健康信息平台接口软件解决方案可将我院信息系统与全民健康信息平台实现互联互通，数据资源共享；远程诊疗系统包括从挂号到诊断、远程会诊再到护理，包括远程医疗信息、教育等一系列满足广大人民群众需求的医学活动；智慧分级诊疗平台可实现分级诊疗模式，助力医疗资源共享。我院也计划加快发展医联体以及云医疗，努力推动区域化数字医疗平台上线。

（二）改造难点

1. 标准化改造工作量加大

一直以来，医院业务系统的标准化改造普遍存在工作量大、周期长、厂商多、协调困难等问题。标准化改造工作包括但不限于：业务系统升级、实时共享文档生成、第三方标准化改造、未达标指标改造，以及三级等保相关改造等。

2. 信息安全要求提高

医院核心业务系统要完成等级保护三级的定级备案与测评工作，这是参加互联互通测评的前提条件；同时应提高信息安全管理制度、技术保障等方面的要求，例如存储安全性、基础设施灾备要求等。对我院而言，需要在测评准备阶段就规划并搭建一套满足各项信息安全要求、高可用的信息互联互通架构。

3. 强化对新技术的落地应用要求

云计算、云存储、物联网、互联网和5G技术、大数据、人工智能等新技术的融合应用，鼓励采用微服务架构技术、支持云端存储过测评，五级甲等要求具备物联网与5G部署接入能力等。新技术的落地，不仅需要医院在应用场景、技术选型、发展路径等方面进行细致规划和实施，更重要的是构建一套兼收并蓄、架构合理、理念先进的基础创新平台，支撑新技术实现从点到面的突破，使其真正落到实处，获得实际效益。

四、互联互通建设成效与亮点

（一）互联互通对医院信息化建设的影响、取得的成效、医院信息化建设的亮点

1. 信息化建设影响

（1）再次确立了我院信息化建设在本省的领先地位。此次医院信息互联互通标准化成熟度测评四级甲等的通过，体现了我院对于高标准医疗健康信息化建设的高度重视，对于实现医疗健康信息互通共享求突破、谋发展的执着精神，更是对国药同煤总医院信息化建设工作的有力肯定。

（2）调动了国药同煤总医院作为大型医疗联合体区域内其他医疗机构对于信息化建设的积极性。

（3）为区域公司内一家三级医院、两家二级医院、33家社区信息互通，业务互通奠定了信息化基础。

2. 取得的成效

（1）2020年通过互联互通标准化成熟度四级甲等测评；

（2）区域公司内的医疗机构实现了信息化同质化改造和互联互通基础建设；

（3）区域公司内实现了双线转诊、远程会诊、病历内容共享查阅、知识库预警共享等功能。

3. 互联互通工作亮点

（1）过敏信息统一管理：过敏、皮试信息统一管理、全院信息互通、防止给药错误；

（2）病历分级管控：访问有据可查、分级权限管理；

（3）智能辅助决策共享：丰富知识库内容包括静态知识库新增11000条、动态知识库新增3600条、规范诊疗行为；

（4）护理同质化：自动触发护理计划、提高工作效率、护理同质化管理；

（5）全流程会诊闭环：规范临床会诊流程、提高会诊效率。

（二）分享建设经验

1. 紧跟最新标准

围绕最新互联互通标准化成熟度测评标准逐项查漏补缺，通过互联网信息技术全方位打造山西省地区智慧医院高级别标杆医院，心系人民群众，服务于广大人民群众，做好人民群众医疗问题的坚实靠山。

2. 项目团队组建

将互联互通视为一把手主抓项目，院内做好各科室协调、联动；并要和各厂商之间建立起长期战略合作关系，调动各业务厂商的参与积极性。

3. 把握自评阶段

按照自评估问卷指标逐条自查，需要真实的掌握各指标的达标情况，不能存在"应该"或者"差不多"的怠慢思想。把握好自评阶段，让自评结果准确可靠，后期的改造才能有针对性。

五、体会与展望

（1）互联互通建设要考虑自身信息化建设基础：互联互通是信息标准化、规范化的基础，医院是否要建设和开展互联互通测评，要结合医院自身信息化建设水平，互联互通建设和测评要求医疗机构要有一定的信息化建设基础，建议电子病历评级在四级或以上。

（2）互联互通建设要基于临床诊疗或管理需求：互联互通建设要按照医院或区域医疗需求进行建设，尤其是对于区域医疗机构信息互通共享等。基于区域的业务联通，信息共享等需求完成医疗机构或区域的互联互通建设与测评。

（3）互联互通建设最终目标是信息互通功能落地：互联互通不是测评结束就结束了，需要将建设完成的功能切实落地实施，将真正的互联互通应用落到实处，真正起到信息互通共享、医疗资源共享的目的。

案例19 依托互联互通建立服务基层医疗远程服务体系

申报单位：锦州医科大学附属第一医院

一、单位简介

（一）医院简介

锦州医科大学附属第一医院始建于1946年，地处辽西中心城市锦州，是国家级大型综合三级甲等医院，辽宁省三大区域医疗中心之一，是辽西地区唯一省级紧急医学救援中心单位、辽西地区唯一省级危重孕产妇救治中心、辽西地区唯一国家级卒中中心示范单位、省级胸痛中心单位，具备地对空航空救援资格单位。医院编制床位2800张，每年门诊患者120余万人次，出院患者9.4万人次，手术2.8万例。现有教职员工3100多人，其中教育部长江学者1人，特聘教授6人，高级职称455名。国家级临床重点专科2个，省级重点学科2个，省级临床重点专科20个，各类省级重点实验室、转化医学研究中心等11个。

（二）科室简介

科室1999年是财务处下属的计算机科，2002年改名为信息中心，2003年更名为信息工程部，成为医院二级（科级）部门。部门现有员工26人，其中部长1人，副部长2人（图2-3）。

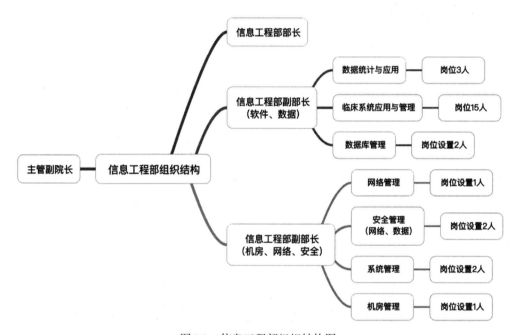

图2-3　信息工程部组织结构图

（三）科室主要工作职责

（1）贯彻落实院党委和院长办公会关于信息化建设工作的方针、政策。

（2）在主管副院长的指挥、指导下开展医院信息化建设工作。

（3）为医院患者服务流程优化提供重要支撑，为医院管理模式创新提供重要支撑，为建立以电子病历为核心，提升医院医疗质量、保障医疗安全、促进临床科研提供重要支撑。

（4）合理规划、构建医院信息系统体系：软件体系，硬件体系，数据安全体系。

（5）建立医院信息化标准与规范。

（6）紧跟技术前沿，前瞻预判，谨慎引进新技术。

二、医院信息化发展

（一）医院信息化发展历程

医院信息化建设开始于1991年，当时是单机版的财务收款软件。

1999年，门诊、住院收费、结算系统开始联网。

2003—2004年，医院第一版HIS上线。

2009年，第一次HIS系统升级，上线门诊电子病历系统，实现"实名制"就医，实现医生、护士无线查房。

2012年，全国首发"居民健康卡"；上线全院OA，"无纸化"办公；成立信息化建设领导小组；HIS系统"等保三级"测评。

2015年10月，更换HIS和EMR系统，上线"人、财、物"HERP一体化管理系统，开始建设CDR；信息化建设快速发展。

2016—2018年，完善门诊电子病历系统、心电管理系统，完成集成平台建设、CA电子签名、单点登录等系统；实现多种支付手段。

2018年9月，互联互通标准化成熟度测评达到四级甲等，医院电子病历应用水平评价达到4级。

2019—2021年，病历"无纸化"完成，探索BI建设，推进医联体信息化。

2022年，开启"十四五"建设。

（二）信息化建设中存在的问题

截至2022年6月，已经建立65个业务管理系统，包含170余个子系统和模块，280余个接口，涉及42个不同厂商产品，完成90%临床诊疗服务和患者服务覆盖。

如此多的业务管理系统、模块和数据接口，在实现业务流程信息化的同时弊端也逐渐显现出来：

（1）各个业务系统在不同时期不同厂商采用不同的技术方案建设，系统间数据共享往往难以完成。标准的缺失给不同信息系统之间的集成与数据共享带来很大困难。医院多年积累的数据的潜在价值，并未得到真正释放。

（2）所有系统都是以HIS系统和电子病历系统为核心，通过接口实现数据传输，随着系统的增多，系统接口呈几何倍数增加，不但影响系统管理，也影响系统的稳定性。

（3）由于没有统一接口标准，在与各上级机构平台对接时，很难实现数据共享和利用。

（4）由于没有统一的数据标准，给区域医联体医院间检查检验的结果互认、使用无纸化的电子病历系统完成上下级转诊带来一定困难。

（三）医院信息化建设需求

基于以上的问题，医院信息系统建设就相应地从应用系统建设阶段迭代到集成平台的协同交换和以数据中心的集成化平台建设阶段，并提出需求如下：

1．标准化需求

包含数据标准、信息系统交互规范、整体架构的相关技计规范。

2．集成需求

实现临床信息系统、医院管理信息系统等系统的集成。

3．互联互通的需求

全方位覆盖医院的所有业务，使医院内部信息得以互联互通。

4．共享协同需求

实现医院信息系统与其他外部系统的平滑连接。

5．决策分析需求

充分挖掘和利用信息资源，提高服务能力和管理水平。

三、互联互通建设与改造

（一）项目背景和需求

辽西地区地理位置偏远，以山地为主，部分农村地区交通不便利，面临着心血管病疾病患病率逐年增加、农村地区院外死亡率高的问题。

针对此问题，医院按照国家"十三五"规划中提出的完善农村医疗卫生服务体系要求，依托互联互通平台联合第三方共同打造基于"互联网＋"的远程诊断服务体系。

（二）项目建设难点和解决方法

医院内部，集成平台建设涉及医院所有已建成系统的改造，以支撑信息化整体平稳建设和发展。医院外部，如何在系统上打通与下级医院、卫生院（下级医院、卫生院好多至今还没有信息系统），如何能够在院外建立患者主索引，也是本项目所要面对的。

主要难点包括下几个方面：

1．患者主索引的建立与初始化

2．系统集成及优化

医院信息平台规划中包括多系统集成优化。

（1）应用系统接入：医院信息平台是链接临床信息系统和管理信息系统的信息共享和业务协作的平台，统一集成医院内不同业务系统。

（2）业务系统的规范化整合：由于系统开发商不同，同一个开发商在不同医院提供的系统不同，因此医院内有多个异构数据库和软件架构。医院业务系统高复杂度，各业务系统间集成不一定绝对通过数据总线方式，需要考虑不同业务系统用一个数据库、区域内使用的共用系统（如医保系统、区域医疗系统等）不支持信息平台等问题。

3. 数据总线协同

医院信息平台需要规范异构系统间数据的交换方式。

（1）系统数据标准和统一的接口规范：制定院内的数据标准和数据接口规范。所有系统遵循数据标准和接口规范进行数据采集和整合。

（2）医院内部应用系统接口：系统提供组件式接口，能方便快捷地嵌入各种不同的系统软件，将系统平台需要的数据有机、高效、多维地进行采集和整合。

（3）医院外部系统接口：对于医院外部数据接口，平台通过对内部的系统挖掘、分析和整合，由系统平台统一组织提供对外部的数据交换，从而保证为不同系统之间提供统一和同步的数据。

4. 以患者为中心的信息整合

难点包括：基础业务数据的时间差、数据的实时通信、业务数据协同。

5. 基于数据仓库的决策分析

通过建立CDR和运营数据中心，集中数据资源，建立医院综合运营数据仓库，为医院决策者提供全方位的决策依据、决策警示和决策支持。

6. 统一内部报表

系统平台提供全院统一的报表出口，从不同应用系统中采集和挖掘相关数据，提供灵活定义报表的功能。

（三）"依托互联互通建设远程医疗服务体系"项目建设过程

1. 建设目标

（1）以远程心电服务中心和MDT会诊中心为依托，结合医院的互联互通信息平台和远程诊疗平台数据，在市县级、乡镇医疗单位、社区医疗服务中心等进行联网建立分站。

（2）建设远程会诊医疗服务平台，将原分布在各业务系统中的信息通过集成平台交换整合到远程会诊医疗服务平台，实现科室之间、医院之间信息的互联互通。

（3）建设远程数据中心，在保障数据安全的前提下，通过该中心实现不同系统、组织机构间信息资源整合；满足管理决策、临床决策、科学研究、对外信息共享。

（4）将原有的各系统一对一的接口模式改成面向统一服务平台的多对一接口模式，降低系统集成复杂度，降低系统维护成本，减少系统开发工作量。

2. 建设遵循标准

（1）GB/T 2261.1个人基本信息分类与代码第1部分：人的性别代码。

（2）GB/T 2261.2个人基本信息分类与代码第2部分：婚姻状况代码。

（3）GB/T 2261.4个人基本信息分类与代码第4部分：职业类别代码。

（4）GB/T 4658学历代码。

（5）GB/T 6864学位代码。

（6）GB/T 8561专业技术职务代码。

（7）WS 218卫生机构（组织）分类与代码。

（8）WS 364卫生信息数据元值域代码。

（9）WS 370卫生信息基本数据集编制规范。

（10）WS 482卫生信息共享文档编制规范。

（11）WS 445.1电子病历基本数据集第1部分：病历概要。

（12）WS 445.4电子病历基本数据集第4部分：检查检验记录。

（13）WS 538医学数字影像通信基本数据集。

（14）WS 529远程医疗信息系统基本功能规范。

（15）WS 539远程医疗信息基本数据集。

（16）WS 529远程医疗信息系统基本功能规范。

（17）WS 545远程医疗信息系统技术规范。

（18）WS 546远程医疗信息系统与统一通信平台交互规范。

（19）ICD-9-CM国际疾病分类　第九版　临床修订。

3. 系统设计架构（图2-4）

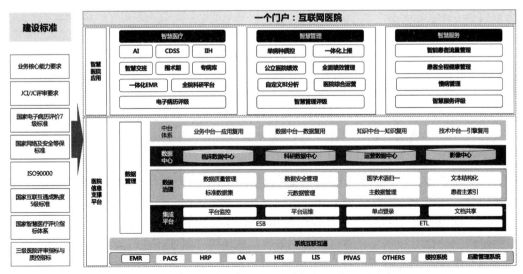

图2-4　锦州医科大学附属第一医院智慧医院顶层设计

4. 远程服务系统拓扑图

以远程心电为例（图2-5）。

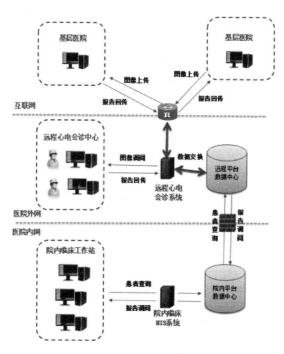

图2-5　系统拓扑图

（四）项目建设效果（以远程心电为例）

该项目从2016年10月至今，已发展县、乡、村各级远程心电分站99家（表2-2），最远辐射到青海省格尔木市第二人民医院，为近6.2万基层患者提供心电、影像会诊服务，其中提前预警和救治急性心梗患者112例。百姓足不出村即可得到省级医疗机构的服务，通过培训进一步提升基层医生心电诊断能力。诊断基层上传常规心电图62056例，动态心电图5769例（图2-6）。

表2-2　远程专科联盟汇总表

编号	锦州医科大学附属第一医院专科联盟名称	成员单位家数
1	辽西区域脑血管病专科联盟	18
2	锦州医科大学附属第一医院呼吸专科联盟	41
3	锦州医科大学附属第一医院妇产科专科联盟	7
4	锦州医科大学附属第一医院高血压专科联盟	4
5	锦州医科大学附属第一医院便秘疾病专科联盟	8

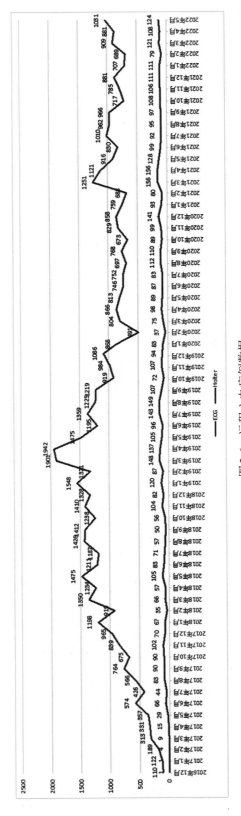

图 2-6　远程心电病例数据

续表

编号	锦州医科大学附属第一医院专科联盟名称	成员单位家数
6	辽西炎症性肠病专科联盟	17
7	锦州医科大学附属第一医院医联体	10
8	锦州医科大学附属第一医院心电远程医疗协作网	99

医院基于互联互通的基层远程诊疗服务中心建设，建立三甲医院和乡镇卫生院的专科联盟、医联体，实时为偏远地区患者提供医疗诊断服务。由于基层单位医疗条件有限，有些单位地理位置偏僻，医院配备空中救援，打造"空地一体"的院前紧急医疗救援新模式，配备专业设备的移动医疗车可提供更好的医疗条件。经过五年多的项目建设和实施落地，医院充分发挥区域医疗中心作用，真正做到优质资源下沉，实现分级诊疗，在专科联盟和医联体建设中发挥出积极作用。

四、互联互通建设成效和亮点

（一）互联互通建设成效

（1）医院将原有的点对点系统互联方式转化为服务提供系统-集成平台-服务消息系统三点连接方式，使得服务（接口）通过集成平台易于复用、管理和监控。

（2）医院统一管理全院基础字典交互、审核、发布等，共梳理和实现国际标准2项，国内标准8项，行业标准47项，医院自定义标准17项；统一全院医学术语字典交互、审核、发布，疾病字典32121条，术式6157条等。

（3）医院基础设施和网络安全建设得到改善。

①新建280平米标准化节能型数据中心机房，老机房改造成灾备机房。②通过系统三级等保评测，网络和数据安全大大提升。③数据中心使用虚拟化、双活等技术保证各个系统及信息平台稳定运行。④在有线万兆网络的基础上扩展了无线网络，并实现全院覆盖。⑤患者自助设备覆盖全院。⑥引入物联网技术快速采集患者体征信息并自动记录到护理病历。⑦引入容灾备份系统，能够在不停止业务、临床无感知的情况下，进行业务系统和容灾系统切换。

（4）医院建立起BI系统，包含门诊、住院、医技等管理主题近300个，对医疗质量管控、运营指标管理等数据进行可视化展示。

随着平台建设，我们同步做了业务流程梳理，数据质量得到改进。已经为63万患者建立完整的临床诊疗档案（包含体检、门诊、住院等记录），存储了362万人次超过160TB的影像数据到影像平台。门诊患者自助系统使用率为门诊就诊人次的20%～25%。通过辽宁12320平台、微信公众号、支付宝服务号等第三方平台，每天为1300余名患者提供挂号、缴费、信息查询等线上就医服务。

（二）互联互通建设亮点

1. 基于互联互通提升医疗质量和安全

通过互联互通和临床应用数据中心建设，实现了数据互联互通、数据同源，提升了医疗质量，保障了患者安全。医生通过MDT质控系统利用患者主索引信息直接调取患者CDR信息，提高了会诊医生工作效率，也为质控提供了闭环管理。

2. 基于互联互通平台打造"互联网＋自助"，实现"线上线下一体化"

通过"互联网＋自助"，实现"线上线下一体化"，通过智能医技预约系统，实现医技检查"一站式"预约，医生开单就预约，预约时间精确到30分钟之内。利用"辽视通"健康卡（码）可以完成医院门诊、住院所有流程。

2021年12月开通互联网医院，截至2022年6月，互联网医院挂号人次数占所有挂号人次数的30%以上，线上缴费（门诊、住院）占比达20%（图2-7）。

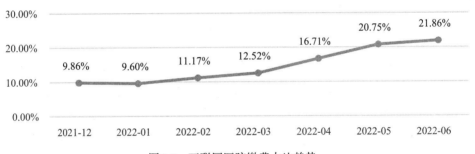

图2-7 互联网医院缴费占比趋势

3. 基于互联互通建立大数据平台，为医教研提供管理支撑

通过互联互通建立运营平台和科研大数据平台，为管理层提供不同主题的数据展示模型近300个，力求数据展示横向到边（所有科室），纵向到底（直接到每个医生、护士）。

五、体会与展望

（一）互联互通建设成功的保障

1. 组织领导，明确分工

按照职责分工明确各部门任务。项目进度和一些重点难点问题必须定期向"一把手"汇报，以获得领导的理解和支持，并形成常态。

2. 科学规划，专家把关

有战略性、方向性地对互联互通建设进行科学规划是很有必要性的。为制定科学的、适合医院自身的信息化建设规划，我们多次邀请省内外相关专家对医院各个层面多方向的总体设计进行把脉、论证、评估。

3. 合理预算，逐步投入，不断深化

医院信息化建设是一个高投入的领域，为此根据建设规划，申请专项预算，坚持实用原则，分步进行。随着项目不断深入，需要不断优化业务流程规范，完善相关组织体系、工作机制和考核体系，确保医院信息系统的顺利运行和实用性。

（二）建设过程就是"PDCA"

1. 对标

对标互联互通相关指标体系与各业务系统差距并形成改造清单。

2. 整改

新增缺少的部分数据元，结构化部分病历，以及各系统全面改造。

3. 落实

领导带头——组建以"一把手"为组长的项目建设领导小组，通过各个管理部门牵头，深入落实互联互通应用；建设目标明确，合理规划。

4. 完善

针对整改及落实过程中的不足，以及文审专家提出的问题，不断改进，形成数据治理的长效机制，多科室（信息工程部、医务部、质控办、运营办等）联动，逐步完善医院信息互联互通标准化建设。

5. 督导-培训

建立例会、督导、培训机制推进项目建设，保障项目完成质量。

（三）通过互联互通项目建设收获

（1）认真学习国家及行业标准，并在信息化建设实践中规范了业务流程和业务数据。

（2）明确相关系统的建设需求与数据规范，为科学挑选相关软件供应商提供了评价依据。

（3）信息交换平台化建设为信息化业务整合带来效率与便利。

①降低信息系统接入难度，使系统接口更加规范并且在建设过程中有法可依。②平台化数据接口建设缩短了新建信息系统的建设周期。

（4）提升了信息系统对临床业务活动的支持与规范。

①通过平台和标准化文档的建设，推进信息系统的功能完善，如电子病历结构化、

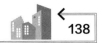

业务闭环管理等。②信息系统向专科化方向发展，如急诊信息系统、生殖系统、MDT系统等。

（四）下一步工作计划

继续为互联互通五级乙等测评准备，同时根据医院高质量发展要求和"十四五"规划，进一步明确信息化建设理念：利用信息化手段帮助医院完成公立医院改革，推动公立医院高质量发展，确立以"人"为核心的经营管理理念，不断推进信息化建设，进行横向、纵向医疗资源整合，打造职工满意、患者满意的数字化医院。

案例20　互联互通促进智慧服务更有温度

申报单位：浙江省宁波市医疗中心李惠利医院

一、单位简介

宁波市医疗中心李惠利医院是由香港著名实业家李惠利先生捐资、宁波市政府配套投资建造的集医疗、科研、教学于一体的公立综合性医院，成立于1993年，是宁波市首批三级甲等综合性医院。2021年在全省三级医院（DRGs）质量绩效分析报告（2021年）中CMI值全市第一，在68个重点病种中，有7个病种和手术进入全省第五，24个病种和手术为宁波市第一，医院已成为浙东区域医疗中心，综合实力位居省内前列。医院以公益性为根本导向，始终以患者为中心、技术为支撑和质量为基础的发展思路，致力于打造宁波市医学高地、区域性医疗中心和省级医学中心，助力健康宁波建设和推动宁波医学走在高质量发展的前列。

二、医院信息化发展

（一）医院信息化建设历程

医院自建立以来一直积极推进医院信息化建设，自1993年建院至今，先后建设宁波市首家基于DOS操作系统下的HIS系统、基于Windows系统下的以Oracle为核心数据库的HIS系统，基于微服务的云经济药事系统。2019年7月两家医院合并成一家医院，针对两院系统异构性、多开发商的现状，提出同时在两个院区分别部署集成平台，院区间的集成平台通过双机集群（HA）的部署模式，两院区各业务系统都通过各自院区的集成平台进行数据交互。两跨院区的数据交互服务通过在各自院区集成引擎上的冗余配置，将系统间的"点对点"接口集成模式改为服务交换方式，从而实现跨院区的业务协同和服务，并完成临床一体化信息系统升级改造，在数据互联互通上跨出了一大步，实现了系统间的功能互通与标准互通。

数据层面上，通过比对 WS 445—2014 电子病历基本数据集，完成了基础数据的治理、清洗工作，遵循 WS/T 500—2016 电子病历共享文档规范逐一核对集成平台的共享文档模板，在集成平台建设了 155 个交互服务，日交互量 465 万余次，实现了院区间各系统数据的互联互通互享；系统层面上，依托集成平台，实现医院经济药事系统、临床一体化系统、实验室信息系统、放射信息系统、集成影像系统、办公自动化系统、排队叫号系统、体检信息系统、手术麻醉系统等跨系统之间互联互通；业务层面上，目前已实现跨院区预约挂号、预约检查、预约住院、手术预约、会诊、治疗、转科、检验等院区间业务的深度协同服务。

李惠利医院已经在 2020 年 10 月完成了三级甲等医院复评，在智慧医院服务的建设上已经取得了很大的突破，在 2021 年仍然继续深耕智慧医院建设，在智慧管理、智慧服务两条线上进行大刀阔斧的改造，对公众服务平台（如微信公众对外服务、支付宝端对外服务、短信对外服务、电话对外服务等）进行了变革式的服务升级，整合了现有的服务理念和业务模式，包括线上、线下的平台、应用、服务媒介等。具体包括在原互联网医院系统的框架基础上引入了掌上医院系统，从原来依赖健康宁波进行预约挂号、化验报告查询的旧模式，迭代为院内自建预约挂号服务、检验报告查阅服务，免去平台通信服务费用，从而提高交易服务的实时性，降低错误风险；同时通过服务功能的不断创新升级，新增检查报告查阅服务、化验电子报告下载服务，丰富互联网门诊服务功能，最终完善智慧门诊服务流程；试水住院助手系统，提供住院费用日清单查询、手术信息查看、住院相关报告查阅、住院须知查看等服务，为住院患者提供掌上智慧服务，随时掌握住院动态信息。同时完成了兴宁院区、东部院区的数据互联互通，支持居民一个入口自由选择不同院区服务。

至此，智慧服务从院内的窗口系统改造升级、线下自助机系统的引入，到线上的互联网医院建设、微信掌上医院服务、支付宝小程序端建设上线、区域健康平台的互通，由点成面铺开，覆盖了大多数居民的日常接触端口，形成了具有体系和完备的、全方位的服务系统。未来还将继续耕耘智慧医院服务，提升居民的就医体验和满意度。我们正在持续探索互联网框架下的智慧服务建设，正在着力试行门诊亲情代付功能、预付款在线支付等功能，力求为患者提供更加智慧、更加友好的线上服务。

（二）医院信息化现状分析

目前医院已经基本具备智慧医院信息化建设的能力，两院区共有自助设备近 160 台，服务器近 300 台，2022 年全年两院区自助挂号量近 105 万人次，自助收费量超 52 万人次，预约挂号量近 58 万人次。院内现有信息系统的建设已基本达到智慧服务三级评定的标准。在服务面上、服务的入口上已经全面铺开，但是医疗服务对于用户来说体验上还有很大提升空间，如何提供更高质量的服务是医院未来建设的重点。

以排队系统、自助机系统以及线上服务为主的多渠道就医建设很大程度上解决了患者就医困难的问题，逐渐将窗口服务台转移到自助服务、线上服务，不仅减少了医院人力成本的投入，更重要的是改变了大多数青年人群、中年人群的就医习惯。但老年人以及小孩群体仍然是智慧就医的服务盲区，目前如何解决老年人以及小孩群体就医问题仍然是智慧医院建设过程中面临的一个严峻的考验。

智慧服务的建设已经覆盖到了诊前、诊中、诊后、入院等就诊全周期，做到了场景化的全面覆盖，但服务功能、入口非常繁杂和分散，这给用户使用造成了困扰。如此便有了以下想法：是否可以通过信息化的手段智能引导用户当前阶段需要如何操作，即一种"傻瓜"式的就医体验。李惠利医院正在探索这种全新"傻瓜"式的就医模式，建设基于医院"智慧中枢"信息平台的全流程、全周期就诊引导服务。通过将就医入口唯一化、过程流程化，对居民进行全程的就医消息推送，明确告知患者下一步如何操作，一部手机引导就医全过程。建设医院"智慧中枢"将给医院带来更优质的线上服务体验，同时减少人力成本的投入，并且基于医院"智慧中枢"的微服务消息能力，将传统的短信消息模式进行升级，有助于医院减少短信的开销费用，从经济上、人力上得到全方位的节省。

医院对于改善医疗服务、提高医院的满意度要求也在不断提高，目的是减少线下患者的在院等待时间。优先引导居民通过线上预约挂号、线上的报告查询等功能来获得就诊服务，减少线下窗口、自助机的使用，降低接触，提供特色的线上服务方便居民（图2-8）。

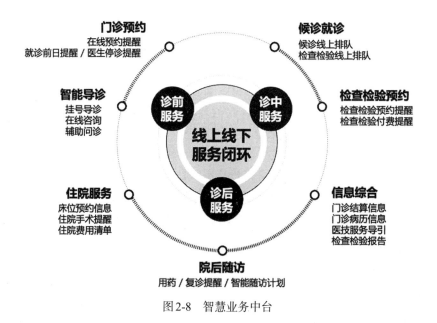

图2-8　智慧业务中台

（三）医院信息化痛点分析

1. 老年人如何智慧就医

不会使用智能手机的老年人群体，极大地影响了信息化建设的推广性，但老年人作为看病的主要群体却又占据着医院大部分的就诊人数，因此解决老年人的就医问题是医院的一大痛点。

2. 智慧服务场景碎片化、分散化

就医服务比较碎片化、终端也比较分散，有些业务要在自助机上操作，有些功能要到手机上才有，这就导致居民在使用信息化的服务时无法快速、直观地了解到我们的服务能力和服务范围。如何做到智慧服务一体化、集中化，把被动寻找服务转变成为主动提供服务是智慧医院建设的一项难点工作。

3. 医院信息化功能的实现需要管理流程上的思维改进

分散式的应用入口，在管理上也很难进行全局的、宏观的管控。医院管理者无法分析医院的服务应用情况（患者满意度、患者使用率以及患者最常用的应用服务等），如何让受欢迎的功能更加简单方便，如何判断功能使用低频的原因，是智慧服务过程中需要持续关注和不断改进的难点。

三、互联互通建设与改造

（一）患者就医场景下的智慧服务建设重点

（1）针对不会使用智能手机的老年人，提供适老（大屏）自助机，简化自助操作流程，使用院内资源提供尽可能多的智慧服务，并且探索亲情代付功能，将就医和支付主体分离，由擅长使用智能手机的年轻人（子女、亲人等）为就医主体（老年人）进行移动支付，简化老年人的就医过程，节省排队缴费等待时间。

（2）针对使用智能手机有困难的老年人，在移动端做适老化改造，精简适老化功能，从微官网的近百个功能按钮，精简为长辈版的三个最常用功能（预约挂号、医生问诊、我的），剔除那些老年人不太用甚至不适用的内容，放大适老化内容（字体和图标），为老年人提供最大限度的关怀和帮助。

（3）在互联网医院的框架下，建设智慧掌上服务（掌上医院），统一集成门诊预约挂号、报告查阅、电子报告生成、智慧支付；住院智慧信息查阅、智慧支付等功能，做到智慧服务的一体化、集中化。在多院区场景中，为了减少混淆、简化操作流程，对于使用频率最高的预约挂号功能，采用先选择院区，再选择科室和医院的模式，防止用户误选择了错误院区；对于其他功能，则使用统一界面来显示不同院区的信息，按照时间倒序排列，让用户可以使用最少步骤获得最快、最全面的信息。

（4）依托互联网，建设医院"智慧中枢"消息推送平台，在就诊的各个关键节点以推送服务消息的形式主动提供服务，让患者可以简单、快捷地享受医院提供的各项智慧服务。

（5）医疗信息化运营。通过大数据分析服务质量的问题点，找到突破口，提升管理能力和运营能力。

（二）突破智慧服务建设难点

（1）智慧服务建设强调智能聪慧，建设不仅要覆盖到业务功能、服务质量上，还要在便捷性、引导性、操作性上具有显著的效果，简化繁杂的操作和步骤，通过一个个动作引导居民，形成就医流程闭环，不要让用户思考要做什么，通过业务节点触发提醒为居民做引导，减少不必要的操作，从而实现智能化。通过建设全流程闭环的医院"智慧中枢"消息推送平台，将分散的功能进行集中，依据场景分析为居民提供消息推送和流程引导，使患者无须咨询真正完成无感就医。

（2）对于老年人的信息化改造上，我们已经实现了互联网医院、掌上医院端的用户绑定功能，可以让家人代替老年人进行在线的预约挂号、报告查看等业务，已基本解决智慧线上服务的使用问题，余下的课题是重点解决如何帮助老年人到院、就诊、离院过程的信息化，通过提高医院"智慧中枢"平台的消息能力，帮助引导老年人就医，可在需要业务操作的节点，提供线上远程服务，通过消息推送给家人代办，比如取号、查看排队实况、缴费等。帮助老人解决就医问题，做到老年人进医院即可看病，看完病即可拿药回家，促进无感就医。

四、互联互通建设成效与亮点

（一）居民就医体验提升：有温度的服务

医院"智慧中枢"消息中心平台的建设，从用户反馈上收获了很多好评。通过满意度调查，就诊用户对于医院"智慧中枢"消息推送平台的满意度达到了95%，超过9成的患者表示主动推送服务消息帮他们节省了就医时间，简化了就医流程。医院"智慧中枢"消息推送平台的上线，让原本冰冷的软件服务多了一些人性化的"思考"，改变了传统就医过程中智慧服务等待患者来使用的方式，主动把智慧服务送到患者手机，更懂得居民什么时候需要合适的服务。

1. 预约挂号前一天的提醒

在就诊前一天消息告知居民就诊，让居民可以提前准备第二天的就诊，避免错过就诊时间，影响排队顺序，甚至导致就医信用分降低。

2. 排队实时提醒服务

在排队成功时告知用户剩下的队列人数、预计等候时间等。居民对候诊时间有了一个大致的了解，可以更自由地支配等候时间。在到号前一个队列时，还会温馨提醒居民即将就诊，避免忘记过号。

3. 缴费提醒、取药提醒

诊后环节也会贴心提醒居民线上缴纳费用，以及到相应的窗口进行取药。

4. 检查化验全流程

诊间开单后，系统会引导居民前往自助机缴费、打印条码，告知科室位置，引导检查化验室进行排队候检，将繁琐的流程简化，让居民无须了解流程全貌，只需要关注当前要做什么，实现无感就诊。

5. 住院流程引导

医生开具住院申请单后，系统会告知居民前往办理预住院，到哪里做预住院的检查、检验。居民可以直接在线办理住院登记信息，并且在住院日期确认后提前一天告知居民前往医院入住。

（二）亮点：互联网医院和智慧服务有机融合

打出互联网医院和智慧服务组合拳，通过线上问诊解决小病线上看、诊前咨询等需要。对于症状严重需要当面问诊的用户，可以在微信上选择预约挂号等服务前往医院就医。在医院"智慧中枢"流程引导的加持下，推动患者快速完成就医，有效地减少了交叉感染的机会。

（三）经济成效

与医院"智慧中枢"消息推送平台建设完成前相比，医院短信年发送量从1500万条减少到了不到1000万条，节约了医院约30%的短信费用，以目前的节省量推测，预计一年将减少500万条的短信推送量，折合人民币20万元左右，降低了医院的通信成本。与过去未使用医院"智慧中枢"消息推送平台就医相比，患者平均就医问询次数从2.3次减少到了1.5次，就医报告及时知晓率从60%升高到了92%，平均就医院内停留时间从6.7小时减少到了4.3小时，极大地节省了患者就医的时间成本。

五、体会与展望

智慧医院的需求直线增长，借助互联网的高速车道缓解医疗服务压力，实体医院和互联网医院的融合会进一步加速。

智慧医院会在医疗质量改善需求下得到进一步发展与完善。智慧医院建设要明确功能定位，确保智慧医院功能多样化，从顶层设计、体制机制、硬件设施、学科建设、人才技术引进等方面进一步协同完善。同时，也要通过管理创新、结构调整、流程再造等，以患者体验为中心，让智慧医院真正变得智慧、便捷、有温度、有效益。

展望未来，智慧医院已经深入日常就医的每个细节中，如何让医院服务变得更加智能、温暖是始终贯穿智慧医院建设过程中的问题。一方面，我们要持续丰富智慧医院的功能，以互联网为依托，不断创新发掘新的智慧服务（如智慧床管等功能）；另一方面，我们要更加关注智慧服务使用者中的"困难"人群（老人和小孩），打破思维定式，转换思维模式，从"我使用"到"帮我用"和"替我用"，推出更多"有温度"的智慧服务。我们不忘记智慧服务建设之初背负起的使命，在已有的服务上继续打磨服务质量和体验。在岗位上我们是搞信息化的，在心里我们是服务人民的。

案例21 互联互通助力医院智慧服务新升级

申报单位：安徽省铜陵市人民医院

一、单位简介

安徽省铜陵市人民医院坐落在市区风景秀丽的笔架山脚下，两面青山环绕，环境十分优美，占地面积近10万平方米，建筑面积16万平方米。医院始建于1953年，最初是一所矿山医院，目前已经发展成为皖中南地区一所新型的集医疗、教学、科研、预防、保健、康复、急救为一体的现代化综合性三级甲等医院。

医院现为国家级爱婴医院、国家级住院医师规范化培训基地、国家卫生健康委脑卒中筛查与防治基地、"中国胸痛中心（标准版）"、中国科技大学附一院安徽省立医院铜陵分院、皖南医学院非直属附属医院、安徽医科大学临床学院、南京医科大学研究生课程进修班联合办学单位、上海第一人民医院医疗集团理事单位、意大利锡耶纳大学医院协作医院，同时也是铜陵地区唯一的涉外医院和国际紧急救援中心网络医院，连续六届被授予"全国文明单位"，2011年被安徽省卫计委列入地市级区域医疗中心。

医院编制床位1800张，年门诊量107万余人次、年收治病人5.9万人次，并下设3个院区、1个分院、1个研究所。

信息中心作为我院信息化建设主管部门，始终围绕"临床业务支持、医院管理、患者服务"三条主线推进医院信息化工作，以提高临床一线工作效率、提升医疗质量、保障医疗安全，提供决策依据、规范管理，实现门诊、住院及院外全流程患者服务的医疗信息化为目标开展工作。

目前，信息中心共有成员13人。按业务范围划分为规划建设组、系统运维组、硬件运维组、应用开发组、统计分析组5个专业小组。主要职责如下：

（1）在信息化建设领导小组及分管院长领导下，负责全院信息化建设、信息系统维护及信息资源管理以及信息安全等工作。

（2）根据医院建设和发展的需求，协助院领导制定医院信息化建设中长期规划及医院年度信息化工作计划，并具体实施。

（3）负责组织实施医院信息管理系统的开发、维护和升级改造工作，负责机房设备、终端及网络硬件的预算、采购、配备工作。

（4）负责全院计算机网络建设及维护工作，制定和落实医院计算机网络与信息管理的有关规定和制度，保证医院信息系统的正常运行。

（5）维护医院服务器、网络设备和计算机终端等设备的正常运行及安全，维护医院内外网站，做好网站的改版升级。根据医院应用需求，合理调整信息资源。

（6）收集整理和协调业务部门的需求和建议，维护医院应用系统的正常运行。

（7）提供院内相关部门所需的统计数据，对业务数据进行搜集、整理和分析，为管理者提供决策依据。

（8）按照国家卫生健康委、省市卫生健康委要求，按时完成国家卫生统计信息网络直报（月报、季报、年报、实时报）。

二、医院信息化发展

（一）发展历程

1999年我院便启动医院信息化建设，2020年，医院顺利通过国家电子病历四级评审以及医疗健康信息互联互通标准化成熟度四级甲等的评审验收，达到"双四级"，实现了医院信息化新的飞跃。我院医疗信息化建设大体可分为以下三个阶段：

（1）医院信息化发展初级阶段（1999—2012）：围绕财务收费，主要信息系统模块有收费、医嘱、药房以及财务所需的业务报表；

（2）医院信息化基础建设阶段（2013—2017）：HIS系统整体切换，引进科技公司产品。主要应用系统有：门急诊收费系统、住院收费系统、病区护士工作站系统、门诊诊间工作站系统、药房药库系统、全院级PACS系统以及LIS系统等。

（3）以电子病历为核心的医院信息系统、以病人为中心的智慧医疗信息化服务体系（2018年至今）：推行医疗、护理电子病历系统提高病历书写质量及效率，做好电子病历应用水平及互联互通测评，推进智慧医疗。

智慧服务方面，我院紧紧围绕医护服务效率和患者就医体验双提升，全面更新业务系统，先后开设门诊多功能一体机、检验报告自助打印机、影像自助打印机、住院患者费用自助查询缴费机等自助诊疗项目。上线移动医疗项目、医用气动物流传输系统、数字化床头卡和床位一览表、远程心电监护系统和全功能模块的HRP系统等，投入1000余万元建设的包含数字化手术室、手术行为管理系统及手术室麻醉系统在内的智慧手术室项目成为安徽省手术室规范化管理的标杆。此外，充分利用互联网技术，在微信公众平台基础上搭建移动服务平台，继全省首家入驻微信"城市服务"医院后，又开通支付宝"生活号"和"小程序"，多渠道开通掌上医院就诊服务，同时加快推进互联网医院建设。在疫情防控的特殊时期，医生通过互联网医院与患者"面对面"接诊，患者足不出户即可就医取药，让老百姓看病更加便捷。

（二）发展状况及存在问题

1. 标准规范滞后

早期在无标准可遵循的情况下，医院信息化建设缺乏统一的信息交换标准，多数

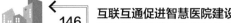

系统由科室主导，医院信息系统采用了个性化极强的"点对点"的信息共享与交换方式，这些孤立系统不能与医院信息整体集成，给系统升级带来严重后果。随着医院信息化发展，由科室主导的孤立系统不能与医院信息整体集成，系统不得不推倒重来，不仅导致了资金浪费，而且原来系统中保存的数据很难在新系统中继承下来。

2. 数据再利用能力不够

在以往的信息化建设中，医院信息化工作以采集数据为主要工作目标，而数据共享与深度利用往往被忽略。医院各业务系统数据标准不一致，数据二次分析、利用的途径和手段需进一步优化，临床科研信息化数据分析支持有待进一步提升，运营管理、决策支持等应用功能有待进一步完善。

3. 管理较为分散、信息集中度不够

在以往的信息化建设中，我院主要关注各自临床业务流程的应用，对于信息共享与交换的关注不足。目前，信息系统互联互通、数据共享与应用已成为信息化建设的核心工作。前期医院信息系统采用点对点集成方式，业务系统间的耦合度很高，伴随着业务系统的增加，系统升级与维护越来越困难，系统数据没有统一存储，数据利用度不高。

4. 各院区业务、数据缺乏互联互通

我院拥有东部院区、西湖院区、北区分院、东市分院，由于各院区的信息系统并不是统一时期建设，无法实现业务、数据间的互联互通，对医院的统一管理形成一定的掣肘，需要实现各院区之间资源的纵向流动，推动优质医疗资源的共享，建立各院区之间双向转诊、检验检查结果互认、远程会诊等便捷高效的业务协同体系。

三、互联互通建设与改造

（一）需求分析

1. 数据资源质量要求

（1）数据共享的需求：由于医院系统由多个厂商共同构建，各系统之间数据不能互联互通，需将其纳入统一的医院信息平台，形成统一的数据中心，使系统间医疗数据实时回传，方便临床和医技工作人员第一时间获取患者全方位的医疗数据信息。

（2）数据标准化的需求：标准化是医院集成平台系统建设的基本保障，是实现集成平台院内以及院间规范标准化互联互通的基础，应用服务系统建设必须在业务流程化、安全体系和安全技术、信息表示和信息交换、网络协议、软件结构、软件平台等标准方面遵循统一的技术标准，才能达到各医院域内和域间"互联、互通、互操作"要求，实现"信息交换、资源共享"。

（3）数据监控的需求：以往异构系统间点对点的信息交换，信息数据一旦出现错

误、丢失等情况，很难溯源，易出现系统厂商之间扯皮推诿的问题，无法确定责任。通过医院集成平台，可以将数据的流转过程清晰记录，交互数据信息在一段时间内保存在消息仓库中，一旦出现问题，即可快速确定问题责任，还能在出现网络中断等异常情况下对数据信息进行重新发送，快速解决问题。

（4）数据挖掘的需求：临床过程中积累了大量的基础数据，充分整理、挖掘和利用医院信息资源，对于提高临床服务能力，提升医院管理水平都具有重要的意义。对于这些信息资源，最佳的应用模式是通过医院信息集成平台提供不同层次、不同类型的服务。

2. 业务闭环管理需求

随着医院医疗质量、患者安全理念的提升和医院信息化的发展，闭环管理已被引入医疗领域，并应用在医院的药品、会诊、护理、手术、检查、检验、输血、营养和交接等各个方面。在医疗诊治的全过程中，应利用信息、通信、物联网等技术对每一个环节进行实时监督和反馈，形成一个个闭环链路，最终可以实现临床诊疗活动过程可追溯，环节可控制，从而达到医疗质量持续改进的目的。

3. 系统可扩展及可靠性要求

考虑到系统的整体规范、方便易用、稳定可靠等特性，在总体设计上对系统提出如下需求：

（1）可用性：系统能够完成要求的所有功能操作，同时具有良好的运行速度，有较高的数据承载能力，在网络稳定的环境下单一操作系统响应时间小于5秒；整个系统平均年故障时间应控制在8小时以内，即可用性达到99.9%，操作平均响应时间不超过5秒。

（2）稳定性：数据的定期安全备份，防止误操作，权限设置合理，网络、数据安全，有完善的灾难应急功能和恢复能力，系统应提供7×24小时的连续运行，平均年故障时间＜1天，平均故障修复时间＜30分钟；各业务系统对用户的操作顺序、输入的数据进行正确性检查，并以显著方式提示错误信息。系统需有出错处理机制，当系统运行过程中发生错误时，系统将明确提示错误信息并指导用户按照系统错误处理手册进行处理。系统应提供运行监视和故障恢复机制，建立系统运行日志文件，能跟踪系统的所有操作。系统配备软件异常处理措施。

（3）易用性：系统用户界面友好，主页应满足个性化设置，功能模块可根据用户角色不同、用户的工作任务不同而实现自由定制。系统使用操作简便。操作人员对照使用说明书就可操作，或者略经培训就可方便操作；通过提供下拉菜单、弹出页面等多种展现方式，以及更多的快捷方式（快捷键、右键菜单等），减少用户机械操作。页面跳转过程中能够保存页面信息。提供完善的联机帮助，所有操作菜单和提示信息全部使用中文。对于常用不变的数据项、重复数据项、可枚举的数据项、自动产生的数据项，应设置为缺省值或自动提供，以减少用户录入。

（4）可维护性：易于管理，系统维护方便，能够方便快速地将数据转入系统，系统必须是构件化、面向对象的，可做到灵活扩展。提供服务器系统管理与维护、操作系统管理与维护、应用系统软件管理与维护、数据库管理与维护以及数据库备份、应用系统备份、灾难事件处理与解决实施方案等，为系统中多个功能平台提供可视化的管理界面，允许部分用户进行设置。

（5）可扩展性：系统在设计过程中充分考虑可扩充性，能根据技术发展和业务需求的增加不断升级扩展。系统充分考虑可能的扩展内容，为其提供接口，并考虑多院区形式的院区扩展。

（二）改造重点

1. 搭建覆盖全院的信息交互平台

建立一个基于三层体系结构的信息交互平台，由该平台来负责所有系统之间的交互，实现整个医院信息系统的互联互通，避免以往的中间表交互等交互方式，真正实现医院所有信息系统的即插即用。

平台由一个基础支撑平台以及在此之上提供的一系列加速器、适配器、基础服务组成；接入平台的系统符合现有的技术标准（MLLP、WebServices等），平台之上传输的信息符合HL7标准并兼容IHE相关标准。主要功能组件如下：

（1）基础支撑平台（ESB）：为信息集成平台提供基础的运行支撑平台，提供服务定义、服务发布、服务注册、服务发现、服务绑定、服务协作、事务协调、服务质量管理等主要功能。

（2）HL7 Accelerator：HL7加速器，该加速器负责将各个系统发往信息集成平台的数据格式化为HL7标准，并根据需要转化为特定的目标格式；并提供消息的路由功能，可以根据HL7 Message的MSH标识将消息路由到目标系统。

（3）ProcessManager：流程服务，现有应用程序与更新的应用程序相集成，以便它们透明地协同工作，实现在业务逻辑层支持业务流程集成、业务流程再造、业务流程自动化和业务协同。

（4）适配器：提供了一系列的接入适配器，主要包括MLLP、WebServices、Socket、SMTP、FTP等接入方式，以满足不同厂商的产品快速接入到信息集成平台。

2. 建立全院统一的数据资源中心

建立全院统一的数据资源中心，把不同类型的数据库、不同应用的数据库和分散在不同服务器上的数据库中的数据进行二次分类、清洗、组合，然后再集中统一存储。比如：医务科需要医生的手术案例数据，但是数据分散在医院的手术管理系统、HIS系统、手术麻醉监护系统的数据库中，以前数据都是分散的形式提供，不能给临床医护人员看到完整的数据。系统中的报表类需要二次加工，整理后才可以作为研究的数据使用。如果使用集成平台的数据中心，则可以建立多个专题的数据中心，可以使这些分散的数据集中存放，使用时就可以完整的呈现出来。

数据中心具体功能包括：

（1）数据抽取功能：把各种业务数据抽取到数据仓库。抽取过程中进行数据粗加工，比如数据清洗和数据格式化。支持广域网和局域网上的数据抽取。

（2）数据仓库集成功能：抽取来的数据聚拢到一起并进行分析加工的技术，包括数据挖掘技术，能根据各种算法发现数据的潜在规律，从而发现潜在的商业模式。算法可以无限扩充。

（3）多维数据分析：快速方便地从多个角度分析问题并找出答案。能够通过预先处理的方式，针对不同的主题和模型，高效率的满足客户查询、分析以及报表统计的需要。

（4）实时报表：通过灵活易用的报表系统让业务人员自己驾驭数据，找出业务规律。可以通过Excel等通用Office软件或Portal、AlphaBlox等前端展现工具，为业务人员提供随意定制界面展现方式的功能。

3."互联网+"推进患者就医体验再提升

我院自2015年起先后推出微信公众号、支付宝、"趣医院"APP等互联网医疗服务平台，支持在线建档、预约挂号、缴费、报告查询等应用功能。2016年6月，我院成为全省第一家入驻微信"城市服务"的医院，目前已实现门诊挂号业务90%的非窗口办理，进一步解决门诊挂号收费窗口排长队的现象。

2018年我院全面上线全功能自助服务系统，60台门诊全功能自助机可实现患者自助建档、自助发卡、自助充值、自助缴费、自助查询、发票打印等功能，同期新增了20台住院壁挂式自助服务设备，供患者住院预交金缴纳及费用查询。门诊自助系统不断升级，支持安康码和健康码扫码建档，电子医保凭证的使用进一步提高就医便捷性。

2021年我院全新上线互联网医院，患者通过关注医院微信公众号，即可享有图文问诊、视频问诊、复诊配药、药品快递到家等线上服务，旨在缓解"看病难、看病烦、看病贵"及"三长一短"等问题。在新冠疫情期间，通过互联网医院已完成视频问诊763人次，图文问诊333人次，药品快递配送200余单，解决了医院门诊停诊期间患者看病、就医及配药问题，发挥巨大作用。同年我院全面启用"云胶片"自助服务系统，推进"互联网+医学影像"服务工程。患者检查后，"云胶片"保存患者的全部影像资料和报告，检查后领取纸质报告单，扫描右上角的二维码，即可随时随地浏览云胶片和原始影像，无需等候传统胶片打印。患者也可关注医院微信公众号，绑定就诊卡，实时查询云影像。

（三）改造难点

互联互通建设与改造是一项系统工程，难点主要涉及组织机构、工作时间进度表、工作程序和步骤、管理和协调方法、关键步骤的思路和要点、软件开发、安装调试、系统集成、试运行、压力测试、应用开发培训、系统管理培训、系统运行维护培训等方面。

在医院信息交互平台和统一数据资源中心建设方面，需要医院各个业务系统的承建厂商通力合作。在互联互通涉及各类业务系统要求方面，在保障医院业务稳定的前提下，各类智慧服务应用系统尽量贴合原有系统操作习惯，让医务人员更快速、更准确地使用新系统，让患者能更好地享有优质医疗健康服务。医院智慧服务、互联网医院、远程医疗等便民惠民应用系统需与医院原有系统及区域应用实现无缝对接，最终实现院内所有系统的互联互通和数据共享。

四、互联互通建设成效与亮点

（一）建设成效

我院自互联互通测评工作推进以来，建设并全面运营医院信息系统集成平台，从数据采集、数据集成、数据利用与挖掘三个层面实现了全院数据标准化和互联互通共享。通过与各科室业务系统进行对接，对全院数据进行采集，改变了目前各个系统信息独立的现状，使医院内的信息资源得以最大化利用，为实现医疗与管理业务流程优化奠定了基础。医院以集成平台为纽带，制定并实施智慧医院系统集成方案，提出各业务系统的集成标准和要求，实现了对各种业务数据的交换和共享，为今后的其他系统开发提供了系统集成和数据交换平台。数据是进行决策的科学依据，通过搭建临床与运营数据中心，对医院数据的整体多维度分析，有效地进行数据挖掘和统计，助力医院进一步提升管理运营能力。

集成平台实现了医院全面的应用整合和数据整合，目前已有包括HIS、EMR等在内的60多个子系统接入平台。共享文档标准化涉及HIS、电子病历和手术麻醉系统三个系统53个文档，通过与标准进行对照，发现29个共享文档不完全符合标准要求。通过升级护理管理系统，满足了护理计划、治疗记录、出院评估与指导、急诊留观病历等数据的提取。通过升级手术麻醉管理系统，解决了麻醉术前访视记录、麻醉术后访视记录、麻醉记录无法提取完整的问题，可提取完整数据生成CDA文档。

通过制作新模板，将分娩记录、剖宫产记录等前期无法提取的产科数据信息，提取互联互通数据生成CDA文档。通过改造，相关数据已符合数据标准化要求，并通过了实验室测评。MPI的管理、共享文档及360视图应用整合了患者的就诊信息，实现了患者全息视图的实时调用，支持医护人员对患者历次诊疗信息的查阅，进一步提升了医疗服务质量和服务效率。

互联互通建设，实现了医院的信息系统诊疗业务一体化、前后台业务一体化、线上线下一体化，打通了内部全线业务数据，破除了信息壁垒，实现了数据充分整合及再利用。通过对业务系统功能与应用进行扩展，提高了数据有效利用率，提升了数据安全保障机制。按照"以评促建、以评促改、以评促用、以评促管"的指导思想，互联互通的建设帮助我院更科学地开展顶层设计和信息化建设规划，引领我院智慧化建设迈上新台阶。

（二）建设亮点

（1）为全面提升院内数据互联互通和业务高效交互，基于医院信息集成平台建设，将独立的HIS、EMR、PACS和LIS等所有系统进行有效的整合，统一标准，实现信息系统的互联互通和信息共享，提供统一的医疗数据访问服务；建立患者360视图，在临床诊疗过程中全面展现患者在院历次就诊信息；建立临床数据中心、科研数据中心等，利用医院大量的历史临床信息，为临床、科研服务赋能；利用数据挖掘技术，对数据进行清洗，提供更加完善准确的决策支持系统，为医院管理决策服务赋能。

（2）为全面改善患者就医体验，医院对诊前、诊中、诊后等就医全流程进行了信息化改造，推出自助终端、公众门户、移动医疗APP等三位一体智慧医疗就医新模式，患者通过自助机、手机APP、微信及支付宝等途径进行挂号、预约、查询、咨询、充值、结算等一站式服务，显著提升了就医便捷性和就医体验，有效缓解了"看病难、看病烦"问题。

（3）为提升医护人员生产力，医院对门诊、住院、管理等业务全流程进行了信息化改造，全面部署分时段诊疗、移动查房、数字化床头卡、医田园APP、远程心电网络监护、自动发药机、医用气动物流传输系统、临床决策支持系统及全功能模块的HRP等应用系统，基于信息化手段优化完善医院业务流程的同时，在确保医疗服务质量的同时，极大提升了医护人员的工作效率和群众满意度。

五、体会与展望

（一）互联互通建设工作体会

作为安徽省第四家通过互联互通四级甲等评测的医院，通过互联互通建设，我院获益匪浅。医院互联互通建设是一项系统工程，需要深入学习理解评级标准、测评目的与意义，对照标准进行院内自我评估，并根据医院的实际情况和发展需求，制定详细的整改方案。组织管理方面，要建立院级的项目管理组，将医务、护理、临床医技及各科室纳入进来，跨部门配合、协调业务流程，对评级标准进行内部培训，遇到问题及时沟通协调，梳理问题，有效推进。硬件基础设施方面，互联互通覆盖机房、容灾、网络和信息安全设备等基础设施设备，网络改造、服务器及存储的架构也是互联互通建设的重要保障。评测标准不仅局限于对照标准进行改造，更应注重于标准的应用，合理设计互联互通标准与院内应用场景，结合实际需求去推广应用。在此过程中，院领导需要高度重视，充分做好现场查验准备、设计、演练查验路线、操作流程等各个环节，注重应用效果。

（二）未来展望

以"医院智慧服务分级评估标准体系"为指导，通过互联网、医院内联网、物联网实现三网融合，打造和强化以患者为核心，进一步完善医院互联网平台，发挥互联网诊疗和互联网医院高效、便捷、个性化等优势，在线开展部分常见病、慢性病复诊，积极联合社会力量开展药品配送等服务，不断丰富线上服务内涵，满足人民群众就医需求，缓解线下诊疗压力，为疫情防控和改善人民群众就医体验创造有利条件；积极尝试接入第三方平台实现药品配送、器材配送、健康管理、保险理赔等业务，不断夯实丰富医院智慧服务内涵；结合全省医保系统升级，力争早日实现微信（手机）端医保卡脱卡支付，切实方便患者看病就医；尝试云计算、大数据、区块链、第五代移动通信（5G）等新一代信息技术在医疗场景应用，推进与医疗服务深度融合。

案例22 基于互联互通的医院智慧服务应用探索与实践

———————————————————— 申报单位：福建省漳州市医院

一、单位简介

福建省漳州市医院创建于1888年，是一所集医疗、教学、科研、预防、保健、康复和急救于一体的三级甲等综合公立医院，担负着漳州市辖区520多万群众的疑难重症的抢救、医疗任务。医院现有3个院区，总占地面积230余亩，总建筑面积超22万平方米，编制床位2630张，其中本部院区编制床位2000张；龙文院区以产科、儿科为主，编制床位560张；朝阳分院以传染病及康复医学为主，编制床位70张。2021年医院门诊量264.3万人次，出院患者13.8万余人次，手术6.22万余台。全院职工3430名，其中高级技术职称561名，福建医科大学专职教授1名，专职副教授18名，博士研究生导师1名，硕士研究生导师57名，享受国务院政府特殊津贴的专家1名，福建省卫生健康委有突出贡献青年专家1名。

近几年，漳州市医院在上级部门正确领导下，在医院各部门的共同努力下，在信息化建设方面取得一定成效，医院通过国家医疗健康信息互联互通标准化成熟度四级甲等测评，通过国家电子病历系统功能应用水平分级评价五级评审。

1995年漳州市医院成立信息科，设有统计室、病案室、图书室，1996年10月成立电脑中心，归属信息科。逐步发展至今，医院信息科现如今拥有工作人员17名，其中研究生学历2名，本科学历15名；信息技术及软件工程专业15名，医学统计专业2名；高级技术职称3名。信息科作为医院信息化工作的主要执行者，在医院领导下负责信息化建设规划，信息化建设具体实施、运维和管理，监督和落实医院信息制度实施，落实信息安全管理和持续改进，保障各业务系统安全与稳定运行。科室设置工作岗位：系统软件岗位、机房保障岗位、数据统计岗位、基础运行保障岗位和信息安全岗位。

二、医院信息化发展

漳州市医院的信息化建设起步于1995年，最初引入系统作为医院收费流程的主要支撑，随后在网络技术和医疗信息化趋势的带动下，逐步升级和完善各业务系统，自2007年开始先后建立起医院信息系统、医学影像、检验、电子病历、病理等业务系统，支持医院整体基础业务，将医护人员从繁重的纸质记录中解放出来的同时，实现了医学数据的联网、共享和集中存储。随着医院对信息化重视程度的逐步提升，2017年医院信息化建设重心完成了从以业务为中心到以患者为中心的转变，消除早期存在的信息孤岛和数据烟囱等弊端，实现各类信息系统的业务整合和数据共享，运用信息集成平台实现信息化应用、服务和数据管理的集成系统。

在落实国家"互联网＋医疗健康"的推进工作中，以建设区域医疗中心为目标，实现智慧医疗，促进地区医疗机构之间的同质化发展已成为趋势，在此大环境下，信息的共享与互通是医疗机构发展的迫切需求，也使得医院信息化建设面临着机遇和挑战。

三、互联互通建设与改造

（一）以政策为指引，立足顶层设计，协同推进

在加快"健康中国"建设的大背景下，国家卫生健康委陆续发布了关于开展国家医疗健康信息互联互通标准化成熟度测评工作的通知等相关文件，在省、市级卫生健康委的引导下，医院响应国家政策，紧跟现代化医院发展步伐，以信息化为抓手，发展新思路，明确将互联互通标准化成熟度测评标准和电子病历分级评价标准作为信息化发展导向。2019年医院明确互联互通四级甲等和病历分级评价五级的建设目标，立足于顶层设计，以标准化为根本，以需求为驱动，以服务医疗服务民众为目标，有计划有步骤推进医院信息化建设。主要包括以下几个方面：

1. 增加信息化投入

医院加大对信息化领域的支持力度，在资金投入上逐年递增，从2018年到2021年的投入增长将近3.5倍，主要用于系统、安全、网络等软硬件设施的采购与集成。

2. 统筹全局，合理布局

医院组建以院领导为核心的信息化领导小组，统筹全局。考虑到互联互通建设是一项全员性的系统工程，为有效应对项目建设中面临的困难和挑战，医院成立了项目工作小组，发挥医务、护理、质控、门诊部、院办等部门的管理职能，调动全员的参与积极性，有序推进项目开展。

3. 落实项目组协调机制

随着医院信息化建设的深入，业务流程需优化或重构，在此纵深发展阶段，项目组的沟通协调作用突显。组成以使用科室、职能部门、信息科和软件开发商为主体项目组，加强部门间"共商、共建、共享"协调机制，以实用性为主要原则，从患者、医护人员和医院管理等多维度考虑，结合功能性和便捷性，改进重点也涉及数据集、共享文档和交互服务等方面，推进阶段累计以项目组形式召开项目协调会80余场，完成148项信息化需求。

（二）以需求为内驱动力，促进平台标准化落地

回顾项目建设过程，以互联互通标准化为基础的信息化建设重点在于标准的遵循、

需求的落实。

（1）医院在已建的信息集成平台的基础上，遵循互联互通四级甲等建设标准，通过对标、以点概面、由浅入深、夯实基础，完善信息集成平台总线，提高数据子集和交互服务标准化程度。改造重点是围绕58个数据子集和共享文档定量指标，按照HL7 V3标准化要求逐步梳理原有286个原始接口，统一Web Service交互方式，逐步整合48个院内外业务系统，形成业务交换库，并通过服务开放平台进行数据转换构建平台数据中心，在此基础上完善基于平台的应用系统。

主要建设成效：

①标准化优势：实现业务数据按照统一标准存储和传输，含患者基本信息、院内项目字典、诊断和手术编码、电子病历、手术麻醉、重症监护、出入院记录、物资资产等58个数据子集。②数据共享优势：改成以总线型接口方式接入业务系统，实现业务诊疗数据集中存储。以统一交互方式逐步消除信息孤岛，实现人、财、物数据整合；发挥系统综合效益和数据生产力优势，利用运营决策支持系统为管理提供数据支持和决策依据，提升系统整体服务水平。③成本优势：发挥总线型接口可复用优势，统一接口标准，降低集成复杂度和对接成本。④信息管理优势：建立标准化的信息集成平台，实现各业务系统统一管理；统一身份认证、统一管理患者信息和诊疗数据三个统一。

（2）医院追求系统应用的实用性和便捷性，以需求为内驱动力，促进应用落地。先后建立门诊电子病历、重症监护系统、治疗系统和运营决策支持系统，完善检验、检查、病理、输血、合理用药和财务方面等业务系统功能，不仅实现了院内、外联动，也将信息化覆盖面提高到了临床诊疗和医疗管理等环节，实现21个临床服务系统、10个医疗管理系统和7个运营管理系统与平台的应用集成，提升了医院整体信息化水平。

（3）信息安全等基础设施建设是互联互通建设的根本。医院持续以网络安全三级标准构建和完善医院信息安全基础建设，并形成人防、技防和意识形态三者为一体的信息安全建设体系。

互联互通项目启动后，医院以此为契机夯实信息安全基础：运用Vsphere HA功能实现集群服务器的高可用，采用应用HA和VMware HA联动，实现关键应用和数据库的安全与稳定，为院内平台稳定运行提供了基础保障；同时主要业务系统和集成平台均实现硬件全冗余无单点故障部署；在平台运行性能方面，将各项交互服务平均响应时间控制在1秒以内；为方便管理，引入集成平台和网络综合可视化管理平台，实时监控平台消息吞吐量、消息总数、异常消息、内存监控、磁盘空间、数据库性能等，借助统一通信配置协调，将异常告警以短信和邮件的方式发送给管理员，及时接收和处理异常故障。在信息安全管理方面，医院始终严格以制度化、标准化和流程化的管理体系，支撑各业务系统的安全运转。

在医院领导的重视和各部门的通力配合下，漳州市医院于2020年8月先后接受国家文审、定量测评和现场查验三个环节的检查，2020年9月22日通过国家医疗健康信息互联互通标准化成熟度四级甲等测评。

四、互联互通建设成效与亮点

1. 建立胸痛/卒中急救信息平台，实现上车即入院

（1）整合资源，完善院前急救：我市依托漳州市区域医疗救治协同平台，实现120急救中心、急救车和医院之间的信息共享，运用平台实现"上车即入院"5G急救模式。改造后的5G急救车上，配备车载监控视频、急救导航车载终端、5G车载路由器、身份证读卡器、除颤监护一体机等设备。患者上车后，急救人员通过5G智慧急救平台车载系统或手机终端，在车上与院内专家视频对话，并连接全民健康信息平台，同步进行病史病情收集。首创的将患者健康信息转化为直观的人体健康画像，能直观展示患者生命体征和预警，并通过5G网络传输到院内。

（2）运用信息共享平台，实现院前与院内双向传输：院前与院内协同一体化，急诊科、心内科、神内介入科、CCU、导管室、手术室、检验科、CT室等临床科室多学科的连线和高效协作，实时显示和采集患者就诊，处置关键环节与时间点，多系统联动，实现预检分诊、手术信息登记、胸痛/卒中档案和绿色通道等流程化管理；运用信息集成平台整合患者诊疗路径、心电、检验、检查报告查询等关键节点数据的采集和双向传输，完成胸痛、卒中救治闭环管理，优化救治流程，缩短PCI、DNT、DPT时间。

在系统和5G网络的加持下，急救平台的优势主要体现在：心电AI快速识别胸痛患者、多学科协同救治、UWB技术的应用、全流程的解决方案和跨终端信息实时交互。实现以患者救治为中心的信息互联互通，综合运用微信、APP、NFC和信息屏等各种媒介实现跨终端信息实时交互，第一时间为医护人员提供最关注的诊疗信息。

通过区域卒中救治平台的搭建，逐步建立"以漳州市医院为中心，各区县医院协同救治"的区域卒中救治体系，未来也可以此为契机逐步促进漳州市卒中中心持续规范化运行，整合优势医疗资源，不断提升救治质量，进一步提升市区整体医疗救治水平。

2. 打造"互联网＋"智慧服务

医院以发展"互联网＋"医院为契机，发挥信息集成平台优势，全面提升系统应用水平，建设统一支付平台，在预约挂号、线上缴费、电子码结算、医技预约和云电子胶片等方面有着较为深入的应用。

（1）建立统一支付平台，实现多渠道支付：整合收费系统和手机移动端，打造更加方便快捷和人性化的多渠道缴费服务模式：患者在微信公众号经过实名认证，即可在收费窗口、自助机终端通过微信或支付宝扫码缴费。平台的启用在减轻收费窗口压力的同时，也让患者体验到网上支付的便捷性与多样性。

（2）多码融合，带上手机"码"上就医：在卫生健康委和医保部门的支持下，医院将实体就诊卡虚拟化，融合了卫生健康委和医保局提供的电子健康卡及医保电子凭证服务，实现"电子就诊卡"。患者通过手机号及身份信息完成实名认证后，即可一键申领电子就诊卡、电子健康卡及医保电子凭证。

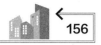
落地电子健康卡。医院作为率先开展了电子健康卡的发行与应用，以身份证号为主索引，识别个人身份，专属二维码关联个人健康服务信息。同时医院实现与医保系统互联互通，患者申领医保电子凭证，即可在门诊全流程就诊应用，实现缴费窗口、医生诊室、自助机终端多点结算，患者到院就诊，可凭借电子健康卡二维码在院内完成相关就诊服务。

3. 入院一站式服务

响应入院服务中心建设需求，重构预入院业务流程，整合医疗、护理、收费、预约等业务系统，入院一站式服务功能主要集中在入院前和入院环节，为患者提供方便快捷的入院服务：涵盖床位统筹协调、院前检验检查、医技检查集中预约、患者和陪护人员化验检测、预入院和转正式入院手续办理、健康宣教等功能。

其中医技检查预约服务可涵盖包括CT、MR、彩超、内镜、DSA项目，系统运用算法智能推荐最近、最合适的检查时间，当遇到多检查时，可自动计算和推荐能够在一天之内检查完成的时间段；同时也具备部位冲突提醒功能，根据检查冲突规则避开有冲突的检查时间段。

入院服务中心自2018年4月启动效果显著，整合了医院相关资源，优化了服务流程，为患者提供了规范化、集约化的"一站式"服务，不仅降低了平均住院日，提高了床位周转率，也进一步改善了患者就医感受。

4. 新形势下"互联网＋"服务

在目前多院区运行模式下，为适应患者多元化服务和医疗业务需求，医院依托信息平台，将医院信息系统向纵深发展，创新医疗服务模式。

（1）开展5G移动网络开展远程移动查房：患者可通过移动查房车、远程音视频系统和设备，与总部院区的专家进行交流互动，专家在询问病情的同时也可通过系统调取患者病历，详细了解诊疗经过及制订诊疗计划。

（2）互联网医院的落地和应用推广：漳州市医院互联网医院于2021年6月启动，开启了漳州市医院线上诊疗模式，为广大患者带来了福音。复诊患者可通过互联网医院实现即时、图文和电话问诊。

医院运用信息化手段对接市医保系统，医生在线开具处方，患者可进行线上结算，可在互联网医院平台可根据自己的情况选择医院药房取药，也可以选择药品配送、完成支付将物流配送到家，解决了复诊患者足不出户即可完成问诊和取药的问题；医生在线开具的医技检查，患者也可通过微信在线挑选和预约检查时间段；检查报告完成后微信即可接收消息提醒，及时告知患者报告审核情况；检查影像资料也可通过云电子胶片自行在线浏览和下载。

五、体会与展望

互联互通标准化成熟度测评项目的落地，是医院高标准、严要求的集中体现，医院始终以国家政策为指引，以标准化、系统化和集约化为导向，遵循标准，以人为本，充分运用系统集成优势，发挥信息生产力和信息化作用，为患者提供便捷、多元化的服务，提升了医院整体信息化管理和服务水平。

信息技术日新月异，信息标准也在逐步完善，国家医疗健康信息互联互通标准化成熟度测评标准（2020年版）对医院和医疗信息化提出了更高的要求。医院也将以此为出发点，夯实信息安全等基础设施建设，进一步提升信息化建设和服务水平，注重信息化人才特别是复合型人才的培养，以服务临床、服务患者为己任，以需求为导向，改进工作方法、优化系统结构、完善应用需求、加强精细化管理，继续以信息标准化为主要抓手，坚持"以评促建、以评促用、以评促改"的理念，提高重视程度和支持力度，持续提升医院信息系统的智能化、精细化管理水平，为群众、为社会提供更优质的服务。

案例23 基于互联网＋医疗健康的智慧服务体系新模式探讨

申报单位：江西省儿童医院

一、单位简介

江西省儿童医院创建于1955年6月1日，是全国首批三级甲等、省级综合性儿童医院，现有东湖和红谷滩两个院区，编制床位数1840张。2016年12月1日，医院牵头成立"江西省儿童医疗联盟"，吸引省内外102家单位加入联盟，是福棠儿童医学发展研究中心理事单位和复旦大学附属儿科医院协作单位。

信息科为医院信息化建设的主力军，其职能涵盖软硬件运维、网络安全防护、智能信息化项目管理、医院决策管理支持等，旨在提升管理效能、改善服务质量，更好地为患儿服务。目前信息科人员19名，其中高级职称人员5名，硕士8名；医学专业人员4名，计算机类专业15名。

二、医院信息化发展

2001年信息科正式成立，历经以财务、电子病历、集成平台和患者为核心的四大发展阶段，2018年医院通过信息化手段提升医疗服务质量及信息安全，逐步建成了"性能稳，功能丰"的医院信息化服务平台。医院通过2019年度国家电子病历五级评审和国家医疗健康信息互联互通标准化成熟度四级甲等测评，实现全流程医疗数据闭环管理及高级医疗决策支持。但是医院信息化建设发展仍存在以下问题：①医院信息化人才不足，现有人员对当前医院所有信息化项目的建设及维护支撑无法做到既全又专，一定程度受制于厂家，专业能力有待提升；②信息科与临床融合有待提升，存在专业沟壑；③信息安全防控能力不足，医院安全管理制度待完善，防控手段待强化，信息网络安全级别需持续提升。

三、互联互通建设与改造

儿童是江西省儿童医院信息化建设的主要服务对象，搭建"以家庭为中心"的综合服务体系，以患儿及其家庭需求为导向进行互联互通改造。早期患者就诊中存在如下问题：①无针对预约挂号、建档等处理软件，患者仅能通过电话或窗口进行预约登记建档，人工录入登记；②患者只能通过经验或现场查看医生的出诊信息再挂号，异地患者就医不便；③缴费、签到等多个环节模式单一，患者就诊反复排队，辗转于各科室间；④多检查项目患者，需分别到相应科室预约检查，而检查时间未能统筹规划，多项检查无法一天内完成，患者需多次赴医院检查，就诊效率低；⑤患者经长时间排队、多科周转，期待医生给出更详细准确的诊断，而医生也需要保证提高就诊效率，两者冲突，无法满足患者的期待。以上常见的"三长一短"问题影响患者的就医体验。因此摸清患者在就医各环节的需求并积极解决，对建设惠民便民的智慧医院具有重大意义。

（一）流程再造实现就医"少跑少候"

利用信息手段，优化流程，提升就医效率，改善患者就医满意度。

1. 院前服务阶段

院前服务阶段主要包括诊前咨询、预约、建档、预检分诊等，医院优化就医流程，完善院前服务。①上线升级自助系统：医院打破数据壁垒，患者可使用身份证、医保卡以及电子健康码三种认证方式建档就医。实现患者医疗信息（包括电子发票等）自助查询。解决自助端不可建卡，功能简单等问题。②智能导诊，实现精准医患匹配：通过自然语言处理等技术，依据患者症状对照知识库，推送匹配科室和专家。③上线多种预约挂号方式：提供电话、微信公众号、小程序、支付宝、网站、自助机等九种预约挂号途径，分时预约精确到半小时。患者挂号后自动分配就诊序号，系统自动核减并更新剩余号源数量。患者依据号源数，选择合适的时段进行就医。患者可扫描医生界面的二维码进行诊间预约挂号，提前规划好复诊计划等。④提供预问诊：患者预约挂号后，系统自动推送预问诊模块，智能机器人可回答患者常规性提问，并针对症状进行预诊断，提高效率。

2. 院中服务阶段

院中服务阶段主要包括门诊服务、检查检验服务、住院服务等。江西省儿童医院优化各院内环节，缩减无效就医时间。①合理布局自助设备：通过大数据分析患者流量，流动路径等，依据分析结果合理布局自助设备。②提供智能分诊导医叫号服务：医院设计开发智能分诊导医叫号系统，系统整合现有自动分诊导医系统、医疗信息发布系统、就诊信息统计系统的医疗大数据，通过数据融合和调度规划的自适应算法，结合自动引导分配管理、自动分时分流的信息交互及系统资源的自动预分配模型建立，实现患者自动就诊和分诊。新增自助机签到、微信扫码、公众号签到、人工刷卡、蓝牙定位五种签到模式。系统整合患者平均等候时间和候诊队列信息，推送就诊信息至患者手机进行提醒。调整叫号规则，建立合理就医秩序。③推出检查集中自动预约：实现门诊缴费即约，住院开医嘱后即约，急诊开单后直接优先。预约成功后自动推送检查须知和检查地点，指引患者快速找到检查地点。根据各个检查的互斥条件智能安排检查时间，让检查检验"一趟"跑到位。④提供多种缴费渠道：在原窗口缴费基础上新增诊间、集中指引单扫码、微信、支付宝、小程序、银联等共七种缴费途径，可在往返途中缴费，无须排队。通过优化各就诊环节，成功缩短患者诊疗时间，提高就诊效率。

3. 院后服务阶段

院后服务阶段包括患者随访、复诊预约及开药、出院病历复印等。医院多项举措完善院后服务，实现患者就医闭环管理。①提供智能随访，构建统一患者管理平台，以微信、AI电话、AI短信、人工访问为手段，以患者全息档案为基础，按时推送随访服务，及时跟进患者的诊后、术后情况。②上线复诊挂号、复诊开药服务，患者可在互联网医院上复诊挂号、问诊、开药等，系统自动生成订单，邮寄药品至患者预留的地址。③提供病案复印邮寄服务，出院患儿通过医院微信公众号、小程序申请复印出院病历等材料邮寄到家。

（二）数据互联实现就医"无卡无纸"

强化数据互联互通，实现就医无纸化无卡化，解决患者就诊卡、纸质材料（包括病历等）易遗失、损坏以及诊疗信息未共享导致的重复检查，开药问题。

①上线电子健康码：为解决就诊卡遗失，一人多卡问题，患者可现场或线上申领电子健康码，通过数据互联互通，实现跨院区、跨机构就医"一码通"，方便就医和健康管理。②持续建设以电子病历为核心的信息系统：按照国家标准数据元，整理卫生管理字典79个，临床信息字典360个，基本信息字典30个，梳理患者主索引499万，充分实现数据集标准化。完成其中49个电子病历共享文档标准化建设，满足医院内跨系统及院外跨机构的互联互通和信息共享，患者就医无须携带纸质病历。③上线电子发票：患者可线上进行"电子发票"查询申领，避免发票丢失无法报销。多措并举推进患者就医的无纸化无卡化。

（三）"互联网+"实现就医"随时随地"

搭建"互联网+"的医疗模式，打破时空限制。2020年4月医院启动建设互联网医院，依托微信支付宝公众号、小程序实现线上院区的建设，提供诊前、诊中、诊后服务，实现患者全病程管理。通过自建服务器搭建数据中心实现全院诊疗数据的本地存储。患者利用身份证、电子健康卡生成的唯一的患者ID，以此为主索引与不同标准的数据字典关联，实现全量数据统筹管理。

传统患者经线下问诊，排队挂号、缴费、取药，耗费一两个小时才能拿到所需药品。通过"互联网＋"技术，患者可在互联网平台进行线上问诊、缴费，医生线上开具处方，处方审核后，药物即可配送到家，就诊开药更加便利。患者还可线上查看检查预约时间，按期检查，减少患者赴诊频次及候检时间，患者可以线上查询检查报告或上传检查报告进行问诊。线上平台同样覆盖了住院服务，患儿家属可线上实时查看住院费用清单、线上缴费、转诊预约、申领陪护码等。通过线上线下资源融合，就诊服务更便捷，改善就医体验。

（四）智优医患关系实现就医"有信有爱"

通过互联互通智能改造，改善医患关系，完善服务体系，提升就医质量。

1. 疏通医患沟通渠道

患者入院前进行线上问诊咨询，院方线上答复，方便患者做好就诊准备工作，熟悉就医流程。就诊后，医生可线上详细答复患者就诊期间的疑惑，侧面延长患者就诊时间，解决医生接诊时间短的问题。患者详细了解病情后，更容易接受医生的治疗方案。

2. 搭建舒适暖心的智能就医环境

通过互联互通信息化建设，投入床旁智能交互终端1168台，服务患者3万余人次。终端上陆续开发健康宣教、点餐、费用查询、娱乐等服务模块，帮助患儿缓解治疗期间的不适，并辅助家属进行更科学的陪护，对治疗、护理均有积极帮助。

四、互联互通建设成效与亮点

通过互联互通标准化建设，为患者提供线上线下一体化、便民惠民的智慧服务，改善了患者的就医体验，推动医院高质量发展。

（一）患者就医流程进一步优化，就医全面提速

在互联互通标准化成熟度测评标准的指导下，通过改变以往人工的就诊服务模式，缩减患者无效就诊时间。如今医院信息化系统已年均为160万患者提供便捷服务。2021年预约就诊人次达到79.8万，诊间挂号服务4.8万人次。窗口挂号占比从73.62%下降至35%，窗口缴费占比从92%下降至38.6%，排队现象显著改善。自助建档率50.9%，电子健康码成功覆盖就医全流程，申领数居于全省首位。2022年上半年预问诊访问量6.5万余次，预问诊后自动生成电子病历内容，帮助医生人均诊疗时间至少节约3分钟。2022年截至6月22日出院人数24017人次，随访率98.54%，其中人工随访仅16人次，人工随访工作量降低，随访人员由5人减为1人。2022年上半年智能导诊共被访问11.86万余次，完成率34%，成功转化约2.8万人次，转化率68%，

帮助患者精准就医。

（二）患者服务空间进一步扩展，就医更加便利

参照互联互通标准化成熟度测评标准，利用"互联网＋"、大数据等先进技术，整合医疗资源，更好地实现医疗资源的公平化。通过远程医疗、互联网医院扩展医疗服务空间。2022年3月至6月成功开展线上诊疗4.8万余人次。复诊开药上线至今，共提供配送到家服务6788次，解决了慢性病患者就医取药的困难，就医更加便利。

（三）信息数据进一步规范，医-教-研-管飞跃发展

医院通过改造系统，规整电子病历，规范录入信息，基于互联互通，让所有数据、相关报表均可从后台自动输出。对于患者，利用信息技术严格卡控，持续提升医护数据填写准确性。采用匿名化、关键信息隐藏等多种防护举措管理信息数据，让患者放心就医。对于医务人员，获取准确临床数据，规避过度医疗，采取精准的医疗手段对患者进行治疗；进行科研分析与教学，研究创新转化均可以带动医院的医疗水平的发展，更好地服务患者。累计为临床提供科研数据项目268项，科研数据搜索次数17334次，数据导出419次，形成患者就医，医院服务的良性循环。

（四）以患者为中心的理念进一步深化，打造患者满意医院

利用信息化手段，辅助患儿表达想法和症状，安抚情绪、控制行为，普惠化落实"以家庭为中心的护理"和"患者参与患者安全"的先进医疗理念；让患儿和陪护家属在治疗过程中更舒心，更放心。医院总体满意度从2020年的98.34%提升至2021年的99.03%。

五、体会与展望

（一）参加互联互通标准化成熟度测评的体会

前期医院信息化建设管理分散、系统繁多、标准不统一等问题，造成管理困难，无法最大化发挥医院信息化建设的作用。在建设工作中更是经历反复和厂商沟通、协调的情形，信息化建设困难重重。江西省儿童医院以互联互通标准化成熟度测评为风向标，全院高度重视，狠抓落实，成功实现从传统医疗服务模式向智慧医疗服务模式转变，持续在正确的轨道上发展，降本增效，规范管理，取得了很好的应用成果，全面提升了医疗服务质量和患者就医体验，让医院实现了更高质量发展。

（二）工作展望

在新常态、新基建、新医改的大背景下实现数化、智能化、平台化是"十四五"规划中医院信息化工作的重点。以需求为导向，突出大数据服务应用，不断推动"惠

民、慧医、慧研、慧管"的服务体系建设，利用新技术打造集"智慧服务""智慧医疗""智慧管理"三位一体的智慧医院，提升患者就诊满意度。

1. 推进医院信息系统的融合建设

（1）平台的融合建设：持续推进平台的融合建设，集中管理，提质增效。推进23个智能化项目上线与交维、29个软件项目初验，推进75个已上线项目终验达标，以及44个项目的上线。

（2）数据的融合建设：利用5G、物联网、云计算等技术实现数据上云，达成数据、资源整合共享的目的，扩大服务范围，支持跨院、跨区的数据互认。

2. 提升信息化建设的安全性

随着医院信息化建设从院内系统扩展至互联网，各系统、数据交互越发复杂，网络安全的边界不断拓展。互联互通标准化成熟度测评从基础设施、网络、环境、应用、数据和隐私保护、管理等6个安全方面提出了测评标准，对标夯实网络安全，将安全评估纳入常态化的工作中，引进技术优化安全治理方案，保障系统、网络、数据安全。

3. 优化数据质量进入良性利用循环中

医疗大数据是非常重要的战略性资源，持续开展数据治理，分析利用，实现从数据采集、传输、存储、分析处理到应用的全流程可溯源管控，不断优化数据质量，保障数据安全，强化科研产出及转化。为临床、教学、统计等提供可靠的数据支撑。完成全院系统共472个查询界面数据口径的统一，为医院的运营提供准确的数据支撑。

互联互通标准化成熟度测评是与时俱进的，对照测评标准，持续在规范正确的道路上开展医院信息化建设，推进医院的管理和决策，让医院的管理部门、临床科室更好地发挥其作用，提高医疗质量和效率，不断推进智慧医疗战略目标的实现，全面提升患者的体验感和满意度，打造患者满意的医院。

案例24 基于互联互通的智慧化便捷就医平台应用

申报单位：山东大学附属儿童医院

一、单位简介

山东大学附属儿童医院（济南市儿童医院）始创于1957年，是全省唯一一所集医疗、教学、科研、预防、康复、保健为一体的综合性三级甲等儿童医院，是国家临床重点专科建设单位、国家呼吸系统疾病临床医学研究中心分中心、国家儿童健康与疾病临床医学研究中心首批协同创新核心成员单位、山东省儿童区域医疗中心，山东省首批重点专病专科医院。

二、信息化发展

医院信息化从1998年开始发展，DOS收费、住院系统开始建设；2000—2014年为信息化基础建设阶段，在此阶段逐步建设上线了HIS、LIS、PACS系统。2015—2018年为医院信息化改造升级阶段，逐步上线了心电、病理、院感、手术麻醉、移动护理、预约挂号等系统，同时进行了门诊、住院软硬件升级改造，完成服务器和存储虚拟化建设。2018—2019年进行了集成平台的建设，实现了集成平台和以电子病历为核心的临床数据中心平台，打通了院内的系统壁垒，提高了医疗质量和安全，在此基础上医院深入推进智慧医院建设，收到显著成效，2019年医院被人民网-人民健康评为智慧医院建设优秀案例，2020年被评为山东省年度"智慧医院"服务品牌。2021年通过电子病历五级评测，完成国家远程测评审核工作及智慧医院三级测评工作，进一步提升了医院信息化水平。

三、互联互通建设与改造

随着医院信息化建设的进展，院内各科室使用的信息系统越来越多，同时各业务系统之间接口种类众多，业务系统使用的服务器的操作系统不同，使用的数据库及字典标准不一。目前医院信息系统有50多个，系统的厂商众多，在开发系统时所使用的软件架构也各不相同，使用的通信协议也不同，系统与系统之间的数据交互、信息共享越来越困难，医院的系统与系统之间存在着一个个信息孤岛，这种状况也为信息的管理工作带来困难，制约了医院信息一体化发展的进程。

为了解决以上问题，医院进行了信息系统的互联互通建设，进行了医院数据集成平台建设及数据中心建设，集成了各业务系统数据，实现符合国际和国内医疗行业标准、可扩展的临床数据中心与集成管理平台。

在建设的过程中，医院以国家互联互通标准为引领，以评促建，以患者为中心，建设了智慧化便捷就医服务平台，通过对院内各系统数据层面及应用层面的整合，促进了各业务的有机整合，促进了患者就医的便捷性，提升了患者的满意度。

（一）基于互联互通的数据层面整合

医院信息化经过多年的发展，已实现了众多医疗信息系统和数据库系统，并积累了大量的基础数据。然而，丰富的数据资源由于建设时期、使用部门、技术发展阶段和能力水平不同等原因，数据存储管理极为分散，造成了过量的数据冗余和数据不一致性，使得数据资源难于查询访问。医院通过数据中心实现各项业务系统数据的整合，采用大数据技术进行清洗、转换加载到数据中心中，并通过数据中心的主数据映射功能，实现各个业务系统数据之间的交互转换，实现原本来自不同业务系统的数据能进行比较直观地展现分析和对比。

对于各系统不符合的数据源内容，按照标准化数据集进行改造，对于数据源的值域不全、未被覆盖等情况，进行了相关数据的新增及映射，对于新上线系统严格按照标准化进行数据元值域、数据集建设，医院依据卫生信息共享文档编制规范，建立了完整的数据元值域、数据集信息平台，对各临床业务系统数据集、数据元值域信息进行梳理，针对数据元缺失、值域不完整、值域信息不一致等数据信息的不规范进行了改造。

（二）基于互联互通的应用层面整合

医院通过集成平台，实现了信息在应用层面的整合：各个业务系统通过调用或接收集成平台提供的接口服务，运用异步或同步的信息交换方式，达到了各业务系统数据之间的相互调用及共享，并且将数据整理和清洗后进入数据中心，提供数据给数据中心相关系统使用和展示。

四、互联互通建设成效与亮点

作为全省唯一一所综合性儿童医院，医院坚持顶层设计和一体化建设思路，以儿童健康需求为导向，以患者为中心，以业务应用为重点，以互联互通测评和电子病历分级评价为抓手深入推进智慧医院建设，收到显著成效。医院按照国家互联互通标准建成信息集成平台，集成厂商数量29个，涉及系统数量53个，平台接口数量205个，患者主索引356万，标准化改造字典数量47个，在临床数据中心平台上实现360患者统一视图、全文检索、科研自由查询、运营决策分析等应用系统，全面提升了医院信息化的质量和效率，通过平台的建设，完成对各异构系统的整合、数据治理及系统功能优化，建立了涵盖业务应用、质量管理、后勤保障、患者服务等点面结合、全域覆盖的智慧应用，利用"互联网＋"、智能化诊疗等信息化技术，开展建设系列针对疫情防控、改善患者就医体验方面的智慧应用，包括智慧化便捷就医平台、诊室听译机器人、互联网医院福棠儿医APP、精准预约、智能预问诊、居民电子健康卡、智能导诊、闪电传码、智能点餐、车位预约、院内智能导航、用药助手、电子陪护证、商保平台、5G危重新生儿和重症儿童救治云平台、医联体应用动态脑电诊断云平台、线上处方流转、智能化随访管理等，提升了医院业务服务能力和管理水平，提高了患者满意度。

（一）基于互联互通平台建设的智慧化便捷就医平台

基于互联互通平台建设的智慧化便捷就医平台是医院以需求为导向的智慧服务的应用，平台将看诊流程以便捷化、智能化的方式整合，就医信息主动推送给患者，让患者只需在一个移动应用页面，按照系统流程指引，即可便捷完成后续的就诊流程，真正实现患者就医"一屏"全流程、"一眼"全看懂、"一点"少跑腿、"一次"全办好的便捷性功能。

（1）通过打通院内各科室和各信息系统间的数据连接，实现医疗信息的互联互通。

（2）通过数据分析，利用专业知识图谱和算法处理，产生最优的就诊顺序，并融合智能化的就诊导航系统，缓解医院患者就诊寻路难、导医指引压力大等问题，根据当前患者所处环境，对接患者就诊信息，智能引导患者来院就诊、做检查、取报告、付费等，提升整体服务效率。

（3）通过对数据的深度优化，建立了以时间轴为维度的患者健康档案；患者可以将就诊流程中的全部产物完整带走，方便留存、回顾及复用。

（二）基于互联互通平台智慧化便捷就医平台建设

为优化就诊流程，构建智能化便捷就医诊疗平台，依托移动APP端、微信公众号及微信小程序平台，搭建基于大数据的官方信息门户端，服务流程涵盖患者就诊的全过程。其整体建设思路是结合医院信息集成平台，包括IE集成引擎、IE公用服务、EMPI患者主索引和CDR临床数据中心，基于面向服务的开放架构和国际标准的信息集成平台，可实现将医院信息系统、实验室信息系统、放射科信息系统、临床信息系统、企业资源规划系统等数据整合、信息共享、流程协同等全链接功能，对患者就诊全流程进行优化设计和体系构建。

（三）智慧化便捷就医平台的一站式就医服务

为了更好地服务患者，坚持"一切以患者为中心"的理念，建设智慧化便捷就医平台，让患者在就医过程中，能够充分体验医疗信息化、患者档案数字化等信息化医疗技术所带来的高效、便捷的一站式服务，实现了一部手机走医院，让患者切实感受到数字化的便捷医疗服务。平台提高看病效率、改善就医体验、减少医患纠纷。

1. 智慧化便捷就医平台功能

（1）消息推送：患者可通过移动端实时查询等候状态；患者可在线查看本人的病历资料及检验检查报告；为患者提供移动端的实时查询服务。

（2）标识与导航：为患者提供与个人诊疗活动相关的院内定位与导航服务；患者可在移动端实时查询相关诊疗科室位置及患者排队诊疗情况。

（3）患者便利保障服务：可实现患者便利保障服务的集中管理，院内不同地点获得的信息内容一致；患者在移动端通过便利保障服务可完成在线查询、预约、缴费等。

2. 被动转为主动

患者微信挂号完成后，只需进入便捷就医小程序，就诊过程中的所有环节就会得到相应的提示和引导。便捷就医平台就像是一个"虚拟导医"，帮助患者减少功能的学习成本，提高就诊的效率。

3. 带流程引导的功能入口

覆盖就诊服务核心业务，汇集"院内自有、平台自有、第三方服务"等多种功能。以医院定制化的医疗服务路径，针对患者就医"一屏"全流程、"一眼"全看懂、"一点"少跑腿、"一次"全办好的便捷性功能。

4. 便捷就医平台服务设计及功能实现

（1）手机预约签到，无须打印单号：患者通过儿童医院公众号、福棠儿医等线上平台，线下自助机挂号后，可在便捷就医收到挂号信息，到达医院50米范围内即可线上签到，无须重复打印签到条。

（2）融合智能化引导的就诊导航：融合智能化的就诊导航系统，缓解医院患者就诊寻路难、导医指引压力大等问题，根据当前患者所处环境，对接业务系统，智能规划就诊路径。智能导航系统对接患者就诊信息，与医院HIS、LIS、PACS深度对接，根据患者处方支付信息智能提供导诊。

通过算法判断看诊、检查检验、处方信息，在平台上推送信息对接导航系统。智能导航系统主动获取对接系统内部数据，通过整理分析支付信息中的内容，匹配相应的导航路径并进行智能推送，将引导信息整合在信息端中实施完成。

（3）在线查看申请，实时接收报告：患者通过便捷就医平台能够实时查询检查检验申请单，包括当前检查申请具体内容、注意事项等，为患者前往科室做检查提供基础。患者根据医生开具检查检验申请并通过智能导航予以线下签到进行检查，在患者完成检查后，提醒患者相关检查报告出具时间，减轻患者等待时的焦急心理。报告出具后，实时为患者推送对应报告，无须被动查询。

（4）线上处方缴费，自选取药方式：由看诊医生在门诊为患者开具的电子处方，数据由服务平台处理，提供患者"配送到家""医院自取"多种取药方式。

（5）诊后用药助手：代替药师重复交代，帮助离院患者指导用药，保障用药安全；根据处方指导合理用药时间和给药方式、展示常见不良反应及应对策略，辅助药师指导患者正确用药品；常见用药问题解答、个体化疾病护理指导。

（6）围绕就诊流程做好患者诊后管理：利用对数据的深度优化，患者通过就诊记录能够实时查询就诊信息、付费记录、检查检验信息、处方信息、院内费用清单信息等，在此基础之上，实现了以时间轴为维度建立患者档案，通过统一平台将就诊所面临的所有环节和问题集中予以处理和汇总，形成线上＋线下一体化的就诊服务模式，提升患者就诊获得感。

（7）在线问诊：根据患者的就诊需求，互联网门诊提供线上"1对1"的就诊服务模式，为避免部分患者初诊后对病情仍存在疑问，对诊后患者增加在线问诊，医生根据患者上传的病史及资料，通过线上问诊沟通，予以综合分析并提供意见，具体可以包括意见咨询、开药等，由药剂部门审核医生在互联网门诊所开具的电子处方，数据由服务平台处理，为患者提供"配送到家"服务。

（四）智慧化便捷就医平台的价值

1. 对患者

患者通过使用便捷就医平台，逐步摆脱了时间和空间的束缚，改变了原来的就诊流程，提升了就诊体验，改变了原本的就诊模式，患者通过便捷就医平台明确自己的就诊路径，更加有目的地进行咨询和诊疗。

2. 对医生

帮助医生覆盖诊前、诊中环节，让医生更顺畅地对接患者。智慧化便捷就医服务平台提供全面的就诊信息、快捷的就诊路径、精准的引导服务，帮助医生在诊中大幅降低对患者的引导和解释性的工作，提高医生看诊效率，减少医患矛盾的发生。

3. 面对医院

响应人民群众"便捷就医"的迫切需求和期望，聚焦改善就医难、时间长等痛点问题，通过打造智慧医院数字化示范场景，建设"更有温度"的儿童医院。本项目优化了科室及医生的服务效率，平稳推进诊疗服务，最大程度保障患者有序就医，合理有效利用医院资源，全面提升了综合服务能力和服务满意度。

4. 面对行业

该案例把山东大学附属儿童医院在智慧医院领域产生的成果与更多业内同行分享，共同推动全社会医疗服务的效率和用户满意度。

（五）智慧化便捷就医平台应用效果

自2021年10月便捷就医平台上线以来，已有12万人次使用，提高了患者的就医效率，优化了各科室及医生的服务效率，同时也提升了医院服务满意度。

2020年2月1日—2022年2月28日，通过微信预约就诊的患者约3.85万人，其中便捷就医的累计访问人数为2.60万人，约占67.5%。患者通过使用便捷就医小程序，缩短就诊前、后等待时间。

医院服务于全国患儿，便捷就医平台为患者提供了完善的门诊导航服务，对于首次来院的患者，减少了就诊期间寻路、问路时间，减缓了患者焦虑心理。

五、体会与展望

互联互通是医院信息化建设牢固的基石，为智慧医院打造和信息化建设提供了快速发展的通道，医院通过互联互通的建设，实现了管理机制创新、业务流程再造，全面提升了医院的管理水平、服务能力和综合竞争力。下一步医院将再接再厉，继续以互联互通建设为基础，深入推进智慧医院建设，为患者提供更加人性化、智能化、便捷化的服务，为儿童健康保驾护航。

案例25 互联互通促进智慧医院建设实践

申报单位：山东中医药大学附属医院

一、单位简介

山东中医药大学附属医院是国家中医药传承创新中心、国家中医疫病防治基地、国家区域医疗中心，连续3年在全国公立中医院绩效考核中位列A＋等级，位居山东省首位，2020年度位列全国三级公立中医医院第6名。医院现有跃突泉院区、千佛山院区两个院区，现开放床位2 148张，年门诊量260万人次，年出院患者6.5万人次，现有职工3 000余人。

二、医院信息化发展

（一）信息化建设历程

医院于20世纪90年代末开启信息化建设历程，至今经历了四个主要发展阶段（图2-9）。第一阶段是以财务为核心的信息系统建设，实现手工记账向电子记账的转变；第二阶段是以医嘱为核心的信息系统建设，更关注于医疗行为的数字化；第三阶段是以数据为核心的信息系统建设，实现院内业务集成交互和数据共享；第四阶段是

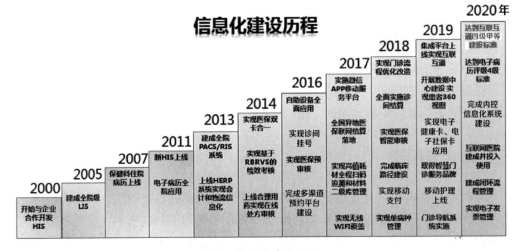

图2-9 信息化建设历程

以"人民群众健康"为核心的"智慧医院"建设，更关注通过信息化来规范医疗行为、提高服务质量、改善就医体验、提升管理效能。

（二）信息化建设现状

近年来，医院深入开展互联网＋医疗健康服务，依托信息化赋能医院各项事业改革，紧密围绕人民群众健康，开展了大量便民惠民举措。

医院信息化保障体系基本建立，成立了网络安全和信息化委员会，统筹领导医院网络安全和信息化建设工作。智慧医院建设纳入医院"十四五"规划专项举措。医院的制度建设不断完善，重新制（修）订信息化管理制度18项；信息基础设施不断完善，建成两院区标准机房2个；医院成立工作领导小组，设置网络安全专职管理员一人；建设完成各类信息系统91个，其中"十三五"期间新建系统79个（表2-3）。基本形成了以电子病历为核心的成体系的医疗信息系统。

表2-3　"十三五"期间信息化建设成效

指标	"十二五"末	"十三五"末
组织级别	科技处下属二级部门	独立科室
科室人数/人	14	18
高级职称资格人数/人	2（聘任0）	6（聘任1）
中级职称资格人数/人	6（聘任5）	9（聘任5）
研究生学历/人	3（占比21%）	11（占比61%）
本科学历/人	11	7
经费投入/万元	＜3500	≈7000
业务系统数量/个	12	91
医疗护理类/个	3	13
医技类/个	3	15
便民类/个	1	11
管理类/个	3	32
综合支撑类/个	2	16
闭环管理类/个	0	4
终端数量/个	1980	3250
数据资产/T	50	220

（三）信息化建设存在的问题

1. 信息化建设多部门协作机制不完善

业务部门需求不清晰，系统建设过程中需求部门、建设部门、承建厂商三方沟通不充分，同时缺乏督导监督机制。

2. 新技术、新系统使用及推广难度大

因中医院信息化建设起步晚，缺乏经验传承和信息技术使用经验积累，新技术、新系统作为新生事物上线后，由于对传统工作模式的变更，相关人员缺乏使用积极性。

3. 数据二次利用不充分

缺乏可操作、可落地、可执行的数据使用需求。

4. 信息化基础架构急需优化

由于信息系统多部门建设的历史原因，业务系统技术体系架构参差不齐，不足以支撑互联互通背景下的业务系统整合后所需要的稳健性。

5. 信息化人才队伍发展存在天花板

信息行业社会平均收入较高，优秀信息化人才引入困难，发展天花板太低，职务评定反馈周期长，对日常工作的激励不明显。

三、互联互通建设与改造

（一）建设需求

互联互通是国家医疗卫生事业发展的政策要求，是医院信息化发展的需要（建设一流中医院的需要），是解决信息化中存在的诸多问题的迫切需要，是改善医院综合服务品质的内在要求，是提升医院精细化管理水平的重要手段。

（二）改造重点和难点

1. 信息孤岛问题普遍存在，系统接口复杂多样，数据版本不一致，数据治理难度大。
2. 业务系统覆盖不全，需要短时间内完成系统建设且现有系统也需做大量功能性改造，人员、资金紧张。
3. 核心业务系统HIS硬件支持能力不足，原有核心HIS系统硬件设备超期服役现象严重，存在单点故障、资源紧张等问题。

四、互联互通建设成效与亮点

（一）取得的成效

1. 建立了集成平台，接入异构系统84个

建立了信息化的集成平台，实现了医院信息化架构体系重构。集成平台使用服务总线，整合院内、院外各系统，构建了包括基本信息库和主索引在内的主数据管理平

台，基本实现院内数据互联互通，接入异构系统84个，对接厂商70个，管理数据源28个，管理接口366个。

2. 建立了数据中心，实现数据资源的可视化管理

对56个业务系统的数据进行整合及清洗，收集标准化、高可用的数据635G（不含图像类数据），为数据在科研、临床辅助诊疗、运营决策分析等方面应用提供强大数据支持。

3. 实现了系统资产的可视化管理

平台资源的可视化功能支持的应用有：CDR展现与管理、患者主索引管理、CPOE展现、交互服务配置管理界面、字典管理、一体化服务运行状况监控平台等。

4. 新建系统38个，为医院发展带来实效

通过预约平台，实现全面预约诊疗、公平就医；通过互联网医院和远程会诊平台，拓展了医院发展空间；通过诊间结算平台，有效缩短了患者就诊总时长；通过自助服务平台，改善了患者就医体验。

5. 实现单点登录

通过整合集成业务系统登录方式，开发"单点登录"系统，共集成39个应用系统，方便了用户登录，改善了用户体验。

6. 实现BI推广应用

从临床、管理、科研等多个需求维度切入，建设数据中心，为公立医院高质量发展提供决策支持（表2-4）。

表2-4　BI决策支持指标集

一级目录	二级目录	指标数/个
住院监控大屏	住院重点指标	6
住院监控大屏	用药类指标	6
住院监控大屏	当日住院基本指标	7
住院监控大屏	护理指标监控	8
医务监控大屏	药品品种分析	2
医务监控大屏	药品收入分析	4
医务监控大屏	门诊医技监控	8
医务监控大屏	其他	9
门诊专题	门诊指标	13
门诊专题	药学指标	9
门诊专题	财务指标	10

续表

一级目录	二级目录	指标数/个
门诊专题	门诊报表	6
住院专题	住院指标	9
质控专题	质控专题	15
药学专题	药学专题	41
医务专题	医务报表	13
医务专题	医疗资源	1
医务报表	患者医疗质量与安全指标	2
医务报表	单病种质量监控指标	2
医务报表	重症医学质量监测指标	3
医务报表	合理用药监测指标	8
医务报表	门诊动态	2
医务报表	床位动态	1
医务报表	工作负荷	4
医务报表	患者负担	4
医务报表	工作效率	1
三级绩效考核	三级绩效考核	36
护理专题	工作负荷	5
护理专题	患者负担	5
护理专题	工作效率	15
指标库	医技指标	1
指标库	医务处质控指标	10

7. 重构了医院网络安全防护体系

构建了"网络安全管理委员会 - 网络安全专职管理员 - 科室网络安全联络员"的三级安全管理体系，全院网络安全意识大幅提升；完善网络安全管理制度，出台网络安全专项制度30余项，构建起"人防 - 技防 - 制防"三级安全防护体系。

8. 实现了HIS系统"换心术"

通过更换硬件、升级数据库、增加监控、配备灾备等工作，真正实现了核心HIS业务系统生产平台冗余保障、灾备系统异地部署、数据三重备份的高可用架构的改造目标。

（二）建设的亮点：科研数据中心建设实践

1. 建设过程

临床数据治理需要严格规范，才能数据保证完整性和准确性。数据治理需经临床科研人员、数据工程师与统计分析师协同合作完成，共同制订、逐步完善并严格贯彻数据治理流程。科研数据中心的数据来源于医院 HIS、EMR、LIS、RIS、PACS 等临床系统（图 2-10）。通过数据治理与标准化，为不同的应用场景制备数据，实现数据"拿来即用"，形成涵盖临床数据、标本数据、管理数据、科研数据的海量数据资源。科学的数据治理的核心能力包括理解数据、解释和评估数据、管理数据以及使用数据。

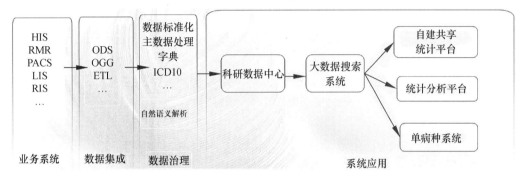

图 2-10　项目建设架构图

（1）建立科研大数据搜索系统：基于科研大数据中心建立的科研数据搜索系统，将原来手工查询变为简单的"拖""拉""搜"方式进行自动检索，极大缩短临床科研获取数据的时间；提供跨异构的大数据多条件复杂搜索，支撑模糊搜索、精确搜索、同义语、逻辑运算表达式、搜索结果二次筛查及授权导出等功能，提供全方位的科研数据支持；通过数据脱敏、数据加密等对数据进行"安全化"处理，数据在被使用过程中，有数据审计、使用留痕等一系列保障措施，保证数据的使用安全（图 2-11）。

（2）建立科研统计分析平台：本系统提供了 40 余种医学统计算法，真正做到"数据可用不可见"，包括一般线性相关系数、广义线性模型、条件 Logistic 回归、生存分析、Cox 回归模型、非参数检验等常用医学统计算法等。

搭建共享统计分析平台，支持临床科研人员自行运用统计软件进行数据分析工作。在服务器端建立多个共享账户，充分利用服务器运算速度快优势，科研人员在共享服务器端运用统计分析软件进行数据分析，分析结果由管理人员下发到具体科研人员，保证数据安全。

（3）建立临床单病种库：构建基于科研大数据中心的单病种库，实现数据自动采集、临床试验观察表（CRF）智能化构建、智能化数据关联，以及高效的随访模式结合，使医院科研管理进一步智能化。

（4）临床科研一体化平台的建立：整合科研工作全流程，包含项目申请、伦理审查、项目过程管理、项目成果管理等功能，为科研工作决策者和参与者提供真实有效的依据。

2. 应用成效

（1）科研大数据搜索系统：自 2021 年 9 月项目上线起，系统累计使用 9600 余次，

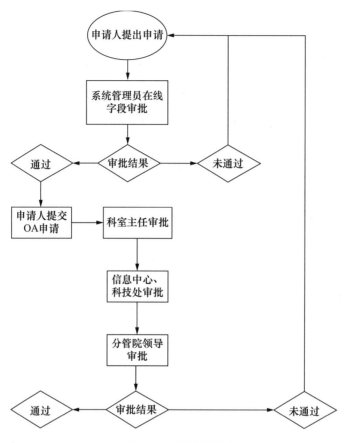

图2-11　数据审批流程

使用科室覆盖全院52个科室，占全院科室总数的90%以上。全院累计数据查询申请300余次，极大地方便了临床科研人员的数据查询需求与研究生课题研究需求。

（2）科研统计分析平台：自平台上线以来，极大地方便了科研人员的数据统计分析工作。由之前自行算法编程或是通过他人的帮助进行数据统计分析，变为现在"拖""拉""拽"的方式选择相应的统计算法进行计算，既保证的数据安全不外泄，又加快了数据处理效率，极大地提高了科研工作的进展速度，提升了数据处理水平。

（3）单病种库建设：单病种库建设对于前瞻性研究具有重大意义。系统建成后，eCRF表单将原来由人工从病例中收集患者全诊疗过程信息，转为系统自动采集信息，节省大量数据采集时间。利用这些数据可以很好地进行相关事件的分析，如某个药对患者是否有效、有无意义；某种治疗的手段，是否影响患者的根治程度或预后等。

（三）建设经验

1. 顶层规划打基础

没有顶层规划作指引的硬仗是很难打赢的。互联互通建设涉及医院各级领导协调、各个部门配合、各类人财物资源投入，因此，在建设前，一定要制订好院级顶层规划设计，避免乱干、蛮干，实现事半功倍。

2. 组织架构作保障

互联互通作为医院的重大项目，资源投入大、参与部门多，应针对本项目搭建专门的组织架构（图2-12），建立定期沟通协调和督导机制，对重点项目进行重点推进，推进不力的要启动问责机制。

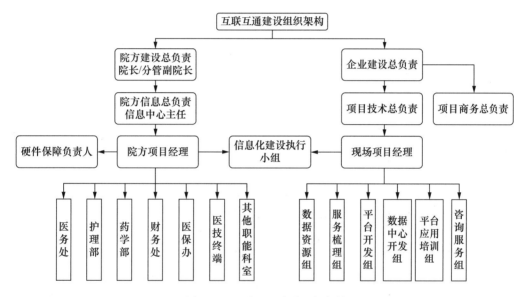

图2-12 互联互通建设组织架构

3. 领导重视是关键

在本项目的推进过程中，综合协调难度大、资源调度范围广，院领导的强力支持是项目推进的关键因素。需要在全院系统形成共识——互联互通是医院的重点工作，不是某个部门、某个人的工作。

4. 全院协同谋发展

信息中心牵头加快相关系统的建设完善；各系统使用科室的主管部门牵头加快现有系统的应用；相关部门要加强沟通，讨论解决推进中遇到的问题；承建厂商要以负责任的态度和主人翁的意识投入医院信息化建设中，杜绝推诿扯皮、消极怠工。

5. 软硬结合共提升

互联互通测评是软件能力和硬件能力同步推进的工作，非信息部门重点关注软件能力，信息部门应重视硬件能力的保障，楼再高，地基不稳，也不是一个成功的项目。

五、体会与展望

（一）互联互通建设工作体会

互联互通建设是以信息部门为主导的。信息中心的职能也在向智慧化、大数据化转变，更加要求这个部门能依托大数据挖掘出医院高质量发展的新动能，当今时代，大数据就是宝贵的资产，就是生产力。

但是仅仅依靠信息部门有很大的局限性：①信息部门疲于应付响应需求和系统运维；②信息部门对宏观政策和医院战略的理解和把握是有局限性的，信息化建设解决的是具体的业务需求，而数字化转型更着眼于医院整体效能提升；③信息部门的定位是辅助科室，在调动资源、统筹协调方面缺少话语权和说服力。

信息化和医疗相结合的复合型人才短缺也是制约互联互通建设的重要方面。懂医疗、懂管理、懂技术的复合型人才培养周期长，需要在实际岗位中不断砺练成长，系统性地提升医疗信息化人才素养和技术水平，也是我们下一步的工作重点。自主研发方面，本领域的发展也可依托企业推动创新和丰富场景化应用。

综上，资金投入、人力配备、横向协调、纵向调度都需要医院进行科学的顶层设计，在落地层面给予充分重视和保障，并在全院协同下强力推进。

（二）未来工作展望

2021年3月，《中华人民共和国国民经济和社会发展第十四个五年规划和2035年远景目标纲要》印发，第五篇为"加快数字化发展、建设数字中国"，此规划对实现数字中国建设，加快各行业数字化转型步伐提出了明确要求。

2021年5月，国务院办公厅印发《关于推动公立医院高质量发展的意见》，要求以建立健全现代医院管理制度为目标，强化四个创新，实现三个转变；在国家卫生健康委和中医药管理局印发的《公立医院高质量发展促进行动（2021—2025年）》中，将信息化放到了和学科、人才同等重要的三大支柱之一的位置，以推动公立医院高质量发展。

未来工作中，医院信息化建设将坚持以"人民健康"为核心，以"便民惠民"为目标，以改善患者就医体验、提供公平普惠的就医环境为重点，以高水平互联互通评级和智慧医院评级为抓手，完善信息基础设施建设，重视系统应用效果，注重标准的应用，探索大数据的落地实施，持续提升"智慧医院"整体建设水平。

案例26 智慧医院在依靠互联互通中的融合建设

申报单位：山东省济南市妇幼保健院

一、单位简介

济南市妇幼保健院创建于1951年，经过70余年的发展，已成为集保健、预防、医疗、教学、科研、社区服务于一体的三级甲等妇幼保健院，承担着对全市妇幼保健进行业务指导和培训基层妇幼保健人员的任务，是全国住院医师规范化培训基地。现有国家级重点专科1个，山东省重点专科7个，济南市重点专科3个，济南市临床精品特色专科4个，济南市救治中心2个，济南市重点实验室8个。医院信息化始终走在全省的第一梯队，是全省首家通过卫生健康信息标准化成熟度互联互通五级乙等评测的医疗机构，电子病历应用水平评测达到五级水平，先后获得国家卫生健康委信息安全大赛二等奖、国家卫生健康委"云上妇幼"典型案例、数字中国暨智慧医疗创新赛道三等奖。

二、医院信息化发展

（一）医院信息化建设简要历程

2000—2004年以财务为核心的部门级系统建设，包括住院、门诊缴费、财务、药品等。

2005—2011年完成以优化就医流程、方便患者就医的网络信息化建设，包括医卡通、诊间结算、HIS、LIS、PACS、病理、超声等。

2011—2015年以电子病历为核心数字化医院建设：EMR、移动护理、手术麻醉、临床路径、抗菌药物管理等。

2016—2018年实现掌上支付、线上问诊、线下自助、查询报告、医保诊间结算，建设全省首家高危妊娠管理系统，召开全国高危妊娠五色管理信息化现场会议。获得山东省首批智慧门诊称号，建立山东省首家智慧病房。

2017—2019年通过国家卫生健康信息标准化成熟度互联互通四级甲等评测，电子病历应用成熟度四级评测。完成集成平台、数据中心及十余个业务系统建设。建立全省首家5G互联网医院建设。

2019—2021年通过国家卫生健康信息标准化成熟度互联互通五级乙等评测和电子病历五级评审。全国首发新生儿电子健康卡。全省首家实现电子健康卡全流程就诊。全省首家实现基于电子医保凭证的手机出入院。

2022至今，智慧服务达到三级水平，信息化高质量发展。

（二）医院信息化建设状况及存在的问题

医院以国家互联互通成熟度测评为标准，基于院内集成平台和外联平台，开通了5G通信网络，全面、深入、迅速推进以电子病历为核心的医院信息系统建设，目前全院共有系统117个，实现了全院统一数据管理，中级辅助决策支持，建立医疗质量管控闭环11个。但也遇到了以下挑战和困惑：

1. 新生儿就诊身份缺少主索引

在开发新生儿电子健康卡之前，新生儿就诊数据治理遇到的问题：身份缺失，缺少主索引，无法与孕期健康数据和儿童期健康数据进行统一管理，数据治理环节断裂。同时，无身份证实体卡的儿童就诊，实际就诊情况多为老人带孩子来院就诊，丢卡、忘带卡、补办卡的现象频繁，往往每一次就诊都要补办卡片，就诊记录无法通过唯一标识进行数据清洗、治理，数据无法满足互联互通，数据治理存在缺失和空白。

2. 数据治理不够精细，数据质量有待提高

数据治理涵盖医院日常工作的各个层面，包括医院管理、临床管理、医疗卫生服务等，在医院信息化建设中，数据质量十分重要。然而，就医院信息化建设的现状而言，数据质量的现状不容乐观，突出表现为数据治理比较粗糙，数据的一致性、逻辑性、准确性、完备性、及时性、可访问性还不高。数据下载功能受局限，数据调阅还没有实现便捷高效，距离新一代医院数据中心的建设要求还有相当大距离。

3. 新兴技术与智慧服务结合遇到瓶颈

5G、大数据、可穿戴设备等新技术日新月异，为医院提高服务质量、改善服务体验提供了可能性。但是，将新技术运用在智慧服务的场景还不清晰，切入点还需要摸索，真正可以形成持续生命力的医疗服务还有待于探索。新型信息技术与医疗技术的结合还不能快速落地，数字疗法虽然初露端倪，但是没有形成可复制的产品，使用的成本还比较高。

三、互联互通建设与改造

（一）互联互通建设

对照国家卫生健康委《国家医疗健康信息区域（医院）信息互联互通标准化成熟度测评方案》五级乙等的标准，从数据资源标准化、互联互通标准化、基础设施建设情况、互联互通应用效果四个维度梳理出40个小项进行建设。

1. 数据资源的标准化建设

（1）整理了数据集57个，生成54个共享文档，新增了健康体检报告的数据集，完

成了入院记录、术前讨论、术前小结、抢救记录、手术记录、门诊急诊留观病历、危急值处理病程、输血评价病程、治疗记录等的节点级结构化改造。规范了院内疾病术语和医嘱字典、手术字典。

（2）新生儿电子健康卡的数据资源标准化建设：新生儿电子健康卡以母亲身份证件号，结合新生儿出生日期、多胎标识和出生顺序，遵循国家标准规范与安全体系，参照国家人口编码规则标准，对该母亲名下的任一时间点任一新生儿实现身份的唯一核实。标准的身份识别将有助于区域内医疗机构信息数据的互联互通，解决多院多卡的问题。

2. 信息集成平台和新生儿电子健康卡卡管平台的建设

（1）信息集成平台建设：按照国家卫生健康委《国家医疗健康信息区域（医院）信息互联互通标准化成熟度测评方案》，依据39项国家和行业标准、规范，构建了以患者为中心，以诊疗为主线，以临床信息系统为核心的智慧医院互联互通信息集成平台，突出了平台的可视化功能。截至目前，平台集成69个厂商、102个业务系统，梳理原始接口120个，改造有效接口近343，其中，39个Web Service服务、304个MQ消息服务。将门诊、住院不同患者域中的患者索引信息进行清洗，整理历史记录370万余条，业务系统间交互方式统一为MQ消息和Web Service接口两种形式。

（2）新生儿电子健康卡卡管平台建设：新生儿电子健康卡在得到成熟应用后，建设全市统一新生儿健康卡卡管平台，该平台符合国家《居民健康卡虚拟化应用建设指导方案》要求，满足无身份证新生儿患者的就医需求，实现线上线下统一的居民健康卡虚拟化应用，用户管理功能是以母亲身份证号以及新生儿出生日期、多胎标识和出生顺序为介质实现全区域用户实名信息的注册及更新。

3. 基于云构建的互联网＋信息集成平台

通过集成平台统一线上应用接口，减少点对点连接的资源浪费和多通道带来的系统不安全性。通过平台集中身份认证，解决各种APP应用单点登录问题，提高患者就医体验。通过外联集成平台与院内集成平台和区域平台对接，在满足区域信息共享的同时，既能减少外联业务的不确定性对医院核心业务的干扰，又可以大大提高系统的安全性。

（二）互联互通改造

1. 新生儿电子健康卡的设计与实施

新生儿电子健康卡以母亲身份证件号，结合新生儿出生日期、多胎标识和出生顺序，遵循国家标准规范与安全体系，参照国家人口编码规则标准，对该母亲名下的任一时间点任一新生儿实现身份的唯一核实（图2-13）。标准的身份识别有助于区域内医疗机构信息数据的互联互通，解决多院多卡的问题。

在临床应用中，医院实现了新生儿出生即在产房或手术室建档，并开具新生儿电子健康卡，将健康档案追溯到生命周期的最前端。以开卡后的唯一识别标识码建立新

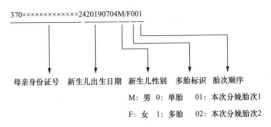

图 2-13　新生儿电子健康卡格式

生儿的 HIS 档案,住院期间的就诊记录可通过唯一识别码索引提取。门诊就诊时,通过线上应用注册门诊就诊档案,实现院内 HIS 档案的自动关联,实现门诊档案和住院档案的统一性。在技术对接中,根据省市卡管平台的生成规则,依托集成引擎技术实现与院内集成平台的业务系统交互,通过 MQ 消息队列实现与临床业务数据的转换、获取、分发和记录,形成完整的新生儿电子健康卡院内数据档案。院内数据通过前置加密一体机,与省、市卡管中心同步数据,通过主索引与省、市大数据平台的交互,实现新生儿就诊档案的跨域、跨医疗机构的调阅(图 2-14)。

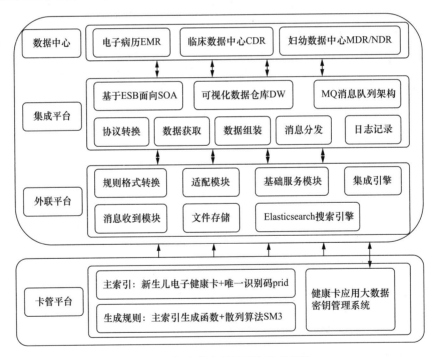

图 2-14　新生儿电子健康卡技术架构

2. 线上服务改造

根据国家评测标准,建立标准服务 69 项,建设了统一信息平台,新建危急值管理系统、处方流转系统、药品知识库、检查知识库、院内导航系统,实现患者主动使用的线上服务 11 项,医院主动推送的线上服务 6 项,包括手术通知、入院提示、出院提示，取药、报告、危急值信息等，候诊、检查、治疗等候状态告知，药品说明书、用药指导、检查注意事项、医学知识宣教及缴费提醒。

3. 互联网诊疗服务改造

云 HIS 解决登录挂号模式，创新线上电子病历、医技预约模式，解决线上诊疗的可追溯性；创新人工智能审方与线下药师相结合模式，解决用药安全性。当患者发起服务请求时，系统首先对隶属此患者的病历进行合法性判断。其次，将历史病历提供给患者供其选择复诊起点，随后将选择结果同步给医生，并提供全部历史病历供医生引申回顾。随着问诊的开展，医生在智能决策辅助系统支持下进行结构化、规范化的病历书写。书写行为与问诊应同时并行、互不干涉，病历支持随写随保存。问诊结束，云 HIS 形成的病历记录应以定时方式经外联平台回传至医院本地数据集成平台，完善数据全视图。

4. 区域信息共享改造

整合患者的历次就诊记录、就诊时的视频录像及对应的电子处方数据，形成连续的历史病历，可以在互联网医院、医联体或合作医院中向医生展现，以协助医生问诊和治疗。基于医联体质量控制分级管理，实现联盟医院内检查、检验等结果共享，提升医疗检查、检验效率，减少重复检查，降低医疗费用，减少医疗资源浪费。对已经进行数据级互联互通的医院开通数据共享，未进行数据级互联互通的医院，将结果以报告的形式发布给其他医疗机构进行调用查看，实现检查、检验结果的互认共享。

5. 远程医疗服务改造

从信息平台、协作网络和服务应用三个维度全面推进远程医疗服务建设，建成省内硬件基础最先进、功能最完善、应用覆盖最全面的远程医学服务平台之一，开展远程会诊、远程培训等多项服务，让患者在社区医院就可享受到优质资源，节约了患者大量的时间成本和经济成本。居民可在基层卫生室中接受远程医疗服务中心的医生进行会诊，会诊时上级医生可即时看到居民的健康资料，并同步音视频交流，由上级医生指导下级医生治疗。需要转诊的居民通过网络实现绿色通道，转诊居民到上级医院不用挂号直接就诊。居民就诊完成后，下转到基层卫生室，由基层医生对居民进行后续跟踪治疗。

6. 人工智能服务改造

基于患者历史治疗的病历数据，分析疾病的时间、方案、治疗机构等，形成疾病治疗的知识库，通过知识库为新患者的治疗提供决策依据和资源调度。智能 AI 导诊和预问诊可以根据病情描述、基本信息、历史病历信息等，正确指导患者根据自己的症状和病情选择就诊科室和医生。医生在门诊工作站可以一键导入生成的智能结构化电子病历，节省了医生书写电子病历时间，提高了医患沟通效率。AI 智能服务实现了主动式AI、拟人化沟通、医患沟通更高效、医生问诊更轻松、患者服务更满意、接入方式更灵活。

四、互联互通建设成效与亮点

（一）互联互通对医院信息化建设的成效

1. 支撑"一码通"融合服务

医院承担山东省成人电子健康卡首发试点任务，承担山东省新生儿电子健康卡（码）研发试点任务，在全国发放并成功使用第一张新生儿电子健康卡，是全省首家支持电子健康卡分时段全预约就诊服务的专科医院。新生儿电子健康卡在济南市得到成熟应用，发卡2万人次，调用量达300万人次，在全国率先实现的新生儿疫苗接种追溯系统中发挥了基础性关键作用。

2. 支撑"一体化"共享服务

（1）实现线上线下融合服务：建设全省首家基于5G的互联网医院，以居民电子健康卡为主线，构建覆盖居民全生命周期、全服务过程的线上健康医疗服务体系，并实现线上线下一体化，处方流转、检验服务应用成熟。

（2）优化智慧门诊服务流程：①在诊前、预约挂号完成后可以进行智能结构化预问诊，问诊内容自动导入门诊电子病历中。②在诊中，破解检查等待难题，通过门诊医技预约、AI全流程导诊和一体化健康管理中心建设，进一步优化检查服务流程，医技预约系统自动实现诊间预约。③在诊后，通过专病随访、医患互动、健康宣教、满意度调查等在线应用，为患者出院后提供持续性关怀服务。医院在全省首次实现了智慧儿科病房建设，病房内移动护理、护理综合信息屏、输液监控、病房门口屏、床边信息屏的五屏联动，提高了医疗服务效率。

（3）实现区域信息共享互认：基于平台，实现济南妇幼联盟单位间检验共享、双向转诊、远程会诊区域协同。为4773名居民提供互联网检验共享服务，完成4.6万项次检验项目。

（4）实现电子健康档案在线查询与开放使用：电子健康卡提供身份验证和授权服务，实现济南居民本人就诊时可以授权调阅个人电子健康档案、电子病历（含检查检验结果等），医生开单时进行三重检查。

3. 支撑"一站式"结算服务

实现医疗费用"一站式"便捷结算。医院在全省首次实现诊间结算互联互通，诊间结算的上线为每位患者减少16.7分钟的等候时间。门诊线上支付占到70%，支付排队堵点问题得到解决。医院为全省首家一站式自助入出院服务医院，可以节省患者30分钟的手续办理时间。

（二）互联互通是医院信息化建设的亮点

1. 全国首家实现基于集成平台的新生儿电子健康卡应用

新生儿从落地到出生证明办理，再到办理身份证的期间，是新生儿身份标识的空白期，没有身份证，原有电子健康卡的发卡办法无法满足该类人群的需求。医院以集成平台为核心，以新生儿电子健康卡为主索引，对接产房分娩记录系统，手术室手术记录系统，病区疾病筛查、耳听筛查系统，预防接种系统和出生证明预约系统，将有关新生儿的分娩信息、检验筛查信息、出生证明开具等信息，集成于集成平台，实现院内系统数据互联互通及共享。此外，从医疗数据安全、健康档案共享的角度搭建外联平台，为省市医联体及区域内医院获取相关信息提供统一的、标准的对外接入方式，实现新生儿出生即开卡，打通居民健康卡应用的全生命周期覆盖。

2. 建设全省首家5G互联网医院

以电子健康卡为主线，构建覆盖居民全生命周期、全服务过程的线上健康医疗服务体系，线上实现预约挂号、5G视频问诊、医保移动支付、电子病历线上线下一体化、电子检验单、电子处方、区域检验、医技预约、送药到家，提高居民就医体验感。互联网医院以院内信息集成平台为基石，实现与实体医院之间统一的患者身份主索引，通过主索引整合患者门诊、住院与线上三部分病历来源，确保所有病历记录可以正确整合，与患者身份一一对应，从而构建数据共享机制。在统一的协议、统一的数据标准、统一的交互框架、统一的安全认证基础上实现数据集成、应用集成、门户集成，确保线上线下医疗协同，完善互联网诊疗业务系统的部署。

3. 全省首家实现基于手机端＋医保患者的自助入出院一体化平台

本项目支持医保患者和自费患者，以手机APP作为自助入院、出院的前端应用。患者使用手机APP进行实名注册，人脸识别，授权医保电子凭证，通过医保电子凭证可以获取患者的医保类型，为患者提供医保类型的依据，基于"医保患者＋手机APP"的一键自助入出院一体化管理平台实现开具电子住院票、床位预约、入院建档、缴纳预交金、住院充值、出院结算、查询费用明细、电子发票等功能。本项目在技术上是基于外联平台和集成平台统一线上应用接口，通过外联集成平台与院内集成平台和区域平台对接，在满足区域信息共享的同时，既能减少外联业务不确定性对医院核心业务的干扰，又可以大大提高系统的安全性。

五、体会与展望

本院将在互联互通的基础上进一步推进智慧医院的建设发展，依托移动无线、物联网、大数据等技术，创建更加有意义的医疗服务特色应用，如全流程智能导诊系统、智能穿戴设备、人工智能辅助诊断平台和质量保障体系系统等，让患者得到全方位的关怀，让临床得到智能、高效的服务。加强智慧医院建设实践，并从应用效果的角度，分析智慧医院发展趋势，从而实现医疗信息资源整合与共享，提高了信息利用价值，提升了医疗协同服务能力。

案例27　以新发展理念赋能智慧后勤提质升级

申报单位：山东省立第三医院

一、单位简介

山东省立第三医院始建于1950年，是集医疗、教学、科研、预防保健和康复为一体的市委直属的三级甲等综合性医院。医院首任院长王利华系原胶东军区特等劳动模范、劳动英雄，电影《苦菜花》女主角娟子的原型之一。医院先后历经山东省交通工人医院、山东生产建设兵团总医院、山东省交通医院，于2017年由省交通运输厅转隶省卫生健康委并更名，2020年成为山东大学非隶属附属医院，2020年经省委编办批准成立山东省消化病医院。医院是山东省医学会副会长单位，山东省结石病防治中心，山东省首批互联网医院、首批医养结合示范单位，是中国ERCP技术标准化人才培训基地，中国医师协会ERCP医师培训中心、中国医师协会内镜保胆培训基地。

二、医院信息化发展

（一）医院信息化建设历程

医院信息化建设始于1998年，经历了以财务为基础的第一代HIS系统建设，实现医疗收费等基础应用信息化建设；跨过了以电子病历为核心的临床信息系统建设，实现以诊疗服务等闭环管理的临床信息化建设。如今，医院深入贯彻落实《国务院办公厅关于推动公立医院高质量发展的意见》（国办发〔2021〕18号），将智慧医院建设纳入医院"十四五"发展规划，围绕"三位一体"打造智慧医院，持续创新解锁智慧应用新场景，2019年通过电子病历应用水平分级评价四级，2020年通过国家医疗健康信息互联互通标准化成熟度测评四级甲等。

（二）医院信息化建设状况

医院信息化建设紧紧围绕患者需求、临床需求、管理需求，不断强化自主创新，推动"互联网＋医疗健康"新模式，推进便民惠民服务新体验。医院是山东省唯一的互联网医疗试点单位，首批获得互联网医院资质的建设单位，制定的《互联网医院诊疗行为服务规范》列入《2019年度标准化综合改革暨"山东标准"建设项目计划》社会治理和公共服务标准化建设项目，主持的"互联网医院智慧医康养示范项目"成功入围省政府首批"现代优势产业集群＋人工智能"试点示范企业及项目，并于2019年2月28日荣获山东省卫生健康委员会"互联网＋医疗"智慧服务品牌。2020年，作为试点医院，医院率先对接山东省"互联网＋医疗健康"便民惠民服务平台，在省内率先实现"一号通用、一码通行、一生服务、一网共享"。同时，实现了全国范围内的异地就医医保即时结算。医院围绕线上健康链开展了在线预约挂号、在线咨询、慢病复诊、家医签约、远程心电、远程影像、远程会诊、在线支付、药品配送等服务，打造了区域远程医疗服务新形式，互联网医院的建设走在了全省前列。2020年医院申报的《公立医院建设互联网医院的模式探讨与发展瓶颈应对策略》研究课题，荣获山东省卫生健康委员会政策研究课题一等奖。

同时，医院信息化建设也注重自主创新，自主研发19个子系统，拥有专利1项，正在申报软件著作权3项。医院信息化逐步完善了集成平台、数据中心、互联网医疗服务、预约挂号、自助服务、门诊住院收费、门诊分诊、HRP、消毒供应室系统、绩效管理、人力资源管理系统、综合行政办公、体检系统、检验系统、输血系统、危急值管理、内镜中心、急诊三大中心、PACS、智能一体化阅片、临床路径、电子病历、临床决策系统、移动护理、手术麻醉、重症ICU、血液透析、核医学系统、合理用药、抗菌药物管理、处方审核与点评系统等105个子系统建设。各个系统之间高度集成、信息共享，覆盖了医疗、护理、医技、行政、后勤等各个业务部门，并完成与山东省便民惠民服务平台、山东省平台、济南市平台、济南市核酸检测上报平台的对接工作。

（三）医院信息化建设存在的问题

随着新技术快速发展和新需求不断涌现，医院在信息化建设过程中，遇到了不少挑战。以下梳理出5对主要矛盾。

1. 产出与信息安全间的矛盾

系统由关注数据生产向关注数据治理、数据利用、数据安全转型。面对互联网技术基础设施、人员与需求多样化间的矛盾，系统由传统架构向新基建引领的设施建设转型。近两年，医院完成了院区的千兆网络改造、无线网络升级。未来，将架设5G医疗专网，不断完善院区物联网建设。

2. 精细化管理要求与数据供给能力间的矛盾

系统由业务流程驱动向数据驱动转型，未来要走向业务与数据双轮驱动。一方面精细数据程度，另一方面引入多维数据分析工具。在建立临床数据中心的基础上，还要建立运营数据中心，院领导、科主任可依靠平台获取实时数据、既往数据，以及其同比、环比数据。数据内容包括业务量、资源运营效率、绩效评价等。

3. 线下服务模式与互联网应用间的矛盾

核心医疗服务由纯线下服务向线上线下服务融合转型。医院从单纯提供预约挂号服务，转向提供完整的互联网医疗服务，包括在线开方、在线检验检查等，并进一步促进线上线下融合。未来，医院将进一步提升互联网医疗服务能力，让患者享受线上线下同质化的医疗服务。

4. 统一应用系统与专业化需求间的矛盾

系统由搭载全院范围的临床应用向搭载专业临床应用和提供专业临床服务转型。医院在临床信息化建设中，要强调尊重临床个性化需求。系统功能由提供软件产品向提供服务解决方案转变。

5. 单体医院运营与医联体运营需求间的矛盾

系统由仅支持单体医院运营向支持不同组织模式的医疗联合体转型，要适应未来医院一体多院区运营模式。医院信息系统要具备多个院区临床医疗、人财物、绩效一体化管理的支撑能力。多院区间转科转床、检验检查、远程诊断、远程会议等，这将成为支撑医院多院区运行的重要支柱。

三、互联互通建设与改造

（一）建设需求

医院后勤管理工作内容复杂多样，涉及多种学科领域，涵盖多方向专业知识，是医院各项业务稳定、高效运行的保障。在国家大力推进公立医院高质量发展的潮流中，以"大、智、云、物、移"等现代化信息技术构建起智慧化管理体系，是实现医院高质量发展的重要保证。与医院医疗业务相比，后勤管理往往是医院智慧化管理的薄弱环节，其管理理念相对陈旧，管理手段相对单一。因此，医院应补齐短板，构建起智慧化后勤管理体系，为医院高质量发展提供精益化后勤保障。

智慧后勤管理系统包括后勤管理平台建设及各功能模块建设，其中后勤管理平台建设旨在为医院后勤管理提供统一的服务前台、业务中台、数据中台及管理后台，功能模块建设旨在实现各项具体业务的智慧化管理。搭建指挥中心大屏、职能部门电脑端中屏、智能手机屏联动的统一运营数据展示平台。通过医院管理理念的转变、服务理念的转型，开展符合现代医院发展规律的智慧后勤建设，构建服务优化、成本分析、外包监管、质量内控、绩效考核、决策支持六大后勤管理体系。

（二）改造的重点和难点

1. 各种信息化系统林立，信息孤岛状况严重

医院各类平台系统多且独立，无法做到数据的汇总、共享和统一管理，信息化水

平、数据互联互通共享质量待提升。

2. 设备运行存在安全隐患

设备处在高强度运行状态下，缺少数据监测及设备运行状态预判，容易产生安全隐患，影响设备寿命，也影响医院系统的正常运行。

3. 各类设备管理的数字化水平急需提升

医院内各种设备数量及种类较多，设备资料存储有的依赖于人工纸质化存储，资料容易丢失，影响设备维修、维保和数据统计查看。

4. 缺乏资产管理数据库，资产管理不清晰

医院固定资产、设备资产以及房屋资产比较多，统计量较大，发生变化后无法实时数据更新，且缺乏数据分析支持，无法做到精准管理。

四、互联互通建设成效与亮点

（一）取得的成效

1. 统一主数据管理，制定设备编码规则，建立设备EMPI

通过建设"后勤一体化综合运营平台"（以下简称"平台"），医院实现了后勤人员、设备、物资、制度、环境一体化管理体系。整合医院供配电、机电等设备，建设设备安全监控网络，实现设备安全保障；集成医院视频监控系统、门禁、报警系统等，建设人员安全监控网络，实现人员安全保障；利用互联网技术使得管理移动化，结合数据可视化技术，实现"一屏知全院、一屏管全院"。平台采用"1＋4＋9"的整体架构，应用数字孪生技术快速建立"医疗＋服务＋管理"三位一体的智慧后勤运营服务体系。制定了各类设备、固定资产编码规则，建立各类设备、固定资产的EMPI，实现各类设备运行数据，固定资产状态情况在平台统一展示。

2. 建立三大数据中心，满足医院临床、运行、科研数据的利用与分析

通过建立1个基于BIM的可视化运维平台（数字底座），将分散、孤立的信息汇总处理形成一个闭合式信息管理链，基于数字孪生技术的三维建模形成医院建筑全生命周期大数据，实现医院"全域数据"一屏可视；通过搭建综合运营管理、设备精细管控、移动工作、智慧大脑数据分析4个基础核心平台，驱动后勤管理、服务、运营全周期智慧化运行；通过实现报修巡检、资产管理、能耗监测、智慧安全、环境管理、设备运维、智慧库存、智慧运送、智慧终末9个系统功能，支撑后勤基础保障、服务监管、内部运营、安全管理、成本分析、管理决策6大管理体系革新升级。平台的建立能够实现安全与能源管理、设备管理与业务管理以及管理决策支持功能同频联动，推动

医院智慧化运营管理，实现数据可视化、运营精细化、资产数字化、管理智慧化。

（二）建设亮点

1. 后勤管理平台建设

平台打通后勤业务流与信息流，实现全业务融合，为管理人员提供统一的监控平台与作业平台，为智慧后勤管理搭建统一的数字化底座。平台在积累大量运行数据、信息的基础上，运用人工智能、大数据分析，形成统一的数据服务与数据字典，构建起多维度的运行分析体系及考核指标体系，实现透明化管理，为管理者科学、精准决策提供依据与支撑。平台配置移动互联网接入端，增强系统的易用性、便利性。

2. 模块建设

（1）设备管理：以全生命周期管理理念为基础，构建设备电子管理档案，涵盖需求、立项、采购、使用、报废的全生命周期信息。系统重点关注设备使用过程中的巡检管理、保养管理、维修管理，并接入重点设备的实时运行数据。系统按照设备使用特点，制订巡检计划及保养计划，巡检、保养、维修均有标准化作业指导及作业记录，将巡检、保养、维修信息有机关联，实现设备的动态化、弹性化管理。

（2）能耗管理：根据医院供能网架及负荷分布，构建能耗监测系统。系统全面监测并统计医院各类能耗数据，在线完成能耗数据折算，通过分析累计的能耗数据，形成医院的用能画像，准确预测医院用能需求，并对各负荷的用能情况进行分类评价，及时发出预警提示。系统嵌入以万元收入能耗支出为核心，辅以床均能耗、单位面积能耗等指标的能耗绩效核体系，促进全院节能降耗。

（3）资产管理：资产管理包括固定资产管理及房产管理。系统以数字孪生技术及BIM技术为基础，构建精细的、可视化的数字模型，直观地展示固定资产、房产的分布及使用情况。系统与设备管理模块联动，根据预设的评估指标，实时显示设备类资产运行状态，便于管理人员及时掌握设备运行情况。系统与财务系统联动，统计使用、损耗及折旧成本，并与营收数据联动分析，促进降本增效。

（4）物资管理：系统实现后勤物资业务的全流程管理。统一收集医院后勤物资需求，并结合历史数据，预测物资需求，帮助管理人员合理地制订采购计划，在保证供应的基础上，减少沉淀成本。系统与财务系统联动，核算物资使用成本，运用大数据分析，形成合理的后勤物资成本配额。

（5）数据可视化：从数据中心获取门诊系统数据，对门诊人数、候诊人数、出诊医生、预约人数等指标进行实时展示，并按照就医人群年龄、性别、预约途径以及医生出诊工作量等不同维度信息进行可视展示。

通过数据治理支持整合医院各系统数据，对病患病种、平均住院日、床位使用率、危重症转换率、出院率、费用等关键指标进行展示。通过可视化图表分析，可对疾病控制效果、床位紧张程度、住院费用等要素进行可视化呈现。支持对危重症病患进行重点高亮显示，辅助管理者综合掌握医院住院病患情况，为医疗资源调配及病患治疗方案调整提供决策依据。

（6）数据分析与赋能：智能化平台采用先进的数字孪生技术，可通过自研发的万能网关与各系统无障碍接入，只需一个三维可视化系统平台可鸟瞰整个医院运营状况，解决长期以来医院后勤各个系统的信息孤岛问题。同时利用各类数据分析方法、数据分析公式、数据洞察策略去赋能各类数据分析应用场景。

五、体会与展望

（一）体会

1. "互联网＋信息化"、大数据等技术，规范了医院后勤的服务流程

医院倡导后勤支持和保障系统一体化。通过设立"一站式"后勤服务调度中心，开通专用服务热线，统一受理诉求，信息化派工、抢单，提高效率。开展"后勤"变"前勤"分工包片等服务模式，变被动响应式为主动登门式，提升满意度。

2. 推进后勤信息化建设，打造高品质平安医院

推进实名制智能门禁建设。利用人工智能技术，实现人脸识别等核心功能，提升了医疗场所的通行管理效率，为突发事件追溯提供数据支撑。打造智能化就医环境，集成智能照明、监控摄像头、蓝牙传感器、WIFI、一键报警、安全容灾、各类网关和中继节点等软硬件系统，覆盖医院内各个角落，引入智能算法，实现院区人流热力图、监控等应用。建立起"善感知"的院内"神经网络"系统，更好地掌握医院大楼的运行状态，时刻为医护及病患提供更为便捷、人性化的环境及服务。基于大数据，打造"数字孪生医院"。

3. 要始终坚持持续迭代

不"翻烧饼"，不追求一步到位，可先达成有限目标，在此基础上进行快速应用，不断迭代。在便捷就医数字化转型中，可用较小的代价换来较大改善，不断深化。

4. 从需求带动到技术带动

医院通过顶层设计、技术带动，结合适宜场景，推动应用落地，谋划出一条效率较高的路径。

5. 从应用驱动到数据驱动

数据已经成为医院重要的资产。不仅可以帮助医院发现现有信息系统及业务流程存在的问题，还可以推动业务创新，数据改变了临床模式和管理模式。

6. 医院要有一支综合能力强的信息化团队

要不断优化团队构成，才能支撑起医院的多元化发展，更好地贯彻医院发展理念。

（二）展望

医院的信息化正进入以数据应用为导向的时代，基于新的集成模式由原有的流程驱动的传统信息化转向数据驱动的业务一体化建设。大数据将促进由经验医学经循证医学到精准医学转变。医院要树立"让数据跑路服务我们""让数据说话管理我们""让数据分析考核我们"的理念，用数据管理医院，推动医院运营发展，更精准地反映资源消耗、更精确地推动医院运营。同时，要持续解锁"便捷就医数字化转型"新应用场景，如智能分诊、停车预约与周边分流、智能规划与全程陪诊、智能预诊及检查预约、床边一体化服务、诊后智能健康随访等，实现线上线下就医数据互通共享、服务同质。信息化建设更加集成化，实现集中管控、集成展示、集约管理；更加标准化，不同业务系统数据集成标准统一；更加规范化，满足智慧医院建设标准要求，支撑医疗质量安全、医疗行为符合三甲医院评审细则要求；更加智能化，运营管理能够对产生的数据整合加工，为管理者提供丰富的决策支持。实现"一屏知全院、一屏管全院"的智慧医院。

案例28　面向医患管理多维度需求，建立"码"上智慧服务体系

申报单位：山东省昌乐县人民医院

一、单位简介

昌乐县人民医院现为三级乙等综合医院、市级区域医疗中心、潍坊医学院附属医院，首批纳入国家"千县工程"医院。医院目前共有15个省、市级重点学科，先后被评为"国家标准版胸痛中心""国家高级卒中中心""国家心衰中心""国家医疗健康信息互联互通标准化成熟度四级甲等医院"。近年来，医院先后通过国家互联互通四级甲等测评、电子病历应用四级评价，先后荣获"智慧门诊""优质服务单位""智慧医院"服务品牌等26个省级以上荣誉。

二、十年，医院信息化的"过去、现在"

2013年5—7月医院更换了HIS系统，不断提升应用层级，逐步建立了一套智能的医疗信息网络平台体系；构建安全、高效的基础网络运行平台，部署双核心虚拟化交

换机和主干网双链路架构，实现内外网物理分离；采用超融合服务器云平台双活架构，实现医院HIS、EMR、LIS等核心业务的双活运行。

2018年医院实现了住院病历系统无纸化归档，取消纸质病历打印。

2019年医院成为全省首家通过了国家医疗健康信息互联互通标准化成熟度四甲测评的县级医院；同年5月，通过电子病历应用分级评价四级，也是潍坊市首家通过四级评定的医院。2023年7月通过国家电子病历五级评审。

2020年医院建设互联网医院系统，实现了在线远程问诊，同时对全院病区系统进行"床旁结算"改造，实现护士站一站式办理入出院手续。

2021年1月医院作为全省唯一的县级医院荣获山东省2020年度"智慧医院"服务品牌。

2022年6月"区域＋医院"两级平台互联互通建设完成，实现市、县、乡、村四级全民健康档案信息互通共享。

三、县级医院信息化建设现状与问题分析

（一）县级医院信息化建设规范和标准应用不足

近年来，国家非常重视医疗信息化建设，出台了一系列相关规范和标准，但信息公司对于标准的技术开发和嵌入不足，同时医疗机构对规范和标准实践应用不足，比如疾病诊断和手术治疗的ICD-9、ICD-10、ICD-11国际标准，不同省份、地域以及医院普及程度不一。

（二）信息化建设资金持续投入不足

我国很多县级医院已经完成了初步的信息化建设，信息化建设资金投入机制不健全，缺乏持续性，出现资金投入"大小年"现象，导致医院信息化建设、应用和技术支持无法保障、跟进。另一方面，地方政府对于医疗机构信息化建设，财政资金投入不足。当前形势下，医院信息化建设水平的要求越来越高，对于移动医疗、智能诊疗、数字医疗需求不断扩展，地方政府或医院必须持续加大投资，防止信息化建设延宕。

（三）健康医疗大数据利用率和安全性较低

医院信息建设过程中积累了大量的医疗数据，包括患者的个人资料、病历、相关子系统信息等。大部分医院对于医疗信息资源处于基础和浅层次的利用，同时对信息的应用面也比较狭窄，甚至有些医院对电子病历、数据仓库的使用都是单独运行的，不能有效地结合。

（四）部分医疗机构重系统、轻安全，导致安全隐患多、安全性低

相当一部分县级医院受限于技术、人才、资金等因素，进行信息化建设只关注新

技术的引进，而忽视了信息的安全性，没有建立安全、可信的安全保障系统，易出现网络信息安全问题，比如系统漏洞、黑客入侵、数据暴露等，造成医疗信息安全隐患。

（五）网络信息化人才缺失

医院进行信息化建设要综合信息技术和医学业务双方面的知识，这就对人才提出了更高的要求。但由于县级医院本身的编制、工资待遇等的限制，导致招收信息化专业人才困难。

四、互联互通建设与改造

（一）打造互联互通共享的智能集成平台

医院信息系统业务集成平台项目于2017年10月16日正式启动。项目启动后，按照规划分步骤、分阶段地启动实施，主要包括HIS系统2.5版本升级改造、电子病历文档结构化及标准化改造、影像PACS系统改造、输血与检验系统升级改造等，EMPI系统、公共服务系统、临床数据中心系统、平台监控系统、运营管理决策系统等试运行，集成平台已于2018年3月正式上线。

（二）微信服务平台和医院集成平台联通共享，创新"互联网＋医疗健康"服务新模式

基于微信生态不断开发"互联网＋"场景应用，深度调研梳理医护、患者、管理者的智慧服务需求，以智慧便民为宗旨，不断优化各闭环服务流程节点。

伴随着大数据信息技术在医疗行业的应用，越来越多的患者数据沉淀在医院数据当中，医院可通过数据的处理对患者进行统一管理，同时通过医生对患者的智慧交互管理的形式，保证医患之间交互的流量和黏性，为人民群众提供长期稳定的医疗服务。

通过线上、线下各系统平台的数据标准化改造和交互共享，针对各环节需求，应用二维码技术进行服务链接前移，让医生、患者、管理者均可以扫描专家的二维码，可以缩短服务路径。通过互联网医院平台，实现从诊前、诊中到诊后随访、自动化医嘱、线上咨询、复诊开药、结果查询、全时间轴信息共享等一系列的业务连续，从而实现全生命周期的患者管理。

五、互联互通建设成效与亮点

（一）基于医疗健康信息互联互通标准的三位一体智慧医院建设

1. 实现多卡通用、实名就医、脱卡就医全流程服务

医院是潍坊市首家实现社保卡、身份证、电子健康卡、电子医保凭证等全流程

"卡码合一"的医院，在自助机、手机端开通刷脸建档、刷脸支付，创新互联网＋医疗健康应用，真正实现脱卡就医。

2. 建成基于微信生态的线上线下一体化的互联网医院

通过不断完善基于医院微信公众号平台的互联网医院建设，实现电子健康卡建档，绑定患者身份证、就诊卡号、社保卡号等即可享受便捷医疗服务，为就诊患者提供预约挂号、就医导诊、在线问诊、检验检查结果查询、微信支付、病案复印、健康宣教、智慧妇幼、信息查询、住院结算、清单查询签名、智慧停车、住院腕带付、扫码付等服务。

3. 统一预约号源池，建立全程预约服务

支持微信、官方网站、电话、现场、自助机、医院内网、医生二维码名片扫码等多种方式实现预约就诊，可对检查、检验、取药流程进行预约排队，同时通过微信、手机短信进行诊疗服务提示，实现诊间预约便捷化。

4. 统一消息服务平台，智能导医分诊排队叫号

改造门诊就诊流程，统一消息提醒服务，实现步步有提醒，结合微信医疗打造智能、便捷化服务。

5. 优化智能发药流程，由"人等药"到"药等人"

门诊全自动智能发药机与HIS系统无缝对接，改善优化患者取药流程，医生开具处方，系统自动判断发药。

6. 全面推进全院无纸化建设，实现医护文书无纸化

全部实现住院病历、门诊病历无纸化，取消纸质病历打印。

7. 全面开展移动医疗服务，实现床旁诊疗

所有临床科室配备移动医生、护士查房车和PDA，提升工作效率，提高患者就医满意度。

8. 推进智慧床旁结算服务，实现微信端结算、充值、日清单签名等

实现病房护士站入、出、转一体化服务实施改造，在病区进行出院床旁结算服务，实现腕带付、床旁扫码付，患者还可以微信查费用清单及电子签名确认。

9. 完善互联互通和数据共享机制，整合信息系统资源，消除信息孤岛

建设智能便捷的信息系统集成平台，逐步建立和完善临床数据中心和运营数据中心，利用大数据信息技术开展基础应用服务，在医院感染控制、公共卫生监测、病历实时质控、临床合理用药监控、手术麻醉质控监测及消毒供应追溯等方面加强医疗质量控制、规范医疗行为、规范用药。

10. 建成临床数据中心，建立以电子病历为核心的医疗文书内涵质控体系

梳理病历质控规则，实现对临床医疗辅助决策支持，提高医生诊疗水平，降低医疗风险。

11. 建立全流程用药智能监控体系

实现门诊病房临床用药实时审方，形成用药事前、事中、事后多维度审方，智能分析点评，促进临床用药"零差错"，确保患者诊疗用药安全。

12. 实现设备全生命周期管理，实行医疗设备精益效益分析

上线智能设备管理平台，实现对设备全生命周期管理，对设备运营状态实时监管，关注设备使用率和收益率，并和绩效挂钩，实现精益效益分析。

13. 加快智慧管理建设实现办公自动化、运营精细化建设

建立全面以预算为引领的智能运营体系，进一步梳理医院运营流程，规范运营管理流程，促进增收节支，满足医院经济运营要求。

（二）面向"医-患-管"三方多维度需求，不断创新完善"码"上智慧服务体系

医院建立以便民、为民为中心的"互联网＋医疗健康"新模式，从诊前、诊中到诊后的预约、挂号、缴费、取药、随访、线上咨询、结果查询、满意度等全流程的服务环节，采取服务链接前移技术，转换成数字二维码，建立起一整套"码上"就医服务体系，主要体现在以下方面：

1. "码"上就医服务

（1）"码"上预约就诊：扫描医生线上、线下二维码名片挂号、预约，实现线下预约就诊和线上问诊。

（2）"码"上缴费：创新实现腕带付，扫描腕带二维码，轻松实现床旁缴费。

（3）"码"上问药：开通临床药师服务，在门诊药房门口及互联网医院端口开通合理用药咨询服务。

（4）"码"上查询、"码"上结算：扫描二维码实现病房日清单查询。

（5）"码"上就诊：潍坊市首家实现社保卡、身份证、电子健康卡、电子医保凭证、脸卡等卡、码"账户合一"，在自助机、手机端开通刷脸建档、刷脸支付，创新互联网＋医疗健康应用，真正实现脱卡就医。患者通过一部手机，就可以轻松就诊，便捷就医触手可及。

（6）"码"上满意：医院满意度调查，根据各科室业务需求，生成系列满意度调查二维码，方便患者及时反馈意见。

（7）"码"上投诉：患者投诉便捷化。

（8）"码"上点餐预约：动态管理用餐人数。

（9）"码"上身份识别：推广患者电子陪护证和电子通行证。为加强患者陪护和医院职工身份识别，研发推广了电子陪护证和职工电子通行证，快速识别医患身份，提高通行效率，避免人群聚集。

2. "码"上统计上报

医院统计工作繁重且复杂，常规Excel报表统计上报，费时费力效率低下，医院开发了一系列"码上办公"应用场景，迅速提升了办公效率，例如，各职能科室应急性统计上报、结直肠癌筛查等；为解决单位公章琐碎、繁杂的记录问题，开发了医院公章盖章统计二维码。

3. "码"上会议闭环管理，建立办公会议无纸化闭环管理体系

为切实做好会议管理，研究建立了会议无纸化闭环管理系统，实现会议扫码预约、扫码签到、会议通知实时提醒的智慧化管理，并可对参会人精准定位。

（三）"区域＋医院"平台互联互通成效显著

1. 创新推进医联体、医共体一体化建设，六大信息化技术手段强基层

通过实现电子健康卡（码）一卡通、动静态心电实时诊断、疑难影像实时会诊、电子签名CA认证、临床消息实时推送、微信自由查询六大手段，保障与基层医联体单位互联互通，目前已与3个分院区、13家乡镇卫生院、65家村卫生室等完成心电检查一张网，实现急慢分治、分级诊疗、远程诊断功能，实现基层检查数据的远程阅片及诊断功能，在医院安装诊断工作站，实现基层做检查、县级医院出报告。

2. 推进"区域＋医院"两级平台互联互通建设，实现全民健康档案信息互通共享

（1）全民健康档案信息共享：昌乐县区域平台和昌乐县人民医院集成平台均已通过四级甲等测评认证，平台实现融合对接，实时将业务系统数据上传，与全县基层乡镇卫生院信息互联互通，统一生成居民健康档案，实现患者在全县医疗机构内就诊的检查、检验、医嘱、药品信息集中存储、统一展现。

（2）区域内实现上下互转的双向转诊：充分尊重患者的选择权，按照分级管理原则，使患者真正享受到"双向转诊"的方便、快捷、有效服务，大病进医院，小病到社区，常见病、多发病在基层医疗卫生机构就诊，危急重症到上级医院治疗，为患者提供整体、持续的医疗服务。

五、体会与展望

推进"互联网+医疗健康"服务建设,充分发挥信息化"支撑+引领+赋能"作用,应用二维码技术实现服务前移、便捷就医,促进提升医院"质量+安全+服务"水平和改善患者就医体验,从医、患、管三个维度展现了信息化建设的效能。建立"码"上智慧服务体系,从临床医护工作角度,实现医疗服务移动化、医护文书无纸化;从医院决策层及职能部门宏观管理角度,实现管理监管实时化、大数据分析直观化;从患者就医体验角度,实现就医便捷智慧化、医联体互联互通共享化。

建设"三位一体"智慧医院任重道远,面对"医-患-管"的多维度需求,应深入推动信息技术与医疗服务的融合,实现医院高效、便捷、低耗地高质量发展。

案例29 互联互通促进智慧服务建设实践

申报单位:山东省烟台毓璜顶医院

一、单位简介

烟台毓璜顶医院始建于1890年,其前身是美国长老会创办的教会医院。经历130多年的变迁,现已发展成为烟台市最大的综合性医疗保健中心、三级甲等综合医院、山东省区域医疗中心。

医院设有50个临床科室、18个医技科室,其中有国家级重点学科1个,山东省临床医学研究中心1个,山东省临床精品特色专科2个,山东省医药卫生重点学科3个,省重点实验室3个,山东省临床重点专科30个,山东省中医药重点专科3个。

医院网络信息管理处共33人,其中博士生1人、研究生13人,本科生19人,分设系统运维组、网络运维组、安全运维组、维修组。网络信息管理处全面负责医院信息化规划、建设、管理维护工作,全面负责网络安全建设及管理维护工作。

二、医院信息化发展

(一)医院信息化建设历程

自2000年开始,经历二十余年的建设,医院的信息化系统布局完整、功能先进、性能成熟,包括了工作平台、后勤支持、管理控制、服务体验等各个方面的上百个系统和模块,协同一体、交互共享、运转稳定,业务流程实现了标准化、移动化、无纸化,质量管理实现了全程化、自动化、数据化,风险控制实现了即时监控、智能判断、主动控制。2022年通过了电子病历系统功能应用水平五级评审、2023年通过了互联互通五级乙等测评、2023年完成智慧服务三级专家现场审核。

（二）医院信息化建设状况

医院信息化建设以病人为中心、以质量为核心、以财务为基础、以临床为主线，总体规划、分步实施、持续完善，构建有线与无线、院内与院外相结合、院内与区域卫生及医保专网连通的全方位网络环境，积极探索应用物联网、大数据、人工智能等先进信息化技术，构建智能化应用系统。信息系统设计贯穿整个医疗过程、后勤资源管理过程、经济运营管理过程、行政综合管理过程等医院的所有业务活动。医院的目标是实现信息共享，进一步保障医疗安全，提高医疗质量，优化服务流程，提高工作效率，降低运营成本。

（三）医院信息化建设存在的问题

1. 缺乏顶层设计

信息化是医院的基础，但不是简单的医院信息化叠加，而是以改善医疗质量、提升患者服务为目标的系统设计及资源有机整合。医院对如何建设智慧医院还未形成一致认识，缺乏成熟的实践经验。没有统一的建设标准，各医院在推进建设时难以从顶层进行全局设计，更多情况下是医院信息科牵头，被新需求、新技术、新应用推动着做局部的智能化。

2. 医改对医院信息化提出更高要求

在医改的趋势下，医院不再是传统意义上的单个医院，要向着区域化、集团化的趋势发展。要实现一定区域内医院、基层医疗以及患者居家产生的医疗健康信息互联共享，建设智慧医院集团，实现以患者为中心的服务体系全覆盖。确保信息及服务在体系中有效流通和协同。

三、互联互通建设与改造

（一）建设需求

伴随着老龄化的日渐严重，医疗服务的需求也与日俱增。诊疗群体中大部分是以中老年为主，所以在就诊过程中更需要便捷、简单、贴心的就诊服务。医院信息化工程的重点从系统建设转向"以患者为中心"的全流程、全方位服务体系，为患者提供多样、精准、主动、智能的便民服务。全流程：就诊时间轴涵盖诊前、诊中、诊后各环节；全方位：线上、线下、门诊、住院、院内、院外等多方面的就诊体系。打造以患者为中心的云互联协作共同体。

（二）改造重点和难点

1. 加强顶层设计指导

在建设过程中明确统一的原则，避免医院信息化建设推进时出现偏差。医院信息化的建设顶层设计要求关注高质量的临床结果、全流程的患者服务，以政策标准为导向，以技术创新为医院全方位提升医疗服务效率和质量。

2. 重塑患者服务体系

以患者为中心，重塑全流程、全方位的服务体系。医院在信息化建设中要综合患者的医疗质量服务和系统功能两方面的问题。

3. 建立患者主索引管理系统（EMPI）

实现院内患者信息的唯一索引标识，通过患者信息维护、批量数据导入、疑似患者管理、权限管理与日志查询，控制录入的患者信息质量，使患者信息主数据来源及时更新和快速精确同步。EMPI与各业务系统的集成接口体系，分为Web Service接口和MQ接口，完成患者信息的查询、新建与更新。患者持有效证件就可查询到在院期间的所有诊疗计划以及诊疗结果，更方便、全面地为患者服务。

4. 建立临床数据中心管理系统（CDR）

将患者在医院的所有临床活动产生的临床文档集中存储在Hbase数据库内，临床在使用患者某些临床活动的CDA文档时方便调阅，实现基于EMPI患者主索引的纵向整合，汇聚患者在医院诊疗期间所有的诊疗信息，为医生在临床诊断时提供综合的决策信息支持，为医院科研分析提供病历筛选和数据分析的模型支持，更为患者持续性就诊提供可靠、全面的依据。

5. 实现院内数据的互联互通

各业务系统之间通过集成平台实现集成、对接，使医院应用程序业务系统之间的信息能够实时或异步交换并相互调用。信息的完整性、准确性和时效性得以保障，最终实现信息在网上的畅通，确保系统的安全可靠，为患者提供方便、快捷的服务。

6. 实现院外数据的互联互通

根据互联互通数据集标准化以及共享文档标准化要求，最终通过数据标准管理系统与院外的信息平台进行交互。

四、互联互通建设成效与亮点

（一）互联互通建设成效

通过建立以电子病历为核心，互联互通为基础，基于集成平台覆盖所有业务和管理的统一的一体化信息系统，医院解决了医院信息系统的异构集成、数据共享和数据交互等技术问题，各应用系统与集成平台互联互通，对各业务系统提供统一标准的信息交互服务，减少了各业务系统之间的耦合度，从应用层面上提高了业务系统运行的稳定性。

通过建立标准的术语及主数据管理，实现了院内数据的统一规划、集中管理，为数据的进一步分析挖掘打下良好基础。

通过患者主索引与临床数据中心对分散在各业务系统的零散患者诊疗数据进行整合存储，实现了患者数据的共享利用。

（二）互联互通建设亮点

随着互联互通测评的推进，集成平台与数据中心的建设，使新技术在互联网＋、区域互联、医联体等充分应用，满足临床和广大患者的需求。提高患者对医院的满意度，解决"看病难"问题，医院的智慧服务从以下几个方面展现：

1. 多卡通用，实名就诊

全市率先提出实名制就诊制度，支持身份证、社保卡、电子健康码、电子社保卡等有效证件预约就诊。针对未带卡患者，医院开通手机短信验证码就诊功能，患者持当日有效的短信验证码即可完成所有门诊就诊环节，有效减少了患者多次办卡造成时间和成本的浪费。

2. 拓展门诊预约途径

针对老年人不会用智能手机的情况，医院开通电话预约渠道；针对慢性病门诊患者，开通诊间预约；针对外地患者，提供互联网医院、微信服务号、支付宝生活号、微官网等多个渠道的无卡预约。

3. 门诊号源池统一管理

构建规则统一、规范共享的门诊号源池，实现门诊号源全部对外开放预约，号源时间精确到具体时间点，不仅院内的互联网医院、自助机、窗口统一应用、而且实现与医联体平台以及省市两级健康信息平台对接，应用统一号池，极大提高了号源使用效率。

4. 门诊医保即时结算

门诊医保患者实现了即时结算，只缴结算差额，免除患者就诊环节反复排队之苦，节约了患者的时间。

5. 检查自助预约

前期虽实现了各个检查项目的分时段预约功能，但患者在检查预约中心排起了长队，为有效缓解该情况，实现检查自助预约功能，患者通过互联网医院、自助机即可预约检查项目，在预约时间之前30分钟进行自助机现场报到，既节约了患者时间，又有效的避免了检查号源的浪费。

6. 自助入院更轻松，自助缴存多元化

申请入院科室审核后，患者不再需要去住院处窗口排队办理入院手续，只需在自助服务机、互联网医院完成相关流程，就可以轻松入院。办理流程相当简单，患者只要持有效证件即可办理成功，整个过程不到2分钟。

7. 住院费用自助结算系统实现病区全覆盖

住院自助结算的启用，充分体现了服务的智能化、人性化、便捷化，全力打造"智慧医院"。

患者及家属无须走出病区，在互联网医院、自助服务机即可轻松快捷地办理出院结算。系统与医保关联，医保患者结算时可以即时报销并将结算余额直接退还到患者绑定的银行卡中。

8. 各种单据自助打印

门诊设置了自助打印机，患者只要持有效证件即可打印出相应的检查、检验报告、门诊电子病历、门诊电子票据以及门诊处方等信息，大大提升了患者就医体验。

住院全流程自助服务的实施，少不了相关纸质清单的打印，目前患者只要持有效证件可以通过自助机查询和打印未打印过的费用清单、医保结算单、住院电子票据。

实现了住院电子病历的自助打印，患者持有效证件在自助设备完成电子病案的打印。目前还实现了在网上预约复印病案，并邮寄到家的功能，患者无须到医院，避免舟车劳顿。

9. 患者远程签名

住院/门诊病历系统、电子病历归档等系统与电子签名对接，实现知情文件患者电子签名、住院病历文件导出医院签章、特殊报告医患联合签等功能。患者家属可使用手机微信小程序远程签署知情文件。

无纸化病案归档系统在CA系统申请医疗机构病案复印电子章，实现为有需求人员提供电子病案复制服务。针对院外机构，无纸化病案归档系统提供模板登记功能，可识别模板中的患者信息，批量导出患者病历。

10. 云影像

自助胶片打印机打印1张胶片所需时间为3~5分钟，且胶片不宜携带和保存，为方便患者，医院建设云影像服务，检查报告审核后，系统实时自动向患者手机推送影像图片链接，真正实现了数据统一长期管理，为患者节省了时间而且还低碳节能、绿

色环保。同时病人可以安全方便地下载或将图像链接直接发送给异地专家，方便患者找异地专家咨询、会诊。

11. 互联网＋医疗健康

在实现互联网诊疗服务的基础上，将以"患者为中心"的服务理念落到实处，不断的优化、扩充线上诊疗以及医联体协同互联网的应用，全方位构建覆盖诊前、诊中、诊后的全流程、全场景医疗健康服务。

12. 智能导诊

由于就诊群众在预约挂号之前，对医院专科体系并不了解，导致不清楚挂哪个科室或挂错科室。互联网医院的智能导诊功能，通过患者描述的自身症状，结合人体结构图、常见症状分析，便可向患者推荐相关的挂号科室，提高患者就诊准确度。另外，门诊大厅的智能导诊机器人，也可通过语音沟通为患者提供分诊导医服务，降低人工成本。

13. 复诊服务

为广大常见病、慢性病患者提供多元化的线上复诊服务。借助互联网医院平台，患者使用一部手机就能体验专科医生的线上诊疗服务，进一步提升患者就医体验，加强患者人性化关怀。

复诊患者上传病历资料，医生通过图文给出诊疗意见，根据需要，医生为患者线上开具处方、检验检查单，患者线上支付，线上预约检验检查时间，极大地简便患者就诊流程，同时与院内系统对接，实现线上线下互联互通，线上诊疗信息也作为患者在医院就诊的记录存于院内系统。

14. 药品配送

在互联网医院诊疗模式中，云药房的运行实现院内自取、院外药店自取、院外药店线上配送等多途径药品配送服务，有助于提高互联网医院药品供应的效率、精准度和适应性。

15. 远程会诊

远程会诊实现了疑难杂症的治疗，在无须患者亲临的情况下，对患者的病情作出全面、仔细的思考、总结和分析，从而免除了患者的长途奔波，节省了患者的就诊时间，节省了宝贵的时间和精力，为患者打造快捷便捷的"绿色通道"。

16. 远程影像诊断

远程影像平台建设，实现了医疗专业落后地区将影像数据传送到医院的数据中心，专家可在医院的任何电脑的系统中对图像进行分析诊断，提出诊断意见，解决医联体及帮扶医院医师团队和诊断能力不足等资源匮乏问题，为患者及时提供诊断报告，提

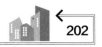

高了工作效率。患者无须到上级医院就可以得到权威的诊断以及指导治疗计划。

17．远程超声

远程超声通过同步模式技术实现了医院和下级医院实时在线交流，医院专家实时指导下级医院操作医师进行超声检查，以获取专家需要的超声画面，从而给出准确的诊断和诊疗方案。此模式实现了操作医师与专家的实时交流，让患者得到及时诊治，也减轻了患者的就医成本，避免外出就医的麻烦和艰难，更加有效地提高了基层医疗水平。

18．院内导航

实现了院内导航的功能，患者通过手机实现医院室内导航，一键搜索诊室和病房，三维地图跨楼层指引，快速到达目的地。这一服务能减少患者时间损耗，提高就诊效率。

19．停车预约

为了缓解患者停车难的问题，医院为患者开通停车预约区域。患者来院前进行停车预约。绑定车牌通过手机查看预约区域及可预约车位数，根据来院时间选需要预约停车的时间。预约成功通过预约导航生成来院导航路线，引导车主快速驶入预约停车区。

五、体会与展望

（一）建设体会

自互联互通测评以评促建，以评促改，以评促用后，医院实现了信息集成平台，以EMPI为主线，将全院不同业务系统中的数据进行标准化整合，对数据进行集中存储与管理。通过信息集成平台，实现院内信息孤岛全部互联互通以及临床医疗全过程的信息共享，使得各业务系统中产生的数据不再局限于单独的系统中，保证了医疗数据的有效性、可靠性和及时性，实现对患者诊疗全过程的信息化和智能化管控。最终实现辅助临床决策、改善医疗服务质量、减少医疗差错的目标，在临床的各项工作中发挥至关重要的作用。

（二）未来展望

随着互联网的快速发展，人与人的联系、信息与信息的联通之间，距离都不是问题。然而，现阶段依然面临各级医疗机构"信息孤岛"的问题，不同地区，不同机构对于患者健康资料、临床信息无联系，标准也不统一，不同医院使用不同厂商的软件系统，架构不同，数据无法进行互通，给数据收集造成很大的麻烦，阻碍了数据的整合和扩展。

为了更好地打通信息孤岛，应用国家医疗健康信息互联互通标准化成熟度测评，促进各地区的医疗机构信息化水平提高和跨机构、跨地域的互联互通与信息共享，最终实现优质医疗资源下沉，共享医疗服务。

案例30　互联互通平台支撑的互联网医院智慧服务体系建设

申报单位：武汉市中心医院

一、单位简介

　　武汉市中心医院创建于1880年，是一所现代化三级甲等医院，现有南京路、后湖、杨春湖院区，床位共3650张，入围"2022年中国医院竞争力顶级医院100强"。医院全方位开展智慧医院建设，是省内首家通过互联互通成熟度五级乙等测评的医院，是市属首家通过国家电子病历应用水平五级测评的医院，是全国第一批、省首家通过智慧服务三级的医院。医院信息中心推进学科化建设，是华中科技大学同济医学院医药卫管学院研究生实践基地，承担国家重大研发计划等课题9项，获省市科技进步奖2项、中国医院协会医院科技创新奖1项、发明专利1项、拥有软件著作权12项，发表核心期刊及SCI论文30余篇，建设成果多次获CHITEC优秀案例，曾获数字中国建设峰会全国十大案例等荣誉。

二、医院信息化发展

（一）信息化历程与现状

　　医院信息化建设历经五个阶段：①1999—2005年，以人、财、物管理为主线的管理信息系统（HIS）自主研发阶段；②"十一五"时期，以"系统集成平台为技术支撑、以电子病历为业务核心"的临床信息系统集成阶段；③"十二五"时期，以智慧医院建设为目标，创新服务模式，试点智慧医疗；④"十三五"时期，建设并运行互联网医院，探索线上线下一体化服务模式；⑤"十四五"阶段，以"三位一体"智慧医院为指引，建设高水平智慧医院，支撑医院高质量发展。

（二）信息化现状

　　医院建立了与发展战略相匹配的智慧医院体系框架（图2-15）。建立了以三级等保为底线的基础设施保障与支撑体系，规范化管理云网边端设施，影像胶片部署上云，并规划数据中心上云；以信息集成平台实现异构系统标准化互联互通，建立数据中心数据基座，开展数据治理及数据资产全周期管理；建立以电子病历为核心的医院信息化基础支撑，推进电子病历内涵建设，2021年通过医院电子病历系统应用水平五级测评、2015年建设互联网医院、2016年成立网络医疗部，以互联网医院为抓手，实现诊前、诊中、诊后及全程服务管理，实现就医流程的80%线上支撑，2021年医院通过智

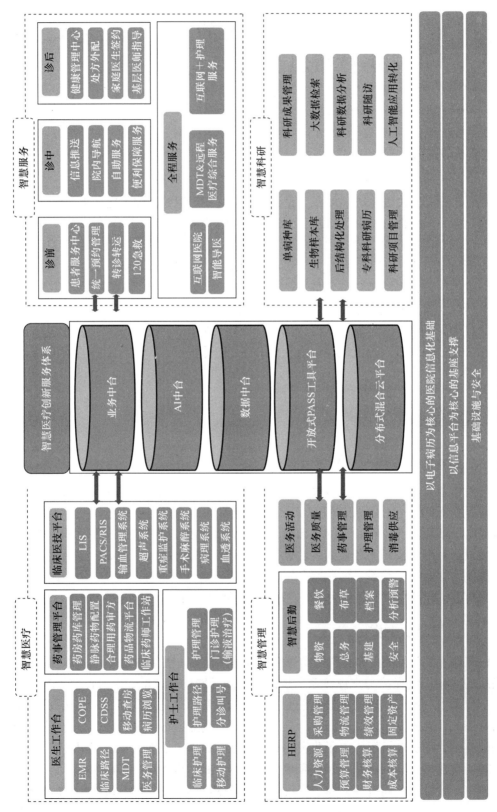

图2-15 信息化整体架构

慧服务分级评估三级测评；以业财融合、医管融合理念，实现人财物精细化运营管理，以信息化支撑、数据驱动建立运营管理决策支持。

三、互联互通智慧服务建设与改造

（一）建设需求

1. 服务模式转变的业务需求

进一步打开医院围墙，做到院前院后两个"延伸"，持续院内服务三个"深化"，实现个案管理一个"全程"。

（1）做到院前院后两个"延伸"：①向院前延伸，进一步丰富预约诊疗服务，满足便捷需求；衔接院前急救服务，辅助院前院内急救资源更及时地匹配；基层首诊，医院上转，实现快速绿色通道。②向院后延伸，开展服务评价，驱动服务持续改善；智能个性化患者随访，持续跟踪诊疗效果；延续出院护理上门，需求导向创新助老服务；延续处方、在线审方指导居民诊后延续用药；联合社区团队，进行康复回社区的签约服务。

（2）持续院内服务三个"深化"：①深化患者就医导引服务，整合人工智能应用，满足便捷就医需要；②满足自费、医保、商保、信用等多种渠道便捷支付需求；③深化患者寻医问药、咨询、查询等需要，提供共享便利措施自助服务等。

（3）实现个案管理一个"全程"：以服务个案全程管理的视角，组合医疗健康服务资源、医联体服务机构，满足个案诊前、诊中、诊后全程服务需求。

2. 资源优化配置的精细化管理需求

医院需聚焦重点和难点问题，开展人力、设备、服务等资源的持续优化配置，优化就医流程。通过互联互通智慧服务建设，贯穿患者服务上下游各环节，通过建立服务闭环链条，对患者就医等待时长、大型检查设备预约等待时长、门诊开具入院后实际入院时长、病理标本签收到报告时长、手术首台开台时间、麻醉后切皮时间间隔等开展时间链分析，发现人力、设备配置不合理、排班不合理等问题，为优化资源配置提供决策支持。

3. 互联互通接入的技术架构需求

①符合医院信息互联互通标准化建设需要，依托标准化实现单向、双向流程交互集成；②复用主索引、主数据等底座支撑，将互联网医院应用系统纳入主索引体系管理；③围绕个案全程管理的数据，统一纳入数据中心开展汇聚治理，并集成至360个案全息电子健康档案；④统一闭环应用、数据质量监控的需求，建立全程闭环，数据质量的监控分析覆盖全程服务数据；⑤遵循网络信息安全需求，符合信息系统安全等级保护、网络安全法、数据安全法、关键基础设施保护条例等要求，保障患者个人隐私

数据不泄露。

（二）改造重点与难点

1. 技术改造重点难点

（1）患者主索引及主数据的适配：为了全面统筹服务对象主数据管理，医院信息平台扩展了主数据管理对象，除院内建档有医疗行为的患者，亦覆盖无就诊记录但有诊前在线咨询等行为的"轻问诊"患者。

（2）统一综合支付平台的建设与应用：将统一综合支付平台纳入互联互通信息平台，实现自费、医保、商保、信用多渠道支付融合，解决智慧服务线上线下统一支付难题。

（3）互联网医院系统接入互联互通信息平台：互联网系统覆盖在线咨询、音视频问诊、复诊处方开单、在线处方审核、处方流转配送、延续上门服务等服务功能，多数不属于互联互通信息平台交互的已有标准服务，在集成过程中，通过自定义交互标准接入信息平台，完成互联网医院系统与院内各应用系统的互联互通。

（4）患者360全息电子健康档案升级：升级360全息电子健康档案系统，除覆盖患者院内历次诊疗信息，扩展增加了"轻问诊"记录及医联体就诊的病历、处方、康复记录，满足个案管理业务需要。

（5）线上复诊处方在线审核：在原有智能审方中心基础上，通过互联互通信息平台接收互联网医院开具的线上处方，推送至审方中心进行合理用药智能审核，并经审核药师确认后，进入下一步流转。

（6）医联体异构系统的集成与改造：武汉市中心医院信息集成平台与市平台的基层卫生云业务系统深入对接，实现社区上传电子住院转诊单，转诊审核自动完成入院预登记，患者直达病区自助办理入院；向基层机构开放预约CT、磁共振等检查资源，基层预约自动确认推送时间；基层DR、心电全托管由医院开展远程诊断，电子签名无纸化报告推送基层；患者出院自动提示符合下转基层。

（7）人工智能技术的整合运用：将智能分诊预问诊功能集成诊前环节，根据智能分诊结果推荐就诊科室，将预问诊信息推送门诊医生工作端；患者用药医嘱自动推送用药说明书，辅助院后用药指导；推行AI辅助诊断，院内、院外远程诊断申请采用AI＋人工结合方式提升效率。

2. 业务组织重点难点

智慧服务视角下，相比常态化的业务功能条块建设，其业务组织涉及的部门多、流程长，统筹和组织工作因此尤其重要，为确保工作主线的统一、部门协调组织的高效，医院成立了智慧服务推进工作专班，基于医院转变服务模式、对标指导建设、改善就医体验的需求，抽调门诊办公室、网络医疗部、医务处、护理部、信息中心等部门专员，进入工作专班，通过PDCA持续改进等路径，不断深化应用。

四、互联互通建设成效与亮点

（一）互联互通提升信息化建设水平

互联互通信息平台是智慧医院建设的底座支撑，亦是保护信息化投资、提高产出投入比的重要依托。武汉市中心医院自2007年开始建设集成平台，2018年经过标准化升级，平台自身健壮性更强，且让医院在业务应用系统选择方面具有更多主导权，医院至今已集成各类应用系统135个，所建设系统应用周期长，在既有投资基础上，最大化发挥投资价值，同时为后续智慧医院应用体系的扩展建立了灵活、弹性的架构支撑。

（二）以互联网医疗为特色的智慧服务建设做法与成效

1. 具体举措

（1）夯实技术支撑底座，信息互联互通确保线上线下业务无缝衔接：坚持统一的智慧医院顶层架构，以统一医疗健康大数据中心及系统集成平台，无缝整合线下医疗服务系统及互联网在线服务系统。在技术支撑方面实现"六个统一"，即统一基础数据字典、统一服务对象主索引、统一服务资源池管理、统一服务资源集成接入、统一身份认证电子签名、统一数据标准化管理。"六个统一"避免了互联网医院系统信息孤岛，统一数据管理确保了医院对数据的主控权。

（2）强化组织及制度保障，建立长效机制：成立网络医疗部，与医务处、护理部、门诊办、社会服务部、药学部、信息中心形成多部门协同组织管理体系。制订《互联网医疗服务管理制度》《互联网医疗质量控制和评价制度》等十余项制度，在互联网医疗准入、监管、考核和技术保障等方面进行探索。加强线上线下一体化管理，包括医师执业资质管理同质化、医疗行为管理同质化、坐诊排班管理一体化、多机构管理同质化、服务流程线上线下管理一体化等。

（3）强化服务融合，注重"三个结合"，促进智慧服务创新：线上线下服务统筹推进，无缝融合。面向公众端覆盖诊前、诊中、诊后全过程。服务内容包括在线音视频问诊、图文咨询、名医直播、健康宣教、在线验方、在线审方、药品物流配送、延续居家护理、居家用药指导、移动健康管家、自助预约检查、全病程专科管理等服务。面向医联体端提供远程协同，支持医联体机构入驻开展互联网在线医疗服务，达到共享平台资源的目的。面向医疗机构，提供的服务内容包括远程会诊、多学科联合会诊、远程培训、远程诊断、远程联合查房、远程联合门诊、联合病房、双向转诊、跨院转检等服务。

坚持移动优先策略，将互联网医疗与改善医疗服务紧密结合。依托移动端掌上医院，实现分时预约就诊、自动预约检查、移动综合支付、就医消息提醒、手机自助入院、自助出院结算、病历复印预约等移动一站式服务。解决线上线下业务互通"堵点"问题，在全国首推人脸识别医保在线支付、健康商保在线直赔、电子健康卡就医一码通行；是全国首家上线"互联网＋支付宝全流程在线服务"的医院；是华中地区首家实现"网约护士"家庭延续护理的医院。

（4）强化多方联动，积极整合资源，实现上下联动：打通上下信息资源渠道，将互联网医疗与医联体建设紧密结合（图2-16）。提供医联体远程医疗服务，实现门诊号源、住院床位、检查预约等资源向基层开放，开展远程联合门诊、专科间远程会诊、双向转诊、在线病例讨论、联合病房等服务；建立检验、影像、病理、心电四大诊断中心，实现"基层检查、上级诊断"；为支持援非项目，将互联网医院远程会诊、远程诊断业务延伸到南非莱索托，实现跨国远程医疗。围绕个案全程管理，整合医保、医药、第三方互联网企业等资源，共建共享促进互联网医院可持续发展。

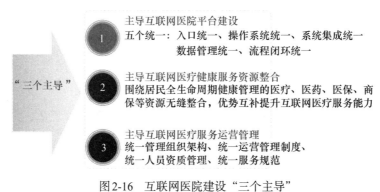

图2-16　互联网医院建设"三个主导"

2. 服务场景

互联网医院已经开展的线上业务覆盖院前、院内、院后服务场景，重点业务场景如下。

（1）电子健康卡就医"一码通行"：2017年，作为国家卫生健康委电子健康卡首批试点医院上线电子健康卡，开展线下诊疗实体卡向电子健康卡的迁移，实现就医"一码通行"。

（2）智能虚拟导诊：根据患者自述症状智能精准导诊到专科，延伸诊前服务，提升患者参与度，线上预问诊信息与线下门诊打通，为医生前置了解病情提供支撑。

（3）在线咨询与复诊问诊：全院40余个专科的医生、护士、药师入驻互联网医院向公众提供初诊健康咨询、复诊在线问询、用药在线指导、报告在线解读、营养管理咨询等系列线上咨询服务。

（4）慢病复诊开具检查、处方及药品物流配送：复诊患者在互联网医院线上问诊，医生线上开具复查检验检查并可在线预约，开具在线处方药学部在线审核，第三方物流配送药品。

（5）移动一站式自助入出院服务：复诊患者线上开具入院导诊单，患者手机办理入院登记、病房自助打印腕带、在院自助缴费、出院自助结算、下载电子发票、院后病历线上预约配送全流程服务。

（6）院中、院后智能随访管理：基于专科专病的个性化智能随访宣教，信息平台智能筛选不同随访组人群，智能推送健康宣教音视频、文章科普、问卷量表等，整合智能语音技术实现人工智能随访，提升随访效率。

（7）名医直播健康宣教：建设名医直播在线平台，制定健康直播主题及计划，用户在线学习健康管理科普知识，目前已播出300余场，直播参与人数近20万。

（8）院外延续护理服务：2019年3月华中地区首推延续上门护理服务，推出PICC导管、糖尿病足护理、母婴护理、慢病管理、康复护理、静脉采血等32个项目，设立延续护理服务管理中心，配备体系化人员，服务流程、评价管理规范，成立"e护到家"品牌。

（9）医联体社区联合病房服务：与社区卫生服务中心共组共管团队，成立联合病房，建立联合病房-医院双向转诊绿色通道，实现转诊号源、床位向基层开放；跨院检查绿色通道共享医院优质医疗资源，放射、超声等检查实行基层收费标准；建立联合病房运转的绩效分配机制；实现联合病房信息化与医院流程互联互通、电子健康档案共享。

（10）医联体远程医疗业务：推行远程业务，覆盖远程影像、远程心电、远程病理、远程检验及远程会诊业务。创新集成融合，实现院内院外诊断申请的一体化系统应用，实现统一申请单流程、统一闭环管控、统一电子签名、统一危急值报告等应用。

五、体会与展望

（一）互联互通建设工作体会

明确互联互通在智慧医院建设中的定位，做好顶层架构规划，强化底座支撑先行，打好稳健的智慧医院"地基"，将互联互通贯穿信息化规划实施阶段全程；互联互通范围仍有待扩展，医疗设备、机器人、物联感知设备、连续动态体征数据的智能互联是未来全面互联互通的方向；互联互通标准化将极大促进数据质量持续提升，在数据治理及共享应用方面，持续发挥数据价值，反哺医疗、科研、管理是后续的建设重点。

（二）工作展望

武汉市中心医院将以互联互通信息平台为支撑，在前期互联网医院建设和运营基础上，依托互联网医院及医疗健康大数据支撑，以个人全生命周期、全病程管理为核心，构建连续型、整合型医疗健康服务体系。在新时期，应持续深化互联互通平台建设与应用的深度与广度，加快医院数字化转型步伐，助力医院高质量发展。

案例 31　互联互通对发展期医院服务水平提升的效果分析

申报单位：广东省东莞市第八人民医院
（东莞市儿童医院）

一、单位简介

医院为"大专科、精综合"型医院，为广东省三大儿童医院之一、广东医科大学非直属附属医院、广东省博士工作站、中山大学博士后创新实践基地、广东省新生儿护理抢救分中心、东莞市儿科医疗质量控制中心挂靠单位、市儿童危重症救治中心、市危重症新生儿救治中心、海峡两岸新生儿医学研究与培训基地（华南）。医院进入中国医院竞争力排行榜儿童医院50强、粤港澳大湾区最佳医院80强、中国医院影响力儿科榜100强，儿科、新生儿科获评"广东医院最强科室"，成为省内儿童异地就医首选的五家医院之一，DRG能力指数在全省同类别医院中排名第二。医院床位1428张，员工1600余人，年门急诊120余万人次，出院5万余人次。

医院于2021年通过国家医疗健康信息互联互通标准化成熟度四级甲等测评，在建设和评审过程中，达到了方便一线人员使用、改善患者就诊体验的效果。

二、医院信息化发展

（一）医院信息化建设历程

医院从2002年开始信息化建设，2008年按规范建设了数据中心机房。2010年对系统升级更换，在2017年制定了医院信息化建设三期规划，第一期于2018年8月—2020年9月建设，已完成。2019年通过电子病历系统应用水平四级评审，2020年通过等保三级。第二期于2020年底启动，建设内容包括智慧服务、智慧医疗、智慧管理三大分类的45个业务系统以及配套硬件资源，并与市远程医疗平台、市全民健康信息平台等对接实现资源共享和业务协同。

（二）医院信息化建设存在的问题

（1）核心业务系统缺乏闭环管理。

（2）业务量增加带来临床服务压力的攀升，需通过便民服务类信息系统补充完善。

（3）信息化二期建设项目把控建设进度计划存在巨大挑战性。

三、互联互通建设与改造

（一）互联互通建设需求分析

对标评审要求，医院在系统建设方面主要的缺口如下（表2-5）：

表2-5　业务应用系统（生产系统）建设情况

评审内容	指标要求	医院差距	主攻方向
统一身份认证及门户服务	3个	采用开放的软件标准协议、支持代理认证方式、支持SSO单点登录	采用开放的软件标准协议、支持代理认证方式、支持SSO单点登录
临床服务系统	包含但不限于33个	缺少系统：急诊临床、消毒供应、核医学管理、放射治疗、临床药学管理、重症、其他功能检查、预住院管理、血透、专科电子病历等	重症
医疗管理系统	包含但不限于24个	缺少系统：医务管理、危急值管理、抗菌药物管理、静脉药物配置管理、互联网医院管理、电子签章、应急事件监测管理、GCP管理、医联体管理、职业病管理系统接口、食源性疾病上报系统接口等	危急值管理、互联网医院管理、电子签章
公共服务应用系统建设情况及利用情况	包含但不限于10个	自助挂号、处方/费用自助查询、医疗服务价格自助查询、胶片自助打印、单据自助打印、电子病历自助打印、自助检查预约等	自助挂号、处方/费用自助查询、医疗服务价格自助查询、胶片自助打印、单据自助打印
医疗服务应用系统建设及利用情况	包含但不限于7个	过程控制规则配置知识库、疾病医学术语知识库、辅助检查知识库、循证医学知识数据库、临床知识库统一管理平台等	辅助检查知识库、疾病医学术语知识库
卫生管理应用系统建设情况及利用情况	包含但不限于17个	门诊动态管理方面提供辅助决策支持（4个指标）、在工作负荷管理方面提供辅助决策支持（3个指标）、在患者管理方面提供辅助决策支持（5个指标）、在工作效率管理方面提供辅助决策支持（4个指标）等	对标指标在BI实现

结合医院业务发展需求及方便患者需要，医院互联互通建设需求，主要体现在：

1. 患者多张诊疗ID就诊信息，查阅费时

经后台梳理，医院患者诊疗卡总数据将近170万条，其中关联记录数达26万条，在患者就诊过程中，很难确定是否同一人，鉴定需要时间，影响看诊时间及患者就诊体验。

2. 重症专科发展迅速，需求迫切

医院作为"大专科、精综合"集团式发展的新型专科儿童医院，设有ICU、NICU、PICU等多个重症病区，重症系统需要提高运转效能，协助打造安全高效的重症中心，势在必行。

3. 合理用药系统需完善，保障安全

互联互通评审标准第四模块的临床服务系统建设部分，要求系统建设目录中包括但不限于33个临床系统，合理用药管理系统对于专科用药剂量、给药途径、配伍禁忌等提醒功能有必要进一步完善。

4. 危急值管理需强化，提高效率

危急值管理是影响医疗质量安全的主要环节之一，在繁杂、高压的医疗环境下，做好危急值的智能提醒和有效闭环是临床工作者迫切的需求之一，结合评审标准，医院有必要强化危急值系统建设和管理。

5. 互联网医院需建设，方便患者

互联网医院可有效减少患者来院就诊的时间成本及交通成本等，可方便医院维持病源、拓展业务，建设互联网医院是医疗卫生行业发展趋势。

6. 电子签章系统需关注，减少压力

病历无纸化是减少临床一线工作量的重要手段之一，要实现病历无纸化，电子签章是先决条件，医院将电子签章作为主攻方向之一，符合业务发展需求。

7. 统一身份认证有需要，方便一线

临床一线人员使用的业务系统众多，诊疗活动中需要不停切换系统获取不同的诊疗相关信息评估病情、作出诊断，提供统一身份认证及门户服务，方便其一键登录多个业务系统，并在一个系统中查看检验检查等资料，提供360全息视图服务。

8. 自助机功能需完善，减少等待

自助机服务功能的完善可极大减少服务中心、检验、检查、收费等科室人工服务量，同时有效减少患者平均等待时间，医院原自助机提供的服务仅有自助报到、检验检查报告打印等功能，为进一步方便患者，有必要在互联互通评审前完成改造。

9. BI数据中心需建设，提供依据

随着医院迅速发展及精细化管理要求，要有数据支持管理决策，医院运营决策分析系统通过建设BI大数据中心，为医院提供实时数据分析，有益于科室及医院管理者及时掌握数据作出调整和改善决策。

（二）互联互通建设改造重点及难点

1. 主索引管理系统涉及历史数据量大，对接应用系统多，改造同步要求高

主索引管理系统采用复杂的算法对患者、职工、科室的基本信息进行身份识别，具体实现功能有患者主索引清洗、患者主索引注册、患者主索引查找、疑似患者编辑。

对医院历史库患者多张诊疗卡信息进行梳理，设置数据合并规则，根据患者姓名、性别、电话、身份证号、住址等关键信息设置分值，当达到一定分值后系统自动合并生成患者唯一主索引，但在某个分值区间内筛选出的疑似同患者信息需人工介入判断后进行人工合并数据。总共梳理了170万条患者信息数据记录，存在关联的记录26万条，合并主索引数据12万条。数据合并完成后，还需在应用系统上应用患者主索引，比如服务台前端系统，在患者注册或挂号时，直接调用患者主索引信息进行系统提醒和人工审核，把新患者数据实时创建合并患者主索引，同时对数据中心和患者360系统进行改造，在患者就诊过程中，根据患者主索引ID对患者历史多张诊疗卡就诊信息进行数据抽取、合并并统一展现。

2. 运营决策分析系统改造数据结构复杂，数据准确性的要求对互联互通建设提出挑战

医院BI系统需将庞大的数据转化为有用的可利用信息，重点就是建立院内的临床数据中心及运营数据中心，将分布在院内各个业务系统的不同数据进行整合利用。医院已建设使用的业务系统超过70个，部分使用多年的系统还存在很多非结构化数据，而这也是建设院内数据中心的一大难点：分布在各个业务系统的数据质量良莠不齐。临床数据的真实性、准确性、规范性既是建设院内数据中心的难点，也是建设院内BI系统的难点。基于此，医院主要从以下步骤逐步开展院内BI系统的建设工作：术语字典的标准化建设，建设医院主数据管理平台；建立医院临床数据中心、运营数据中心，将分布在院内各系统的业务数据通过ETL转换、清理后加载到医院数据仓库；基于医院数据中心建设院内BI系统。

3. 医技预约改造对接系统规则复杂，多方参与保障逐步推广

医技预约系统是对患者检查预约流程的优化，其重点就是建立院内各检查系统的预约规则及各检查项目放号排班规则，实现患者在手机端进行智能推荐预约最优时间，在手机端自助报到、定位报到，报到自动登记信息到对应的检查系统（放射、超声、内镜），简化分诊护士的工作；而由于对接的检查系统较多，且各系统数据库登记方式、厂商不相同，检查规则也不尽相同，是本系统最大的难点。基于以上原因，医院主要按以下步骤逐步开展系统的建设工作：确定医技预约基本的检查流程及规则；确定各检查系统的检查项目放号规则；确定候诊检查队列；维护各检查系统检查项目的提示内容；确定一、二级屏的显示规则及格式内容；各检查厂商协调对接，并分步推广上线。

4. 重症系统使用科室个性化高，由简入难逐个攻破

医院重症科室包括新生儿、儿童、成人重症，其使用特殊性、个性化程度高，加上新系统与旧设备对接存在诸多疑难问题，推广难度大，联合业务部门从改造难度、硬件配置成熟度方面考虑逐个攻破。

5. 互联网医院建设从无到有，需要探讨内容多

互联网医院建设实现线上线下财务统一难度大，与财务部门沟通先独立建账，逐步实现线上线下同步。

6. 合理用药改造规则多，结合管理制度逐步优化

合理用药难点在于规则的梳理和核对，药品目录多，根据本院医生用药习惯和管理制度完善、优化知识库规则，需药学、医务、信息等多部门协作。

7. 危急值管理需多系统联动，医护同参与

危急值需医护工作站系统和检验检查系统等多系统联动，医生护士同参与，实现危急值发布同时在医护工作站和医生手机端实时提醒，从发布到接收、处理、反馈形成闭环。

8. 电子签章系统使用者习惯固化，推广难度大

电子签章系统需要所有医护人员手机下载APP注册认证，由于各人手机型号不同，APP兼容性要求高，不同手机容易出现不同的问题，同时有些年长医护人员对手机操作不熟悉需手把手现场教学。

9. 统一身份认证涉及系统多，实施周期长

统一身份认证涉及系统众多，要求接入平台，各厂家技术参差不齐，项目调试实施周期长。

四、互联互通建设成效与亮点

（一）互联互通对医院信息化建设的影响

1. 以评促建，突出信息化建设重点

提前了解互联互通建设标准，可以帮助医院梳理信息化建设的方向，促进医院有的放矢，有益于医院将有限的投入发挥出最大效益，帮助医院有效地在短期内提升信息化建设水平。

2. 提升服务，促进业务系统优化

互联互通评审要求建设集成平台、实行闭环管理、实现信息共享，对于业务系统功能有明确的要求，要达到一定水平的评审标准，必须完成各相应业务系统的功能改造，提升服务水平，为患者提供更便捷、更智能、更省时的高品质医疗服务。

3. 方便一线，减少非业务行为时间

互联互通建设终极目标之一是实现诊疗业务的无纸化、智能化，实现信息的超强融合与共享，极大地方便医护及时、准确地获取患者信息，减少因信息获取不及时而导致的时间浪费或者就诊行为中断。

（二）互联互通对医院信息化建设取得的成效

1. 新增业务系统，提升医院信息化水平

通过互联互通评审，医院信息化水平进一步提升。升级改造信息软件系统17个，完成业务系统功能改造48个，医院信息系统由原有信息系统的孤岛连通，到51个业务系统接入平台，提供287个接口服务，实现日消息交互量超过50万，共享文档总量超过800多万份。

2. 提供便民服务，提高患者满意度

互联互通评审促使医院以患者服务为中心，逐步建成移动服务、自助服务、就诊服务的患者"无窗口"服务平台，提供包括预约服务（医生预约、检查预约）、排队提醒、诊间支付、出院病案复印等服务。全院预约率从49.27%升至71.43%。节省分诊岗位人员2名。普通就诊由需要3次排队减少至1次排队，减少排队等待时间。预约报到时间从原来5～10分钟降至现在10秒钟至5分钟。药品调配、核对、发药流程的耗时明显减少，依次省时21.3%、21.6%、15%。等待取药的时间平均节省49.5秒/人次。分流在院等待患者，减轻院内停车困难问题。通过开发多方位的便民服务提升患者满意度，2018年至今患者满意度由88.33%上升至97.94%，员工满意度由97.51%上升至98.8%。

3. 互通信息资源，提高临床效率

通过信息化手段，打造覆盖院内院外、线上线下一体化的患者服务体系，提升整体服务效率。居民在进行诊疗时，可以让就诊医生查阅自己的健康档案及诊疗信息，可以通过治疗安全警示、药物过敏警示等有效减少医疗事故，并可对不必要的检验、检查进行提示，逐步缓解"看病贵"的问题。提供包括诊前的在线建卡、预约、挂号、缴费、在线咨询；诊中的在线问诊、视频问诊、线上开方、智能预约检查、一处录入多处共享，让信息给患者带来方便等一系列门诊服务。

（二）医院在互联互通建设中的亮点分析

1. 运营决策分析系统为管理科室提供决策数据依据

在互联互通评审过程中建设的运营决策分析系统，能够提供实时的管理决策数据，方便科室管理者掌握本科室运营数据，及时调整管理方式，同时方便医院管理者监控运营指标。

2. 医技预约有效缓解患者等候检查时间

医技预约可有效缓解患者等候检查时间，以肠镜检查为例，患者预约肠镜检查等候时间由原来平均等待10天逐步下降至6.5天。

五、体会与展望

（一）对标标准，提前规划

做好互联互通创建评审，首先需要熟悉评审标准，对标医院实际情况，提前做好系统购置、功能改造、流程优化等各方面的工作。

（二）结合需求，因地制宜

互联互通建设，系统的配置要求是在包含但不限于一定数量的系统池中选择部分，可以因地制宜地选择建设的重点和目标。

（三）领导重视，系统联动

信息化需要从传统的业务支持逐步向发展引领的方向转变，但是仅仅靠信息部门无法完成相关工作，需要贯穿式、跨越式联动，医院领导必须清楚互联互通建设的重要性和必要性，业务部门和临床科室要清楚互联互通建设对诊疗业务影响的高效性和便利性，齐头并进，相互配合。

医疗健康信息互联互通推进智慧服务建设、改善就医体验

————————————————————— 申报单位：南方医科大学南方医院

一、单位简介

南方医科大学南方医院是一所集医疗、教学、科研和预防保健为一体的大型综合性三级甲等医院，全国百佳医院，系南方医科大学（原第一军医大学）第一附属医院、第一临床医学院，综合排名在国内权威排行榜中稳定在15名左右。2021年全院门急诊量337万人次，住院量14.57万人次，住院手术量4.89万台次。南方医院信息中心作为医院组织架构中的职能科室，主持并参与多项科研课题，现在研省部级及以上课题4项。获广东省和广州市科技进步奖多项，取得专利或软件著作权9项，编著出版5部专著。2021年在国家级、省级业务评比中获15项集体、个人荣誉。全中心共发表学术论文6篇，其中SCI论文1篇。参与国家重点研发计划重点专项、省级信息化项目3项。

二、医院信息化发展

（一）信息化建设历程

南方医科大学南方医院的信息化建设总体上经历了三个阶段：1999—2002年使用以自主研发为补充的军字一号医院信息系统；2002年起临床信息系统逐步开放互联，标志着智慧医院建设的开端；2014年，医院开始建设新一代基于医院信息平台的医院信息系统，并建设了基于医院信息平台的临床服务、临床管理、运营管理应用等各大系统，基本涵盖全院各个部门，实现与省市区域医疗平台的对接。信息技术为医院的临床诊疗、行政办公及患者服务等方面起到了支撑作用。

（二）信息化状况

2014年南方医科大学南方医院开始信息系统整体更换，参照医疗健康信息互联互通标准化成熟度测评四级甲等、五级乙等的指标体系进行建设，在2018年完成了所有业务系统、集成平台的建设。2019年南方医科大学南方医院通过了互联互通标准化成熟度测评四级甲等评审，此后对照五级乙等测评指标和要求，继续以评促建、以评促改、以评促用，通过业务流程优化、信息系统改造等大量工作提高了医院的信息化建设水平和互联互通的应用效果。2021年，医院通过了互联互通标准化成熟度测评五级乙等评审，获得目前国内互联互通标准化成熟度测评的最高等级。

（三）医院信息化建设存在的问题

随着医院信息化水平的不断提高，医院信息系统不断增多，传统点对点的信息系统对接模式存在可维护性差、安全可靠性差、全面整体管理困难、接口开发周期长、定位问题时的数据追溯极其困难等问题。随着社会经济的发展，国家越来越重视医疗信息化程度，对医院信息化建设提出了信息资源整合与利用、医院数据中心建设、区域医疗协同的要求。这就需要建立一个标准化、集成化的信息平台，以支撑医院信息体系平稳运转，达到对内信息资源广泛共享及业务协调、对外互联互通。

三、互联互通建设与改造

南方医院基于Ensemble中间件的集成平台于2016年11月投入使用。经过后续的升级改造，建立医院信息平台，进一步实现了全面的应用整合和数据整合。平台建设主要包括ESB、主数据管理、共享文档库、MDR运营数据管理中心等内容，实现了服务和消息的注册、发布和订阅功能、接口消息的复用。

（一）建设需求

南方医科大学南方医院就诊患者约30%来自省外，而70%的省内患者中，省内异地患者约占54%，患者跨医院就诊情况居多。既要帮助医生快速、准确地了解患者病情变化和诊治过程，又要避免过度诊疗和医疗资源的浪费，这是普遍存在的业务痛点。以覆盖就诊全流程、服务患者全群体为建设目标，完善诊前、诊中、诊后延伸服务各环节的功能建设，打造智能化、移动化、数字化的服务平台，便成为医院信息化建设的迫切需求。

（二）标准化改造

基于ESB总线的增加数据服务的流程，可以大致分为服务注册、服务发布和消息订阅三个步骤（图2-17）。

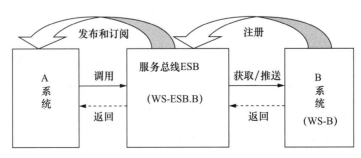

图2-17　基于ESB的接口管理流程

ESB将各系统提供的服务功能经过服务注册规范集成后，通过消息订阅的方式，对第三方系统（服务消费者）提供调用、推送的服务消费，第三方系统自行解析提取需要的文字信息。

南方医院信息平台实现了可视化的服务管理和具体服务交互情况的实时监控平台，可查看接入系统情况、服务总数、服务调用次数，对服务器、数据库使用情况持续监控，对服务的调用信息交互情况以及服务日志持续收集整合。

（三）改造重点

南方医院信息平台继承了已有资源和服务，并提供与原有业务系统、信息系统的接口，以实现电子病历、患者服务、医疗管理和运营管理等系统的集成，全方位覆盖医院所有业务，使医院内部信息得以互联互通。

通过信息平台，南方医院还实现了医院信息系统与广州市区域卫生信息平台、市局电子健康码平台、广东省医疗机构统一远程医学平台、银行、血站、医保、疾控中心的对接。

四、互联互通在智慧服务方面的建设成效与亮点

（一）全流程电子健康码应用

2019年6月，广州、深圳、珠海、佛山、中山5市全面应用居民电子健康码。广州市是广东省首批试点应用城市，南方医科大学南方医院成为广州市电子健康码首批启用单位之一。目前，医院已实现全流程的电子健康码应用，患者通过电子健康码，可自助完成包括自助建档、自助挂号、自助报到、处方/费用自助查询、医疗服务价格自助查询、检验检查报告自助打印、胶片自助打印、电子病历自助打印、单据自助打印、自助检查预约、自助交费等功能。

医技预约系统与HIS无缝融合，临床数据（申请单、临床所见等）信息完全共享，支持多种预约规则：资源规则、时间规则、诊间规则、自动定义规则等。患者可以通过电子健康码在自助机上修改预约时间。

（二）医院线上智慧服务

南方医院智慧服务，聚焦患者就诊相关痛点，利用互联网、物联网、大数据等技术，以微信公众号、自助终端为依托，为患者提供覆盖诊前、诊中及诊后的一系列线上服务，将智慧服务搬到线上，重塑就诊流程，延伸服务半径。患者通过关注南方医院服务号，可以找到门诊及住院所有线上服务。

在身份认证及识别环节，医院取消实体卡，上线电子健康码，实现全院服务"一码通行"。在结算环节，医院实现"一站式"结算服务，自费、医保均可通过多种途径一键支付。在检查环节，预约全程可控，缴费后系统自动预约，行程有变可进行改约。

检查报告查询实时推送，手机便可查看影像报告，方便携带不易丢失。

利用"云影像"技术，患者可实现线上查看检查影像乃至其DCM类型的影像，极大地方便了患者进行跨科室就诊、跨医院就诊、远程会诊等需求。

在就诊全程，全流程智慧导诊（与HIS系统集成）与看病流程结合，提供路径导航及智能导诊服务，为患者提供实景路线指引。

打通自助办理入院、住院预交金、住院日清单、住院订餐、病案复印及医疗转运等一系列住院服务，延长了医疗资源服务半径，通过信息化手段让患者就医全流程更省时、省力、省心。

通过不断创新优化就医流程、改善患者就医体验，构建线上线下闭环的全流程就医，真正实现医院优质医疗服务的信息化惠民便民。

（三）互联网医院

2019年4月，南方医科大学南方医院获批广东省首批互联网医院牌照，同期上线南方医院互联网医院，成为具备互联网诊疗资质的大型三甲医院之一，实现图文问诊、视频问诊通道，满足患者"足不出户、掌上问诊"的迫切需求。此外，患者在南方医院互联网医院可以进行健康咨询、复诊开药、检查检验开单预约等，减少患者往返医院的时间和金钱成本，提高就诊效率。

五、外联通业务与新技术应用，助力解决业务痛点

（一）外联通业务

健康档案调阅和区域检验、影像共享的实现，有效解决了医院跨院诊疗患者多、诊治过程及病情变化难以准确了解的业务痛点。

医院和广州市区域卫生信息平台对接，医生可通过医生站，查看患者在与广州市区域卫生信息平台对接的其他医院的就诊记录、医嘱信息和收费信息。患者在不同医院就诊时，不用携带纸质病历，医生也能方便、快捷地了解患者病情变化和诊治过程。

医院与广州市检验检查互认平台对接，患者就诊需要开具检查、检验项目时，系统会智能提醒存在外院检验、检查项目结果，医生可在医生工作站点浏览，并判断是否需要再次检查、检验。合理地缩短了患者就诊流程，避免了过度诊疗和医疗资源的浪费。

（二）新技术应用——5G技术的应用

1. 探视系统

基于5G网络高速率、低时延、广连接的技术特点，南方医院儿科病房针对高清影像及患者监护等新技术做智能化升级，部署了以5G＋4K的全景智能探视系统。提升保护性隔离病房医护人员、患者及家属的自身防护与应急管控效率，实时监控病房状

态；满足病房医护人员协同及病患家属的探视需求，缓解焦虑情绪，实现对医生工作、医院管理和患者及其家属生活的积极影响。通过5G应用，实现儿科层流病房实时查看患者心电监护、监控等信息，同时支持电脑端、手机端在线阅览，随时随地自由查看，能够有效提升患者满意度、医护人员满意度及工作效率。

南方医院儿科病房探视平台实现儿科层流病房实时查看患者心电监护、监控等信息，同时支持电脑端、手机端家属探视与儿科病房的双向音视频对讲；支持手机客户端实时观看病区的远程音视频，多病房及手机端管理为医生护士提供了直观操作界面。

2. 基于5G技术的急诊救治综合应用示范

（1）基于5G的移动智能医疗终端：面向患者的5G移动智能医疗终端，如智能手环、智能心率计、智能血压计、车载多功能监护仪等，可以客观、实时地采集患者生命体征信息，实现高危人群的血压、心率、姿态等关键体征参数的连续监测。数据通过5G网络同步存储至服务器或传输给监护人员，可以及时预警并触发急救信号，与传统的手工采集、填报、传阅模式相比，大幅提升了数据准确率，为抢救赢得宝贵时间。

面向医护的5G移动智能医疗终端，将重要信息紧急推送到个人，并以声、光、震结合的方式提醒接受者，保证信息的及时传达和响应；提供语音唤醒及控制、语音识别及文字记录等功能，方便医护人员在救治过程中也能够同步完成医嘱文书等记录工作。若能与增强现实（augmented reality，AR）技术相结合，现场急救人员还可以通过5G智能穿戴设备实时记录直播现场急救情况，将现场伤患者情况以高清音视频形式同步到指挥中心端，支持专家进行远程救治指导，全面提升应急指挥、急救会诊、指导的效率和质量。

（2）实现院前急救与远程指导：急救车作为移动急救单元，对其进行适应5G网络的信息化升级改造后，在转运途中可以进行院前急救车载设备与医院急诊的实时信息交互。利用设备网关集成车上的车载/移动急救工作站、医疗设备、音视频设备、车辆运行监控设备、码件信息读取设备、出车考勤读取设备，形成一体化的车上急救物联网，将分散、杂乱的急救信息进行"大集中"，实现集中化、统一化、有序化、可视化的管理。

"5G技术在急诊急救场景的探索和实践"获评2021中国医院信息网络大会"青年工程师壁报大赛"优秀壁报。医院还牵头五家单位参与工信部5G＋医疗健康方向课题申报，并成功入围示范项目。

六、体会与展望

随着新兴信息技术的发展和移动互联网的广泛应用，全球范围内各行各业信息化建设不断深入，医院信息化成为医院发展越来越重要的驱动因素，从患者服务到医生工作，从临床诊断到运营决策，从医疗质控到后勤管理，无处不体现着信息化的价值。

在医疗行业信息化、智能化的大趋势下，国家卫生健康委统计信息中心组织开展的医疗健康信息互联互通标准化成熟度测评工作，从多个方面对医疗卫生机构的信息标准化水平和应用程度提出了要求。南方医院未来要将"以评促建"融入信息化建设日常工作中，提高医疗安全和质量，改善群众就医体验，提升医院的信息化建设水平，力求打造具有国际先进水平的智慧医院，助力医院全面建成国内一流、国际知名的高水平研究型医院。

案例33 基于互联互通的统一智能治疗预约管理平台建设

申报单位：广东省佛山市妇幼保健院

一、单位简介

佛山市妇幼保健院是一所三级甲等专科医院，是全市妇幼保健业务的指导中心，先后参与国家区域信息资源规划、区域平台、区域健康档案、电子病历数据标准、妇幼系统功能规范、居民健康卡等标准的研究制订，并把成果应用到工作中。目前已通过电子病历四级评审、互联互通五级乙等成熟度测评，在2021年全国公立医院绩效考核评定中等级为A级，在全国117家三级妇产医院位列第21名。

信息管理科见证了医院信息化从无到有，由粗至细的发展过程，科室现有人员25名，其中高级职称7名，研究生9名，本科以上占比100%。团队中有思科CCIE、华为HCNA、Oracle OCP、CISSP、CISP、系统架构师、网络规划设计师、高级项目管理师、PMP、ITIL4，有来自公司的区域经理、高校的讲师以及广东医学院的校外导师。不仅团队带头人在国家多个学会担任委员、青委，科室成员也在省医院信息化专业委员会担任学组委员。

二、医院信息化发展

（一）医院信息化建设历程及状况

医院信息化从1992年起步，2004年成为国内首批实施结构化电子病历的医院之一。2009年医院完成基于集成平台的电子病历、HIS、LIS、PACS、手术等系统建设，通过平台实现临床与检验检查、手术治疗及其他管理信息系统的连通、信息共享和业务协同；目前，医院已建成临床、科研、运营三大数据中心，基于临床数据中心提供360患者全景视图服务，方便医生获取患者多维度医疗数据。标准化的院内术语、字典、流程管理，为数据资产有效利用提供了支撑，数据质量得到有效提升，为医生提供全面便利的科研数据库；大数据、NLP等AI技术辅助临床诊疗，提供自动化的病历质控和智能化、个性化的决策支持。基于全局底层数据规划设计的BI系统是医院运营中心，实现重要KPI的统计分析、分级挖掘；将患者管理、用药执行、检验检查、消毒供应、手术器械、临床用血、危急值管理等重点业务引入闭环管理系统，对关键流程、关键节点实现实时监控、预警提示、评价纠正、追踪监控与前瞻性干预。

佛山作为国家居民健康卡首批四个试点城市之一，医院近年来继续推行国家电子健康码，先后完成16个业务系统、数十个流程的改造，实现电子健康码院内、院外服务所有服务环节的一卡通用。基于平台患者主索引，对患者历史信息清洗、匹配、整合，实现患者全生命周期的信息管理。患者持在任意机构申领的国家电子健康码，均可在医院轻松获得线上或线下的全流程便民服务。

在"互联网＋医疗"建设中，医院通过5G、AI、大数据、物联网等技术打通服务"最后一公里"，无人值守药房、5G＋机器人云探视、智能治疗预约、移动配发药、专科病历预建档等为国内首创。互联网＋预约覆盖挂号、检查、治疗、体检、资料复印、证明办理等服务；数码导视、AI导诊、GPS定位报到、云影像、智能采血、自动发药、智慧药篮、数字化手术室、互联网医院等提供科学、高效的管理手段，为患者创造优质、便捷的就医体验。

团队获工信部旗下计世传媒集团颁发"中国杰出数字化团队"、广东省医院协会信息专委"广东省医学信息优秀管理团队"。在中国医院协会举办的"全国医疗新基建网络技能大赛"中，从405支参赛队伍中脱颖而出，以全国第四、广东省第一的好成绩获得二等奖；在国家卫生健康委举办的网络安全技能大赛中，连续三年进入全国总决赛，连续两年获得广东第一，全国第11的好成绩。

医院获中国电子协会、中国信息协会、中国医药信息学会等授予"医院信息化建设优秀单位""智慧健康医疗创新驱动单位""中国医院信息化先进单位""'互联网＋服务'最佳口碑单位""广东省医院信息化建设最佳模式创新奖"。

（二）医院信息化建设存在的问题

突发疫情防控、医院等级评审、电子病历及互联互通等级评审、医保改革等政策性任务并行；对内重视多学科、精细化管理，对外延展便民利民性服务，在没有最好、只有更好的需求下，医院信息化建设仍任重道远；地区发展不平衡，缺乏好的产品供应商，以及集业务、技术、管理等综合能力于一身的人才匮乏，是制约医院信息化建设快速高效发展的三大因素。

三、互联互通建设与改造

（一）建设需求

为积极响应《"健康中国2030"规划纲要》提出的全面建成统一权威、互联互通的人口健康信息平台，推进区域平台大数据共享和广泛应用的要求，医院紧跟国家、省市决策部署，以"互联互通五级乙等"为抓手，对照标准、明确要求、通过以评促建的方式，从多维度进行综合性测试和评估，强化数据统一管理的重要性，进一步提升医院信息化建设工作，促进跨区域互联互通和信息共享。

社会发展日新月异，患者、医护人员及各级管理者的需求不断迭代，便民服务、智慧医疗、精细化管理等方面持续不断地给信息化提出更高要求。在互联互通工作推进中，互联互通评价指标非常多且复杂，医院建设除了顾全大局，怎样在众多指标众多方向中，结合医院实际需求，准确评估可投入资源，因地制宜，优先明显改善就医秩序、缩短患者等候时间及使用量大的工作，快速确定重点推进方向，是信息化整体建设的重中之重。业务、技术、管理多部门协作是在这一场没有硝烟的战场上立于不败之地的关键。

互联互通改造初期，医院已建设的大小系统数百个，各系统间数据交互需求接口近500个，由于信息化建设起步较早，不同厂商和异构系统数量众多，虽已实现跨部门、跨系统、跨机构的信息互联互通和资源共享，但交换标准不统一、兼容性不佳；数据口径缺乏统一标准规划；问题长期积累导致维护工作量巨大，这几个方面在一定程度上制约了医院数据流转效率和数据资产挖掘、整合、利用。

为了完成改造，集成平台需要通过数据整合与建模，将分散在医院不同信息系统（如医院信息系统、电子病历、检验、放射影像、超声、病理、心电、体检、治疗等）中的已有信息进行整合，所有数据均按照对应的采集接口规范进行提交。数据整合是整个信息资源管理的枢纽，整合医院内已有的各业务系统数据，实现以患者为核心的映射匹配，然后再进一步对原始数据进行抽取和转换，根据业务需求展开数据建模，形成支撑业务应用各类主题的数据模型，最后基于业务对数据利用的要求，实现全过程的数据质量控制和管理。

医院统一智能治疗预约管理平台的建设，是在互联互通建设基础上，以需求为导向展开的。预期一套系统覆盖两个院区，涵盖超声、放射、内镜、心电、脑电5大医技科室，剖宫产、乳腺、门诊计育、口腔等4大手术室，盆底康复、儿保、妇保、产科、妇科、眼科、耳鼻喉科、中医科等32个治疗科室，实现检查、手术、治疗资源的统一预约及执行管理，治疗科室业务的全流程闭环管理。

预期通过统一智能治疗预约管理平台的建设，实现医技、手术及治疗类预约业务从科室医护端提前到患者端，减轻科室的工作压力，实现患者自主预约，无须排队，省去患者传统预约排队的等待时间，提高患者选择时间的自由性，提升患者的就医体验。预约时间可灵活调整，取消与变更预约后号源能第一时间释放，以腾出空置资源供其他患者选择，降低医疗资源空置率，各类检查的注意事项及治疗项目的治疗次数等数据可清晰、便捷地呈现给患者。

（二）改造重点和难点

在互联互通测评工作中，医院以评促建、以评促用、以评促改，全面梳理业务流数据。以国家数据标准为参照，通过主数据管理系统，对各数据集内涉及的标准数据元、数据元值域进行统一管理，建立院内术语、字典与标准术语、字典的映射关系。通过主动式治理体系化建模，以维度建模为理论基础，以事前治理的理念驱动，让元数据贯穿其中的建模流程，上承指标、维度的定义，下接实际的数据生产；通过高层模型设计，将业务指标结构化拆解为原子指标/计算指标＋限定条件的组合方式，并将其归属到特定的业务过程和主题下，完成业务指标的计划化定义；基于高层模型设计自动生产详细的物理模型设计；基于产生的物理模型设计，半自动或自动地生成数据加工逻辑，以确保最终的业务定义和物理实现的统一。对于院内不符合规范的电子化文书、业务，依据标准对业务系统进行结构化改造。协调各业务系统承建厂商按照规范进行系统改造，一定程度上盘活了医院沉睡数字资产。

以参与互联互通标准化成熟度测评工作为契机，医院对系统间交互接口做了统一的规划改造，以业务事件为驱动，已实现标准及非标交互服务190余个，对接院内外信息系统70余个，通过服务复用完成近500组消息路由，极大简化了系统接入的工作量，并且通过标准化的交互服务为区域数据互认可持续发展奠定了基础。

随着接入平台的系统越来越多，平台高可用亦成为了医院攻克的重点。医院引入了消息队列，将部分系统的交互异步解耦，通过观察队列的峰谷判断系统的容量，制订了一系列的收扩容计划，充分利用计算设备的性能，对业务扩张带来的资源采购计划也有清晰的判断依据。

落实到具体的医疗业务中，我们围绕医院智慧服务与便民惠民，针对统一智能治疗预约管理平台预期解决的问题，量身定制解决方案。

心理门诊的"智能身心反馈减压放松"项目有其特殊性，同一治疗室，同一个时间段内只能为同一性别的患者提供服务，统一智能治疗预约管理平台，按时段适应性别的规则来进行单独流程定义，系统可根据每个时段的首位预约患者的性别，动态控制该时段后续的患者只能为同一性别，性别不一致的需要选择其他时段进行预约。

产科门诊的胎心监测检查，在胎监座位安装绑护带、核对人员信息，在护士站叫号、绑定人员与座位信息、执行和出具检查报告，完成一例监护检测，医护人员需要来回多次变换空间，不但效率低下，且容易出错，同样的问题在耳鼻喉、中医等治疗科室普遍存在。统一智能治疗预约管理平台，拓展移动端应用，采用PDA轻松完成治疗相关的预约、签到、排队、叫号、核对、执行、疗效记录等全流程工作，实现治疗服务的一体化、移动化管理。有效地提高了科室的工作效率，降低了手工差错的发生。

四、互联互通建设成效与亮点

互联互通标准化成熟度测评工作的开展是对医院信息化水平评价监督、保障和提升医疗服务质量的重要举措，无论对医院实现科学化、规范化、标准化管理，还是推动医疗事业可持续发展，都具有极其重要的意义。

医院已实现门诊患者、住院患者、检验、危急值、消毒、手术麻醉、手术器械包、药脉给药、口服药、治疗等16个关键业务闭环管理。我们将闭环作为管理与质控的切入点，例如门诊患者闭环实现关键节点的时效性分析与实时监控，准确定位服务环节问题，在产生患者投诉纠纷时，管理部门还能通过闭环查出各节点信息，可以快速地作出初步判断，方便有的放矢地展开调查。其中危急值闭环，医护从原纸质登记切换到系统登记初期，管理部门通过闭环发现问题并不断改进管理，经过5个月，系统及时确认率上升23.1个百分点。

医院以需求为导向，以精细化管理为目标，在患者服务、临床诊疗、运营管理方面紧随时代技术而变更，管理理念提升、安全保障升级，不断拓展便民服务，创新应用，统一智能治疗预约管理平台突破传统仅针对医技预约，拓展到治疗预约领域，覆盖面大幅提升。

医院的统一智能治疗预约管理平台，整合各类检查、治疗资源，实现多院区、多学科检查治疗人财物的统一闭环管理，通过规则算法进行智能推荐，支持在PC端、自助机端和微信端多渠道预约，支持PC端与PDA端的执行确认，真正打通患者服务"最后一公里"，应用范围覆盖盆底康复、耳鼻喉等30多个治疗科室。

预约平台还提供项目个性化流程设置，支持患者信息的双签核对（图2-18）。通过PDA扫描患者标识即可完成患者身份、治疗信息的确认核对，可语音播报身份与项目的核验结果，方便医护人员及患者同时完成确认，保障治疗安全。

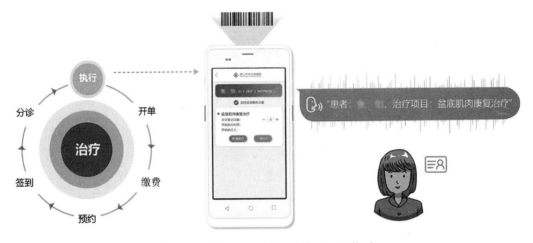

图2-18 治疗闭环支持患者信息双签核对

医院2022年1—6月份医技预约超20万人次，治疗预约超9万人次，其中微信预约占67.43%，自助机预约占5.28%，科室人工窗口预约占27.29%。取消预约34998单，占总预约量的11.92%（图2-19）。

患者通过自助设备、微信可提前获取注意事项，治疗次数清晰明了，预约地点不受限于院区和科室，系统智能推荐最佳时间，预约时间可按需灵活调整。也可及时便捷取消或变更预约，使服务资源得以充分有效利用，利于资源合理配置，降低资源空置率。

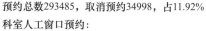
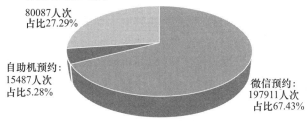

预约总数293485，取消预约34998，占11.92%
科室人工窗口预约：
80087人次
占比27.29%

自助机预约：
15487人次
占比5.28%

微信预约：
197911人次
占比67.43%

■微信 ■自助机 ■科室人工窗口

图2-19　2022年1—6月份预约概况

医院两院区75个科室，2022年1—6月份共使用系统执行确认81万多条，其中单院区儿童保健科执行记录已高达7万多条，21个科室执行记录超1万条。医护人员通过PC端或PDA轻松完成治疗相关的预约、签到、排队、叫号、核对、执行、疗效记录等全流程工作，实现治疗服务的一体化、移动化管理（图2-20）。工作人员因此人均每天少走1万步，还时间于患者，为患者提供更优质的服务。效率提升的同时，患者等待时间大幅减少，努力实现真正的医患双赢。

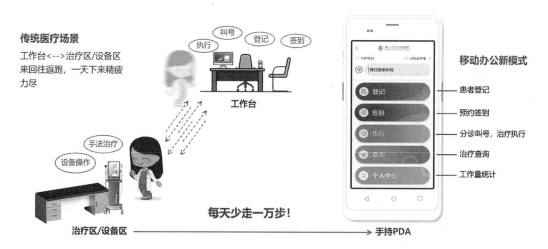

图2-20　传统医疗场景对比移动办公新模式

五、体会与展望

互联互通工作开展初期，报表体系存在问题如统计口径评审体系不同，有其各自的评审规则，指标及数据统计口径无统一管理。存在一指标、多口径问题，报表指标冗余、报表重复，报表间统计口径不一致，导致数据打架等问题。数据利用上缺少有效性、正确性校验，数据核查困难。

为了更好地利用数据，提供强大的数据支撑，医院构建数据中台对数据进行管理。通过深度挖掘各评审体系之间的关联性，以统一管理、层级审批来规范指标体系及统计口径，确保一指标一口径。数据使用者可提出统计要求，管理者基于统一管理，新指标新增加，旧指标确认后进行修改。基于互联互通大数据运营管理平台，通过规范数据目录汇聚整合形成指标体系；使用概率分析法、对比分析法治理历史数据，实现历史数据的标准化编码。通过完善安全访问控制、数据质量保障体系，以及智能的数据映射能力，简化数据资产生成，实现数据的提纯加工。

展望未来，将进一步推进数据中台建设，以便捷、快速的服务开发环境为基础，提供实时流数据分析、丰富的数据分析功能、友好的数据可视化服务，提高医院整体的数据资产服务化能力。

案例34　医院互联互通评审中智慧服务应用现状分析

—— 申报单位：广东省珠海市人民医院

一、单位简介

珠海市人民医院创建于20世纪50年代，2017年通过三甲复审。2018年，成为全国首个同时通过"五星医院"认证和智慧医院HIC六级认证的医院。2019年，入选广东省第三批高水平医院重点建设单位，2019年全国三级公立医院绩效考核评定等级A＋，全国第116名。同年，落地全国首个5G智慧医院海岛基地。2020年通过国家电子病历评审五级，2021年通过国家医疗健康信息互联互通标准化成熟度测评五级乙等。珠海市人民医院信息科为一级科室，分管院长为珠海市人民医院医疗集团副院长，负责信息化（智慧医院建设）工作。信息科共有23人，岗位职责分工为科主任、软件应用组、医技组、运维组、大数据中心安全组、整体规划组和内务组，博士后1人，研究生5人，其余为本科学历。

二、医院信息化发展

（一）医院信息化建设简要历程

医院信息化建设主要经历了三个阶段：1997年，建立了以财务核算为中心的医院管理信息系统，解决医院网络化收费与管理。2008年，建立了以HIS、PACS、LIS业务系统为核心，辅以合理用药、OA办公室系统、发药系统为辅助的数字化医院信息系统。2016年，着力建设以电子病历系统为核心的信息医院平台，使医院信息化建设更加标准化、集成化、智能化、移动化、区域化，秉承"智慧医院"的建设理念。2019年，升级改造信息平台，向着"互联网＋"应用、科研数据中心、人工智能应用、大数据等技术应用而前进。

（二）医院信息平台建设情况

医院建立了以电子病历为核心的医院信息平台。各个系统的数据在平台上进行流程整合、业务集成和数据集成。在患者、临床、管理科室、医联体等场景中实现数据的互联互通。平台接入了临床服务系统、医疗管理系统、运营管理系统，实现异构系统之间的同步或异步信息的共享与业务协利。医院信息平台主要包括DHC-ESB、主数据管理、临床数据中心。其中DHC-ESB实现了应用整合，临床数据中心实现了数据整合，主数据管理实现了院内基础数据的统一管理和分发。其中主数据管理实现了对接入机构工作人员、科室等主数据的管理，为权限统一分配管控奠定了基础；权限分配采用院区、科室、角色三级授权体系，支持院区平行授权（各院区分配院区管理员权限，由各院区管理员再给本院区各科室、各角色授权）和业务垂直授权（根据业务需要总院直接给相关业务系统分配相关的角色权限）两种授权体系。由于信息化平台涉及各种应用10余项，在简化用户登录入口的同时对用户登录权限进行授权认证，构建了基于单点登录的统一门户，实现了用户权限的全生命周期监控，简化了多地址登录的烦琐操作。

（三）医院信息化建设存在的问题与挑战

1. 无接触感染病区无纸化病历实施与挑战

病房有潜在感染风险的患者，但患者知情同意书的签署还不能脱离有纸化的束缚，存在传染源感染的风险。电子化知情文件签署的普及，减少各种纸质单据，是医院一直探讨的问题，也对全面落实院区无纸化流程的推进带来了挑战。

2. 信息系统稳定常常和多元化的信息系统建设相矛盾

随着国家互联互通标准化成熟度测评工作的开展，信息系统功能的增设，必然会导致信息系统速率和稳定性的下降。医院信息化的建设从来都不会让每个人都达到百分之百满意，但这并不是信息团队可以弱化的理由。医院信息平台一体化使各院区、各科室之间的数据互通，能够迅速响应各方面信息需求，再辅以一系列的安全措施，保障信息系统运行的安全，同时可以降低系统故障发生概率和迅速解除系统故障。

3. 完善患者病历大数据科研分析的信息化支撑建设

大数据中心的建设是医院未来发展的方向，大数据中心为专科数据建立模型，为临床科研提供信息来源和支撑。患者的用药医嘱、医生电子病历、护理病历文书、检验检查结果、手术信息等是研究数据的来源。医院应加快大数据中心的建立，多建立面向专科的数据模型，对医院未来信息化的发展，对信息系统数据的收集与整合、优化各项数据指标，有着深远的价值与意义。

三、互联互通建设与改造

（一）医院互联互通建设需求

1. 数据资源标准化建设

2017年医院进行HIS系统的升级，由医务科、质控办、病案室、信息科及HIS生产商电子病历组实施人员一起针对原卫生部发布的《WS 445电子病历基本数据集》标准，根据标准中17个数据集、58个数据子集，制订了医院的电子病历模板及完善补充各相关业务系统对应数据项，将数据集标准中规定的数据元按照子集的划分，将相关数据保存在对应的数据子集目录下并在电子病历模板制作中，按照标准化数据集建立了病历相关的术语字典、映射规则。

2. 互联互通标准化建设

医院建立以电子病历系统为核心的医院信息化平台。接入平台的临床服务系统、医疗管理系统、运营管理系统，实现异构系统之间的同步或异步信息的共享与业务协同。实现了在应用界面的集成，达到以信息化手段惠民、惠医、惠院。采用松耦合、可扩展、可监控、可配置、可管理，通过Ensemble集成引擎实现服务注册、服务发布和服务适配。总线采用标准方式，提供消息传输机制，建立服务动态松耦合机制，实现各集成应用之间可管理的接口透明。平台功能具备共享文档的配置与管理的可视化界面，对接入平台的异构系统可以配置值域转换，管理多方系统的调阅和上传。

3. 基础设施建设

集成服务器与数据库服务器采用虚拟化集群部署在8台曙光I840-G25物理服务器上，采用VMware统一管理。集成服务器、应用服务器、数据库服务器采用了虚拟化及云计算技术。平台数据库、数据中心存储采用华为虚拟存储双活技术，保障数据安全，可以做到RTO为0.1H数据灾备恢复。数据中心机房与院内的网络双链路的冗余备份。医院内部采用无线网络零漫游方案，院内的南区和北区各配置两台核心交换机实现两区间的双链路互联。

医院平台服务器和临床业务系统接入网络带宽为万兆上下行，网络满足大容量医学影像数据的传输，设计传输速率是骨干上下行万兆。系统均支持标准的SNMP协议，使用IT综合业务管理平台监控服务器系统状态。院区无线网络实现介入诊疗中心、精准医学中心、手术室、ICU、门诊、病区全部覆盖。

医院使用上网行为管理、防火墙、流量探针，接入态势感知平台对网络安全设备进行统一日志审计，监视并记录网络中的各类操作，分析网络中发生的安全事件，并对异常行为进行联动处置。院内安装安全管理系统对服务器及终端电脑进行统一管理，防护恶意代码攻击。医院建立了信息安全管理制度，医院信息平台通过了三级等保测评，同时医院的 HIS、LIS、PACS 通过了信息系统安全等级保护三级。

（二）医院互联互通智慧服务建设存在的不足

1. 缺少法定医学报告及健康体检

医院目前还不具有 2009 年原卫生部印发的《电子病历基本架构与数据标准》电子病历基本内容中的法定医学证明及报告和健康体检内容。

2. 接入域建设

医院目前没有在物理上采用全范围的无线接入域，能够保证随时随地的无线业务终端的接入，接入覆盖达到以下水平：核心临床医疗业务环境的全覆盖、医疗业务和管理业务环境的全覆盖。

3. 隐私保护

医院目前没有数据保密等级服务，支持对关键个人病历信息（字段级、记录级、文件级）进行加密存储保护。

4. 提供重点业务闭环管理

医院重点业务闭环管理有缺项，目前缺少消毒供应闭环管理、手术器械包全流程闭环管理、营养膳食闭环管理。

5. 新技术应用情况

医院新技术应用情况稍显不足，没有知识图谱、深度学习、视觉识别、区块链。

6. 基于平台的内部连通业务

接入医院信息平台的运营管理系统在患者服务方面的投诉管理系统、客户服务管理系统都还没有建设。

四、互联互通建设成效与亮点

（一）公众服务方面

在公众服务应用方面，已建设的基于平台的应用系统共 13 个。患者门户网站、自助终端、珠海市人民医院微信公众号、互联网医院、广东人社 APP、健康珠海 APP、最珠海 APP、广东人社 APP、粤省事微信公众号，其中人社 APP 支持医保结算在线支付，正在建设试运行的健康珠海 APP 支持使用电子健康卡。自助终端主要功能包括发卡、自助挂号、门诊缴费（支持微信、支付宝、银行卡、医保多种支付方式）、费用清单查询、物价查询，检查检验报告打印、办理入院、住院日清单打印、电子发票打印等。

（二）患者线上服务

患者可线上主动使用身份认证、在线缴费、检验检查结果查看、院内导航、预约挂号、就诊信息查看、影像查看、住院预交金、床旁结算、信用就医、智能分诊导医、费用查看、药品配送、满意度评价、病案预约复印的功能。

医院线上可主动推送诊疗情况告知、等候状态告知、药品说明书、用药指导、检查注意事项、医学知识宣教、缴费提醒。

（三）基于"互联网＋"技术的互联网医院信息平台

互联网医院提供在线问诊，以文本输入和视频的方式与医生零距离交流，实现处方流转，药品物流送到家服务。通过与医院合作的快递公司提供各区域的药物流转，为患者解决了用药需求。慢病患者需定期来医院开药，出行不便，路途遥远，互联网医院可以有效调动院内医疗资源，让居民特别是慢病患者获得快捷、持续的医疗服务。互联网医院多数可实现线上自费结算，而对于慢病患者，与医保部门深入沟通，打通医保收费结算障碍，实现慢病患者线上医保结算，使得互联网医院的应用更具有意义。

互联网医疗诊疗复制了线下门诊的全流程功能，包括图文问诊、线上转诊、开具处方、电子签章认证、线上随访、视频问诊、记录病历、线上线下一体化管理、互联网护理。

（四）打造医联体格局、推出区域多维5G远程会诊平台

5G远程会诊平台实现了远程会诊、远程教学、远程访视，实现优质资源的互联互通。医院打造多维一体的医联体结构，使患者就近就医并且享受到本部的优质资源。对于海岛众多的城市，居民出行不便，不出岛即可享受到医院本部资源尤为重要，以5G智慧医院为依托的远程诊疗服务信息化建设解决了这一难题。

（五）院内"无纸化""无胶片化"到区域医疗建设

医院内部和医院之间流转的大量纸质单、胶片、病历本成为病毒传播的风险途径，也为患者就医带来不便。目前，HIS、PACS、HRP、OA系统已经成为医院信息系统建设的主流和标配。病房医生推着病历车、抱着厚重的病历本查房；患者去窗口买病历本，问诊医生书写；病案室逐科收着堆积如山的纸质病历；患者做检查拿着几页的申请单、告知书，这些场景一直发生在过去几年甚至几十年。但是随着医院信息化发展，全面实现院内"无纸化""无胶片化"势在必行。通过医疗云平台的建立，成百的业务子系统在云上交互。病案归档、门诊电子病历、电子申请单、HRP、OA线上建单审批、移动医生查房系统、自助机服务、微信服务打通各个业务子系统进行接口交互。PACS云胶片存储，实现PACS历史图片的实时调阅。病历无纸化需要证书颁发机构（Certificate Authority，CA）认证签名，医院上线手机"医信签"解决了援助医疗队的

医护人员没有Ukey而无法签名的难题。医院信息系统建设以国家电子病历为标准，满足HL7等技术交互语言，在医生诊疗界面能够跳转他院诊疗目录，查看电子病历、检验检查结果、用药信息、手术信息等，实现居民健康档案的共享，实现区域医疗信息互联互通，为患者节约资金、节省宝贵的时间。

（六）其他新技术应用情况

医院其他新技术应用包括5G、影像AI、语音识别、物联网、机器人、可穿戴设备。

（七）平台资源利用情况

医院平台交换服务数量为231个，日均交互量为80万次。与上级已联通的业务包括：上级和医院间的信息共享、区域一卡通、区域远程医疗、区域医疗公众服务、区域检验共享、双向转诊、区域心电共享。

五、体会与展望

（一）院领导、主管部门重视，信息部门与临床一线紧密联系

信息化建设需要院长亲自抓，分管领导专门抓，医务、护理、药学等职能科室与信息部门联手抓，全面落实信息系统的应用、改造和提升。信息部门要与临床科室对照互联互通标准落实改造，全员参与，营造浓厚的信息化氛围。

（二）多措施推进智慧医疗建设更安全更高效

医院需要建造药品配置智能化、物品配送智能化、检验流程自动化、费用管控精细化。全自动配置门诊用药，高效便捷，系统化配置住院用药，安全可靠。机器人配送医疗物资，准确快捷。流水线式的检验实验室，稳定高效，极大缩短检验报告的发出时间。智能化的医疗控费平台，进一步促进诊疗费用的精细化管控。

（三）优化流程，让医疗服务更方便

检查预约平台可以全面提升检查预约效率，缩短患者平均等候时间。日间手术是惠民式快速手术治疗，构建以患者行为跟踪为核心的日间手术信息化管理平台，实现24小时内出入院。入院准备中心可以一站式帮助患者办理住院预约，解决住院患者的周转之苦，一站式完成住院预约，减少患者等候时间，提高病床的周转效率。入院自助中心一站式办理住院登记，实现入住病房全自动，快捷便利住院登记，免受窗口排队困扰。

（四）提供多渠道的服务，线上线下一体化

开展互联网医院的免费线上咨询，实现电子发票的开出，促进线上应用的进一步

拓展。信息系统辅以远程诊断、远程诊疗等应用手段,给医疗提供有力的技术支持。完善微信公众号功能,更加方便易用。

未来医院将继续对照标准、查找问题;改造系统,不断提升;结合医患,提供服务;紧扣管理,保驾护航。全面落实院区无纸化,提倡无纸化办公,减少接触,提高工作效率,减少交叉感染。在医院的发展中,打通医院格局,充分发挥医疗信息化在辅助突发公共卫生事件研判、创新诊疗流程、优化诊疗服务、提升服务效率中的作用。利用"互联网+5G"技术构建远程诊疗,提升患者日常线下就医体验,提高患者线上就医频率。系统改变固有流程,打通医保障碍,多开展智慧便民信息服务,适应新形势下的系统应用需求。医院应重视信息化建设,努力打造互联互通的信息平台,通过科技创新、优化流程、统一部署,完善互联网医院、智慧医疗体系建立,加快大数据、人工智能、云计算等新兴技术应用落地,为医院发展提供切实有效的信息化支撑,为患者诊疗提供更高更优的服务保障。

案例35　数字医院区块链便民服务平台

申报单位:兰州大学第一医院

一、单位简介

兰州大学第一医院始建于1948年,是一所集医疗、教学、科研、预防、保健、康复、急救于一体的大型综合性全国三级甲等医院。全院占地面积约13万平方米,建筑面积33万平方米,核定床位2686张,实际开放床位2788张。2022年接待门、急诊患者218万人次,开展各类手术6万台次。医院着力推动医疗信息化发展与信息系统互联互通建设,构建"数字医疗"云平台区域协同公共卫生服务体系,依托5G、物联网、大数据、人工智能、区块链等信息技术手段,加强信息化建设,全面提高网络云平台基础设施现代化水平,不断探索优化患者就医服务新体验,探索智慧医疗体系标准与规范的建立及区域协同信息化卫生服务体系建设,目前已通过国家互联互通标准化成熟度测评五级乙等。

二、医院信息化发展

(一)信息化建设历程

医院信息化建设从无到有,从弱到强,从可有可无到不可或缺,其发展的进步也带动了医院管理方式的转变。整体的建设历程可分为起步应用阶段、信息化管理阶段、信息化集成应用阶段和智慧化管理阶段。

1. 起步应用阶段（自20世纪90年代开始）

随着计算机硬件和软件技术的蓬勃发展，医院逐步建设了以临床管理信息系统、收费系统为基础的医院管理信息系统，建设模式采用医院提需求，IT厂商负责开发建设、实施和运维，初步建立了全院HIS。

2. 信息化管理阶段（2000—2010年）

随着各种临床信息系统逐步普及，增加了LIS、PACS等专科管理系统，医疗信息系统进一步细化，逐步完善拓展了门诊业务系统、住院业务系统、合理用药系统、检验系统、医学影像系统以及各类管理系统，如人力资源系统、财务管理系统、消毒中心供应系统、设备材料管理系统等。这一阶段，医院信息化建设实现了从个体到整体、从局部到广域的发展，内涵与功能得到强化，服务范围不断延伸。

3. 信息化集成应用阶段（2010—2020年）

这一阶段进一步完善了院内管理系统如绩效管理系统、协同办公系统，危急值管理系统、BI、数据上传系统、自助终端系统、微信、支付宝线上系统、银行、商业保险、健康档案、HQMS、双向转诊接口、脑卒中、中国移动短信平台、甘肃省预约挂号平台。2016年8月医院建设了基于Ensemble中间件的集成平台并投入使用，进一步实现了全面的应用整合和数据整合。

4. 智慧化管理阶段（2020至今）

随着区块链、云计算、人工智能、信息化及移动互联网技术等新一代信息技术的迅猛发展，国家在科技战略层面以及建设落地层面都对医院智慧化建设作出了相应的规划与布局，医院着力部署智慧化医院建设，将新一代信息技术与医疗业务进行深度融合，推动智慧医院"三位一体"建设，驱动医疗服务流程不断优化，以进一步提升医疗服务品质，增强医院管理智能化、信息化水平，为患者提供精准化、个性化的高品质医疗服务。

（二）信息化建设状况

随着互联网技术的不断发展和国家相关政策的大力支持，近年来，医院信息中心按照"统一规划、自下而上、临床优先、分步实施"的信息化建设原则，一直紧跟时代步伐，积极探索、勇于创新，为提升医院信息化管理水平、提高医院医疗服务效率而持续努力。信息化建设以先进的云计算、大数据、物联网、人工智能等技术为基础，构建了一套业务全数字化、系统全链接、数据全融合的智慧医院数据中枢综合平台，旨在将医院运营管理、医疗业务、科研教育等各个业务系统进行大集成、全链接；同时连通院内人、车、物动态信息，充分挖掘数据资源，释放数据价值，帮助实现医院管理者进行决策辅助，以及各个部门之间联动协同办公和某些事务的应急管理，全面加速以智慧医疗、智慧服务、智慧管理与智慧科研为主体的数字化智慧医院建设进程。

（三）存在的问题

项目的建设主要存在两方面的问题。①系统本身的复杂性：医院信息系统大多是医学知识与信息技术的复杂结合，专业性高且业务流程十分繁琐，相较于一般其他行业，医疗信息化及医疗信息互联互通建设的复杂程度更高，对于医院有着更严峻的建设要求。②复合人才欠缺：医院信息化建设要持续高效地发展，必须有一批从事这一工作的专业技术人才。随着医院信息化建设的深入发展，现有的专业技术人才尤其是既掌握信息IT技术又熟知医学知识的复合型人才水平难以满足需要。

三、互联互通建设与改造

（一）建设需求

2019年10月，习近平在中央政治局第十八次集体学习时强调，把区块链作为核心技术自主创新重要突破口，加快推动区块链技术和产业创新发展。国家已经将区块链定位为国家战略。会议指出要探索"区块链＋"在民生领域的运用，积极推动区块链技术在教育、就业、养老、精准脱贫、医疗健康、商品防伪、食品安全、公益、社会救助等领域的应用，为人民群众提供更加智能、更加便捷、更加优质的公共服务。2021年6月21日，工业和信息化部、中央网络安全和信息化委员会办公室联合发布《关于加快推动区块链技术应用和产业发展的指导意见》。意见指出在提升公共服务方面，在医疗健康等公共服务领域开展应用，促进业务协同办理，深化"一网通办"改革，为人民群众带来更好的政务服务体验。

尽管以电子病历、智慧服务、智慧管理"三位一体"的智慧医院和医院信息标准化建设取得了巨大进展，然而现有的数据中心化医疗信息管理系统仍存在诸多弊端亟待解决，如医疗数据壁垒导致重复检查，报销、保险等需要现场打印病历，增加成本，患者的私密信息都存储于医疗部门的中心化数据库或者文件柜里，信息泄露情况时有发生。同时，在医疗机构逐步推进病历文书的电子化中，电子病历由各家医院分别管理和保存，有着不同程度的问题，如患者获得本人医疗记录和看病诊断历史数据不便捷，电子病历事后验真、取证成本高、难实施。因此，作为一项新技术，区块链的去中心化、安全共享、不可篡改、隐私性高等特点为突破现行医院管理信息化的发展瓶颈提供了新的视角，"区块链＋医疗"有望成为技术赋能的新蓝海，以电子病历共享为初步探索的区块链便民服务平台项目立项，无论从卫生政策上还是民生需求上都有着巨大的理论价值与研究意义。

（二）建设内容

数字医院区块链便民服务平台是"互联网＋医疗健康"服务的延伸应用，系统建设旨在解决现实看病过程中患者由于医疗数据共享不充分导致来回奔波，人民群众获得感不强的问题。建设内容主要包括：①基于区块链的电子病历文书信息共享服务，在利用区块链技术保护患者隐私、数据安全的前提下进一步为人民群众提供便利。②以区块链电子病历共享为研究对象，逐步为医院检查检验跨机构结果互认、商保核保核赔、病历司法取证等多应用场景奠定基础。③基于区块链的电子病历文书信息共享服务，在利用区块链技术保护患者隐私、数据安全的前提下进一步为人民群众提供便利。④研究基于公共服务的电子病历信息开放共享，信息安全、隐私保护如何保证，数据如何确权，原始数据如何不被篡改。

（三）改造方式

1. 基础研究

2019年，甘肃移动在兰州移动数据中心建成兰州区块链城市节点，兰州移动节点作为全国第15个节点城市，具备全国区块链应用部署条件和应用开发环境。通过与甘肃移动共同成立甘肃省医疗区块链创新孵化基地，扩大了省医疗区块链产业影响力，加快区块链应用先行先试，营造区块链产、学、研、金、用的生态体系，推动区块链产业发展。同时，医院正与甘肃移动合作，结合省内的实际情况，联合BSN发展联盟，参照浙江、湖南、云南、福建、湖北等全国区块链服务成熟的网络架构和技术体系，探索建设甘肃省区块链医疗服务专用网络和公共网络节点，全面接入中国区块链服务网络，为我省区块链医疗应用及其他医疗信息产业发展提供新型可借鉴的信息化业务服务网络。

2. 技术路线

项目构建基于区块链的电子病例文件共享平台，将便民应用所涉及的患者病历上链，区块链账户与患者便民账户打通，上链病历通过区块链账户密钥进行签名和加密，实现患者电子病历的可信存证与安全共享。患者身份认证时核对患者输入的姓名、证件类型、证件号码、手机号，通过手机验证码验证。患者病历分享通过授权二维码或分享链接实现，分享链接含验证手机号与有效时间等信息，病历采用加密传输方式。通过区块链便民服务平台在提供便民服务过程中实现了可信、安全的病历共享服务（图2-21）。

实现主要技术路线：

第一步：以区块链服务网络（BSN）为区块链底层框架，构建区块链便民服务基础平台，实现与已有便民服务系统账户的打通。

第二步：业务智能合约开发，患者病历上链存证，系统测试与试用。

第三步：区块链便民服务平台正式上线使用，总结与完善。

其中，选择BSN作为区块链底层框架的原因：①BSN是由国家信息中心、中国移动通信集团公司、中国银联股份有限公司共同发起的，具备官方背景，其安全性、可靠性有一定的保障。②BSN具备跨链、跨底层架构，同时便于后期数据互联互通。③它的运维是集中统一管理的，使用方便。

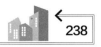

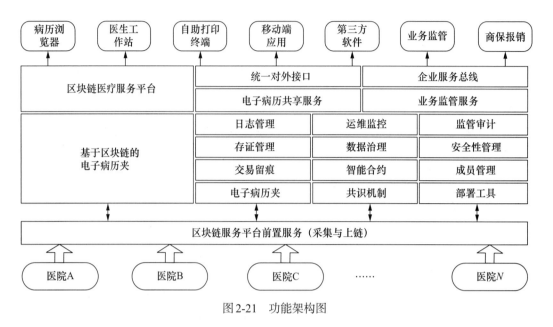

图 2-21　功能架构图

（四）改造重点和难点

1. 改造重点

①通过电子病历上链，实现院内电子病历面向患者安全共享，提升人民群众满意度。②以本项目研究取得的经验，扩大数据共享范围，探索区块链在跨机构医疗数据共享、医疗领域监督、医疗处方流转、药品器械溯源等场景应用。

2. 改造难点

①利用区块链技术安全的传输机制、可确权、可溯源、不可篡改等特点，解决目前医疗机构的数据共享由于数据确权难、数据安全风险大、数据结构不统一等原因导致医疗数据基本限定在医院内部，与外部的保险、其他医疗机构间形成数据壁垒的难点。②通过区块链电子病历 Hash 加密后上链存证，通过病历原始数据计算的 Hash 和链上 Hash 进行比对，解决原始数据是否被篡改的难题。③通过区块链将原始系统每次数据改动上链存证加盖存证时间，作为追溯链条证据，解决责任追溯难的问题。

四、互联互通建设成效与亮点

（一）建设成效

服务平台成功建设以来，医院进行了为期 10 个月的试用与测试完善，整体系统性能优良，功能配置有效，可靠性、保密性达到预期。截至 2022 年 10 月，医院实际登录上链患者77463例，上链患者病历21545份，其中检验报告19771份、病案首页20382份、出院记录份16898份、出院证明书21004份。上链患者数与病历数不一致主要原因是患者的特殊性、病历的隐私性，依据国家相关规章制度对其不予上链处理，患者病历不开放归档，统计期内，不同类型的病历上链数量随着时间的推进均以较快的速度增长，月均上链数已达到全院出院患者总数的5.74%。

（二）建设亮点

①业务创新：基于区块链面向患者服务的电子病历文书共享平台，以患者为中心，实现患者就医记录的有效存证与安全共享。患者随时可以查看在院就诊病历，患者可以用微信转发的方式分享病历链接给朋友或医联体的医生。患者可以向异地医保机构、商保机构或司法部门提交电子报销单、电子就医凭证。②技术创新：一是安全的传输机制，基于智能和约，同时具备严格的安全机制，通过加解密提取患者资料，保障患者在分享电子病历的医疗数据安全。二是基于区块链的患者主索引注册技术通过患者的唯一标识（如身份证、医保卡、居民健康卡等），能够表示患者的唯一性，在区块链上进行注册，建立索引及映射，方便存储和检索患者在不同地区、不同医院的就诊信息。三是基于区块链的跨机构分布式电子病历共享技术将不同医院患者的电子病历信息，通过数据分类、取关键数据索引以及数据Hash信息通过智能合约上传到区块链，构建患者的分布式电子病历，同时不同机构可以通过智能合约获取授权访问患者的电子病历，并通过区块链存储的数据Hash校验数据的真实性。

五、体会与展望

（一）建设价值

①打通电子病历信息数据共享，进一步保护患者隐私，增强患者使用医疗数据的自主性，推动实现居民医疗信息的共享和医疗的去中心化。②确保数据安全，通过区块链技术赋能保护患者隐私、确保医疗数据安全，医疗电子病历的"上链"可以从技术上让医生提高书写电子病历文书的及时性、准确性、规范性和客观性，推动医疗行为更高质量、更有效率。③加快全民健康社会建设，推动公立医院探索全新的去中心化"互联网＋医疗健康"服务新体系，助力医疗领域数字化改革，为数字经济增添新动能。

（二）工作体会

信息互联互通是实现《"健康中国2030"规划纲要》提出的医疗健康信息互通共享目标的关键内容，在医院层面上的互联互通包括医疗机构之间，如电子病历共享、检验检查结果互认等。通过本项目"数字医院区块链便民服务平台"的建设，能够极大推动医疗领域数据"共享理念",进一步推动医疗互联互通信息化建设进程,开发有益于患者需求及环保需求的产品,通过在医院的实践推广,推动跨机构的结果互认、跨机构的电子病历共享,能够为各级医疗机构和广大就诊患者节约较大的经济成本。同时,由于建设成果可用于医疗机构内、医疗机构间数据共享,也可用于医疗行业数据监管,应用范围广泛,通过可信病历共享,实现病历的无纸化进程,方便人民群众办事,减少现场跑路次数,提升人民群众满意度,具有较好的社会效益。

(三)未来展望

医院将积极参与并主动推进地区间、医疗卫生服务和管理机构间的信息互联互通,在保证信息安全的前提下,为授权用户开放相关医疗信息,全面对标《全国医院信息化建设标准与规范(试行)》,在已有的信息系统建设与管理的基础上,持续增加互联网+、大数据、人工智能、区块链、5G通信等更多新一代信息技术的应用,紧跟国家和行业对医院信息化建设的发展要求,积极展开医院信息化建设,结合医院信息互联互通标准化成熟度测评、等级医院评审、电子病历系统应用水平分级评价、医院智慧服务分级评估、信息系统安全等级保护评测等国家和行业的相关评测,把国家、行业标准的符合度作为医院信息化建设的重要指标,全面促进医院信息化建设发展。

第三章
互联互通与以精细为特征的智慧管理

本部分围绕医院智慧运营管理、物联网创新应用与智慧后勤、公立医院绩效考核等，多角度分析互联互通测评工作在推进医院智慧运营管理、支撑精细管理决策方面发挥的作用。

案例36 互联互通造就电子病历无纸化，助力 医院高质量发展

申报单位：中南大学湘雅三医院

一、单位简介

中南大学湘雅三医院建于1989年，是中华人民共和国教育部直属全国重点大学——中南大学附属的大型综合性三级甲等医院，也是国家卫生健康委委属医院。是首批通过国家卫生健康委互联互通标准化成熟度四星测评的医院，是首批通过湖南省三甲信息化应用评审最高分的医院，是首批17项团体标准获得国家立项并发布的医院，是全省首个以软科学获得了湖南省科技进步二等奖、湖南省医学会科技进步一等奖的医院，制定了全省第一个医院信息化评价体系，获得湖南省卫生健康委医政医管处表扬并全省推广，获得国家重点专项2项、国家自然科学基金青年基金1项，发表SCI等高水平论文30余篇，著作权50多个。湖南省医院信息化质控中心、湖南省医学会医学信息学专委会、湖南省医学信息重点实验室均挂靠中南大学湘雅三医院。2015年，医院通过国家医疗健康信息互联互通标准化成熟度四级甲等测评，并于2021年度通过国家电子病历五级评审。

二、医院信息化发展

（一）医院信息化建设的历程

医院信息化建设起步较早，2001年就启用了以收费及医嘱管理为基础的网络系统。总的来说，医院信息化建设可分为四个阶段。①基层信息化阶段（2001—2005年）：搭建了HIS、EMR、PACS、LIS四大基础医疗系统，构建了医院基础数据库、内部网络、机房等信息化基础。②应用信息化阶段（2006—2010年）：以患者为中心，重组碎片化的诊疗数据，以电子病历为核心的临床信息系统建设。③数字化医疗阶段（2011—2018年）：基于Ensemble集成平台实现异构系统的数据整合，完成了系统建设全覆盖与医疗流程的全数字化，实现了人财物三流合一，管理协同，计划开支。④智慧化医疗阶段（2019年至今）：新技术与医学相融合，赋能医疗行业，实现智慧医疗升级；随着数据中心、科研大数据、互联网＋医疗、AI辅助诊疗、AI病历质控、智能分诊/预问诊、智能语音等新技术与临床业务、医疗管理、患者服务的深度结合，"三位一体"智慧医院的建设迈上一个新的台阶，助力医院高质量发展。

（二）医院信息化建设的现状

1. 基于Ensemble集成平台，实现院内院外互联互通

通过Ensemble集成平台技术，将院内分散的20余个信息系统集成实现了互联互

通，结束了信息孤岛的现象，医护人员可以通过工作站访问到患者历次诊疗信息。

2. 打造数据中心，实现医院数据流畅化应用

医院临床数据中心采用Hadoop＋mpp为技术架构，以患者为中心，组织、整合、存储患者临床诊疗数据及公共卫生、可穿戴设备、互联网等院外数据，将患者所有医疗信息以标准化的方式整合存储，为临床数据的共享提供统一的平台支撑。

3. 从电子病历无纸化迈向临床全面智能化，力促医院高质量发展

医院借电子病历无纸化建设的契机，亮出电子病历AI质控、数据智能监管和智能辅助诊疗"三板斧"，以数据说话、内涵监管、智能推荐实现了医院数字化到智能化的全面提升。

AI病历质控的建设，实现病历质控的"运行＋终末"闭环管理，"形式＋内涵"的全维度审查。利用知识图谱多学科融合技术结合电子病历的全结构化"量身定制"地设立了500余条智能质控规则，实现了医疗质控体系的前移。

智能辅助诊疗，为患者提供大数据的精准诊疗。基于循证医学证据和完整数据分析，在临床应用中实时为医护人员提供决策支持，辅助优化诊疗方案，自动审核处置及医嘱等合理性，以及针对患者病情的个性化医疗建议。同时建设属于医院自己的本地化医学知识库，帮助医院有效沉淀业务知识，形成知识资产的积累。

无纸化促进数据化，数据质控监管平台提升医、护、患精准服务。基于大数据的医疗数据智能监管平台建设，按照"院—科—组"三级，9大类，43小类，200余项指标全面掌控，更为科学、合理地划分管理内容和模式，直管到底，横向到边。

（三）存在的问题

1. 复合型人才和技术培训缺乏

医疗信息化作为交叉学科，对人员要求较高，需要复合型人才，由于缺乏高层级技能的人才，难以形成"传帮带"的培养模式。

2. 资金投入相比同级医院仍处于中等偏少的水平

随着新医改的实施，对信息化的重视程度越来越凸显，各政府部门、各行业、各医院管理阶层对信息化的要求和依赖性也越来越高，投入方面对新项目的建设有明显认识，但是对于信息维护、升级以及流程优化却少有关注。

3. 信息安全仍是长期悬在头上的一把剑

信息安全越来越重要，攻击方式也越来越多样，信息安全已经被提到国家法律范畴，但是信息安全与便捷实用仍存在一定的矛盾，特别是数据安全、数据上报、数据研究给医院信息化建设提出了新的挑战。

三、互联互通建设与改造

（一）需求分析

1. 纸质病案管理维护成本极高

（1）打印成本：复印件、打印机等硬件设备购置、维护成本；打印纸、硒鼓、墨盒等耗材成本；医生护士用于打印和装订病历的时间成本。

（2）管理成本：纸质病案整理、编目上架、查询检索、借阅、复印、质控翻阅等时间成本；病案存储条件所需的防火、防潮、防霉、防蛀、防丢失、防破损成本。

（3）物业及设备成本：病案室及存储库房的房屋、场地、房屋维修成本；仓储架、密集架等存储配套设备成本；物业、安保费用等其他成本。

2. 历年积存纸质病案占用大量存储仓库空间，且保存困难

每年平均出院患者新生成病案达10万份，随着每年医院出院患者的逐年增加，对医院病案存储库房造成极大压力。纸质病案经过反复上架翻找、存取等极易造成纸张磨损、缩短使用寿命，且其保存需保证防火、防潮、防霉、防蛀、避光等条件，保存困难。

3. 传统病案管理流程复杂冗长，效率低下

传统纸质病案需要进行收集、签字、审批、汇总，最终送达病案室进行编码和质控、借阅归档等处理，整体工作流程复杂冗长，时常因签字、修改、补充资料等问题进行大量重复性工作，效率低下。

4. 纸质病案查询、检索、利用困难

传统病案查询、检索依靠人工，病案室工作人员要想在浩如烟海的病案库藏中进行精确定位非常困难且需耗费大量人力及时间成本，同时也增加了各科室医生与患者查询、复印病案的等候时间，影响了医院的整体服务质量与患者满意度。

5. 纸质病案面临易遗失、混杂、归档错误以及随意篡改、伪造等风险

传统的病案管理过度依赖人工，在反复的存取过程中极易造成病案遗失、混杂或归档错误，并且缺乏有力的监管措施，纸质病案很容易被随意篡改、伪造，由此给医院带来很大的纠纷隐患。

6. 病历质控率低

质控靠纸质，整改不及时易忘记，院科两级依赖人工抽查，范围小，难度大，效果差。质控点难以电子形式记录，统计难。

（二）改造的重点

实现全院病案无纸化的重点工作如下：

1. 无缝对接互联互通

建设全院统一的病案质控管理一体化平台，与院内现有相关系统实现无缝对接和数据的互联互通。

2. 数据采集标准化模板

针对一些检查、检验、治疗等设备产生的病案文档，能够利用标准化的接口平台自动获取；不能对接的，提供录入系统按要求制作相应标准化模板进行数据采集。

3. 无死角高度集成共享

全覆盖信息化，任何一个角落没有完成信息化，都会导致无纸化流程中断。无缝融合，多个功能模块要无缝融合，统一平台，使信息能够高度集成和共享。

4. 对接数据可靠追溯

能够集成以前的病历资源，形成无缝对接，以便进行统一管理。对医疗、决策形成长久稳定的依据，提供可靠且可追溯的数据。

（三）改造的难点

系统集成困难：医院信息化建设采用打补丁的方式建设且由多供应商异构系统组成，底层缺乏科学、合理、统一的信息模型，系统的集成困难。

数据的标准化建设程度低：缺项数据、非标数据、低精度数据等问题普遍存在，通过相应的系统功能整改倒逼业务流程完善和优化，从而实现医院医疗数据的管理、采集、存储、共享、安全的标准化建设。

业务流程的重塑与衔接：国内医院信息化刚起步不久，业内缺乏相关数据标准和功能规范，各信息系统厂商按各自的思路研发了不同专业分工的信息系统，这导致了各系统间难以进行功能、业务、流程间的互操作，也难以实现最终数据间的整合与衔接。

四、互联互通建设成效与亮点

（一）建设成效

无纸化病案的上线，助力医院"五大能力"（临床信息系统的集成整合能力、非临床信息系统文档的无纸化能力、高可靠及高效检索的存储能力、人机互动的智能质控能力、数据的再利用能力）的提升。医院病案管理成本将大幅降低，病案数据使用效率将得到有效提升，同时，无纸化病案将为建设居民电子健康档案库、实现区域化医疗提供基础，良好的共享能力也将为分级诊疗提供有效支持。

1. 节省空间

医院收治患者流量大，每年有（9～10）万份病历需要保管，以纸质病历形式存放将占用医院大量空间。病案无纸化可以避免纸质病案存储与保管过程中产生受潮、发霉、易燃等所有问题。

2. 节省人力

纸质病历的归档整理过程耗费医护人员大量时间精力。实现病案无纸化后，省去了电子病历打印、手工签字、整理、送交等一系列工作，电子病历可直接电子归档，极大提升了医疗效率和管理水平，也避免了人工整理产生的错误。

3. 节省时间

病案审核人员可及时在病案质控管理一体化平台中将医生提交的病历进行审核、编码和归档，对需要完善的病历可进行线上退回。流程简单、高效且无缝衔接，确保了无纸化病案的一致性、规范性和可追溯性。

4. 节省财力

采用病案无纸化管理模式后，病历的运送、专业库房租借以及病历讨论场地成本基本为零。95%以上的病案文档无须打印成纸质文档进行归档。每年节约病历扫描50万元，硬件成本10万元，纸张消耗25万元，打印机硒鼓和损耗150万元，共计235万元（对比2018年统计数据）。

5. 提高医患满意度

以往患者病历的复印或医务人员病历借阅，都需要去库房寻找纸质病历，非常不方便。实行病案无纸化以后，病案室工作人员可直接在系统给患者及其家属进行复印，而医务人员进行借阅只需提出申请，病案管理人员审核后对其开通权限即可查阅，为患者与医护人员提供了便捷的使用方式。

6. 提升质控管理质量

建设全院统一的病案质控管理一体化平台，与院内现有相关系统实现无缝对接和数据的互联互通。优化了病历归档流程，提高了病历归档效率，归档周期从出院后7天缩短为3天，首次提交病案合格率达到92%，终末病历质控覆盖率由人工抽检的10%提升到系统100%核查。

（二）亮点分享

1. 人机互动的智能质控体系

病案无纸化的过程，对病案内容进行分类管理、对病案整个生命周期进行全程示踪，因而具备对病案完整性、时效性、一致性、准确性进行智能监控的能力，同时为质控人员提供AI质控工具，实现人机互动的智能质控体系。

2. 病案数据高度集成共享

病案文档数据来源，可将其分为系统数据和非系统数据两大类。系统数据由各临床信息系统采集并生成文档，通过互联互通接口实现数据集成。非系统数据如自制表单、新生儿脚板印、部分检查设备报告等采用高拍、模板化、虚拟打印等方式将数据整合到无纸化病案。

3. 绩效考核和高质量发展得到的意外惊喜

病案无纸化体现了信息的互联互通、数据的全结构化、医疗流程的全电子化，在高质量发展中最重要的精准质控、绩效考核中电子病历分级评价、医保中DRG/DIP的改革都起到了水到渠成的作用。

4. 数据的再利用能力

真正的病案无纸化不仅仅要在形式上实现从有纸到无纸，更要在内容上实现从无生命到有生命，让病案数据的教学、科研、管理及社会应用价值得以充分体现。医院病案无纸化建设是以患者为中心将诊疗过程信息再集成、再组织，构建数据监管服务平台对其数据进行高度解析、挖掘、再利用。

五、体会与展望

立足当前，着眼未来，通过5G网络与人工智能、云计算、区块链、大数据等新一代信息技术与医疗服务场景深度融合，重构医院医疗业务场景，助力医院医改，推动医院由粗放式管理向精细化管理转变，实现医院高质量可持续发展。

（一）引入新一代信息技术完善医院"三位一体"智慧医院建设，助力医院高质量发展

引入云计算、移动互联、物联网、大数据分析、智能化决策等新技术，按照"以患者为中心、以业务人员为主体，全面提升决策、管理和诊疗水平"的设计理念，进一步全面建设电子病历、智慧服务、智慧管理"三位一体"的智慧医院信息系统，助力医院高质量发展，实现数字化业务全覆盖、业务流程全贯通、业务质量全监管，以患者为中心，为所有患者提供更优质的医疗服务。

（二）知识驱动核心业务全流程闭环管理，重构流程，规范医疗行为

充分应用人工智能、大数据、云计算、物联网等最新技术，现有系统流程重构与功能优化，驱动核心业务全流程闭环管理。不同用户角色在不同工作场景下，通过多种应用终端获取综合全面正确的信息和功能服务，实现正确的用户、正确的时间、正确的授权、正确的对象、正确的信息、正确的操作。通过信息手段加强临床质量管理与控制，减少医疗差错；改进、优化医疗流程，提高临床工作效率。

（三）智慧医疗服务体系实现院内外信息互通

构建医疗业务院内外互联互通协同平台，完成本院与下属医疗机构信息系统一体化建设，有效利用医疗资源，降低医疗成本，提高医疗质量，包括专家门诊预约、专家远程咨询会诊、跨医院转诊转检、双向转诊、治疗安全警示、药物过敏警示、辅助检查结果共享互认等。

（四）基于区块链的诊疗服务体系建设

利用区块链技术，将医共体、医联体所有医疗资源上链，实现医疗资源一本账，保证医疗资源的全面开放。资源数据采用全同步分布式架构存储，各医疗机构只需要负责本单位内的资源共享程度和进行必要的维护，采用共同的交易规则和智能合约，减少人为干预的风险，通过去中介化，确保稀缺和紧张的医疗资源可被最需要的最合适的患者预约申请。有效利用医疗资源，降低医疗成本，提高医疗质量。

（五）学科建设发展

发展医学信息学科团队的优势，持续应用好三块挂靠单位的品牌优势，在医学信息基础理论、医学信息标准及评价、医疗信息关键技术和医学信息平台及应用等方面积极开展科学研究及应用推广，进一步应用互联网、物联网、大数据等信息技术拓展医院互联网＋医疗健康服务的空间和内容，提升医院的信息化应用水平，并提高医疗服务供给与需求的匹配度。

案例37 基于互联互通的智慧医院设计与实现

申报单位：大连医科大学附属第二医院

一、单位简介

大连医科大学附属第二医院（附属肿瘤医院）始建于1958年，是一所集医疗、教

学、科研、健康管理等于一体的大型综合性三级甲等医院，是国家肿瘤区域医疗中心建设单位。医院由星海院区、钻石湾院区和蓝湾院区组成，在西安路商圈开设口腔医学中心，委托管理某集团心血管病医院，形成一院五区布局。总占地面积8万余平方米，建筑面积16万余平方米。编制床位3000张，人员定编4514人。医院秉承崇德尚医的院训精神，以建设学科特色鲜明、国内知名的学院型大学附属医院为目标，社会影响力和患者满意度不断攀升。

二、医院信息化建设情况

医院信息化建设起步于2004年，以管理为引领，以患者便利、医护快捷为中心，先后建设了四大体系，100余个子系统，覆盖业务信息体系、运营信息体系、临床信息体系、安全管理体系与硬件信息体系。在系统应用方面，基于信息集成平台、数据中心搭建了以电子病历为核心的应用体系，建设了电子病历、HIS、PACS、LIS、移动护理、手术麻醉管理、重症管理、临床路径、合理用药、财务管理、科研管理等系统，建成了病理诊断、放射诊断、心电诊断三大共享中心，实现了区域互联互通，推进检查结果同质化、检验质量共享化。在不断完善医院信息化的基础上，医院积极推进智慧医院建设，建设以电子病历为核心的智慧医疗（智慧医护），以质量控制、绩效管理为抓手的智慧管理，以互联网医院、云影像中心为特色的智慧服务。在问诊分诊、影像诊断、支付方式等领域，改善就医流程，提升医院管理水平。

（一）在提升医护效率方面

上线了AI智能语音系统，其兼具知识库、电子病历等核心功能，人机交互方式更加人性化、便捷化，医护人员随时随地即可掌握患者、医生、科室的具体情况，为临床工作人员带来了极大便利。

（二）在优化患者服务方面

医院开通诊间结算、自助机结算、医保二次结算等多种智慧结算方式，上线微信、支付宝，开通了检查预约，实现精准分时段诊疗，并配以实时监控、错峰放号等措施，平稳缓解就诊高峰；实行病区床旁结算，大幅简化了患者支付操作，构建出全方位支付体系。门诊智慧结算、住院智慧结算率达90%以上。建立预约检查中心，开设"集中预约、诊间预约、分时段预约"相统一的新模式，实现报告电子化流转、互认和共享，居民健康档案调阅等。检查预约率达99%以上。

（三）在打造智慧后勤管理平台方面

医院开展财务、物资、水电气等多方面的精细化信息化管理。创设后勤一体化服务平台，开通总务仓库网上申领工作，优化后勤办事流程。完成医疗废物智慧监管系统建设。建设了智慧安防，完成医院消防物联网建设，提升医院内安保工作智能化和预警感知能力。通过智慧后勤管理平台，降低运营成本，提高管理效率，实现医院后勤运维自动化、决策管理数字化、资源利用最大化、运营效率最优化。

三、开展建设前存在的重点问题分析

在开展智慧医院建设前，和全国信息化建设走在前列的综合性大型三级医院相比，医院还是有一些距离，主要存在以下问题：

（一）信息化建设规划缺乏顶层设计

根据前期调研，总结出以往医院信息化建设整体规划不足，目标不明，信息化建设以满足业务需求为主，导致采取打补丁的发展模式，信息孤岛、烟囱问题比较突出。

（二）信息集中度低，缺乏共享与交换

医院的数据整合性不够高，医院跨医疗机构之间缺乏临床信息共享和交换。

四、智慧医院建设与互联互通改造

（一）智慧医院改造的需求分析

数字化、数据化和智能化是智慧医疗建设的核心。智慧医院的建设是一个漫长的过程，未来，5G、人工智能、大数据的深度应用将成为医疗行业发展的新常态。IT架构是保障智慧医院发展的重要支撑力，如何建成让医生满意、让患者放心的"新医疗"服务模式，这是对信息化改造的一个难点。

（二）技术和业务的改造

运用系统工程方法论，以顶层设计来指导智慧医院建设（图3-1）。系统工程方法论从系统观念出发，强调整体性、综合性和科学性，用于解决复杂问题，是系统整体优化的组织、管理、技术和方法的总称。

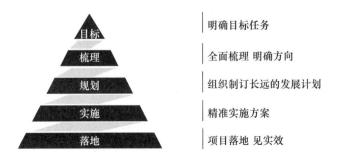

图3-1　项目建成的总体方案

为更好地满足医院总院区和分院区并行的需要，体现信息以"服务患者、方便临床"为核心的理念，2018年初，医院开启全新架构的"交互式数据中心"模式的院内信息平台建设。同年6月，申报了国家医疗健康互联互通标准化成熟度四级甲等测评并顺利通过。同时以评促建，在2020年12月份，医院申报了国家医疗健康互联互通标准化成熟度五级乙等测评；2021年，医院对照测评指标和要求，全面地开展了患者主索引的建立、医疗业务流程优化、医疗闭环系统的建设、相关接口的规范与改造、信息系统安全性的提升等工作，历经近两年的努力，医院先后通过互联互通五级乙等实验室测评、专家文件审查、专家现场查验等工作阶段，最终通过了国家医疗健康互联互通标准化成熟度五级乙等测评。

（三）重塑患者服务体系

　　以患者为中心，重塑全流程、全方位的服务体系。医院信息化改造的重点也从系统建设转向"以患者为中心"的全流程、全方位服务体系。全流程指就诊时间轴上涵盖诊前、诊中、诊后各环节；全方位是指囊括线上、线下，门诊、住院，院内、院外等多方面的就诊体系。

五、互联互通建设成效与特色亮点

（一）互联互通与以质量为根本的智慧临床

　　从"建得好"向"用得好"转变：智慧临床，以人为本（运用信息化手段，为院内工作提供技术上的保障，创造信息化亮点，实现"数字化""全员化""高效化"）建立智能一体化信息集成平台，方便医务人员治疗的同时提高医疗质量；建立检验、检查、用药、用血、危急值等闭环，降低医疗风险，提高流程效率。

1. 智慧病区

　　实现移动医疗、移动护理全覆盖，并建立集医患护呼叫、输液监控和电子床头卡于一体的智慧病房管理系统、床旁结算、一日费用清单查询、快捷点餐等服务。以智能化改造医院病房，通过先进的物联网技术，让患者与医务人员、智能医疗设备紧密连接。

2. 合理用药系统

　　覆盖了全部的十五大类常见用药质控维度，就像一个"智能临床药师"，能够向医生提示开药过程中潜在的风险和问题。系统基于病历解读进行用药质控，在获得患者信息后，通过数据清洗及计算引擎处理，对结构化的"患者用药数据"进行用药审查。

3. 临床决策支持系统

　　覆盖辅助诊断、相似病历、知识查询模块。该系统可以帮助提升基层常见病诊疗过程的标准化、规范化、同质化，降低漏诊、误诊率。

4. 病案质控系统

住院病案首页是医院进行住院病案登记、疾病分类、审查等的主要依据，一般会包含患者基本情况、住院医疗及诊断情况、住院医疗经费情况等信息。高质量的病案是医院管理医疗质量、控制医疗风险的关键防线，也是医院日后科研、教学的重要数字财富。

（二）互联互通与以需求为导向的智慧服务。

从"建设应用"向"融合创新"转变：智慧服务，方便为本（以信息化为载体推进服务流程优化，建设智慧医院）。

1. 以信息化为载体推进服务流程优化，建设智慧医院

实现全流程一站式自助服务设备结合，实现多种支付方式和途径，减少了患者现场排队挂号的时间，候诊高峰降低56%，同时全面推行门诊诊间结算、支付宝、微信、医保卡二次结算和住院床边结算，实现门诊看病付费一次完成。

2. 建立移动医疗平台，打破信息壁垒，推进院内服务向院前、院后服务延伸

联合银联、支付宝、微信等多个支付通道，建立统一支付平台，对支付流程进行改造，诊间挂号，诊间缴费，减少排队缴费次数，提高收费和对账效率，并匹配医疗服务链条，形成创新金融服务模式，为患者带来全新、便捷的就医体验。所有业务都可以在移动端完成，全流程移动化。

3. 为了让患者在看病过程中"少走路，少跑楼层"，医院建成了覆盖门诊全流程的自助服务系统

医院对门诊功能区布局进行优化，在门诊每层楼设置自助服务一体机，实现了挂号（支持医保）、缴费（支持医保）、查询、打印清单、打印化验单、满意度调查等的全自助操作。自助服务一体机投入使用后，患者在门诊就诊的等候时间明显缩短，患者就医体验得到了极大改善。

4. 建立院内智能导航，为患者提供就诊便利

医院建立了一体化院内导航系统，患者可以利用手机联动进行导航，支持连续的位置指引，为患者在室内就诊提供便利。室内导航包括医院地图数据、手机室内外导航服务、智能导诊机服务。

5. 建立集约化的检查预约中心，实现多项检查一次预约

通过一站式预约中心的统筹安排，可以根据患者情况尽量把所有检查安排在同一

天集中的时间段进行，既减少了患者分别到各个科室预约的麻烦，又避免了因为几项检查时间不统一而多次往返医院，大大节省了看病时间。并且对预约中心工作人员进行了专业培训，强化了对患者进行医技检查注意事项等告知、解疑释惑等职能，使医患沟通更深入，让患者就医变得更轻松、更便捷。

6. 住院服务是患者医院就诊的重要环节

医院自主研发住院患者自助服务小程序，本着从患者角度出发，对影响服务效率和患者满意度的多种因素进行分析，把患者从入院到出院历经的各个环节数据化、集成化、智能化，将重点医疗服务向互联网延伸。

7. 床旁点餐

当患者需要餐饮服务时，可在床旁扫描小程序二维码，选择院内点餐，即可选择餐饮食品，点餐完成后，食堂会自动收到患者点餐信息，送餐到床旁。

8. 床旁结算

当患者需要床旁结算时，病区护士可提前将预约出院的患者信息告知住院处，住院处事先安排好结算人员和设备，按照约定时间将"床旁结算车"推入病房，患者在病床旁便能快速办理好出院手续。

9. 开启了"互联网+"医疗服务新模式

正在发展互联网医院，为患者在线提供"诊前咨询、宣传及预约服务前移-诊中引导服务到位-诊后随访服务延伸"，通过诊前智能导诊、智能预问诊、在线问诊、处方配送、院后随访、妇幼或慢病周期管理等，形成了医疗健康服务闭环。加快推进智慧医院建设，运用互联网等信息技术，拓展医疗服务空间和内容，改造优化诊疗流程，贯通诊前、诊中、诊后各环节，改善患者就医体验。在确保医疗质量和信息安全的前提下，允许注册或备案的执业医师为患者在线提供部分常见病、慢性病复诊服务，以及随访管理和远程指导，逐步实现患者居家康复，不出家门就能享受优质高效的复诊服务。

（三）互联互通与以精细为特征的智慧管理

从"高速发展"向"高质量发展"转变：智慧管理，赋能以用。

1. 用智慧覆盖整个医院后勤管理的全过程

将整体后勤信息化进行有效串联、数据整合、业务深化，形成完整的后勤运维管理平台。本院后勤所涉及的所有内容正逐步部署上平台，继而实现统一信息化、智慧化。增强各业务、各系统的关联和联动性。实现高效、节能、安全、环保的"管、控、营"一体化管理方式,实现"统一集成,统一存储,统一标准,统一界面,统一权限"的"五个一"体系。构建基于后勤管理为核心业务的"以软带硬"的管理系统。

2. 以绩效管理为重点,推进了医院管理资源规划建设

医院资源规划是指医院引入企业资源计划的思想和技术,整合医院已有信息资源,"以终为始",从使用者的需求及运维要求出发,形成一体化的智慧管理设计思路和统一高效、互联互通、信息共享的系统化医院资源管理平台。推进医工结合、业财融合,包括以下四个方面的系统:全面预算管理系统,会计核算系统,资产管理系统,成本管理系统。

3. 新型"医联体"建设模式

借助大医二院医联体平台,贯穿14家医疗联盟的二级医院,通过开展纵向技术合作、人才流动、管理支持等多种形式,形成优质医疗资源合理流动的长效机制,使一般常见病、慢性病、康复等患者下沉到基层医疗卫生机构,推动分级诊疗格局的形成,打造多维度层次化区域医疗协作和诊疗服务中心。以5G和区块链技术发展为契机,建立基于云互联的协作联盟。智慧医院建设的目标是要打通各医疗机构信息网络,建立内外互联的医疗协同服务体系,确保患者医疗信息及服务在体系中有效流通。

4. 整合临床信息和生物组学信息,构建临床大数据科研平台

信息系统建设后,医院累积了海量的患者临床信息和生物组学信息,为医生临床和科研工作提供了有效支持。为解决业务系统产生的原始数据相互独立、信息复杂、利用难度高等问题,建立了统一规划的临床科研大数据平台,包括业务系统层、临床数据中心层以及面向科研人员的应用层。

六、体会与展望

大连医科大学附属第二医院现正积极打造"智慧医疗"互联网平台,为患者提供全生命周期、精准个性化的智慧医疗健康管理,积极发展信息化的医疗业务。医院今后将继续推进医院信息标准化工作,打造信息标准化品牌,并在集成平台建设基础上,围绕精准医疗和大数据对临床、科研、教学、管理等方面的挖掘应用,建立起一整套融合完整患者信息,真正面向临床全流程质量控制和决策支持的信息标准体系,从助力医改、信息惠民等实际应用的角度出发,通过梳理现有平台的数据格式和医疗流程,进行有效的数据治理、标准化改造,大力推进医院信息共享和医疗业务协同的效能。未来已来,智慧医院并不是所有医疗服务的集大成者,而是医疗体系中提供高价值服务的医疗中心。

案例38 盛京医院智慧物联全场景应用

申报单位：中国医科大学附属盛京医院

一、单位简介

中国医科大学附属盛京医院是一所大型综合性、现代化、数字化的大学附属医院。医院有南湖、滑翔和沈北3个医疗院区，均位于辽宁省沈阳市，总建筑面积69.20万平方米。盛京医院作为首批委省共建国家区域医疗中心建设单位，发挥着中心城市医疗服务优势和综合医院学科优势，并于2020年被国家卫生健康委正式批准为国家儿童（东北）区域医疗中心。同时，医院还高质量完成了国家传染病、创伤、癌症及神经疾病区域医疗中心的申报和省级评审工作。盛京医院是国内第一家拥有中国驰名商标的综合性医院，实行三院区一体化管理。院领导统筹规划医院整体信息化建设及发展的思路和方向，全力打造东北地区首家5G智慧医院。

二、医院信息化发展

（一）医院信息化建设历程

盛京医院在信息化建设方面一直处于行业领先位置，在2019年通过国家卫生健康委组织的"国家医疗健康信息互联互通标准化成熟度等级"五级乙等评审，并在2014年成为当时国内唯一一家通过国家卫生计生委认定的"电子病历系统功能应用分级评价"七级和美国HIMSS机构电子病历使用评估等级最高级别七级认证的"双七级"医院。在强有力的信息化支撑下，医院三个院区高度融合，实现一体化管理。2019年，医院基于5G＋物联网＋互联网＋医院，打造东北地区首家5G智慧医院，充分发挥医院自身在诊疗应用与医院管理方面的建设优势，构建5G智慧医院示范应用，在智慧急救、智慧临床诊疗、智慧科研教学、智慧分级诊疗等领域实现全面智慧化提升，开启精细化、智能化、无纸化和"万物互联"的新基建。

（二）现状及存在的问题

国家医改的持续推进对医院管理与服务模式产生了深刻影响，医院要实现可持续、高质量发展，就需要与时俱进、未雨绸缪、迎接挑战。盛京医院在危重症患者管理、医疗设备管理、院感控制、手术室医疗行为管理等仍然存在一些短板，在医疗管理、质量管理、运营管理几个方面仍有很大提升空间。

1. 大量临床设备未进行连接，医护工作量巨大

院内近百个科室未进行设备连接；已连接的网关、集线器使用时间较长，逐渐出现设备老化和连接不稳定的现象；许多护士需要手工抄写患者体征数据，工作量巨大；临床设备连接采集数据不全面，难以提供全面的临床数据支撑；床旁设备和患者信息集成度低，数据缺乏集成完整性、及时性及有效性。

2. 缺乏有效的医疗行为管理手段

盛京医院有4个手术室、83个手术间，每天手术量巨大，医生、护士、管理人员十分忙碌。但在忙碌之余，往往忽视了相关的医疗行为管理，手术衣、鞋管理不规范，更衣柜长期占用，造成了一定程度的院感风险和资源浪费。

3. 院感、后勤等保障业务缺乏实时监管

盛京医院每日医疗废物产量巨大，但缺乏监管过程，均为人工管理，存在一定的院感风险。在每天的医废收运过程中，收运的作业路线、交接数据、异常情况处理等均无法有效地进行监控。

4. 医疗设备精细化管理难度大，缺少数据支撑

无法掌握各个医疗设备的实际使用情况，缺乏实时的能耗、使用率等关键数据。无法自动化统计设备绩效，难以进行灵活的设备调配。缺乏手术设备查找、盘点的有效技术手段，效率低下，高资耗材管理工作量巨大。

三、智慧医院建设与改造

（一）建设背景及需求

2018年4月，国家卫生健康委发布了《全国医院信息化建设标准与规范（试行）》文件，将人工智能、物联网、云计算和大数据应用作为三甲医院的考核指标。2019年，国家智慧服务分级评估体系推出，明确各级别智慧服务应该具备的功能，进一步推动医院构建智慧医疗服务体系。

在新基建大背景下，医疗健康将是重点应用领域，人工智能、物联网等与医疗服务会更加深入融合发展，未来医疗物联网也必将在智慧医院建设中发挥更重要的作用。为贯彻落实国家卫生健康委推进"智慧医院"建设的指导方针，全力打造国内领先的5G智慧医院，实现智慧服务、智慧医疗、智慧管理、智慧科研等领域的全面智慧化提升，盛京医院利用物联网技术完成医疗数据的自动采集、医疗设备实时监管，打造院区业务协同管理，医疗数据沉淀，以及基于医疗数据的智能化分析与科研，形成以患者为中心的数据自动聚合与智能应用，增强人民群众就医获得感。

（二）建设内容及重点

盛京医院贯彻落实国家卫生健康委推进"智慧医院"建设的指导方针，以"智联

盛京，慧医惠民"为目标，围绕医院数字化转型和高质量发展，根据医护人员和患者的迫切需求，规划了"智慧医院"的建设内容。盛京医院利用3年时间，建立智慧医院医疗物联网管理平台，支持对部署的各类传感器、智能分析设备、射频标签等数据采集感知设备进行综合管理，为医院提供新型医疗物联网产品与数据服务应用，探索"物联网＋"智慧医院发展模式。

重点实现设备连接管理、设备采集与监控管理、数据智能分析与服务管理3个物联网子平台系统；打造重症/术中患者监管、透析患者监管、普通病区护理看板、医疗设备监控、医疗设备定位与盘点、医废监管、医疗行为管理等物联场景化应用。为医院在学科建设、智能诊疗、卓越运营、精准服务和患者体验五大方面的全面提升提供技术支撑，助力盛京医院成为公立医院高质量发展的新标杆。

1. 面向危重急症患者

通过终端连接设备，使体征数据同步护理病历，免除手工转录差错，提高医疗质量。临床、重症、手术、血透等科室全面接入，目前已在小儿重症监护病房、第一新生儿内病房等26个科室接入监护仪453台、呼吸机与麻醉机88台、血滤机92台，接入总设备数633台，每天产生数据量约750M。3年内医院全部设备将接入网络，打造医疗物联网闭环，构建体征数据中心，为临床科研数据提供支撑。

2. 面向科室、全院、跨院

构建中央监护应急预警系统，实现对急重症患者的急症预警监控，辅助医护人员对患者进行监管，实现对呼吸机体征危机值预警、脱落预警、体征数据回溯、趋势分析等功能。目前已覆盖18个科室，管理床位336张。

3. 面向医疗设备管理

建立设备全生命周期管理信息化平台，以信息化和物联网为基础，对医院大型、中小型设备安全连接。目前已完成连接大型设备8台，影像类设备10台，小型设备545台。打通医疗设备"最后一厘米"，通过物联网平台实时采集位置、能耗、状态等数据，助力实现对医疗设备全面客观、高精度、高实时性的管理，并实现全院医疗设备精细化管理。

4. 面向院感管理

利用物联网技术采集医废数据信息，实现医废路线监控、全程追溯、电子记录、分级查询、智能预警、医废数据可视化等功能，从而提高医废监管质量，并将院感防控前移，降低院内及院外感染风险，为实现管理、政策制定提供依据。目前已部署智能医废暂存箱26台，三院区一基地均配备了智能医废复核秤，实现医废自动称重、刷卡识别、红外感应以及智能复核。

5. 面向医疗行为管理

通过手术室智能物联网设备与医院信息系统互联，应用RFID技术实现医护人员手术安全准入管理，手术衣及手术鞋智能发放、回收及追溯，最大程度确保手术室安全及高效运营。目前已对南湖院区第一手术室与第二手术室进行了更衣室智能改造，第一手术室配置智能更衣柜246门、智能存鞋柜288门，第二手术室配置智能存鞋柜600门。

四、智慧医院建设成效与亮点

（一）经济效益

智慧医院新型基础设施和物联网应用场景建设助力医院提质增效、精细化管理。对于提高医院效率，优化工作流程，合理利用资源和降低医疗成本等方面都起着重要作用，也带来巨大的经济效益。

1. 直接经济效益分析

医疗物联网实现了互操作性、机器对机器的通信、信息交换和数据移动，促使医疗机构能够快速获得重要的医疗保健分析，从而加快决策过程，减少出错的可能性。实现了动手治疗、更好的准确性和适当的干预，削减医疗开支。

利用物联网技术，通过精细化分析，可对医疗设备24小时使用情况进行数据实时感知，实现针对设备效率、效益、漏费、控费等情况的精细化对比分析，从而提高设备使用率，降低医院设备投入成本。

泛重症患者实时监管，实现医护在同一块屏幕下可以看到患者更多的体征数据，使医护快速了解每位患者的全面体征数据，对病情判断更加准确、及时，减少每床巡视频率，减轻医护工作量，提高工作效率，优化区域医疗资源共享。

2. 间接经济效益分析

本项目新型基础设施建设，将打破医院信息孤岛，在5G、互联网、物联网、人工智能、大数据、传感技术、可穿戴设备等技术的基础上，连成整体的硬件和软件的集合，将医疗信息数据进行有效的收集、存储、整理，实现不同医疗机构之间的数据共享，使优质医疗资源下沉基层，解决百姓就医难问题，降低百姓的就医成本，从而带动区域医疗产业的经济发展。

医疗物联网平台建设，必将随着临床系统对医疗设备数据的需求增多而发挥它的优势，突显其带给医疗行业领域的技术价值。物联网医疗场景的应用价值、对健康医疗事业的推动和支撑作用日益凸显，本项目建设树立了行业标杆，带动了上下游生态产业的经济发展。

医疗物联网也可应用于研究目的，帮助医生自动收集大量有关患者疾病的数据，大大提升数据采集效率，不仅可以节省时间，而且可以节省研究资金，促进科研成果高效产出。

（二）社会效益

构建"流程优化、功能完善、信息共享、业务协同、易用高效、安全可靠、标准规范"的盛京医院物联网平台及物联应用系统建设项目，全面支撑医院的医疗、教学、科研一体化管理，辅助实现人、物、医疗等资源的科学管理和高效利用，为人民群众带来更好的就医体验，树立标杆样板，提升医院综合影响力。

1. 发展智慧医疗，推动"健康中国"建设

让医疗行业融入更多人工智能、传感技术、大数据等新一代信息技术，使医疗服务走向真正意义的智能化，为推进健康辽宁和健康中国建设发力，使人民群众的生命安全和身体健康得到切实有效的保障。

2. 推动医疗健康行业技术创新发展

本项目极大地推动了新一代信息技术与医院业务深度融合，有利于实现满足智慧医疗协同需求的网络关键设备和系统的示范应用，通过建设包含泛重症诊疗监管、医疗设备管控、资产管理、医疗废弃物监管、手术室行为管理应用场景，有效保障医护人员和广大人民群众的健康，提供更高效、更安全、更可靠的就医。

3. 提升患者的就医感受

通过物联网平台、泛重症诊疗监管平台相关应用的建设，能够有效整合医疗资源，优化医疗服务模式，使监护可以脱离护士站，在任何医生办公室都可及时发现患者病情的变化，通过连接的设备进行实时监控可以在医疗紧急情况时挽救生命，使患者安全得到进一步保障。

（三）建设亮点及示范作用

盛京医院在信息化建设方面一直处于行业领先位置，本次智慧医院新型基础设施和物联网应用场景项目建设，充分发挥了医院自身在诊疗应用与医院管理方面的建设优势，依托智慧医疗物联网平台，实现泛重症诊疗监管、医疗设备管控、资产管理、医疗废弃物监管、手术室行为管理等创新应用场景。打通医疗设备"最后一厘米"，实现临床数据与医疗设备运行数据的实时感知，提升临床数据价值和全院医疗设备精细化管理能力。

智慧医院新型基础设施建设中，全面支持医院建设的数字化、信息化、智能化，同时建立适应新基建有关技术的安全保障体系，在确保信息安全前提下，推动医院数字化转型，促进医疗数据与技术的融合与创新应用。此项建设面向全国医疗机构进行示范推广。

五、体会与展望

（一）注重目标导向，超前谋划布局

根据医院信息化建设现状，结合医院发展的战略目标，科学分析未来医院发展前景和趋势，坚持"以患者为中心"的建设理念，全新规划、提前布局、系统架构，重点构建满足临床、管理业务以及学科建设需求的智能化、信息化、一体化的融合系统，以增强医院整体竞争优势，促进医、教、研均衡有序发展。

（二）优化软件系统，力促管理升级

医院以原有系统为依托，对系统功能进行全面提升、外延扩展，实现业务全面覆盖和系统能力完善。①针对老系统使用过程中的短板进行了补充和完善；②建立数据中心对患者诊疗数据进行统一有效管理和标准化存储；③建立面向医院管理层的决策分析系统，实现医院各类管理指标的整合，做到各类管理指标追本溯源，同时满足科研和临床决策支持等需要。

（三）紧跟科技前沿，布局5G专网

医院紧跟时代发展，通过建立无线5G专用网络，使5G无线网络信号覆盖全院。利用5G信号传输容量大、高可靠、低时延的特点，将移动医疗终端（如移动远程会诊车、5G急救车等）的一些监测、检测设备、移动终端设备、车载设备、视频监控等配套系统实现数据无线传输、集成，实现患者数据实时采集、终端状态实时监测等，提升应急医护及医疗管理水平，并通过边缘计算保障数据安全。

（四）丰富建设内涵，构建智慧医院

医院通过智慧医疗、智慧服务、智慧管理建设，不断丰富信息化建设的内涵和外延。在智慧医疗上，建设智能病房，包括重症患者监管、透析患者监管、智慧病房等物联网应用系统。在智慧服务上，结合物联网技术建立一个集数据采集、传输、处理、控制于一体的综合性系统，如智能导航、远程探视等。在智慧管理上，以"物联网数据"为核心，将医疗场景下的各类物联网终端快速安全地接入平台，实现物联网数据的共享，如医疗设备监控、医疗设备定位与盘点、医废监管等。

下一步将重点开展以下工作：①不断完善信息化一体化建设，实现多院区智慧医疗服务一体化，使医疗更精准、服务更便捷、管理更高效，真正实现医疗质量管理信息化、医院经营管理信息化。②继续积极参与国家电子病历应用水平分级评价、医院信息互联互通标准化成熟度测评、智慧医院评级等相关评审工作，以评促建。③通过技术革新，提高成本核算水平及管理效率，提高医疗质量，保证医疗安全，进一步改善人民群众看病就医感受。

案例39 互联互通测评助推医院信息化发展

————————申报单位: 齐齐哈尔医学院附属第三医院

一、单位简介

齐齐哈尔医学院附属第三医院是一所集医疗、教学、科研、预防、保健于一体的综合性三级甲等医院, 医院始建于1928年, 其前身为齐齐哈尔铁路中心医院。医院现有编制床位2000张, 下设有齐齐哈尔市肿瘤医院、美国Fox Chase癌症中心齐齐哈尔分中心、消化分院、心血管分院、80余个临床医技科室、14个教研室。医院是黑龙江省省级区域医疗中心、国家级重点专科肿瘤专业建设单位、"高级卒中中心建设单位""中国胸痛中心""中国心衰中心"标准版认证单位、国家PCCM规范化建设项目三级医院标准认证医院、中国肿瘤MDT联盟成员单位、国家呼吸系统疾病临床医学研究分中心、国家医疗健康信息互联互通标准化成熟度四级甲等医院。

二、医院信息化建设情况

齐齐哈尔医学院附属第三医院的信息化建设经过了20多年的历程, 新一代信息化建设工作于2018年启动, 按照"全新建设、高标准、高定位、结合实际"的指导原则进行建设, 以医院信息平台为基础, 同时从医院实际情况出发, 构建以患者为中心的高标准、一体化、可持续发展的临床业务与运营管理信息系统。医院信息化建设立足长远, 完成了信息化基础设施建设和数据中心建设, 2019年初进行医院信息平台建设, 围绕互联互通标准实现院内外信息互通共享。医院开通了互联网医院, 实现了互联网诊疗服务。开通支付宝服务窗口、微信服务号, 通过手机实现预约、挂号、缴费、报告查询、信息提醒等, 改善了患者的就医体验。

目前医院通过国家医疗健康信息互联互通标准化四级甲等测评, 通过黑龙江省区域医疗中心信息化建设验收, 信息化建设处于省内领先水平。

三、互联互通建设与改造

(一)测评概述

2019年10月, 医院完成了医院信息平台和数据中心的建设, 以参加国家医疗健康信息互联互通标准化成熟度测评为契机, 制订了标准化改造计划并积极开展相关工作, 为推进院内数据的标准化、规范化、完整性, 实现院内临床医疗业务高度协同和信息体系的完整性, 同时也为今后医院能够提供跨院区、跨区域的信息共享以及业务协同, 为构建区域性的全民健康平台奠定技术和数据基础。

2020年9月启动互联互通测评项目，医院成立以院长为组长的工作组，统筹相关方联系人，建立沟通汇报机制，定期进行工作总结，开展测评过程中各个环节的模拟演练，定期组织开展培训工作。于2021年4月27日顺利通过文审，6月27日通过数据定量测试，6月28日通过现场定性查验。2021年7月2日国家卫生健康委统计信息中心公布国家医疗健康信息互联互通标准化成熟度测评结果，医院获得四级甲等。

（二）测评自评

依据《国家医疗健康信息医院信息互联互通标准化成熟度测评方案（2020年版）》对医院信息化建设情况进行整体自评，医院的自评情况如下：

1. 数据资源标准化建设情况

（1）数据集标准化情况：数据集标准化在数据层面上，定义了数据的类型、长度、规范、编码等内容，是互联互通标准化的基础条件。医院虽已对院内数据中心进行构建，但部分数据标准并不完全符合规范标准。

（2）共享文档标准化情况：共享文档标准化要求医院在数据标准的基础上，进一步统一信息的组成和表达，形成标准的电子病历共享文档。医院经过自评，发现共享文档的标准化程度低于数据集标准化情况，需要进行整改。

2. 互联互通标准化建设情况

（1）技术架构情况：技术架构主要包括信息整合方式、信息整合技术、信息资源库、统一身份认证及门户服务、平台功能等几方面内容。

医院在测评前已经建立了统一的信息集成平台，可以实现应用层面的整合，达到了四级要求。在信息整合技术方面，医院采用全院级服务总线的总线技术实现信息整合，已达到测评要求。在信息资源库方面，医院有独立于临床信息系统的数据中心，有单独的电子病历共享文档库，负责将临床文档，以清晰、安全和持久的方式进行存储，达到测评要求。

对于独立临床信息数据库数据的时效性，数据传输时间需要达到$T<T+1$，以保证数据上传的时效性。医院已达到了测评要求。

《WS/T447—2014基于电子病历的医院信息平台技术规范》指出，平台应支持单点登录功能，医院主要应用系统实现了SSO单点登录，基本达到测评五级的要求，后续仍需添加接入系统数和提高应用的临床覆盖率。

测评方案对平台的可视化功能做了进一步的要求，经过医院自评估，目前共享文档的类别、数量、临床应用等方面均与标准存在一定差距，需要进一步完善。

（2）互联互通交互服务情况：根据《WS/T 447—2014 基于电子病历的医院信息平台技术规范》的要求，对测评对象的基本服务功能进行定量指标调研。其中分为10大服务类型69个服务项，四级甲等共涉及46个服务项。医院在改造前进行对标自评，发现在电子病历文档整合服务方面较好，其他服务项在标准化程度及整体调用服务的完整性方面并不满足四级的要求，需要进一步完善。

3. 基础设施建设情况

该部分指标医院经过自评估，已经能够达到四级甲等要求，具体包括：

（1）硬件基础设施情况：医院硬件基础设施建设完善，共有各类服务器100余台，建有2组虚拟化集群，共有虚拟机70余台，平台应用服务器全部采用虚拟化，数据库整体架构为传统的光纤SAN架构，由2组共4台4路服务器、2台双活光纤存储构成，另外备有一台存储作为备份存储。

（2）网络及网络安全情况：医院网络采用三层网络架构，核心交换机由两台××S10508-V组成，通过使用IRF技术，使两台交换机虚拟成为一台。汇聚交换机为××S7300E系列，通过双万兆光纤链接至核心交换机，接入为××S5110系列，可以保证千兆到桌面。平台服务器采用××S6700万兆交换机，在关键区域设置有冗余，通过双万兆光纤链路连接至核心交换机（图3-2）。

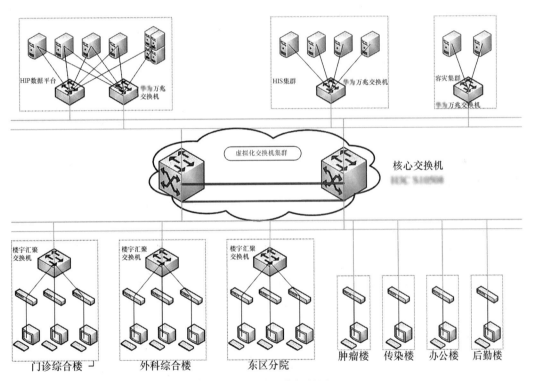

图3-2　全院网络拓扑图

4. 互联互通应用效果

（1）应用建设情况及利用情况：经过医院自评估，在医疗服务应用系统建设及利用情况方面，CDR浏览器虽然已经建设并上线使用，但应用范围需要进一步加强；在基于数据中心的BI系统中，医院基于三甲评审完成相关指标，已经能够达到指标要求，互联网医院已经开通，建成临床知识库供临床使用并对知识体系进行扩充完善。

（2）平台联通业务范围：在测评指导方案中，对平台的内部联通系统数比旧版标准有了更多要求，经自评，目前医院已经将院内主要业务系统与平台进行联通，但在运营管理和外部机构方面与四级甲等存在一定的差距。

（三）改造方案

医院以互联互通测评为契机，根据自评估问卷中的各类指标项，进行逐一确认、对比差距，将工作重点放在共享文档标准化、互联互通交互服务标准化方面。针对"共享文档标准化情况"中的53个标准化文档以及"互联互通交互服务情况"中的46个标准化接口专项立项，进行标准化改造。

1. 数据资源标准化建设

电子病历标准化改造是一项非常艰巨的任务，涉及临床实际业务操作及工作的流畅性，该项工作由医务科及护理部联合推动，将原有的电子病历模板及护理文书进行元素化重构，通过病历文书结构化、系统必填项等措施进行控制，并结合管理部门的介入，对改造后的病历及文书进行全院范围的推广应用。

2. 互联互通标准化建设

互联互通标准化接口采用HL7的标准格式。考虑到已应用的平台服务与测评标准的差异性较大，无法沿用现有的消息接口但又不能将原有业务中断，如重新进行服务对接耗时较长，同时涉及改造工作量及研发成本均较大，信息平台内置了多种消息模型，包括支持HL7数据标准协议的消息模型，通过对模板以及节点的维护、字段节点的映射配置，来实现消息模型与协议间的自由转换，故可以沿用现有的服务流程，通过消息模型映射转换的方式将现有的消息映射为互联互通的标准。

3. 基础设施建设方面

在应用安全方面，针对核心业务系统，新增对医院平台的等级保护测评，并对核心业务系统，每年进行三级等保备案和测评。

4. 互联互通应用效果

针对平台联通系统，根据测评指导方案中对系统联通平台数量的要求，对院内业务系统进行梳理核对接口服务内容，结合实际业务确定对接方式，进行平台服务迁移工作。

（四）实施过程

针对需要改造内容制定详细的改造方案，对每项工作任务制订了详细的工作计划，同时建立沟通机制。医院涉及的相关部门全力配合，保障互联互通标准化改造工作的有效推进。

标准化改造主要涉及软件、硬件两个部分，而软件部分又可以分为医院信息平台及核心业务系统。为了保证工作的及时性、高效性，两部分任务同时进行。软件方面，主要涉及电子病历数据集标准化改造、共享文档生成、标准化服务的调用、业务系统接入平台等。硬件方面，主要涉及为保证平台业务速度，对虚拟化集群进行升级，对数据库集群进行重新划分，改善数据库压力、提高响应速度。

医院互联互通成熟度测评的改造实施过程主要分为以下几步：

1. 建立数据元数据集管理平台

将院内字典与数据集的标准进行对比，根据《WS 445—2014电子病历基本数据集》的内容将院内电子病历模板数据与电子病历基本数据集进行对比。

2. 基于电子病历共享文档的生成与展现

医院主要通过临床数据中心汇总数据，结合患者主索引和值域字典管理，生成共享文档，医院信息平台提供CDA模板的界面化配置工具，并具有CDA文档模型与CDR数据模型的映射机制，供CDA电子文档的解析和生成。

3. 标准基础交互服务

针对个人身份注册与查询服务、医疗卫生人员注册与查询服务、医疗卫生机构（科室）注册与查询服务、电子病历文档服务、就诊信息交互服务、医嘱信息交互服务、申请单信息交互服务进行对接及联调。

4. 基于平台联通业务系统对接

已上线的业务系统，按照业务对接口服务进行梳理，通过WS的方式进行与平台的对接，待系统接口稳定后，再逐步将业务完全迁移到平台上。

四、互联互通建设成效与亮点

（一）医院信息化建设方面

通过互联互通成熟度测评工作，对数据标准化进行校验，对数十类在用的病历模板、护理文书等进行标准化改造，并与院内管理部门进行联动，推行了电子病历及护理文书的书写规范；完成了患者全息视图和BI系统在全院范围的应用；在信息安全应用方面，对核心业务系统进行全面的等级保护测评，并对自身的软硬件设备进行整体升级。

医院集成平台的互联互通，是对医院各个业务系统的一次全面梳理。通过对业务系统的改造，业务系统之间的接口标准化、规范化，提高了异构系统的标准化程度，保证了数据的一致性，同时也提高了各个业务系统及临床数据中心的数据质量。

目前医院信息集成平台运行稳定，已经接入了45个系统、148个服务，日交互量在83万左右。

作为齐齐哈尔市第一家参与并通过互联互通成熟度四级甲等水平测评的医院，是医院整体信息化综合实力的一次展示，也是医院信息化成熟度水平的标志。

（二）医院业务流程方面

医院集成平台的建设和互联互通测评，提高了医院业务流程的规范性。通过医院信息平台，能够快速高效地实现患者主索引及基础术语字典的统一管理和共享。通过企业服务总线实现了患者基本信息的注册、更新、合并与查询功能和机构科室人员的注册、更新、查询业务，并且将患者主索引信息共享到其他院内系统；术语字典的统一分发实现了字典及患者主索引的统一。医院信息平台贯穿整体业务流程，包括门诊挂号、就诊、结算、住院入出转登记、医嘱、费用等相关业务的查询，检验、检查、输血、手术、病理等相关业务的申请、更新和查询，检验、检查报告上传及查询，对外实现移动端的预约挂号、结算、查询等相关业务。目前基于平台集成的业务有39类，集成的系统有45个，涉及12家软件厂商。通过医院信息平台建设打破医院"信息孤岛"，实现整个医院业务流程的统一管理，数据实时共享（图3-3）。

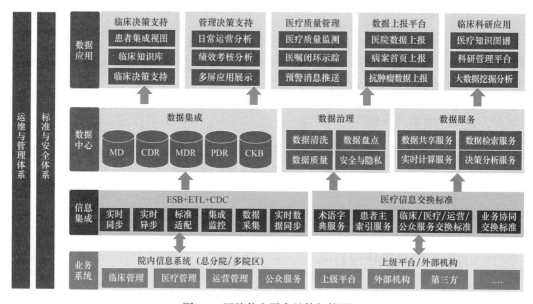

图3-3　医院信息平台整体架构图

根据交互场景的不同，系统会按照交互场景进行业务分类，不同场景下来编排不同的交互流程。

通过医院信息平台调用概览的功能，可以对平台整体接入情况进行概览展示，查看平台共接入了多少个系统，以及每个系统接入的服务量、每个服务被调用的情况等。

（三）医院综合管理方面

充分发挥临床数据中心的作用，使用数据仓库技术来对各个业务系统的数据进行整合，构建运营数据中心（图3-4）。

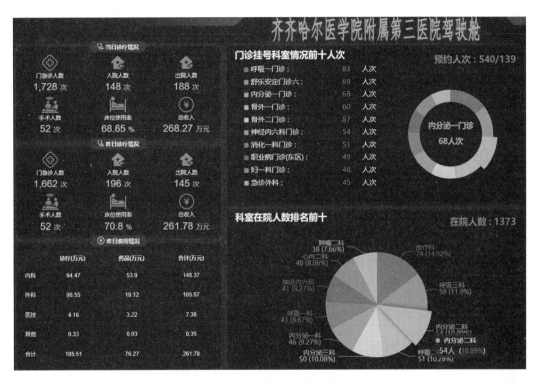

图3-4　综合管理决策支持

五、体会与展望

医院信息平台是一个标准化、集成化的平台，以支撑医院信息体系平稳运转，达到对内信息资源广泛共享及业务协调、对外互联互通。互联互通成熟度建设是一个系统性长期的工程，由于测评指标要求涵盖面比较广、标准符合性要求较高，平台建设涉及的干系人员较多并且几乎涵盖了院内的所有业务，因此必须科学地管理、合理地分工，需要医院与相关方进行紧密合作。互联互通标准化成熟度测评的目的是以评促建，而不是通过测评作为医院信息平台验收的标准。

医院信息标准化改造亦是个长期的过程，也是医院任重道远的任务。自医院信息平台建设之初，结合医院的实际情况，确定了整体发展策略，按照国家的相关技术标准，减少自定义标准，来提高信息平台互联互通标准化成熟度。

标准化的改造实施要与医院实际需求相结合。由于标准不可避免地会对医院现有的业务流程造成影响，需要根据医院的实际情况而不能强制完全推进，要制订总体实施计划，按步实施，有重点、有目标地进行落实。医院信息平台只是医院信息化建设的一小步，未来需要建立一个以现有信息系统和数据资源为基础的、符合标准的医疗卫生信息共享平台，实现区域卫生协调和诊疗信息共享，将医院、区域、社区三者结合起来，实现三者间的信息共享互通，完成在医疗数据层面的分级诊疗。

案例40 互联互通促进智慧医院建设实践

申报单位：山东中医药大学附属医院

一、单位简介

山东中医药大学附属医院（山东省中医院）是国家中医药传承创新中心、国家中医疫病防治基地、国家区域医疗中心输出医院，连续三年在全国公立中医院绩效考核中位列A＋等级，位居山东省首位，在2020年度位列全国三级公立中医医院第6名。医院现有趵突泉院区、千佛山院区两个院区，占地面积187亩，总建筑面积32.5万平方米，现开放床位2148张，年门诊量260万人次，年出院患者6.5万人次，现有职工3000余人。

二、医院信息化发展

（一）信息化建设历程

医院于20世纪90年代末期开启信息化建设征程，至今经历了四个主要发展阶段。第一阶段是以财务为核心的信息系统建设，实现手工记账向电子记账的转变；第二阶段是以医嘱为核心的信息系统建设，更关注于医疗行为的数字化；第三阶段是以数据为核心的信息系统建设，实现院内业务集成交互和数据共享；第四阶段是以"人民群众健康"为核心的"智慧医院"建设，更关注通过信息化来规范医疗行为、提高服务质量、改善就医体验、提升管理效能（图3-5）。

（二）信息化建设现状

近年来，医院深入开展互联网＋医疗健康服务，依托信息化赋能医院各项事业改革，紧密围绕人民群众健康为中心，开展了大量便民惠民举措。

医院信息化保障体系基本建立，成立了网络安全和信息化委员会，统筹领导医院网络安全和信息化建设工作。智慧医院建设纳入医院"十四五"规划专项举措。制度建设不断完善，重新制（修）订信息化管理制度18项。信息基础设施不断完善，建成两院区标准机房2个；医院成立工作领导小组，设置网络安全专职管理员一人；建设完

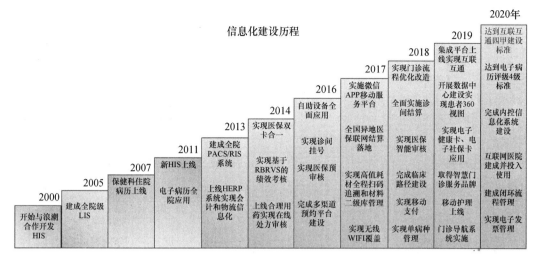

图 3-5　信息化建设历程

成各类信息系统91个，其中"十三五"期间新建系统79个（表3-1）。基本形成以电子病历为核心的成体系的医疗信息系统整体建设。

表3-1　"十三五"期间信息化建设成效

指标　　　　　　　　时间	"十二五"末	"十三五"末
组织级别	科技处下属二级部门	独立科室
科室人数/人	14	18
高级职称资格人数/人	2（聘任0）	6（聘任1）
中级职称资格人数/人	6（聘任5）	9（聘任5）
研究生学历/人	3（占比21%）	11（占比61%）
本科学历/人	11	7
经费投入/万元	<3500	≈7000
业务系统数量/个	12	91
医疗护理类/个	3	13
医技类/个	3	15
便民类/个	1	11
管理类/个	3	32
综合支撑类/个	2	16
闭环管理类/个	0	4
终端数量/个	1980	3250
数据资产/T	50	220

（三）信息化建设存在的问题

一是信息化建设多部门协作机制不完善。存在业务部门需求不清晰、系统建设过程中需求部门、建设部门、承建厂商三方沟通不充分，同时缺乏督导监督机制。

二是新技术、新系统使用推广难度大。因中医院信息化建设起步晚，缺乏经验传承和信息技术使用经验积累，新技术、新系统作为新生事物上线后，由于对传统工作模式的变更，使用人员缺乏使用积极性。

三是数据二次利用不充分，缺乏可操作、可落地、可执行的数据使用需求。

四是信息化基础架构急需优化。由于信息系统多部门建设的历史原因，业务系统技术体系架构参差不齐，不足以支撑互联互通背景下的业务系统整合后所需要的稳健性。

五是信息化人才队伍发展存在天花板。信息行业社会平均收入较高，优秀信息化人才引入困难，发展天花板太低，职务评定反馈周期长，对日常工作的激励不明显。

三、互联互通建设与改造

（一）建设需求

互联互通是国家医疗卫生事业发展的政策要求，是医院信息化发展的需要（建设一流中医院的需要），是解决信息化中存在的诸多问题的迫切需要，是改善医院综合服务品质的内在要求，是提升医院精细化管理水平的重要手段。

（二）改造重点和难点

（1）信息孤岛普遍存在，系统接口复杂多样，数据版本不一致，数据治理难度大。

（2）业务系统覆盖不全，需要短时间内完成系统建设且现有系统也需做大量功能性改造，人员紧张、资金紧张。

（3）核心业务系统HIS硬件支持能力不足，原有核心HIS系统硬件设备超期服役现象严重、存在单点故障、资源紧张等问题。

四、互联互通建设成效与亮点

（一）取得的成效

1. 建立了集成平台，接入异构系统84个

建立了信息化的集成平台，实现了医院信息化架构体系重构。集成平台使用服务总线，整合院内、院外各系统，构建了包括基本信息库和主索引在内的主数据管理平台，基本实现院内数据互联互通（图3-6），接入异构系统84个，接入厂商70个，管理

数据资源标准化

数据集标准化		
核对数据子集		55个
完成字典映射		75种
涉及数据元		816个

电子病历、知识库、共享文档	
共享文档	53个
病历模板（科研+临床）	36大类
知识库	1大类

业务系统改造	
涉及业务系统	58个
接口标准化改造	257个

交互服务（32）	共享文档（53）
➢ 新增个人注册服务	➢ 病历概要
➢ 个人信息更新服务	➢ 一般护理记录
➢ 个人身份合并服务	➢ 病重（病危）护理记录
➢ 个人基本信息查询服务	➢ 手术护理记录
➢ 新增医护人员注册服务	➢ 生命体征测量记录
➢ 医护人员信息更新服务	➢ 出入量记录
➢ 医护人员信息查询服务	➢ 入院评估
➢ 新增医疗机构注册服务	➢ 护理计划
➢ 医疗卫生机构信息更新服务	➢ 出院评估与指导
➢ 医疗卫生机构查询服务	➢ 手术知情同意书
➢ 电子病历文档注册服务	➢ 输血治疗同意书
➢ 电子病历文档检索服务	➢ 特殊检查及特殊治疗同意书
➢ 医嘱接收服务	➢ 门（急）诊病历
➢ 医嘱查询服务	➢ 急诊留观病历
➢ 申请单接收服务	➢ 西药处方
➢ 申请单查询服务	➢ 中药处方
➢ 门诊就诊查询服务	➢ 检查记录
➢ 住院就诊查询服务	➢ 检验记录
➢ 出院信息服务	➢ 治疗记录
➢ 门诊就诊登记服务	➢ 一般手术记录
➢ 住院就诊登记服务	➢ 麻醉术前访视记录
➢ 出院登记服务	➢ 麻醉记录
➢ 共享文档检索服务	➢ 麻醉术后访视记录
➢ 共享文档获取服务	➢ 输血记录
	➢ ……

图3-6　数据资源的标准化

数据源28个，管理366个接口。

2. 建立了数据中心，实现数据资源的可视化管理（图3-7）

对56个业务系统的数据进行整合清洗，收集标准化、高可用数据635G（不含图像类数据），为数据在科研、临床辅助诊疗、运营决策分析等方面应用提供强大数据

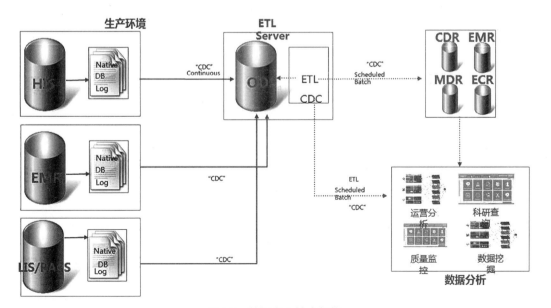

图3-7　数据中心技术架构

支持。

3. 实现了系统资产的可视化管理

平台资源的可视化功能支持的应用有：CDR展现与管理、患者主索引管理、CPOE展现、交互服务配置管理界面、字典管理、一体化服务务运行状况监控平台等。

4. 新建系统38个，为医院发展带来实效

通过预约平台，实现全面预约诊疗、公平就医；通过互联网医院和远程会诊平台，拓展了医院发展空间；通过诊间结算平台，有效缩短了患者就诊总时长；通过自助服务平台，改善了患者就医体验。

5. 实现单点登录

通过整合集成业务系统登录方式，开发"单点登录"系统，共集成39个应用系统，方便了用户登录，改善了用户体检。

6. 实现BI推广应用

从临床、管理、科研等多个需求维度切入，建设数据中心，为公立医院高质量发展提供决策支持（表3-2）。

表3-2　BI决策支持指标集

一级目录	二级目录	指标数
住院监控大屏	住院重点指标	6
住院监控大屏	用药类指标	6
住院监控大屏	当日住院基本指标	7
住院监控大屏	护理指标监控	8
医务监控大屏	药品品种分析	2
医务监控大屏	药品收入分析	4
医务监控大屏	门诊医技监控	8
医务监控大屏	其他	9
门诊专题	门诊指标	13
门诊专题	药学指标	9
门诊专题	财务指标	10
门诊专题	门诊报表	6
住院专题	住院指标	9
质控专题	质控专题	15
药学专题	药学专题	41

续表

一级目录	二级目录	指标数
医务专题	医务报表	13
医务专题	医疗资源	1
医务报表	患者医疗质量与安全指标	2
医务报表	单病种质量监控指标	2
医务报表	重症医学质量监测指标	3
医务报表	合理用药监测指标	8
医务报表	门诊动态	2
医务报表	床位动态	1
医务报表	工作负荷	4
医务报表	患者负担	4
医务报表	工作效率	1
三级绩效考核	三级绩效考核	36
护理专题	工作负荷	5
护理专题	患者负担	5
护理专题	工作效率	15
指标库	医技指标	1
指标库	医务处质控指标	10

7. 重构了医院网络安全防护体系

构建了"网络安全管理委员会-网络安全专职管理员-科室网络安全联络员"的三级安全管理体系，全院网络安全意识大幅提升；完善网络安全管理制度，出台网络安全专项制度30余项，构建起"人防-技防-制防"三级安全防护体系。

8. 实现了HIS系统"换心术"

通过更换硬件、升级数据库、增加监控、配备灾备等工作，真正实现了核心HIS业务系统生产平台冗余保障、灾备系统异地部署，数据三重备份的高可用架构的改造目标。

（二）建设的亮点：科研数据中心建设实践

1. 建设过程

临床数据治理需要严格规范，才能数据保证完整性和准确性。数据治理需经临床科研人员、数据工程师与统计分析师协同合作完成，共同制定、逐步完善并严格贯彻数据治理流程。科研数据中心的数据来源于医院HIS、EMR、LIS、RIS、PACS等临床系统（图3-8）。通过数据治理与标准化，为不同的应用场景制备数据，实现数据"拿来即用"，形成涵盖临床数据、标本数据、管理数据、科研数据的海量数据资源。科学的数据治理的核心能力包括理解数据、解释和评估数据、管理数据以及使用数据。

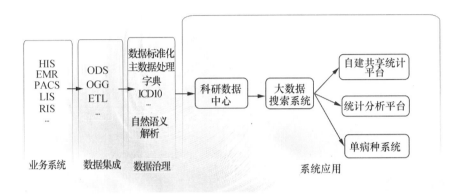

图3-8　项目建设架构图

（1）建立科研大数据搜索系统

基于科研大数据中心建立的科研数据搜索系统，将原来手工查询变为简单的"拖""拉""搜"方式进行自动检索，极大缩短临床科研获取数据的时间；提供跨异构的大数据多条件复杂搜索，支撑模糊搜索、精确搜索、同义语、逻辑运算表达式及搜索结果二次筛查及授权导出等功能，提供全方面的科研数据支持；通过数据脱敏、数据加密等对数据进行"安全化"处理，在数据被使用过程中，有数据审计、使用留痕等一系列保障措施，保证数据的使用安全（图3-9）。

（2）建立科研统计分析平台

本系统提供了40余种医学统计算法，真正做到"数据可用不可见"包括一般线性相关系数、广义线性模型、条件Logistic回归、生存分析、Cox回归模型、非参数检验等常用医学统计算法。

搭建共享统计分析平台，支持临床科研人员自行运用统计软件进行数据分析工作。在服务器端建立多个共享账户，充分利用服务器运算速度快优势，科研人员在共享服务器端运用R等统计分析软件进行数据分析工作，分析结果由管理人员下发到具体科研人员，保证数据安全。

（3）建立临床单病种库

构建基于科研大数据中心的单病种库，实现数据自动采集、临床试验观察表（CRF）智能化构建、智能化数据关联以及高效的随访模式结合，使医院科研管理进一步智能化。

（4）临床科研一体化平台的建立

整合科研工作全流程，包含项目申请、伦理审查、项目过程管理、项目成果管理等功能，为科研工作决策者和普通参与者提供真实有效的依据。

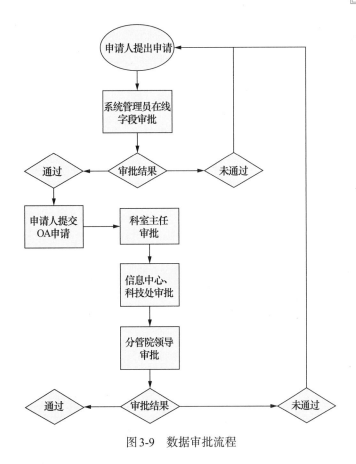

图 3-9 数据审批流程

2. 应用成效

（1）科研大数据搜索系统

自 2021 年 9 月项目上线起，系统累计使用次数为 9600 余次，使用科室覆盖全院 52 个科室，占全院科室总数的 90% 以上（图 3-10），同时全院累计数据查询申请 300 余次，极大方便了临床科研人员的数据查询需求与研究生课题研究需求。

（2）科研统计分析平台

自平台上线以来，极大方便了科研人员的数据统计分析工作。由之前自行算法编程或是通过他人的进行数据统计分析，变为现在"拖""拉""拽"的方式选择相应的统计算法进行计算，既保证的数据安全不外泄，又加快了数据处理效率，极大促进了科研工作的进展速度，提高了数据处理水平。

（3）单病种库建设

单病种库建设对于前瞻性研究具有重大意义。系统建成后，eCRF 表单将原来由人工从病例中收集患者全诊疗过程信息，转为自动采集，节省大量数据采集时间。利用这些数据可以很好地进行相关真实事件的分析，如某个药对患者是否有效、有无意义；某种治疗的手段，是否影响患者的根治程度或预后等。

| 首页 | 数据保存信息 | 表达式保存 | 快速检索 | 使用量统计 | 热词统计 |

总使用数: 9604次 使用科室: 52个　　开始日期　　-　　结束日期

序号	科室	总记录数
1	信息中心	1295
2	科技处	1162
3	保健科（老年医学科）	977
4	乳腺甲状腺外科	782
5	临床药学研究室	634
6	心病科、高血压病科四	405
7	风湿病科	373
8	东区急诊科、重症医学科	324
9	内分泌科	319
10	肛肠科	211
11	针灸科	200
12	临床研究基地办公室	197
13	肝病科（肝胆内科）	168
14	脑病科	159
15	院领导	157
16	质量控制办公室	156
17	周围血管病科	155
18	肾病科	154
19	血液病科	148
20	脾胃病科	148

图 3-10　科研大数据搜索系统使用统计

（三）建设经验

1. 顶层规划打基础

没有顶层规划做指引的硬仗是很难打赢的。互联互通建设涉及医院各级领导协调、各个部门的配合、各类人财物资源的投入，因此，在建设前，一定要制定好院级顶层规划设计，避免乱干、蛮干，实现事半功倍。

2. 组织架构作保障

互联互通作为医院的重大项目，资源投入大、参与部门多，应针对本项目成立专门的组织架构（图3-11），建立定期沟通协调和督导机制，对重点项目进行重点推进，推进不力的要启动问责机制。

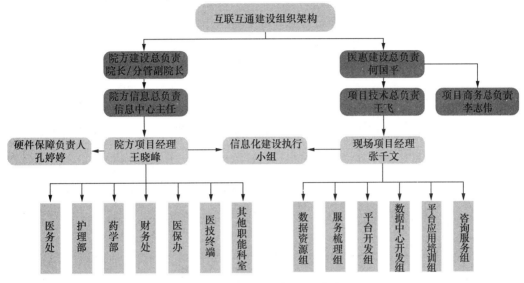

图3-11 互联互通建设组织架构

3. 领导重视是关键

在本项目的推进过程中，综合协调难度大、资源调度范围广，院领导的强力支持是项目推进的关键因素。需要在全院系统形成共识：互联互通是医院的重点工作，不是某个部门某个人的工作。

4. 全院协同谋发展

信息中心牵头加快相关系统的建设完善；各系统使用科室的主管部门牵头加快现有系统的应用；相关部门要加强沟通，讨论解决推进中遇到的问题；承建厂商要以负责任的态度和主人翁的意识投入到医院信息化建设中，杜绝推诿扯皮、消极怠工。

5. 软硬结合共提升

互联互通测评是软件能力和硬件能力同步推进的工作，非信息部门重点关注软件能力，信息部门应重视硬件能力的保障，楼再高，地基不稳，也不是一个成功的项目。

五、体会与展望

（一）互联互通建设工作体会

关于互联互通建设，现状是以信息部门为主导，信息中心的智能也在向智慧化、大数据化转变，更加要求这个部门能依托大数据挖掘出医院高质量发展的新动能，当今时代，大数据就是宝贵的资产，就是生产力。

但是仅仅依靠信息部门是有很大的局限性：一是信息部门疲于应付响应需求和系统运维；二是信息部门对宏观政策和医院战略的理解和把握是有局限性的，信息化建设解决的是具体的业务需求，而数字化转型更着眼于医院整体效能提升；三是信息部门定位是辅助科室，在调动资源、统筹协调方面是缺少话语权和说服力的。

信息化和医疗相结合的复合型人才短期也是制约互联互通建设的重要方面。懂医疗、懂管理、懂技术的复合型人才培养周期长，需要在实际岗位中不断历练成长，系统性的提升医疗信息化人才素养和技术水平，也是我们下一步的工作重点。自主研发方面，本领域的发展主要依托企业推动创新和丰富场景化应用，医院没有发挥应有的引领力。

综上，不管是资金投入、人力配备、横向协调、纵向调度，都需要医院进行科学的顶层设计规划，并在落地层面给予充分重视和保障，及全院协同下的强力推进。

（二）未来工作展望

2021年3月，中华人民共和国国民经济和社会发展第十四个五年规划和2035年远景目标纲要印发，第五篇为加快数字化发展 建设数字中国，规划对实现数字中国建设，加快各行业数字化转型步伐提出了明确要求。

2021年5月，国务院办公厅印发《关于推动公立医院高质量发展的意见》，文件要去以建立健全现代医院管理制度为目标，强化四个创新，实现三个转变；国家卫生健康委和中医药管理局印发的《公立医院高质量发展促进行动（2021—2025年）》，在总体目标中，将信息化放到和学科、人才同等重要的三大支柱之一，来推动公立医院高质量发展。

未来工作中，医院信息化建设将坚持"以人民健康"为核心，以便民惠民为目标，以改善患者就医体验、提供公平普惠的就医环境为重点，将以高水平互联互通评级和智慧医院评级为抓手，完善信息基础设施建设，重视系统应用效果，注重标准的应用，探索大数据的落地实施，持续提升"智慧医院"整体建设水平。

案例41　基于区域平台的内生医联体智慧医院建设

——申报单位：山东省兖矿新里程总医院

一、单位简介

医院前身是兖矿集团总医院，创建于1972年，坐落在"孔孟之乡"山东省邹城市，是当地唯一一家三级甲等综合医院。医院是济宁东部区域医疗中心和国家矿山救护中心兖州分中心，是中国科学院大学附属医院和济宁医学院附属医院。医院设院本部、东院区，下辖7家直属分院、9家直属卫生服务站，总床位1775张，拥有世界最新款瓦里安Halcyon速锐智慧放疗加速器、德国西门子3.0T磁共振成像系统、美国通用宝石能谱CT、西门子大型数字减影血管造影机、西门子多排螺旋CT、多座高压氧舱、全自动分析生化仪等高端医疗设备1500余台（件）。医院拥有国家标准版胸痛中心、国家学术版卒中心、山东省癌症规范化诊疗病房、济宁市创伤中心、邹城市危重孕产妇救治中心和危重儿童及新生儿救治中心，是全国综合医院中医药工作示范单位、山东中医药大学硕士研究生培养基地；拥有普外科、骨科、肿瘤科等21个济宁市重点专科及特色专科。同时在科研教学方面，医院是国家慢病管理科研课题BPRORD协作单位、国家高血压辅助决策协作单位、鲁西南足踝中心、中华足踝继续教育学院专家工作站、中国医药教育协会肩肘运动医学委员会规范化培训基地。医院与北京阜外医院、北京大学人民医院、北京大学第一医院、上海中山医院、山东大学齐鲁医院、台湾长庚医院、新西兰国立奥塔哥大学威灵顿医学院等多家国内外知名医疗机构建立了长期友好的协作关系。先后荣获全国百家"三好一满意"示范医院、全国十佳优秀企业医院、全国诚信示范医院、山东省省管企业文明单位、全国医院擂台赛总决赛最佳管理奖等荣誉称号，护理团队被评为"全国优秀南丁格尔志愿服务队"。2021年，医院通过国家电子病历四级评审和国家医疗健康信息互联互通标准化成熟度四级甲等测评。

二、互联互通建设与改造

（一）项目建设背景

1. 政策导向

国家卫生健康委办公厅《关于进一步完善预约诊疗制度加强智慧医院建设的通知》（国卫办医函〔2020〕405号）指导各地和各医院进一步建立完善预约诊疗制度，加强智慧医院建设，加快建立线上线下一体化的医疗服务新模式，不断增强人民就医获得感。要加快建立完善预约诊疗制度，要求二级以上医院普遍建立预约诊疗制度，不断优化预约诊疗流程，探索提供延伸服务的预约，鼓励建立门诊和住院患者服务中心，并逐步建立线上患者服务中心。

2021年3月15日，为落实《关于进一步完善预约诊疗制度加强智慧医院建设的通知》，指导医疗机构科学、规范开展智慧医院建设，提升医院管理精细化、智能化水平，国家卫生健康委组织制定了《医院智慧管理分级评估标准体系（试行）》，供各地、各医院推进智慧医院建设时参照使用。

2. 国内医疗需求、医疗资源分布现状（图3-12）

目前大部分居民首诊选择三级医院，次之选择二级医院，一小部分选择基层医院，好比一个倒过来的金字塔模型。这种模式存在一些问题：①基层医疗机构不能发挥应

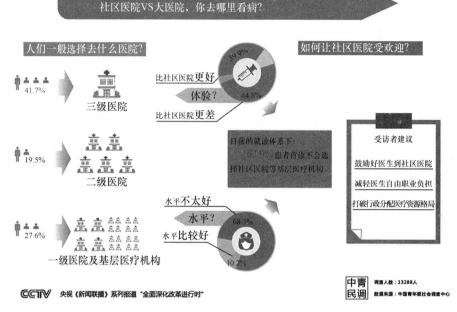

图3-12　医疗需求、医疗资源分布现状

有的职能，造成一定的资源浪费；②居民需要花更多的时间、金钱（医保区域不同）进行诊疗；③三级医院也因人满为患，存在诊疗服务跟不上等问题。需要解决这样的问题，使倒着的金字塔还原，解决医疗资源配置不均衡的问题，让患者享受到方便、快速、均等的医疗服务。

（二）基于区域平台的内生医联体智慧医院建设规划

在总体规划中，是以点扩面，先完成医联体内基础的区域服务应用和协同应用建设，如区域影像中心、检验中心、双向转诊中心等的建设，整合区内优质医疗资源，通过协同服务，解决基层医疗机构诊疗水平不足等问题。后期可扩展完善区域医疗中心建设（区域病理中心、区域心电中心、远程会诊中心、远程指导等）（图3-13）。

（三）医联体区域平台建设

区域医疗平台是医联体内医疗卫生机构实现信息共享与交换、流程整合与协作、资源管理和配置、业务监督与考核的支撑平台，是构建区域内居民统一的电子健康档案、推动和支持医疗卫生体制改革的支撑平台。包括基础支撑（IaaS）、平台支撑（PaaS）、业务应用（SaaS）、平台展现四个层次，同时包括贯穿四个层次的标准规范体系和安全保障体系，并能够通过数据共享交换服务与外部其他系统进行对接。

区域医疗平台是以居民基本信息为主线，以医疗资源和信息共享为目标，以居民统一身份识别为线索，通过整合区域内医疗卫生信息资源，实现区域内医疗卫生机构的互联互通、信息共享及业务协同。以服务的方式实现数据采集、交换、整合，为区

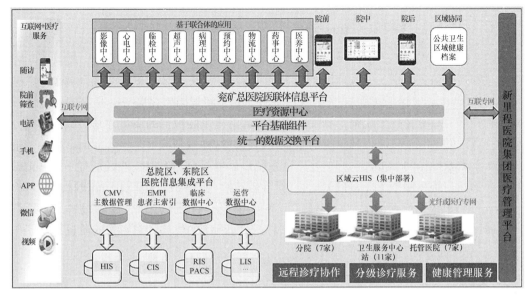

图3-13　基于区域平台的内生医联体智慧医院建设整体规划

域内医疗机构提供基础服务及数据服务。

以此为基础，建设各类基于平台的应用（实现区域范围内的跨社区、跨业务条线的预约服务、双向转诊、检验检查资源和结果共享等区域医疗卫生信息共享与业务协作等），整合区域内医疗资源，从而为居民、管理者提供优质、便利的服务，提升医疗服务质量、提升工作效率、提升管理能力（图3-14）。

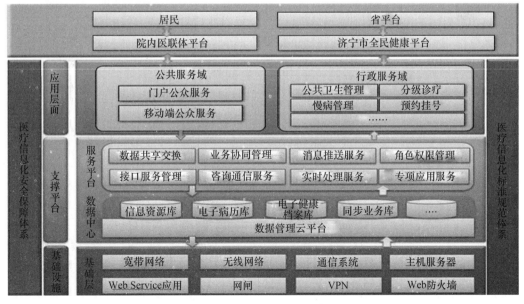

图3-14　医联体区域平台系统架构

1. 区域协同业务建设（图3-15）

（1）区域影像中心：①区域影像数据共享。运用患者身份主索引服务，提供医学影像信息和报告信息共享，各医疗机构调阅患者相关的历史影像数据，实现区域影像数据共享（图3-16）。②区域影像同质化检查协同模式。实现同质化服务，是集中诊断流程的一种升华，只有在一个流程下和一个操作模式下出来的报告的质量才是一致的。把分院和社区医院的写报告流程和总院的整合在一起，这样做到好处是报告界面就统一，报告医生不需要操作两套报告系统，在一套系统里，也不会将院内院外区别对待，真正做到统一诊断与统一服务（图3-17）。③远程影像转检（图3-18）。基层医疗机构患者转检预约；二、三级医院患者签到、检查、诊断、审核；基层医疗机构患者报告、胶片打印。④区域影像数据监管。利用区域影像中心管理网络的优势，对影像的质量控制工作

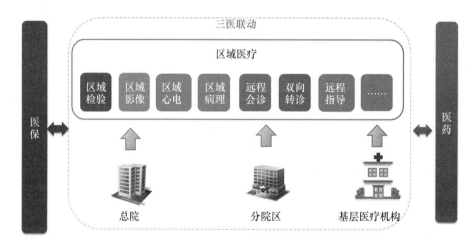

图3-15　区域协同业务建设内容

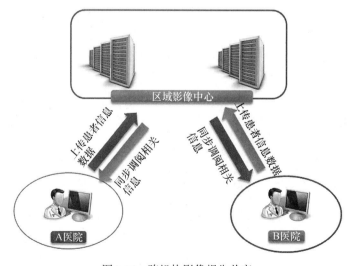

图3-16　跨机构影像报告共享

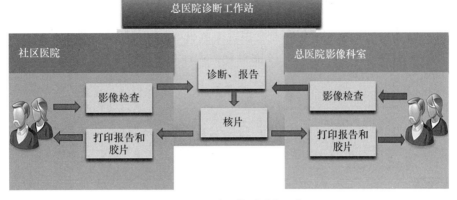

图3-17 区域影像同质化服务

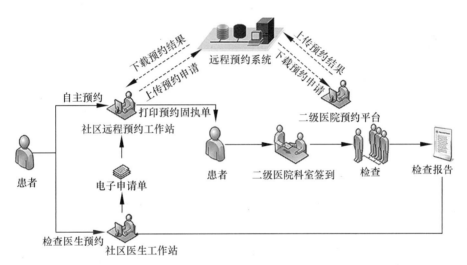

图3-18 远程影像转检

实行信息化、网络化管理。如影像质量评价、设备管理、人员管理、权限管理、工作量管理等。还可以从不同的维度，对数据进行分类、统计、分析。

（2）区域检验中心：①区域检验数据共享。利用网络和信息系统把医联体内各医疗机构实验室及患者就医信息链接起来，通过建立区域检验中心，能有效地统一区域内检验报告，真正意义实现区域内的"一单通"，实现医学检验结果互认，充分发挥医联体内设备、技术、人才优势，提高检验效率，减少患者的重复检验，减轻患者的经济负担，降低医疗成本（图3-19）。②区域检验同质化检验协同模式。社区完成标本采集；中心端接收标本；样本跟踪管理；确保

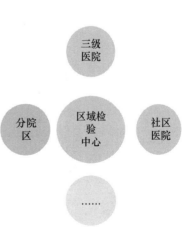

图3-19 区域检验中心

标本的质量与安全。

在业务联动上，将传统的业务协同应用融合到基层及临检中心医院现有的检验系统中，实现样本流转的双闭环，在一套系统中解决本院和外院样本处理、检测等工作。只有实现外送样本运行闭环管理，才能更好实现样本全流程监控、危急值双向交互等应用（图3-20）。

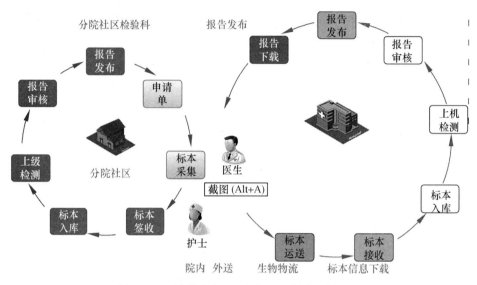

图3-20　区域检验中心业务闭环、样本流转闭环

（3）双向转诊中心：双向转诊中心设计见图3-21；双向转诊中心建设难点见图3-22。
①向上转诊：三级医院向社区分院提前开放预留一定比例专家号源，基层医生根据病情需要帮助患者预约专家医生号源，可推动优质医疗资源下沉，提升社区分院服务能

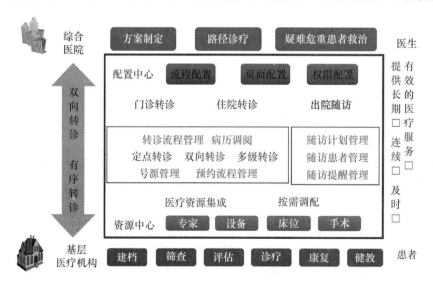

图3-21　双向转诊中心

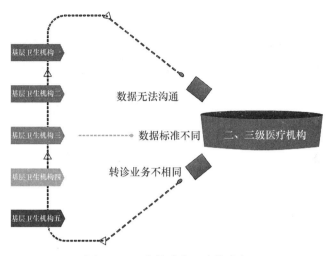

图3-22　双向转诊中心建设难点

力，并逐步引导患者社区首诊的有序就医习惯、减少错位就医（图3-23、图3-24）。②向下转诊：上级医院可在门诊接诊界面和住院患者界面发起向下转诊。

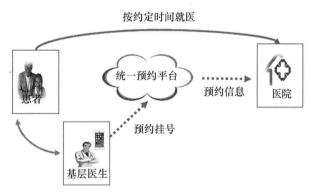

图3-23　双向转诊中心预约平台

2. 区域BI建设

区域平台包含主数据管理、患者主索引、BI、ESB、分级诊疗、单点登录等功能模块，通过区域信息化平台BI的建设，避免了过去人工上报经营数据时效低、准确性差、掺杂主观因素无法判断等的弊端，实现了院领导对所辖所有医疗机构日常运营情况可以及时了解，并及时调控各社区分院的人力资源，随时调整对分院社区的激励机制等。

3. 区域平台ESB建设

通过ESB对各系统之间的接口进行转发和实时监控，便于发现接口问题，及时处

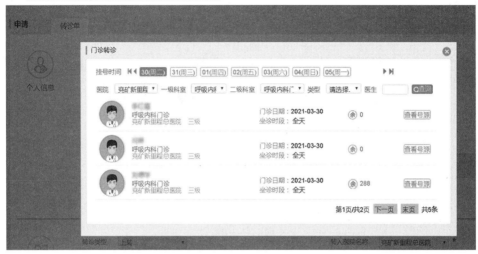

图 3-24　双向转诊中心向上转诊预约模式

理，增加系统间的稳定性，提升医疗信息化水平。

三、项目建设中的难点、亮点及感受

（一）项目建设中的难点

（1）基层医疗机构距离较远，地域分布广，给实施带来不便。

（2）基层医疗机构前期无信息化应用，职工普遍对信息化操作和系统流程不熟悉、接受比较慢，沟通比较困难。

（3）社区分院缺少专业信息化维护人员，上线后的运维比较困难。

（4）虽然在项目启动之初成立了项目领导小组，但在实施工作中没有发挥相应角色的作用，出现项目在推进中遇到阻力的情况。

（5）利益分配模式必须明确，否则会影响项目推进进度。

（二）项目建设中的亮点

（1）区域影像中心和区域检验中心，实现了远程阅片诊断、外送检验，建立了数据中心，提供了同质化服务。

（2）提升社区分院医护诊疗水平，信息化水平。

（3）社区分院获得上级医院医护、设备、数据等资源，全面提升软硬件水平。

（4）实现了经济利益双赢。

① 患者：建设分级诊疗体系，利用医保等报销政策引导患者到基层就医。基层医疗机构住院报销比例高达90%，县级医院住院报销比例为70%，大型三甲医院仅为50%左右。

②医生：建设分级诊疗体系，利用绩效考核机制，提升医院专科医生服务于基层医疗机构患者/医生的积极性。可将培训基层医疗医生课时作为医生职位考核的参考因素之一；诊断基层报告或会诊病例等采用多劳多得激励法。

③医院建设分级诊疗体系，利用双向转诊、专家预约、转检等方式为上级医院锁定病员；利用业务协同应用（远程影像诊断、远程会诊、标本流转等）提高基层医疗机构服务能力，增加收入。

（5）双向转诊带来的多重改变，释放了医疗资源，降低医疗成本（图3-25）。

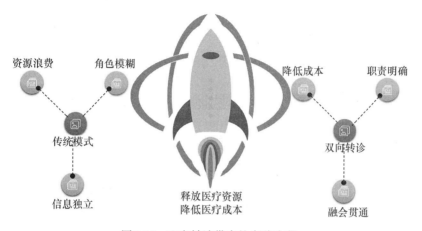

图3-25　双向转诊带来的多种改变

（三）项目建设的感受

（1）加强组织领导，成立区域影像、检验工作领导小组，定期召开例会。研究分析区域影像、检验、转诊中心工作运转情况、部署重大决策、解决突出矛盾或问题，形成领导有力、分工明确、协同推进的工作机制，确保区域影像、检验、转诊等工作持续稳步推进。

（2）明确落实各部门职责。定期组织质控小组对区域平台、影像中心、检验中心、双向转诊中心的进度进行检查，发现问题及时督促纠正和整改；根据实际情况，适时组织业务培训、信息化培训和专题讲座。

（3）建立明确绩效考核分配方案；建立业务协同费用结算制度。

（4）标准化体系建设，统一区域内数据字典，包括机构代码、诊疗项目代码、药品材料代码、套餐项目、诊断代码、外送标本条码规则、检验检查报告抬头、TAT时间管理规则等。

（5）区域医学生物物流管理，科学合理地规划物流路线，确定一个或多个中心，保障标本运送安全与质量。

（6）建立良好的应急处理机制。本着公平公正、友好合作的精神妥善解决。

四、医联体智慧医院建设展望

（一）区域心电中心建设展望

实现远程集中诊断、实时诊断，与远程会诊中心相结合，主要实现以下功能：

（1）分院社区心电数据采集和上传。

（2）建立数据中心，心电中心集中存储。

（3）心电诊断中心集中诊断。

（4）诊断中心报告发布。

（5）分院社区端打印报告与胶（图3-26）。

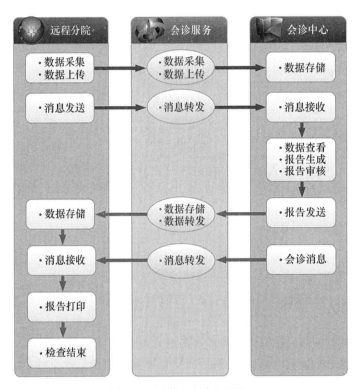

图3-26　区域心电中心流程

（二）远程会诊中心建设展望

实现远程会诊中心的建设，并扩展应用，主要实现以下功能：

1. 远程病例会诊

（1）病例异地同步显示和操作。

（2）具有语音和视频交流功能。

（3）会诊后返回诊断建议。

（4）保留会诊诊断记录。

2. 远程专科会诊

（1）远程放射影像会诊。

（2）远程超声影像会诊。

（3）远程内镜影像会诊。

（4）远程心电影像会诊。

（5）远程病理影像会诊。

3. 远程视频会议

（1）多人同步观察相同病例/影像。

（2）多人视频面对面。

（3）同期语音。

（4）同期输入显示。

（5）可对影像做同步标注。

（6）管理员进行会议管理。

4. 远程在线培训

（1）通过远程会诊平台点播等视频资源进行学习观摩。

（2）一对多在线培训。

（3）同期语音。

（4）自带录像，可将培训/示教过程进行录制。

（三）区域病理中心建设展望

区域病理中心的目标是实现医联体内的数据交换和共享，实现互联互通、资源共享，建设业务协同体系，实现资源整合和流程优化。具体目标如下（图3-27）：

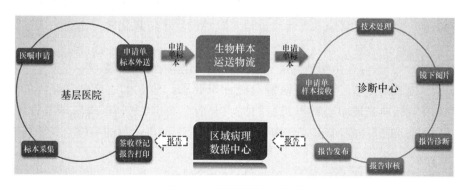

图3-27　区域病理中心流程

1. 实现资源高效配置。
2. 降低运营成本。
3. 实现医联体内同质服务、业务协同。

案例42 基础建设、业务系统、数据利用 "三位一体"数据融合

申报单位：湖南省岳阳市中心医院

一、单位简介

岳阳市中心医院（原岳阳市第一人民医院），始建于1964年10月，是岳阳地区唯一一所集医疗、教学、科研、预防、保健、康复于一体的三级甲等综合性医院。医院于2000年成立计算机中心，并于2018年成立信息工程部。秉承"服务至上"的理念，主要职能定位是"为医院医疗及科研工作提供完善的医学信息服务"。随着医院的发展，信息工程部不断完善、优化、改进医院信息化建设方向，为医院的临床诊疗、检验、检查及患者服务等方面提供了重要信息技术支撑，为医院信息化建设作出了重大贡献。目前信息工程部总人数为15人，其中硕士4人、本科11人，高级职称1人、中级职称8人、初级职称6人。

二、医院信息化发展

（一）医院信息化发展历程

1987年，财务科引进首台计算机进行财务管理。1991年建立局域网Netware系统，将会计核算、住院记账、库房管理等纳入计算机管理，同时建设计算机中心机房。

2000年，为加快医院信息化建设进程，医院设立了信息化领导小组，成立计算机中心。

2009年9月，医院在岳阳地区最先启用"结构化电子病历"系统。

2013年按照湖南省三级公立医院等级评审要求，建立了适合全院流程的PACS，并按"三甲"标准完成中心数据机房的提质改造，同年8月，医院获湖南省经信委、省卫生厅批准，成为岳阳市首家湖南省"数字医院"试点示范的单位，并获得专项建设拨款。

2014年医院着力建设完成了CIS，通过CIS的升级改造，以医生的医疗工作为主线，将电子病历、医嘱、临床路径、电子申请单、院感、传染病上报等子系统整合到

CIS，使原碎片化的子系统高度集成，提高了临床工作的安全、质量和效率，实现了专业性医疗资源的横向整合。

2021年，医院通过了国家医疗健康信息互联互通标准化成熟度四级甲等测评。

医院信息化发展历程阶梯图见图3-28。

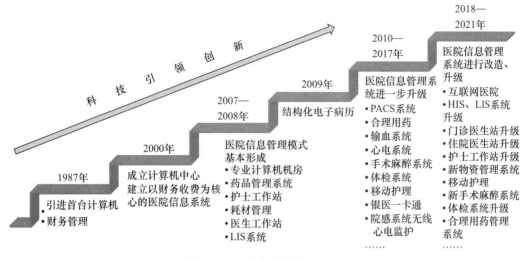

图3-28 医院信息化发展历程

（二）存在的问题

智慧医院建设方面仍存在不足，医院智慧管理层面，如运行保障管理、教学科研管理、办公管理等，尚未完全实现信息化及互联互通；医院智慧服务层面，如患者随访管理、服务监督等，服务的信息化水平仍有待提高。

三、互联互通建设与改造

医院自2020年起通过顶层设计，基于统一信息化架构以"数据＋服务"为理念来建设医院信息集成平台，依据国际、国家、医疗行业标准和规范，构建了以患者为中心、以诊疗为主线、以临床信息系统为核心的集成平台。在此基础上建立临床数据中心和运营数据中心，建设主数据管理系统，使平台适配器对业务数据进行标准化映射，突破了信息交换和共享的瓶颈，促进临床业务协同发展，提升医院工作效率，为医院的发展提供了稳定、可靠、可用的信息化支撑环境。医院信息平台总体架构图见图3-29。

（一）数据集标准化

医院按照《WS363—2011卫生信息数据元目录》《WS445—2014电子病历基本数据集》等要求，以四级甲等测评为目标，根据《指标体系》中数据资源标准化建设情况的数据集标准化情况部分的58个数据集进行梳理，共建设57类数据集（中医住院病

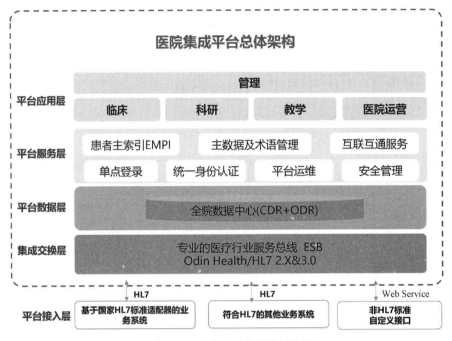

图3-29　医院信息平台总体架构图

案首页子集除外）。数据集抽取范围涵盖电子病历书写与管理系统、病案管理系统、护理信息系统、HIS、EMR、影像检查信息系统、心电信息系统、检验信息系统、手术麻醉管理系统等业务系统。

　　建设初期对医院填报的互联互通数据集从以下三个方面进行核查：数据集的完整性、标准性、准确性。重点核查数据元对应的内容是否存在缺失，并对核查出的问题统一归类，协调各业务系统厂商集中时间进行改造。

　　在院内数据集抽取过程中，出现院内数据集不符合标准规范的情况，其原因主要是内部各个系统术语字典不统一，导致同一数据元在不同系统的值域不一致、表达不一致、数据交互有歧义；使用的术语字典较陈旧，不符合国家行业标准；缺乏对数据元进行符合国家行业标准的约束，或数据约束不满足国家行业标准，导致产生不符合国家行业规范的无效数据。

　　结合以上分析结果，数据集标准化工作集中在以下几个方面：

　　（1）数据元标准化改造，建立映射规则、术语字典管理。

　　（2）数据集完整性改造，业务系统改造。

　　（3）数据集生成，数据集校验和共享文档校验。

　　（4）历史数据标准化转化处理，数据中必填项的完整性、一致性。

（二）共享文档标准化

　　共享文档是根据《WS/T 482—2016卫生信息共享文档编制规范》和《WS/T 500—2016电子病历共享文档规范》标准规范生成。业务系统按照标准数据集接口文档改造完成后提供业务源数据，再对数据元进行组装，生成符合国家标准的共享文档。

共享文档的改造主要是对于不符合要求的共享文档，与医院业务流程相结合，以共享文档规范要求为导向，统筹考虑系统改造方案，最终满足测评要求与医院业务需求的双目标。医院在信息主管副院长统筹下，构建由信息工程部、医务部、护理部等包括信息技术部门和业务管理部门在内的综合业务系统改造项目组，共同制订基于共享文档规范并满足医院业务流程需求的系统改造方案，确保系统改造能够兼顾多方需求，切实实现既定的改造目标。共享文档生成架构图见图3-30。

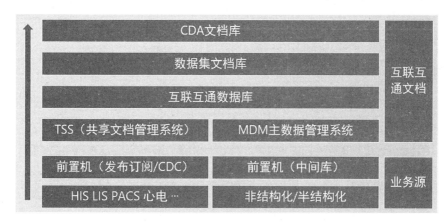

图3-30　共享文档生成架构图

根据共享文档规范对共享文档的结构标准、数据内容与数据类型标准、数据元值域标准进行核查。核查内容包括57类数据集对应的52类共享文档。

（三）互联互通标准化建设

考虑平台技术架构中的平台扩展需求，医院在规划平台项目建设时，根据自身信息化建设情况，选择了应用层面和数据层面相结合的信息整合方式。

数据层面，在数据抽取到CDR的时候采用ETL技术，完成对多种异构数据源的采集、清洗和集中存储。主要采用CDC（change data capture）、第三方接口的方式进行数据抽取。数据集成机制见图3-31。

在数据抽取过程中通过数据校验系统对源数据进行数据清洗及标准化转换，及时发现并纠正数据一致性错误，识别数据的无效值或缺失值，确保数据质量。同时系统的抽取任务也可以实时监控，并根据需要调整运行周期。数据抽取监控见图3-32。

应用层面，业务系统之间数据交互通过集成交换平台以JSON格式、HL7格式、Web Service数据交互的方式实现，实现了对HIS、CIS、LIS、PACS、EMR、手术麻醉、移动护理、体检、心电系统、超声等17个系统标准化消息集成改造。

医院总线技术采用中间件形式，将消息在多种通讯协议之间路由、在多种格式之间转换，将业务服务重新组合封装成标准行为，同时具备审计跟踪和管理功能。ESB模式大大降低链接各个异构应用系统的工作量，降低多个业务应用系统之间的耦合

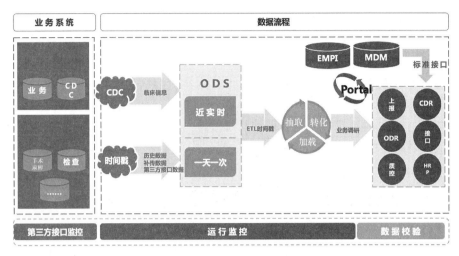

图3-31　数据集成机制

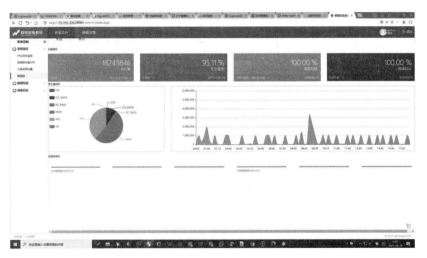

图3-32　数据校验系统-数据抽取监控

度，从本质上提高了整个业务技术架构的灵活性和面对变化的响应速度，通过代理服务提供者和服务消费者之间的链接，实现服务的注册、发布和服务适配。总线建构图见图3-33。

（四）基础设施建设

1. 平台服务器建设

医院信息平台承载着全院业务系统间的数据交互，对时效性有严格要求，医院为平台分配了两台专用的集成服务器，本地硬盘12.7TB保证空间的冗余，4张网卡，实际带宽为1.0GB。采用Veritas的高可用性机制，确保在任意一台服务器节点掉线的情况下，业务仍然可以被其他服务器接管。

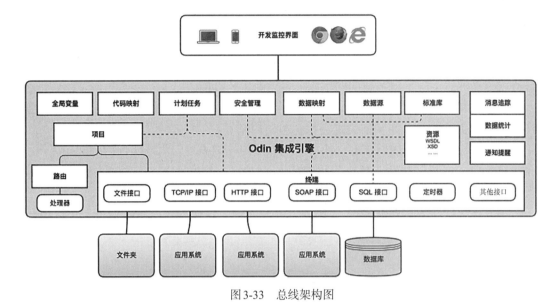

图 3-33 总线架构图

同时，信息平台采用独立的数据库服务器，数据库服务器与应用服务器相分离。数据库服务器部署在 2 台双机物理服务器上。

2. 网络建设

医院内网采用三层网络结构（全院有线网络拓扑结构见图 3-34），数据中心机房核心网络由两台高性能交换机堆叠组成，核心服务器区交换机分别由两台全光口交换机、

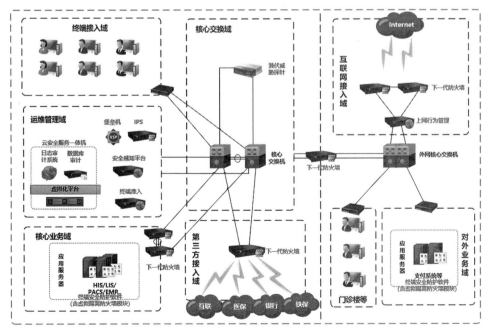

图 3-34 全院有线网络拓扑结构

两台电口交换机两两堆叠组成。终端接入层采用可控交换机，上行链路全部为12芯裸光纤，实现网络链路全冗余和关键业务科室节点的设备、线路双冗余。

整个内网网络划分为多个区域，包括：互联网接入区，专线接入区、对外业务区、核心服务器区、运维管理区、内网接入区、一般服务器区。

互联网接入区部署出口防火墙、上网行为管理、外网核心交换机等设备，防火墙作为出口安全防护并提供NAT地址转换、策略控制等。

外网核心交换机与内网核心交换机之间通过内外网隔离防火墙实现内外网隔离。

核心业务区部署高性能核心防火墙、入侵防御，同时配合态势感知、流量探针等设备，提供全域安全防护。

第三方专线接入区包含 银行、医保、互联互通、铁保等医院专线业务，该区域与内网之间通过相应的安全防火墙进行隔离。

四、互联互通建设成效与亮点

（一）建设成效

医院互联互通成熟度测评以评促建的建设取得了一定的成效，实现了基础建设、业务系统、数据利用三位一体的数据融合。

通过以电子病历为核心的数据中心的建设，我们实现了数据标准化、接口标准化；通过院内数据总线的集成平台的建设，实现了各个异构系统的整合统一，打破信息孤岛，实现各业务系统的统一管理和数据共享；通过数据中心和平台的有效应用，实现了业务数据实时交互，并实现了实时数据的可视化展现，为医院管理层提供运营决策支持。有无集成平台的效益比较见表3-3。

表3-3　集成平台带来的效益

序号	无医院信息平台	有医院信息平台
1	接口耦合度高，升级改造难度大	总线服务模式，松耦合
	接口重复做，维护成本高	一次改造，多方调用
2	接口标准不统一，数据不一致	主数据管理，统一数据标准
3	数据处理无日志，安全无保障	实时监控平台，消息全过程跟踪
4	数据分散统计难，影响系统性能	形成统一数据中心，实现多种应用

目前已接入平台的系统有：HIS、LIS、PACS影像系统、体检管理系统、心电管理系统、手术麻醉管理系统、门诊医生工作站、住院医生工作站、护士工作站等；EMPI患者主索引注册患者数1400余万人，合并患者240余万人；院内定义业务主数据60项；经过数据治理存储到CDR的应用12个，数据量达1.8T；平台服务日均交互量HL7消息60余万条；在此基础上对全院的接口进行梳理，目前平台接入服务110个，其中 ESB服务64个，互联互通标准服务46个。

（二）建设亮点

1. 强有力的组织领导支撑

医院信息化建设素有"一把手工程"之称，只有院领导高度重视，亲自决策、亲自推动，才能在人力、物力、财力上得到保障，处理好重点项目、难点项目的协调，保证建设的顺利进行。

医院高度重视互联互通成熟度测评工作，成立了"互联互通成熟度测评工作小组"，由分管副院长担任组长，组员涵盖信息工程部、医务科、护理部、病统科、财务科、设备科等多个部门的信息专干，通过定期举行院务会专项汇报、中层干部会议、多部门联合会议、临床科室学科会议、信息工程部项目周会、日会等多种形式多措并举，形成常态化持续改进、推进和沟通机制。

2. 循序渐进的标准化推广

电子病历的标准化，要求实现系统级别的病历结构化、指标数据的标准化、诊断的标准化、手术的标准化等，对于习惯自由编写病历的医生来讲，仿佛"枷锁"，无形中增加了"负担"。针对这一情况，我们采用的方法是"小范围推广试用，边用边完善，业务管理科室协助推进，逐步全院标准化"的策略，尽可能减少医生旧习惯与标准化新方式之间的冲突，在业务管理科室的大力支持推广下，历时两个月时间，基本实现了全院临床科室的标准化推广工作。同时，医生在习惯新模式的电子病历后，也逐渐体会到标准化带来的便利性。

3. 降低对厂商的依赖

在项目建设初期，由于过分依赖建设厂商，项目建设进度缓慢，建设质量不高，做了很多低效工作。针对这一困局，我们采用"模块拆分，专人负责；进度监控，每日一会"的方式，点对点跟踪，将项目的建设方向切实地掌握在医院手中。

4. 高质量的文审材料

文审材料，是互联互通成熟度测评验收时，医院建设成效的重要呈现方式，材料的编写也是对建设成果的一个自检过程。在书写过程中，对文字的描述，做到"用最简洁的描述，表达最亮的点，证明建设成效"，对图片的佐证，做到"逻辑清晰、数据真实，格式统一"，让专家对医院的建设成效有直观的印象。

五、体会与展望

（一）体会

在医疗信息化建设过程中，信息标准体系的建立起着基础性的作用。互联互通成熟度测评以评促建的方式，一方面能有效推进医院信息化标准落地应用，另一方面对医院信息系统的信息标准内容及质量进行实践校验和完善提升。

（二）展望

信息化是辅助管理和临床活动的工具，如何在多院区医疗协同场景下有效落地，提升信息安全性、改善医患体验，是医院接下来要不断研究和尝试的方向。

在国家新医改、智慧医院建设总体要求下，结合岳阳市卫生健康委对市级医院的整体要求，继承岳阳市中心医院现有成果基础，以中心医院建设为契机，建设面向未来的大型综合临床研究型智慧医院，以"5R"理论模型为基础，从智慧服务、智慧医疗、智慧管理、智慧研究4个维度，构建互联网医院平台、临床研究平台、医院资源管理平台3大平台，完成十大重点信息化项目的建设，实现服务在线化、诊疗智能化、管理精细化、数据资产化、协同一体化，形成适应"互联网＋"发展战略和与居民健康需求相匹配的居民健康信息服务体系，促成医院数字化转型升级、释放智慧医疗价值潜力，提升服务能力、管理能力，打造全国综合临床研究型智慧医院标杆。

案例43 以深化信息互联互通测评为导向，提升医院精细化智慧管理水平

申报单位：广州医科大学附属第五医院

一、单位简介

广州医科大学附属第五医院（广州再生医学与健康广东省实验室附属医院），始建于1957年，坐落于广州市黄埔区，现为"双一流"建设高校广州医科大学直属附属医院，三级甲等综合公立医院。秉承着"尚德精业务实求新"的院训和"仁心仁术精益求精"的精神。本院信息科为行政一级管理科室，现有人员共11人，岗位职责、技术等级明确，基本满足医院信息化工作正常开展，保障信息系统稳定运行。本院不断推进信息化纵深发展，实现信息服务患者与医务人员，应用OLTP、OLAP、DSS、移动互联、物联网、大数据、语音人工智能、5G＋健康管理、健康大数据等技术，进一步优化业务流程，让群众享受到更加便利安全的医疗服务。

二、医院信息化发展

医院信息化建设围绕医院长远规划与目标，打造开放式信息平台，标准化、规范

化业务流程。以信息中心为基础，以患者为中心，全力打造医院智慧化，实现信息协同共享，促进全院高质量发展。医院信息化建设主要历程如下：

2017年以前医院建设了临床系统。

2018年升级改造临床信息系统，实现全院业务流程智慧化应用覆盖，上线了一批新技术智能应用。

2019年实现了系统间互联互通、数据整合与利用，建设了全院数据中心；建成了临床决策支持系统和围绕临床诊疗的闭环管理，上线了病案无纸化归档、静配中心等新系统。同年，医院通过国家电子病历五级评审和国家医疗健康信息互联互通标准化成熟度四级甲等测评。

2020年建设了数字化医院，应用OLTP、DSS等信息技术优化业务流程。支持社区人群健康计划，满足信息化建设需求。

2021年建设运营数据中心，基于多维分析模型开展OLAP分析，围绕国家三级公立医院绩效考核构建精细化管理应用，全方位满足决策者管理需求。

三、互联互通建设与改造

2018年以来，卫生信息化政策的制定更聚焦、落地性更强，医院医疗资源的精细化运营管理将成为常态。我院的信息化建设较早，虽已全院覆盖有线网络，信息系统也基本覆盖临床服务，但建设路径缺乏整体IT技术架构设计，架构的灵活性、数据整合利用及管理类应用扩展存在局限，不利于精细化管理及高质量发展。需高效利用数据，为医院的医疗运营、资源消耗、临床行为开辟新道路。

医院信息互联互通标准化成熟度测评旨在促进卫生健康信息标准的实施和应用，推进医疗卫生服务与管理系统的标准化建设。依据多种标准建立多维度测评指标体系，科学、系统地综合测评医院信息互联互通标准化成熟度。医院互联互通测评为医疗卫生机构间标准化互联互通和信息共享提供了技术保障，也为医疗数据的运营管理奠定了基础。

（一）建设需求

1. 部分业务缺乏信息化，医疗知识库匮乏

医院各业务系统间为点对点的对接方式，存在数据烟囱现象，特别是临床科研、医护药技，共享患者诊疗信息有局限性。此外，药品知识库、各类疾病的临床指南等临床知识库匮乏使医院智慧化管理困难。

2. 管理较为分散，信息集中程度不够

医院尚未建设集成平台，各业务信息系统间仍采用高耦合的点对点式交互。业务系统的增加使升级维护越来越困难，部分业务系统处于独立运行的分离状态，形成信息孤岛。

3. 临床信息数据缺乏统一管理，再利用能力低

各系统的信息数据独立存储且没有统一的数据标准规范。尚未建立全院临床数据中心，医护人员无法单次查询查看单个患者所有诊疗资料，数据二次分析利用的途径和手段需优化。医院临床系统业务集成、数据整合水平较低，数据质量不能支撑临床辅助决策及临床科研。

4. 运营类管理应用缺乏，精细化辅助决策不足

当前统计报表不能满足管理层管理需求，运营类数据存储分散，统计口径不一致，难以多角度、深层次、实时地分析医院实际运营情况。

医院要满足以上建设需求，按照三级医院实施细则，实现医疗资源精细化运营管理常态化，需建设医院运营智慧管理体系。

（二）建设内容

构建医院集成平台，完善IT顶层架构设计；标准化全院级数据中心，汇集业务系统数据，实现数据清洗和治理。根据公立医院考核指标和内控指标完善医院运营管理系统，实现流程贯通和分析统计。整合资源再利用，与智慧化技术深度融合，提升精细化管理能力。

1. 建立以电子病历为核心的临床业务支撑体系

基于医院管理需求全面升级现有的核心应用系统。通过医院信息化平台建设，推进平台技术与临床诊疗业务相融合，优化医疗服务流程，提高临床诊疗质量。基于患者主索引和主数据管理建立统一数据管理规范，形成结构化病历信息记录，贯穿临床各业务系统。根据信息化建设，以覆盖医疗全过程为目标，结合医政管理理念，规范临床工作路径，完善信息系统生态网络，保障诊疗活动高效运转。

2. 建设以信息集成平台为支撑的互联互通体系

建立医院集成平台，提升应用集成及可交互性，提高应用SOA服务水平。全面集成实现临床业务协同，高效利用数据。基于平台式系统间信息交互共享提高医疗资源业务协同利用率及临床工作效率，为医院运营管理、全面信息整合和深度智慧化应用提供真实、全面的数据支持。

3. 搭建以全院数据中心为基础的智慧应用体系

按统一临床数据管理机制集成信息，建立数据标准化和质控规则体系来治理数据，使数据从单系统应用向各业务系统流通，高效运行应用系统。利用高新技术实现病历书写辅助、智能病历编目等功能，提供智能临床辅助决策。以临床规范管理为目标，基于业务流程，制定关键考核节点，确保各医疗业务项目具备全过程数据采集、记录

与共享功能，展现全流程状态供实时数据核查、提示与管控，实现全流程数据跟踪、闭环管理和全院级临床业务一体化整合。

4. 新建以运营数据中心为底座的运营管理体系

基于运营数据中心建立规范、高效、可持续的数据仓库核心模型和多维分析模型，搭建一体化分析平台，提供综合管理分析支撑环境。通过建设医院精细化运营管理应用为医院各部门提供报表、分析应用和数据挖取，实现智能监督，全方位支持医院决策者作出决策，提高防范医疗风险能力。

四、互联互通建设成效与亮点

（一）建设成效

以医院信息化建设相关的国内标准规范为基础，实现了医院信息互联互通和数据深度利用，提升了医院整体精细化运营管理水平，满足医院高质量发展的要求。

1. 医院互联互通测评达标

通过建设以电子病历和医院信息平台为核心的医院信息化项目，从基础设施建设情况、互联互通应用效果等多方面综合测评，满足了医院互联互通分级评价指标要求；为辅助临床、运营和管理决策，进行不断挖掘并释放医疗数据价值；通过集成平台接口服务规范化管理和主数据、主索引建设，将清洗、治理后的标准化数据落库至全院数据中心，为医疗卫生机构之间标准化互联互通和信息共享提供技术保障。

2. 掌握信息化建设主动权

实现了患者主索引和主数据标准化管理，在集成平台以标准化服务形式发布及运行业务系统接口方便第三方系统使用。医院掌握实现信息化建设主动权，仅需第三方系统与平台对接，避免信息化重复建设。

3. 统一数据深度挖掘价值

基于主数据和数据中心建设统一汇聚并清洗治理数据，解决孤岛问题与数据分析利用问题。以数据中心为院内信息共享、集中利用基地，对外开放数据服务接口供第三方系统调用，直联互通区域医疗机构。建设患者360视图，串联患者所有诊疗信息供临床医生使用，提升医疗质量。

4. 数据赋能实现精细管理

基于数据中心利用商业智能技术集中地分析、预测业务信息，实现业务分析自动化。建设院领导驾驶舱、医疗质量管理等应用建设，构建精细化管理系统，为分析决

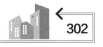

策及业务管理需求提供真实、准确的数据。

（1）门诊精细化管理（大屏端应用）：分析医院各时段挂号、候诊、已接诊人次变化趋势，根据院区-科室-医生的当日预约人数、就诊时长等指标，实时监测各级科室普通门诊接诊情况。根据门诊候诊预警机制，当发生预警提醒时，门办管理者联系科室动态调配门诊各资源，提高诊室使用率。

实时监控挂号预约来源分布情况、门诊各科室挂号预约率等指标，供各级管理者了解当前诊前预约服务能力水平，为提高智慧服务水平提供数据支撑。

从当前开设的门诊科室维度，实时监控开诊诊室总数、当前已挂号总人数等数据。实时跟踪各级医生的开始/结束接诊时间、候诊人次、均次费用等出诊情况，使门诊办管理人员及时发现出诊异常，提醒门诊医生规范接诊。

（2）医务管理实时监测（PC端应用）：在线联机分析监测指标，内置多种分析工具，帮助管理部门分析数据、发现问题；将精细化管理耦合到日常工作，实现细化操作环节、细化服务管理、细化医疗数据，为医务管理者提供动态全面的数据情报；建立规范化、标准化的医疗质量与安全管理体系，提升医疗质量与安全管理能力；实时监控分析各病区床位使用情况，提高床位利用率；实时监控当前病危重患者、手术人数等指标，控制医疗质量安全风险；可视化分析展示全院及各病区的护理等级、出入院人数等；各类统计指标可下传到患者明细。消除所有无增值性的步骤，高效及时地为患者提供服务。

（3）公立医院绩效考核（PC端和移动端的联合应用）：建设公立医院绩效考核应用系统，利用大数据分析及数据可视化等技术，从统计指标分类维护、基础数据采集、结果数据生成等多方面实现考核指标流程化管理。通过图形可视化展示分析各种指标，双端查看全院指标情况，实时观察指标数据；将指标定位到各部门，形成指标预警。在监控填报过程中，透明绩效考核全流程，实现过程质控。满足医院自查自评，实现国考统计指标结果与医院运营分析相融合，使医院管理层及时掌握各项指标运行情况。对外满足数据上报要求，保证数据质量和效率；对内为院内绩效管理、绩效核算等业务联动打下数据基础。

（二）建设亮点

1. 全院数据中心建设，实现数据资产价值

通过建设数据中心，抽取、清洗、转化后集中存储临床数据，为临床业务系统提供统一的资源库服务，支持医护技管工作流程闭环、科学运营决策与精细化医院管理，基于临床数据中心实现了统一管理资料，辅助临床决策。基于运营数据中心，构建医院运营和决策分析管理平台，实现了运营管理决策智能化，为后续发展奠定了数据基础。

2. 实时的医院运营监控，实现运营管理的精细化

运营管理数据应用多维度地涵盖了全院概况、业务指标分析、医保专题分析、重

点业务监测，实时监控门诊动态，以数据支撑门诊办精细化管理。通过数据应用整合功能整理管理环节数据，使管理者能在运营管理视图中直观浏览相关数据。建设了移动端的运营管理应用，提供数据访问服务与实时数据、管理信息分析，使医院管理者使用更及时、便捷。有效分析与公立医院考核指标和内控指标相关的数据。全面梳理分析数据，高效利用数据资源并确保其安全性，提高了相关监管效率。精细化管理医院日常运营、绩效考核等数据，优化就医流程与资源分配，提供了高质量医疗服务；利用现代医院管理制度及精细化管理工具，将院内的各种资源综合利用最大化。

（三）经验分享

经几年努力，广医五院信息化建设水平已显著提升，分别完成了医院信息系统、集成平台、数据中心等建设，实现了基本全面覆盖开展的业务，但离实现标准化互联互通仍有一定距离。

测评改造工作使医院信息系统标准化水平得到了提升，深入认识测评工作并积累了一些经验，具体包括：

1. 以评促建、以评促改

医院信息化建设需深入落实医院互联互通测评标准。测评改造完善了系统间数据交换与通信标准，为医院与其他医院间数据共享、远程医疗等信息化可持续发展奠定了基础。

2. 统一管理、重点关注

医院信息化整体实力体现在以电子病历和医院信息平台为核心的医院信息化项目建设水平，需由高效的团队和完善的机制实现。测评改造期间，建立了相应工作小组，小组管理者通过会议定期向院领导重点汇报最新进展与问题，院领导协调资源解决重点难点问题，以规范的管理机制高效地督促项目开展。

3. 稳定为主、安全第一

坚持以不影响业务正常运行为前提开展测评工作。先在测试库调整、修改，测试确认无误后经审核再发布到正式系统。会对业务习惯产生影响的部分，需经项目组与临床用户多次研讨实行影响较少的方案。

五、体会与展望

参加互联互通成熟度测评工作使医院信息化建设更加完善，深度认识了信息标准化水平。智慧医疗、智慧服务、智慧管理"三位一体"的智慧医院建设不是一蹴而就的，医院信息化建设的提升和改进是一个持续的过程，不会因测评工作的结束而结束。需充分利用医院医疗服务与医疗管理信息化基础，逐步完善人、财、物等资源管

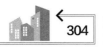

理，做好医院经济运行专业管理信息化增量，进一步推动核心业务工作与运营管理深度融合，利用信息化手段提升医院业务活动和经济活动的管理质量。

医院互联互通测评既是监督医院信息化水平，更是促进医院信息化建设并指引方向。医院将继续根据测评标准精神深化改造，将标准化和互联互通作为长期工作重点，继续提升医院的信息服务水平，为医疗服务保驾护航。

案例44 支撑精细化管理决策的综合防控管理体系建设

申报单位：广东省佛山市妇幼保健院

一、单位简介

佛山市妇幼保健院是一所三级甲等专科医院，是全市妇幼保健业务的指导中心，先后参与国家区域信息资源规划、区域平台、区域健康档案、电子病历数据标准、妇幼系统功能规范、居民健康卡等标准的研制，并把成果应用到工作中。目前已通过电子病历四级评审、互联互通五级乙等成熟度测评，2021年全国公立医院绩效考核评定等级为A级，在全国117家三级妇产医院位列第21名。

信息管理科见证了医院信息化从无到有、由粗至细的发展过程，科室现有人员25名，其中高级职称7名、研究生9名，本科以上占比100%。团队中有思科CCIE、华为HCNA、Oracle OCP、CISSP、CISP、系统架构师、网络规划设计师、高级项目管理师、PMP、ITIL4，有来自公司的区域经理、高校的讲师以及广东医学院的校外导师。不仅团队带头人在国家多个学会担任委员、青委，科室成员也在省医院信息化专业委员会担任学组委员。

二、医院信息化发展

（一）医院信息化建设历程及状况

医院信息化从1992年起步，2004年成为国内首批实施结构化电子病历的医院之一。2009年医院完成基于集成平台的电子病历、HIS、LIS、PACS、手术等系统建设，通过平台实现临床与检验检查、手术治疗及其他管理信息系统的连通、信息共享和业务协同；实现以电子病历为核心的临床诊疗信息采集、存储、使用的集中统一管理。目前，医院已建成临床、科研、运营三大数据中心，基于临床数据中心提供360患者全景视图服务，方便医生获取患者多维度医疗数据。标准化的院内术语、字典、流程管理，为数据资产有效利用提供了支撑，数据质量得到有效提升，为医生提供全面便利的科研数据库；大数据、NLP等AI技术辅助临床诊疗，提供自动化的病历质控和智能化、个性化的决策支持。基于全局底层数据规划设计的BI系统是医院运营中心，实现重要KPI的统计分析、分级挖掘；将患者管理、用药执行、检验检查、消毒供应、手术器械、临床用血、危急值管理等重点业务引入闭环管理系统，对关键流程、关键节点实现实时监控、预警提示、评价纠正、追踪监控与前瞻性干预。

佛山是国家居民健康卡首批四个试点城市之一。医院近年来继续推行国家电子健康码，先后完成16个业务系统、数十个流程的改造，实现电子健康码院内、院外所有服务环节的一卡通用。基于平台患者主索引，对患者历史信息清洗、匹配、整合，实现患者全生命周期的信息管理。患者持在任意机构申领的国家电子健康码，均可在医院轻松获得线上或线下的全流程便民服务。

在"互联网＋医疗"建设中，医院通过5G、AI、大数据、物联网等技术打通服务"最后一公里"，无人值守药房、5G＋机器人云探视、智能治疗预约、移动配发药、专科病历预建档等为国内首创。互联网＋预约覆盖挂号、检查、治疗、体检、资料复印、证明办理等服务；数码导视、AI导诊、GPS定位报到、云影像、智能采血、自动发药、智慧药篮、数字化手术室、互联网医院等提供科学、高效的管理手段，为患者创造优质、便捷的就医体验。

团队获工信部旗下计世传媒集团颁发的"中国杰出数字化团队"、广东省医院协会信息专委评定的"广东省医学信息优秀管理团队"。在中国医院协会举办的"全国医疗新基建网络技能大赛"中，从405支参赛队伍中脱颖而出，以全国第四、广东省第一的好成绩获得二等奖；在国家卫生健康委举办的网络安全技能大赛中，连续三年进入全国总决赛，连续两年获得广东第一，全国第十一的好成绩。

医院被中国电子协会、中国信息协会、中国医药信息学会等授予"医院信息化建设优秀单位""智慧健康医疗创新驱动单位""中国医院信息化先进单位""'互联网＋服务'最佳口碑单位""广东省医院信息化建设最佳模式创新奖"。

（二）医院信息化建设存在问题

疫情防控、医院等级评审、电子病历及互联互通等级评审、医保改革等政策性任务并行；对内重视多学科、精细化管理，对外延展便民利民性服务，在没有最好、只有更好的需求下，医院信息化建设仍任重道远；地区发展不平衡，缺乏好的产品供应商，以及集业务、技术、管理等综合能力于一身的人才匮乏，是制约医院信息化建设快速高效发展的三大因素。

三、互联互通建设与改造

（一）建设需求

为积极响应《"健康中国2030"规划纲要》提出的全面建成统一权威、互联互通的人口健康信息平台，推进区域平台大数据共享和广泛应用的要求，医院紧跟国家、省市决策部署,以"互联互通五级乙等"为抓手,对照标准、明确要求、通过以评促建的方式,从多维度进行综合性测试和评估,强化数据统一管理的重要性,进一步提升医院信息化建设工作,促进跨区域互联互通和信息共享。

在近年的疫情防控工作中,为了解决患者便利问题、降低医护工作强度,切实落实疫情防控及院感防控工作的要求,避免人群扎堆及传染风险。医院深挖互联互通测评中的管理要求,建设支撑精细化管理决策的综合防控管理体系,不断根据精细化管理完善闭环流程,确保疫情防控事前调查、事中控制、事后追溯全流程闭环管理,有效提高疫情综合防控能力,以全流程闭环管理精心守护医院各防控哨所。

在落实切断传播途径、保护易感人群工作上,通过部署360全景高清摄像头和基于5G网络技术的移动机器人,为新生儿家属提供24小时及时、非接触、无障碍探视服务和护理操作宣教,解决新生儿重症监护室(NICU)探视问题;基于医院内部人员、物品种类、应用场景及实际环境、院感防控管理要求,打造与医院实体环境相匹配的5G+机器人与轨道物流、气动物流相结合的综合智慧配送管理平台;针对发热门诊区域的特殊性,推出无人值守药房。

(二)改造重点和难点

为实现实时流数据分析、丰富数据分析功能、提供友好的系统界面提醒服务,提供强大的数据支撑精细化管理决策的综合防控管理体系,在数据利用上,我们构建数据中台对数据进行管理。

通过深度挖掘各评审体系之间的关联性,医院进行统一管理、层级审批来规范指标体系及统计口径,确保一指标一口径。数据使用者可提出统计要求,管理者进行统一管理,通过新指标新增加、旧指标再确认两种方式为使用者提供统一查询分析入口。基于互联互通大数据运营管理平台,通过规范数据目录汇聚整合形成指标体系;使用概率分析法、对比分析法治理历史数据,实现历史数据的标准化编码。通过完善安全访问控制、数据质量保障体系,以及智能的数据映射能力,简化数据资产生成,实现数据的提纯加工。根据具体的业务,针对各系统的重点与难点,量身定制解决方案。

5G+机器人云控视平台提供互联网远程接入探视,增加互联网攻击、数据泄露、摄像头入侵等风险。项目的难点和重点在于对接入互联网的远程探视平台进行安全规划设计,做实有效的防护措施,以保证患者私隐的信息安全。经过头脑风暴与反复讨论推敲,医院最终确定采用安全云端服务、专线专网隔离、医患权限管控、大数据安全态势感知等技术措施,技术方案详见图3-35。

5G+机器人运输配送项目,对于我们妇儿医院来说,难点在于机器人需要运转在孕妇和儿童特别多的复杂环境,无人安全驾驶是重中之重。在应对这个难点时,机器人通过5G物联网络实时传输周围视频到服务器,运用深度学习算法进行障碍物识别和跟踪,通过三维视觉建模实现自主学习,对不同障碍物采用不同的避障策略,对不同环境设置不同的通过规则,准确判断移动物体轨迹及环境中的各种情况,使机器人在

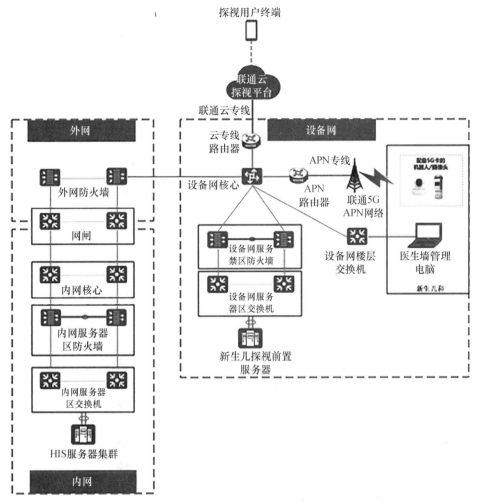

图3-35 5G＋机器人云控视平台技术方案

复杂环境下可顺利行进、开门、乘梯；无人驾驶、红外声光提醒帮助在保证环境和人员安全的前提下，完成运输工作；业务决策逻辑和算法保障运输效率和运行安全；蜂巢设计避免取错；RFID自动识别目的地、简化操作；指纹、密码、刷卡开门等安全设计实现全程权限管理，确保物品安全、目的地正确。

对于发热门诊无人值守药房，提供24小时无人值守下的精准发药服务，能有效减少医务人员工作负荷和感染风险。项目能真正落地，除了要在如何保障正常发药上下功夫，关键还在于落实发药过程中各种异常状况的处理流程。如取药口视频监控确保可追溯，超时未取药品回收保障安全，还有各种未知状况的远程药品咨询，通过解决未能提前预计的非标准流程问题，让无人值守药房依然可以提供可靠、贴心、安全的全程自动化配发药服务。

四、互联互通建设成效与亮点

互联互通标准化成熟度测评工作的开展是对医院信息化水平进行评价、监督、保障和提升医疗服务质量的重要举措，无论对医院实现科学化、规范化、标准化管理，还是推动医疗事业可持续发展，都具有极其重要的意义。

医院以精细管理、智慧管理为导向，在患者服务、临床诊疗、运营管理方面紧随时代技术而进步，管理理念提升、安全保障升级，应用创新不断。

（一）疫情综合防控管理系统

自主研发全国首个疫情综合防控管理系统，全流程闭环管理，精心守护医院各防控哨所。利用信息化手段优化流程，实现问卷填报、风险自动评估、签到告警、医护工作站实时警示、病史自动生成、问卷打印、管理部门分析、个案追踪，确保实现事前调查、事中控制、事后追溯的全流程闭环管理，有效提高综合防控能力，详见图3-36。

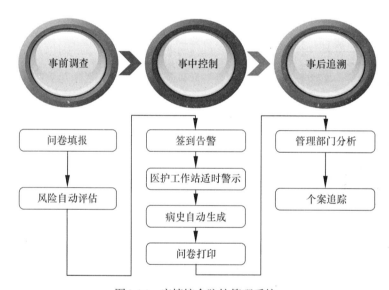

图3-36　疫情综合防控管理系统

（二）5G＋机器人云控视平台

多院区统一管理的"5G＋机器人云控视平台"，通过部署360全景高清摄像头和基于5G网络技术的移动机器人，为新生儿家属提供24小时及时、非接触、无障碍探视服务和护理操作宣教。家属借助手机等终端访问医院探视平台，自主选择合适时段进行探视预约，解决了传统集中探视模式所致的患儿家属专门请假、路途往返、停车不便、视野不清、人数受限、等待时长、探视时短及患儿母亲探视不便等一系列实际问题，实现探视"零"等待，应用场景详见图3-37。

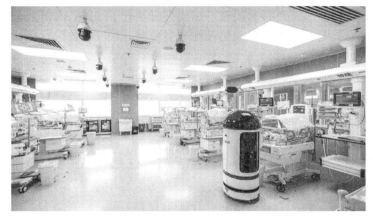
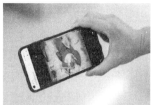
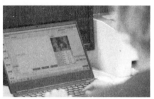

图3-37　5G＋机器人云控视平台应用场景

"5G＋机器人云控视平台"打破时空人数限制，避免人群聚集，缓解家属焦虑情绪，2021年新生儿科平均住院日7.95，除去住院天数≤3天的短期住院患儿，人均探视次数1.78次，资源不变情况下，探视量提高33%，医护日均工作量减少一半，有效缓解医护人员高强度工作带来的压力，同时解决NICU疫情期间探视难等痛点。

项目入选国家工信部和国家卫生健康委5G＋医疗健康应用试点项目、2021中国通信工业信息化科技创新推荐目录；获第五届全国智慧医疗创新大赛广东赛区二等奖，全国总决赛三等奖。

（三）5G＋机器人智慧配送管理平台

医院基于医院内部人员、物品种类、应用场景及实际环境、院感防控管理要求，打造与医院实体环境相匹配的5G＋机器人与轨道物流、气动物流相结合的综合智慧配送管理平台。

门诊以5G＋机器人为运输配送主体；住院部、静配中心等功能相对固定部门设置轨道物流，感染楼内、感染楼与中心检验室之间设置气动物流，并辅助以5G＋机器人。平台根据运送物品特点、距离、路线、空闲资源等自动调配，选择不同的机器人、底盘或箱体，满足药品、标本、静配液体、无菌器械包、被服等不同配送需求。目前，三大体系覆盖医院95%的物资运输需求，落地使用场景21种，运输准确率达100%。

（四）智慧药品管理

配合疫情防控，首创发热门诊无人值守药房。多源读取处方、核实患者身份，提供24小时无人值守准确发药，有效减少医务人员工作负荷和感染风险。取药口视频监控、音光提示，防偷窥大触屏，确保药品全流程可追溯，质控管理精细到盒。超时未取、远程药品咨询等为患者提供可靠、贴心、安全的全程自动化配发药服务。避免人员聚集、降低交叉感染风险。

中西药房、急诊药房、住院药房通过与发药机、包药机以及智慧摇篮、智慧药柜等自动化设备对接，实现药品的配发和加药自动化管理。中药配方颗粒和住院患者口服药支持分科室、分病区大批量自动机器捡药、分装、打印药袋等，有效降低手工拣药分药的出错率，方便患者携带和服用，保障患者用药安全。

静配中心通过全自动静脉调配机器人、智能针剂库、智能溶媒货架、智能移动排药系统、自动分拣机等自动化设备有效降低了药品损耗，提高效率的同时，减少了差错。

据统计，2022年上半年新城院区日均挂号量6598，门急诊自动发药系统日均发药2699人次，发热门诊无人值守药房日均发药631人次。发热门诊无人值守药房、门急诊自动发药系统、住院包药系统、静配中心、毒麻药管理与合理用药、前置审方、药事管理等系统共同构筑成高效、准确的医院药品智慧管理平台。

五、体会与展望

互联互通改造初期，医院已建设的大小系统数百个，各系统间数据交互需求接口近500个。由于信息化建设起步较早，不同厂商和异构系统数量众多，虽然已实现跨部门、跨系统、跨机构的信息互联互通和资源共享，但交换标准不统一，兼容性不佳；数据口径缺乏统一标准规划；长期积累导致维护工作量巨大，几个方面一定程度制约了医院数据流转效率和数据资产挖掘整合利用。

在互联互通测评工作中，医院以评促建、以评促用、以评促改，全面梳理业务数据流。以国家数据标准为参照，通过主数据管理系统，对各数据集内涉及的标准数据元、数据元值域进行统一管理，建立院内术语、字典与标准术语、字典的映射关系。对于院内不符合规范的电子化文书、业务，依据标准对业务系统进行结构化改造。协调各业务系统承建厂商按照规范进行系统改造，一定程度盘活了医院沉睡数字资产。

同时，医院对系统间交互接口做了统一的规划改造，以业务事件为驱动，通过服务复用简化系统接入的工作量。引入消息队列，将部分系统的交互异步解耦，通过观察队列的峰谷判断系统的容量，制定了一系列的收扩容计划。

展望未来，平台高可用将成为我们攻克的重点。

第四章

互联互通与以价值为核心的数据治理

本部分围绕医院数据治理建设与应用、大数据平台与数据建模、临床科研信息化建设、医疗健康数据利用与挖掘等，多角度分析互联互通测评工作在推进医院数据治理、推动数据价值挖掘与利用方面发挥的作用。

案例45 基于数据中台的医疗数据全生命周期管理项目建设与成效

申报单位：首都医科大学宣武医院

一、单位简介

首都医科大学宣武医院始建于1958年，是以神经科学和老年医学为重点的三级甲等综合医院，是我国神经科学初创基地和人才培育的摇篮之一。在探索推进新时期高质量发展道路上，医院搭建了神经科学、老年医学的国家中心及国际平台，各学科稳步发展，神经科学各分支学科不断发展壮大。目前拥有国家重点培育学科1个，国家临床重点专科6个，国家神经疾病医学中心等国家级平台9个，北京市老年保健及疾病防治中心等市级平台10个。在智慧医院建设进程的不断加快下，医院管理者将信息化作为医院基本建设的优先领域，由院长兼主管院长总负责，成立了由信息中心、医务处、病案统计科、临床等部门人员组成的项目管理团队，并设置完善的组织架构和必要的人、财、物支持，推进智慧医院建设项目良性发展。

二、医院信息化发展

宣武医院的医疗信息化建设历时20余年。2003年，医院门诊医生工作站上线，业务系统摆脱财务核算的概念，升级后具备处方开具等功能。

2012年，国家卫计委提出以电子病历为核心的信息化建设。医院持续按照国家标准，借鉴国际同行有价值的顶层设计理念来规划医院信息化的整体建设布局，同步开始广泛的信息系统建设，包括电子病历、移动护理等。2015年，宣武医院大规模应用物联网技术，并引入集成平台进行业务系统数据交互。2017年，医院完成住院、急诊的无纸化，并于同年11月通过HIMSS EMRAM（住院）七级评审，充分验证了宣武医院信息化建设的实践成果。

2018年，医院构建了临床数据中心，建立起较完整的运营分析指标体系，同时开始探索构建智慧医疗质控体系，开设急性脑卒中患者信息绿色通道，进行急性脑卒中患者救治的全流程决策支持，并将AI技术逐渐扩展至病案质控、静脉血栓栓塞症防治等领域，构建起诊前识别、诊中干预、诊后分析的医疗闭环管理模式，并在2018年度互联互通标准化成熟度测评中获评四级甲等。

2019—2022年，围绕医院信息化发展过程中的医院信息系统类型繁杂、数据存储形式多样、标准不一、数据集成与治理难度高等问题，宣武医院对标国家新版互联互通建设标准，对新旧系统进行改造，引入医疗大数据中台对医院数据进行全局治理，并通过了2020年度国家互联互通标准化成熟度测评五级乙等。同时，在国家大力倡导互联网建设的背景下，构建"掌上宣武医院"平台，患者可以借助互联网诊疗平台完成复诊的就医全过程，让人民群众切实享受到"互联网＋医疗健康"创新成果带来的实惠与便利。

三、互联互通建设与改造

（一）建设项目概述

围绕智慧医院建设过程中的医疗数据集成、治理、应用的痛点与需求，宣武医院对标国家新版互联互通建设标准，构建以数据中台为核心的技术架构，通过深入医疗数据全生命周期的各关键环节，全局设计医院数据治理体系框架，形成全域元数据汇聚、可共享与复用的全链路数据资产管理体系，实现医院数据互联互通、整合利用与自主管理目标，并将数据价值开放给应用端，赋能智慧医院建设，构建临床、科研、运营等领域的AI应用，助力医院高质量发展。

（二）医院数据存在的问题

医院在推进医疗数据互联互通、挖掘数据价值的过程中，面临着诸多挑战：①医院医疗数据急剧增长，传统的关系型数据库已难以胜任海量数据的快速计算和管理需求；②医院信息系统类型繁杂，各业务系统间存在数据孤岛，数据存储形式多样、标准不一，难以集成；③院内数据多源异构，非结构化数据无法直接用于计算、利用；④数据质量低下，缺乏统一的数据管理中心、数据价值管理体系、安全的数据环境等；⑤基于原始数据计算的各类指标数据统计口径不一致，指标体系缺乏统一标准；⑥医疗场景中产生的数据更多关注个体而非群体，无法满足临床科研对数据横向整合、深度挖掘的需求。因此，医院推进数据管理工作刻不容缓。

（三）解决思路

解决思路主要包括以下几方面：

（1）医院信息化建设应该以国家标准为依据，数据治理也不只单纯针对数据本身，还要关注人员、组织架构、流程、技术与工具等因素。宣武医院成立了数据治理工作项目专班，由主管信息化副院长牵头，信息中心、医务处、门诊部、临床科室专家共同组成。其中，信息中心作为基础支撑部门，从技术角度梳理整体业务流程。

（2）数据集成是搭建后台数据的基础。宣武医院引入的数据中台采用分布式、云原生架构新一代集成引擎，支持多种类型的数据共享和医疗信息互操作；在开放性上，平台开发语言采用Java，支持Groovy脚本处理，并提供开放系统API，便于二次开发，减少成本投入；在使用上，提供全中文API文档与图形化配置界面，学习门槛较低，操作便捷。

此外，数据集成的服务对象首先应该是医务人员，比如从临床医生的角度来构建信息的互联互通，让医生可以实时地看到患者的医疗数据。数据的另一个重要服务对象是管理者，宣武医院从2014年到2015年就致力于数据展示，利用核心业务指标为领导决策提供支持。

（3）医院要利用好数据的基础在于数据治理，将数据转换成有用信息所需的流程和工具就是数据治理的工作。宣武医院根据医院业务特点与需要，利用数据中台全局设计医院数据治理体系框架，通过全生命周期的数据治理，建立医疗数据采集、存储、整合、分析、应用的全流程，梳理形成高质量医疗数据。

医院数据治理的主要措施包括：①将医院医疗数据集中导入数据中台，构建统一的数据地图，以元数据管理为基础，梳理数据血缘关系，对医院的所有业务数据进行"摸底"，协助临床科室、管理部门高效浏览和管理所有数据；②建设全局的数据指标体系，实现指标定义明确、统计口径一致，解决各部门统计结果无法对齐、报表重复开发的痛点；③构建符合国家规范的数据质量评测框架，利用数据中台自动进行数据质量稽查，并对医院数据质量进行实时、动态监控，以及进行问题溯源查因；④在数据中台构建可视化的方式，医院自主进行复杂的数据处理、统计分析、数据开发工作。

（4）在医院数据形成可共享和复用的数据资产分层模型基础上，契合医院实际业务场景构建闭环管理的业务流程，将数据服务快速推广到其他应用领域，有效支撑数据上报、电子病历评级、互联互通测评、三级医院评审等政策要求，提高信息系统应用水平，支撑智慧医院建设目标。

（四）技术路径

数据中台是建立在大数据平台基础之上，具备业务属性，强调提供相应的工具和机制来实现医疗数据能力的全局治理、共享和复用。在数据集成与开发层面，用分布式计算存储引擎，为医院提供统一的用户及权限管理、数据采集能力；在数据治理层面，通过提供数据开放API和管理套件，进行360°数据全链路追踪与统一治理；在数据应用层面，以医疗业务报表开发为例，数据中台首先自动采集多源异构的医疗数据，利用自然语言处理技术将其转化为标准化的临床术语，经过数据计算与处理，形成一套多维度、多度量的数据模型；通过构建数据标准体系与数据指标系统的方式，统一数据指标口径，储存到数据中台中；面向医院业务用户构建统一的服务接口，用户通过中台的可视化界面，自定义数据服务API，可快速便捷生成各类业务报表（图4-1）。

四、互联互通建设成效与亮点

（一）建设成效

1. 数据治理成效

（1）实现360°数据全链路追踪与精准治理，提高数据质量与治理效率：宣武医院

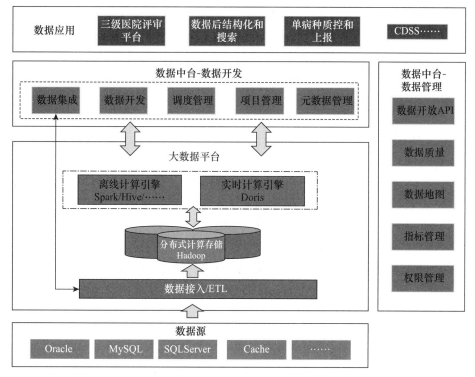

图4-1 数据中台技术路径

利用数据中台对信息系统中的所有元数据进行整体规划、抽象描述，设计出数据模型来摸清原始数据的类型、量级、数据之间的血缘关系；在采集医院全量医疗数据过程中，中台可自动调取内部元数据，集中展现医院完整的信息资产，形成医院的"业务数据地图"，进行360°数据全链路追踪与治理。

其次，数据中台直连医院业务数据库，通过在数据中台内置国家制定的数据规范，利用AI运算能力对医院数据进行一致性、完整性等多维度的自动评价，医院也可选择不同的数据质量评价指标，在线自动生成评估报告，有效提升医院数据治理效率与质量。目前数据中台内置了1600多条临床数据质量检测规则，可全面满足医院数据治理需求。

为帮助管理人员动态、直观了解院内数据治理情况，数据中台可实时将数据治理结果、数据资产等可视化呈现。

（2）促进医疗数据互联共享：宣武医院利用数据中台的数据集成与采集能力打通医院各信息系统，进行标准化处理后集中储存到数据中台中，使所有业务系统数据通过数据中台进行交互，根据生产和消费需要，进行数据的分发和传递。

例如，利用数据中台的临床数据中心，可进行病历查询、智能语义多条件高级检索，帮助临床快速定位患者群体；并以就诊时间轴的方式展现患者历次就诊的信息，直观查看医嘱闭环。实现实时将符合条件的患者纳入专病数据集，进行数据深层清洗及标准化，应用到科研、数据上报等工作中，大大减轻临床数据收集的工作量。

（3）提高医疗数据高复用能力与效率：医院对现有临床业务线指标进行梳理，在数据中台中形成了规范化的临床业务线指标体系层次，使同一命名的指标具有相同的口径，支持医院对不同类型、不同部门的业务指标进行统一管理和利用，实现指标定义明确、统计口径一致，解决各部门统计结果不一致、报表重复开发的问题。各部门人员利用数据中台的可视化界面与数据服务API，将所需业务报表进行相关字段的"拖拉拽"，便可快速生成各类业务报表，实现医疗业务完整、真实的展现。

例如医疗质量安全改进目标中的"住院患者静脉输液使用率"，医院在中台相关界面上将"出院日期"字段拖进报表"维度"（X轴）区域内、"静脉输液患者数"字段拖进"度量"（Y轴）区域内，便可实时生成可视化图表。

（4）数据资产自主管理：医院可以将各种原始数据导入中台，中台自动对各类数据进行规范化处理，形成数据地图，以便于后期的应用与调取，可真正拥有数据自主管理权。

此外，数据中台的数据资产模块支持医院有效管理医院数据资产目录，追溯数据来源，进行数据质量规则维护，查看数据质量报告，进行统计指标的定义和管理。

2. 通过互联互通成熟度五级乙等测评

宣武医院在以评促建过程中，先后经历了2017年和2020年两个版本的医院信息化建设互联互通标准化成熟度测评方案，通过对标国家标准进行互联互通标准化建设，在2018年度互联互通标准化成熟度获评四级甲等后，又在2021年通过2020年度五级乙等测评，充分验证了医院的互联互通建设成果。

3. 支撑临床、管理、科研应用

通过数据中台实现数据资产化，构建临床、科研、运营等领域应用，将高质量数据开放给临床诊疗、医务管理部门等。构建高级别的临床辅助决策支持系统（CDSS），辅助临床进行单病种质控与数据上报、病案首页/病历内涵质控、静脉血栓栓塞症等在院患者风险预测等精细化管理，完成数据到数据资产的转化应用。

基于数据开放服务实现的单病种数据上报系统，以数据服务的方式支持数据上报系统相关字段自动填写，极大地减少了临床医生数据上报工作量。

将AI算法模型导入临床电子病历系统中，在患者住院期间可动态、自动、实时预警患者VTE风险，引导临床实施规范的VTE预防，保障患者安全。

（二）建设亮点

医院通过基于数据中台的数据治理，实现了5大类目标：①首先是提升数据质量，通过数据中台可及时发现并解决业务系统数据问题，从数据生产源头到数据应用的全过程进行数据管理，保证数据的可用性；②促进数据开放共享，医院可以快速提取和分析数据，如快速完成各类数据上报等智能数据应用；③优化流程管控，将数据管理各环节打通，实现完整、全过程的数据使用监控流程；④降低成本，量化数据存储和计算成本，避免数据重复建设，降低数据接口开发费用；⑤促进管理创新，优化业务流程和资源配置，提高医院业务管理能力。

五、体会与展望

（一）秉持"以评促建""以评促改"的建设方针

（1）通过互联互通测评，信息化建设有明确方向。按照国家标准，结合医院需求，对信息化进行整体设计和布局。而2020年版互联互通测评标准不仅对医院平台性能要求更高，同时对新技术应用要求更高，要求有集成平台、科研大数据平台、5G、互联网等的技术应用。

（2）在智慧医院整体框架当中，互联互通促进医院整体架构体系建设，明确了国家标准规范。在5级乙等建设过程中，医院系统稳定性、可靠性都有所提高，同时对新旧系统改造、新系统建设，都有一套成熟有效的管理模式和建设方案。

（3）互联互通建设促进了数据标准化，为医院内部数据交互共享和其他医疗机构之间数据交互共享打下好基础。

（二）定性定量双重测评，实现"对标对表"

数据标准化要遵循国标、行标、地标的原则。有国家标准的先用国家标准，没有国标的用行业标准，最后再考虑地方标准。其次，选择好标准后，因为历史数据还要继承，还要做好老标准、新标准对照和映射。最后，在整体数据替代、字典的改造过程中，要结合医院实际业务应用，边生产、边改造、边使用。

此外，互联互通增加了闭环管理的概念，不仅考验平台性能，同时也考验医院业务系统应用情况和应用水平，包括核心管理制度落地，这个过程一定要跟医院实际业务场景密切结合。

（三）建设展望

①宣武医院将继续加强数据治理和大数据挖掘建设，建立数据治理标准。②继续做好"互联网＋医疗"，互联网医疗的目的是为患者提供线上的健康咨询或疾病咨询，从而增强患者对医院服务的黏性，通过信息化让医院的服务延伸，增强医院本身的竞争力。③持续遵循北京市卫生健康委和北京市医院管理中心每年提出的要求来完成工作。④通过信息化的方式，做好多院区之间的医疗业务、数据管理的协同，这也是很多医院都面临的工作。

案例46　基于互联互通的"数智化"医疗质控闭环建设与成效

申报单位：江苏省人民医院

一、单位简介

江苏省人民医院，即南京医科大学第一附属医院、江苏省临床医学研究院、江苏省红十字医院，前身为1936年成立的江苏省立医政学院附设诊疗所，至今已有87年的历史。

作为国家重大疫情救治基地、国家（江苏）紧急医学救援队承建单位，承担国家疑难病症诊治能力提升工程建设项目。现有国家重点学科1个，国家临床重点专科18个以及建设单位3个，省临床医学研究中心5个，江苏高校优势学科1个，省重点学科1个，省"国家重点学科"培育建设点1个，省"科教强卫"工程临床医学中心7个，医学重点学科（实验室）21个，省级专科（病）诊疗中心8个，省级临床重点专科34个。

医院在2021年度全国三级公立医院绩效考核中，居全国第16位；在复旦大学医院管理研究所发布的2021年度《中国最佳医院综合排行榜》中，列全国第22位，3个专科进入前5，13个专科在全国专科声誉排行榜中获得提名。在2021年度中国医学科学院"中国医院科技量值（STEM）"排行榜中，科技影响力综合排名位列全国医院第16位，江苏省第1位，有6个学科进入全国排名前10；临床医学进入ESI全球排名前1‰，位列内地高校第8位。

二、互联互通建设与改造

医院互联互通的"数智化"建设是信息化发展的必然历程，互联互通标准化成熟度测评工作既是对医院信息化程度客观而全面的评价，也是对医院临床诊疗规范化以及智慧临床建设工作的推进。围绕不同应用场景，制定功能、技术标准和评价机制，在互联互通的基础上实现信息化深度应用进阶，推动医院医疗质量不断提升。

（一）建设项目概述

江苏省人民医院按照医院信息互联互通标准化成熟度测评方案，对医院数据进行全局治理，提高医院数据质量，为医院各项业务提供安全、快速而开放的数据服务，打通医院现有系统间信息流通的壁垒，实现院内及区域各信息系统间的互联互通。在这基础上，围绕临床诊疗与医疗管理存在的问题与痛点，对医院信息系统医疗服务应用功能与能力进行改造与升级，引入基于人工智能技术的临床决策支持系统，构建"数智化"医疗质控闭环平台。

平台建设主要包括以下内容：①建设了全院统一调用的丰富临床知识库，基于知识库在门急诊、住院环节为临床提供覆盖诊疗全过程的智能知识支持，提高临床决策能力，优化临床诊疗方案，并使医生在成长周期内可便捷获得实时、动态、循证的医学知识。②基于互联共享的信息系统与高质量的医疗数据，在全院住院患者的住院全周期中，利用CDSS对患者全病程数据进行整合分析，挖掘疾病危险因素与疾病变化信号，在临床诊疗过程中对VTE、房颤等疾病风险提供实时动态预警和事中处置干预，实时筛出中高危患者并推荐恰当预防措施。③平台持续追踪与采集医疗活动全过程数据，为医院管理部门提供医院运行、医疗质量与安全检测指标情况，帮助管理者直观掌握、实时监控临床诊疗行为，使医疗决策更加准确。依托"数智化"平台信息化建设，实现创新医疗管理模式，提高临床诊疗规范性，最终形成信息互联互通下的医疗质量管理闭环，促进医疗质量持续改进。

（二）信息互联互通下医疗质量提升与改进过程

江苏省人民医院一直将保证医疗安全放在首位，对医疗质量与安全管理不断进行探索与实践，运用人工智能、大数据为医院医疗质量持续赋能助力。通过将"数智化"平台的临床决策支持系统无缝嵌入医院信息生态，采用医护人员工作界面实时弹窗提醒的交互方式，把医疗质量管理与控制关口前移至临床端，完善环节质量控制手段，提升以病种为基础的诊治过程质量管理水平，构建疾病诊治与质控的闭环管理。

1. 建设全院统一调用的丰富医学循证知识库

知识库的建立与维护，只有起点没有终点。基于互联互通测评工作对知识库建设的标准与要求，知识库要具备灵活调用的特点。将临床诊疗规则嵌入信息系统，供全院不同的应用系统统一调用，并且可随时将新的知识自动纳入知识体系中，实现动态、实时的知识库建设与决策支持，规范医疗行为，提升医院管理水平。

医院基于CDSS的知识库由四大部分构成：①应用知识库，包括鉴别诊断、智能推荐、病种质控、合理性规则等；②对照知识库，包括医院字典、CDSS字典；③基础知识库，包括疾病、检查、检验、文献等；④标准知识库，如SNOMED-CT、ICD-10/11等。囊括4000余个病种诊疗路径、万余篇国内外权威文献、700多个医学评估表等，并结合人工专家标注方式不断迭代、验证，能够有效支持医院临床业务需求与医生学习。

2. 基于知识库，覆盖更多应用场景与临床需求的高级临床决策支持

基于知识库实现高级临床决策支持是医院信息化发展的必由之路。为了覆盖更多的应用场景与临床需求，医院在知识库建设上通过自主维护诊疗知识库，实现隐性知

识显性化、个体知识组织化，发挥知识服务效用，供院内外使用，还能提高CDSS知识库的知识完整性、丰富性与覆盖率。

在医生接诊患者后，CDSS后台知识规则在医生书写病历过程中自动被触发，根据患者的主要症状、伴随症状、体格检查等信息，结合其历史就诊的数据，实时推出疑似诊断。医生作出诊断决策后，CDSS结合患者实际病况，按指南规范推荐治疗方案。在临床诊疗过程中，AI应用知识库规则对诊治过程中不规范行为进行流程性检查，对质量缺陷问题以弹窗的交互方式进行实时提醒，由此，使医院执行统一的诊疗标准与质控标准，促进诊疗同质化、医疗质量管理标准化。

3. 基于数据联通与治理下的患者画像，提供覆盖患者住院全周期的疾病动态预警

在医疗过程中医疗风险始终存在，全面筛查与管控患者疾病风险，可有效助力临床落实防治工作，提高院内疾病风险规范预防率。

在实现医院业务系统数据的互联互通基础上，通过整合患者在院诊疗数据，从海量信息中快速提取和分析数据，助力临床更早、更准确地识别疾病风险。根据互联互通测评的VTE预警、急性肾损伤预警、慢阻肺预警等评审指标要求，医院应用基于CDSS的临床质量管理平台对多个病种由"点"及"面"进行质量改进，打造病种"管理网"，整体提升医疗质量管理，保障患者安全。

4. 实时汇总医疗活动数据，支撑医疗管理决策

从医院管理者角度而言，医疗质量管理必须是有数据支持的循证管理。基于CDSS的医疗质控闭环平台在实时监控临床诊疗行为的同时，对质控数据进行统计汇总，实时为医院医疗质量管理和绩效管理提供数据支撑，帮助医院各级管理者进行可视化管理，直观了解过程行为与终末质量，并使医疗决策更加准确。

CDSS数据统计功能为医疗质量评价与决策提供客观数据，解决了传统人工事后抽查的质控滞后性，促进诊疗规范化与管理智能化。同时，CDSS深入患者住院全过程，自动预测其病情发生发展，解决了疾病风险动态筛查问题，并帮助医院由特定科室防治转为全院性防治，实现住院患者风险全面管控。

（三）技术路径

在互联互通的应用效果上，强调了闭环管理的概念，不仅考核平台性能，同时还考验医院业务系统应用情况和应用水平。在满足互联互通测评标准的基础上，医院医疗质量管理路径与医院实际业务场景紧密结合，为管控临床诊疗质量设计了医疗人工智能闭环管理系统。系统实时通过智能接口采集患者分散在医院不同信息系统的诊疗数据，以自然语言处理、术语映射的方式将患者数据转换为标准化数据集，联合系统知识图谱构建医学推理引擎，评价医疗行为中存在的问题，为临床诊疗提供符合循证医学证据的决策支持，助力医院提升医疗质量与管理效率（图4-2）。

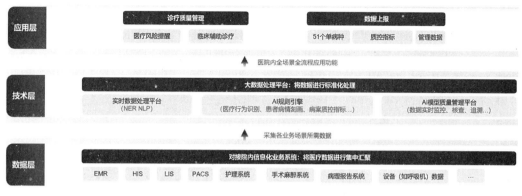

图4-2　医疗质控管理闭环技术路径

三、互联互通建设成效与亮点

（一）建设成效

1. 医疗质量改进成效

（1）提升临床诊疗决策能力与知识管理能力：患者与医生的每一次互动都可能产生至少一个信息需求，且最有可能与治疗有关。CDSS从急诊、住院医疗场景实际出发，结合真实环境诊疗数据抽取的关键信息，形成面向全院统一的知识调用服务，通过CDSS知识库实时推出符合患者个体情况的诊疗建议，提高临床诊疗决策的合理性。医院统计了出院时间在2022年1月1日至6月16日的用户点击数据，整体点击量为394623次，覆盖患者数为123394位，覆盖医生数为2367位，智能推荐数为8299555次。统计了2022年1月1日至6月16日全部住院科室的预警次数，共282436次。包含检验合理性10939次，检查合理性5898次，手术合理性2819次，药品合理性131903次等。由此可见，基于全院统一的知识调用服务，极大提高了临床决策能力，减少了医疗风险，有效降低了医疗差错的发生并全面提升了医院的医疗质量水平。

（2）提升医院临床诊疗规范性与疾病风险管理能力：院内VTE防治实现自动化、动态节点评估，系统可自动计算VTE风险评估率、VTE发生率等情况。CDSS上线后，全院平均VTE风险评估率提升至95%以上，检出中高危患者超过5万人，使院内风险群体得到全面筛查，临床依从系统提醒后评估率、预防实施率呈现上升趋势，有效保护患者安全。

在房颤患者脑卒中风险管理上，基于CDSS的房颤脑卒中风险防治系统从全院住院患者中识别出房颤患者，自动预测患者脑卒中发生概率，并对高风险患者抗凝治疗方案进行事中干预。根据2022年12月至2021年2月的数据显示，房颤患者确诊率、脑卒中风险评估率、出血风险评估率均呈上升趋势，系统能提高房颤脑卒中风险管理效能，保障患者安全。

（3）提高医院运营管理效率：通过医疗质控闭环建设，提升了临床诊疗规范水平，加强了医疗质量内涵管理，促使医院医疗服务体制向整合的、以患者为中心的、高效的医疗服务交付模式转变。将采集统计的各类数据，通过可视化方式实时反馈给临床、职能部门、管理者，大幅提高了医院运营管理的质量与效率。

2. 助力成立江苏省VTE防治联盟

为进一步提升我省VTE防治水平，2020年12月江苏省VTE防治联盟成立，江苏省人民医院和兄弟医院一起建立标准化、规范化的省内VTE防治和管理体系，形成全省VTE项目相关疾病的诊疗管理指南和标准并加以推广，提高医疗质量与安全，增强专业领域学术和科研交流。通过以联盟的方式对VTE防治工作的整体推进，积极引导各级医院加强院内VTE防治的科学化、精准化管理，充分发挥质量控制与信息化建设在VTE防治管理工作中的重要作用，规范院内防治体系中评估、预防、诊断、治疗及质控等建设问题，从而推动我省整体VTE防治水平的提升。

3. 助力互联互通成熟度测评

2018年5月，医院正式开展互联互通成熟度五级乙等迎评工作，基于CDSS的信息化建设，实现了基于知识库的医疗辅助提供临床决策支持的相关评审指标，以及基于大数据的决策分析方面提供临床决策支持的相关评审指标，助力医院顺利通过互联互通成熟度五级乙等测评。

2019年6月6日，国家卫生健康委统计信息中心公示了2018年度国家医疗健康信息互联互通标准化成熟度测评结果名单，江苏省人民医院顺利通过了互联互通标准化成熟度测评五级乙等测评，这是目前国内该项目评定的最高级别。

（二）建设亮点

1. 提高工作效率

以VTE评估为例，机器模型自动运算在毫秒级别，每周至少为医护人员节省500多个小时的工作时间。实现与医院CPOE系统联动，CDSS根据患者画像自动生成预防医嘱并可一键回写至CPOE，提高诊疗效率，大幅减少评估工作中的人力投入，有效节省临床工作时间，提高临床评估积极性。

2. 质控关口前移

医院多依靠事后抽查病历方式进行质控，CDSS通过临床诊疗实时监控与事中干预，将质控关口前移至临床端，实现诊疗过程质量管理。实时的质量测量和客观数据反馈，有助于改善传统人工终末病历抽查的滞后性与延迟，解决传统病种质控录入复杂、统计困难、给临床添加工作量等弊端，增加临床诊疗的指南依从性，加强终末质量的持续改进。

3. 提升决策支持应用效果

相比信息化初级质控，集成循证医学知识库的CDSS可读懂和执行逻辑，从大数据中挖掘知识关联，减少医生知识积累与信息分析能力的局限性。采用自然语言处理技术（NLP）对多源异构的病历数据进行医学命名实体、关系实体的抽取和标准化。通过构建完整、标准的中文病历实体分类标签体系，支持NLP识别实体类型粒度更细的病历文本，让计算机读懂病历语言，提高CDSS应用效果。

4. 提高质量评价覆盖面

CDSS与电子病历关联，通过弹出大窗提醒与分级"卡控"，促使临床必须执行项目，避免管理流于形式。基于AI的CDSS具有深度学习能力，映射标准临床术语，能够在真实临床环境应用中持续更新迭代，增加临床决策效能。同时，AI的强大运算能力可覆盖医院全量病历、全部住院患者，减少人工质控疏漏与人工抽查样本的局限性，扩展了医院疾病风险管理范围，使医疗质量评价工作的开展从特定科室转为全院性。

四、体会与展望

互联互通标准化成熟度测评是医院信息化建设的重要抓手，由此实现以评促用、以评促改、以评促建，在促进院内甚至跨机构跨地域互联互通和信息共享的同时，实现医疗质量的不断提升与改进。基于信息化的医疗质量管理，要做好统筹规划、系统设计，确保标准理解到位，实施路径可靠；要有健全的组织机构和协调机制，特别是与厂商之间的理解和配合，确保思想统一，行动一致，实行有效的项目管理制度，确保工作有序进行；也要有医院职能部门和临床科室的参与配合，确保业务流程的升级改造和充分利用。

随着医疗市场的出现和医疗模式的转变，医疗质量的内涵不断扩大，包含基础质量管理、环节质量管理、终末质量管理，信息化建设对医疗质量管理起着举足轻重的作用。医院高质量发展是一项系统工程，医疗质量同医务部、护理部、药学部、医技部，乃至后勤相关部，都息息相关。提高医院诊疗水平需要改善医疗环境、加强内涵建设、制定质量标准、部署战略规划，进一步挖掘医院的管理效益。

案例47 基于微服务中台技术构建医院互联互通 数据治理新格局

申报单位：浙江省宁波大学附属第一医院

一、单位简介

宁波大学附属第一医院于2023年3月1日由原宁波市第一医院与原宁波大学医学院附属医院（宁波市第三医院）整合组建而成。医院是浙江省三级甲等综合性医院、省区域医疗中心，连续3年全国三级综合性公立医院绩效考核排名进入前百位，现设置月湖、方桥、外滩三个院区，总建筑面积40.03万平方米，核定床位3900张。目前，医院全面托管5家县区级医院，对口帮扶4家县区级医院。

医院信息科团队共34人，分临床组、医技组、患者服务组、行政后勤组以及基础支撑组，任命5位小组长，另外有4位技术骨干在托管医院担任信息科科长，整个梯队建设合理。信息科在医院既是临床服务科室，又是决策支持科室。利用自身的专业知识服务于临床，提高临床工作效率，创造出有价值的科研成果。同时信息科最能把握数据资产全局，利用大数据分析，为医院的重大决策提供支撑。

二、医院信息化发展

（一）医院信息化发展历程和现状

医院信息化建设起步于20世纪90年代，经过30年多来的砥砺前行、开拓创新，医院逐步探索出一条符合自身发展的智慧医院建设之路，并于2018年通过互联互通标准化成熟度等级四级甲等认证，2020年通过互联互通标准化成熟度等级五级乙等认证。

在医院整体互联互通建设过程中，医院通过集成平台，将HIS、LIS、EMR、PACS等上百个信息系统和互联网＋应用整合，实现全院数据"采集-整合-应用"的全流程管理。目前医院平台接入系统厂商76个、170余个业务系统；每天平均处理HL7消息184.8万条；提供HL7服务134个、查询服务21个，共155个；提供Web API、Web Service数据中心统一标准查询服务29个。

（二）医院原有信息化建设模式的不足

1. 互联互通高水平评级对平台的压力

按照《国家医疗健康信息医院信息互联互通标准化成熟度测评方案（2020年版）》

的要求，对于内部联通的业务，四级甲等及以上要求系统必须基于信息平台实现内部联通，且接入平台的系统数量对于每个不同的等级都有着明确的指标（图4-3），可以看到从四级甲等到五级乙等，所需接入的系统数量快速增加，五级乙等评级要求需要接入至少54个系统。

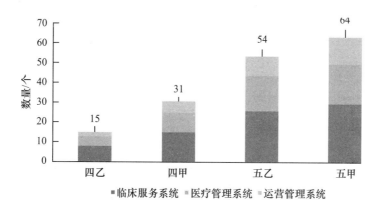

图4-3 互联互通各等级需要联通的内部业务数量
数据来源：《医院信息互联互通标准化成熟度测评方案（2020年版）》

2. 医院系统架构与互联互通五级乙等标准存在差距

对于医院信息化建设的整体方向，国家做了相应的引导，应当更加考虑系统架构对整体信息化建设的影响，如采用新的技术架构——微服务架构，对医院进行整体的建设。这就需要我们医院在建设初期对系统的选项进行甄别，保障未来医院整体的信息化建设的先进性，也是本次医院进行CIS系统切换的一个重要依据。

3. 临床业务开展缺乏数据支撑手段

互联互通五级乙等相较于四级甲等，在数据的应用上做了明确的要求，尤其是面向临床决策支持，一方面需要实现数据标准化建设、临床数据有效管理和应用，另一方面还需要借助如知识库、临床预警等数据支撑手段，对临床决策进行支持。

三、互联互通建设与改造

（一）建设需求分析

1. 技术升级的需求分析

构建新一代的医院核心信息系统，对于提升医院管理效率和医疗服务的便捷性尤为重要。

因此在医院互联互通五级乙等测评的过程中，通过引入微服务和中台技术等新技术架构，对医院的整体技术架构进行升级，执行统一的数据操作标准，来解决医院信息系统在数据管理方面的问题，实现医疗信息的互联互通，保障未来医院整体信息化发展的建设基础。

2. 数据治理的需求分析

医院在业务开展过程中，会产生大量的医疗数据，按数据类型可分为疾病诊疗类、健康监测类、管理和运营类、规则和知识类四大类，各类数据涉及的内容非常复杂（表4-1）。

表4-1　医疗数据分类

数据类型	具体内容
疾病诊疗类	预约挂号数据、EMR数据（医嘱、文书、诊断、护理）、检查检验数据、手术麻醉数据、随访数据等
健康监测类	体检数据、患者产生型数据（可穿戴设备、便携设备、移动健康APP、个人记录数据等）
管理和运营类	运营数据（患者缴费、医保结算、医院运营等）、物资和固定资产数据等 医疗质量：四级手术开展率、CMI值等
规则和知识类	规则（18项医疗核心制度等）、知识库（药品、检查、检验等）

由于医疗数据除了本身数量大、种类多、产生速度快等特点外，还具有复杂性、精确性、隐私性、异构性及封闭性等特点。所以在医院建设互联互通五级乙等的过程中，医院还将重点解决数据种类繁杂、标准不统一、质量参差不齐，疾病相关数据维度多、特性各异，隐私数据匿名化等问题，通过数据治理为医院的整体信息化建设和后续的数据应用打下坚实的基础。

3. 数据应用的需求分析

目前，医院已经通过建设信息集成平台和数据中心，将医疗、临床等相关信息系统在各个业务环节产生的数据进行有效整合，但数据的应用还大多停留在静态展示的阶段，缺乏有效的数据挖掘、数据分析等手段，无法真正实现数据反哺业务，为医院临床辅助决策、智能诊断、科研教学等场景提供有效的数据，实现临床业务的有效决策支持。

围绕上述问题，医院将着重围绕着数据的应用进行探索，实现为医院的临床业务工作者真正提供有效应用工具，帮助医护人员提高医疗质量、减少医疗差错。

（二）建设难点与重点

1. 数据治理措施的提升

为了实现数据的有效应用，就需要医院的应用服务系统建设都遵循统一的数据治理体系，从而达到医院内各科室之间，以及与其他医疗机构、行政管理部门之间"互联、互通、互操作"要求，实现"信息交换、资源共享"。

2. 数据监控手段的支撑

医院缺乏数据监控手段是当下信息化进程中容易疏忽的一个点，没有建立起长期有效的数据质量监督管理机制，常常会导致只有在运用数据的时候才会发现数据的错误，从而大大降低了所有数据的可信度。

（三）具体建设内容

医疗数据管理制度的完善，进一步促进了医疗数据的完整性和标准化程度。例如，针对医疗信息系统使用不完全或业务未开展的问题，可以使用率、执行率为评价指标进行定期考核，并纳入绩效考核体系。改进门诊电子病历，提出全级通用的门诊电子病历模板，同时实现诊疗数据的自动代入、检查检验报告快速引入、门诊病历复写等功能，从而帮助门诊医师快速完成病例，提升数据的完整性。明确的规范要求对医疗大数据的治理极为重要，然而保障数据质量，做好元数据管理、主数据管理、数据生存周期的管理等工作同样重要。

1. 新旧系统切换

围绕互联互通五级乙等建设，对医院原有系统进行切换升级，采用以微服务架构、中台技术为基础的一体化CIS系统，通过微服务架构设计（图4-4），实现各系统之间的数据、应用以及用户界面的集成，保障医院信息化标准化水平，同时基于新一代医护工作站，构建全院信息化建设体系，保障数据标准性、及时性、有效性。

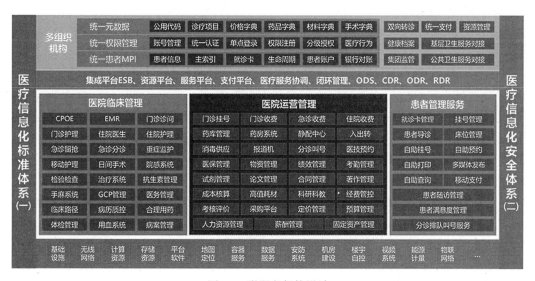

图4-4　微服务架构设计

2. 数据治理建设

医疗数据由于其特殊的属性，往往具有数据分散、质量参差不齐、数据存储结构

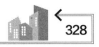
差异大等问题。应用最先进的数据治理理念和技术手段，打造长期持续的数据治理体系，强化数据归集和治理能力，提高数据应用的及时性、准确性、完整性和一致性，夯实数据在线业务开展基础，开拓数据资产化之路。数据采集动态监管和质量分析系统具有数据质量评分、自动预警、自动通知以及自动排查数据质量问题等功能。

同时基于元数据管理平台实现技术元数据、业务元数据的有效管理，帮助医院实时了解目前的数据资源，获得更多的数据洞察力，进而挖掘出隐藏在资源中的价值。实现数据指标颗粒化，形成数据资产的准确视图，缩短数据清理周期，提高数据质量以便系统性地管理数据中心项目中来自各业务系统的海量数据。

3. 数据应用支撑

在数据应用层面，本次建设构建医院决策支持系统的数据处理方法和模型，构建一个可以满足医院不同层次的管理者进行多层面的数据利用和精准决策的决策支持系统，有利于提高医院临床业务和后勤管理的工作质量和效率。

通过对原有系统的切换，基于全新技术架构进行全院信息化建设升级，同时引入数据治理，对医院运行数据进行清洗、整合。通过将数据反哺于业务，实现数据的任务化驱动、智能化预警，帮助各个不同的管理领域、各级管理者在管理决策、临床和绩效评价管理上作出及时、准确、有效的判断与决策，促进信息资源有效利用。

四、互联互通建设成效与亮点

（一）建设亮点

1. 技术创新

为了保障医院未来5～8年的信息化建设的领先性，针对医院的信息化建设特意采用了最先进的技术架构——微服务架构和中台技术，以保证整体项目的技术领先性，通过微服务实现这些各系统之间的数据集成、应用集成和用户界面集成，从而使医院信息化得到全面提升。

微服务技术架构分为基础设施层、服务层、接口层、表现层，在服务层，所有业务模块可拆成业务服务的方式，每个内部服务和外部服务之间可通过API网关进行交互、数据传输。基于微服务的设计，可以对功能模块之间进行独立扩展、独立部署，方便功能模块之间的扩展。

中台技术通过业务、数据、技术三中台重构数字化业务，由业务中台提供共性的业务服务，由数据中台提供个性的数据服务，由技术中台提供公共的通用技术，带来高可用及高并发、云端交付等高效体验。

2. 应用创新

在应用层面上，医院将数据中台运用于医院信息系统数据治理中，可将分散、无效、不标准的数据集中处理使之标准化，并可解决医院现有的IT架构在业务互联互通及数据共享的困境，推动一切业务数据化，实现数据共享和临床信息一体化。构建服务化中台架构，逐渐完善数据服务，有助于医院真正掌握自己的核心数据资产，提高医院管理人员、医务人员及科研人员的工作效率和质量，对医院进行有效监管和科学决策，保障医院信息化建设稳步前行，为医院未来发展提供有力的技术基础支撑。

（二）建设成效

1. 以电子病历为核心的互联互通

医院升级新一代一体化CIS，采用目前先进的适用于医疗行业的微服务架构设计，通过微服务实现各系统之间的数据、应用以及用户界面的集成，使医院信息化提升。系统可以对功能模块之间进行独立扩展和部署，方便功能模块之间的扩充，并通过大数据技术实现数据的清洗、治理、分析，应用于医院集成环境，满足以患者为中心的信息资源整合利用、以电子病历为核心的医院数据中心建设、以信息交换与共享为支撑的医疗协同。

2. 基于数据中心的数据融合利用

基于集成平台消息队列（MQ）及数据中台技术构建的全量实时数据中心，采用高效的并行计算框架，满足全量数据在线高效使用，最大化利用医院信息系统产生的各类数据，实现不同业务系统之间的资源整合和信息共享。

基于新一代一体化医护工作站，实现CIS系统与患者360视图的有机整合，依托患者主索引，连续显示患者历史就诊记录，有效解决了同一患者多身份标识（ID）、就诊记录分散不连续的问题。

借助全量实时数据中心强大的数据服务能力，方便医护人员查看检查、检验、鉴别诊断、既往病历，提升医疗质量和医疗安全。

除数据提取利用外，一体化医护工作站还集成了上报功能，将患者在就诊过程中发现的传染病及患者药品不良反应的数据，通过集成平台采集至数据中心，为实现与上级平台的数据交互奠定了基础，进一步满足了互联互通五级对数据的利用和对外数据服务的要求。

3. 实现上级区域平台的数据共享

医院互联互通标准化成熟度测评在促进医院自身信息标准化建设的同时，还加强了院外数据利用，实现与上级区域平台间的数据互联互通，通过与区域卫生信息平台对接，整合医院共享文档及社区居民电子健康档案，实现患者健康信息动态连续共享，进一步提升了医疗资源整合水平。

五、体会与展望

（一）建设体会

1. 坚持"总体规划、突出重点、全面推进"

医院互联互通建设以总体规划为依据，以互联互通标准化成熟度测评的要求为基础，充分考虑医院前期的建设基础，对全院各科室进行统一规划，充分考虑项目的可行性，以点带面、分步实施。

2. 注重"合理布局、互联互通、资源共享"

在整体信息化建设中要统筹规划顶层设计，纵向到底、横向到边，不断地提高业务整合和系统集成的资源共享水平。

3. 注重"标准先行、顶层设计"

在总体规划下，根据重点项目实施计划，前期做好标准规范制订和顶层设计工作、同期做好信息安全建设工作、后期做好系统运行维护工作，做到统一标准、规范接口、改善流程、易于拓展、安全运行。

4. 强化"以人为本、便民服务、保护隐私"

坚持医药卫生事业为人民健康服务的宗旨，以保障人民健康为中心，围绕居民便民惠民服务，开展线上线下一体化便民服务。同时还要充分认识医药卫生信息资源的特殊性，根据国家有关信息安全的法律法规和技术要求，完善制度，建立信任体系，确保信息安全，严格保护个人隐私。

（二）未来展望

医院将进一步打造省区域医疗中心平台，完善合作机制，并持续利用高新信息化手段进行远程诊疗、筛片助检和转诊等服务，保障检验结果互认、业务互通乃至数据共享的理想效果，并尽可能扩大辐射范围解决部分患者看病难问题。利用平台优势提升当地医院医生诊疗技术，惠及百姓享"医疗红利"。在整体建设规划过程中，进一步发挥信息技术在现代医院建设管理中的重要作用，不断提高医院治理现代化水平，形成线上线下一体化的现代医院服务与管理模式，为患者提供更高质量、更高效率、更加安全、更加体贴的医疗服务。强化信息化支持作用，推进智慧医疗、智慧服务、智慧管理"三位一体"的智慧医院建设和信息标准化建设。在可以预见的未来，医院还将充分运用医疗大数据、物联网、5G和区块链等新一代信息技术，探索发展智能可穿戴设备和愈后健康医疗应用服务，推动全生命周期就医服务体验，丰富应用场景，不断增强百姓的就诊获得感。以人民为中心、共建共享、改革创新，坚持国家所需、浙江所能、群众所盼、未来所向，宁波大学附属第一医院表达了成为浙江示范"先行者"的信心和决心，立足"十四五"规划，为健康中国建设作出积极贡献。

案例48 "互联互通"促进医院数据治理及临床数据中心建设

——申报单位：厦门大学附属妇女儿童医院

一、单位简介

厦门大学附属妇女儿童医院创建于1959年，是集医疗、教学、科研、保健为一体的大型三级甲等妇幼保健院，承担着为全市妇女、儿童提供保健及医疗服务，指导培训基层妇幼保健工作，统计全市妇幼卫生信息，健康教育、教学、科研等任务。医院现有国家级儿童早期发展示范基地、国家级儿童健康管理示范基地、福建省产前诊断培训基地、厦门市产科诊疗质控中心、厦门市产科危重症转诊救治中心、厦门市儿童自闭症早期评估干预中心。医院生殖与遗传和产科重大临床疾病基础与临床研究重点实验室获批厦门市重点实验室，产科获批福建省临床重点专科，并于2021年9月挂牌成立厦门大学医学院妇产科学系、儿科学系。

二、医院信息化发展与现状

厦门大学附属妇女儿童医院创建于1959年，建院时间较早，从1997年开始医院信息化就诊开单系统的建设和使用，到目前医院围绕疾病诊疗、健康保健以及运营管理等相关业务的全面信息化，建设完成了各类大大小小应用业务系统。由于早期业务系统建设目标以及技术的局限性，同时由于各类业务系统在不同时期独自完成建设，业务系统的建设过程更多考虑本单元业务流程的信息化实现，缺乏对跨业务系统集成及跨业务单元数据融合的规划设计，这就导致医院在跨业务单元的业务系统集成以及全院数据整合利用方面存在如下问题：

（一）统一的数据文档及接口标准缺失，业务系统可集成性差，业务系统集成混乱

一方面医疗卫生行业信息化相关技术标准、指导规范的发布落地滞后于早期医院信息化项目建设，导致早期医院信息化项目建设对数据接口化、功能服务化、多业务系统协同与集成等缺乏整体上的规划设计。另一方面早期受限于信息技术发展水平制

约，比如用于解决企业复杂IT系统架构以及大规模业务系统协同集成的相关技术：前后端分离技术、面向SOA架构、企业服务总线等技术均是最近几年出现的新IT技术理念，早期医院信息化系统建设在集成性、扩展性方面缺乏可依赖的技术基础，早期信息化系统之间的协同与集成均通过数据库层面的数据抽取和同步的方式，系统集成方式也多采取无序方式，系统之间存在着复杂的强耦合关系。

由于以上两个方面的原因，导致医院跨多个系统的业务流程信息化实现困难，同时由于系统之间的集成采用无序、强耦合的方式，信息化系统可维护性、可扩展性差，IT整体架构复杂，系统的稳定性难以保障。

（二）统一的元数据标准缺失，业务字段数据标准不统一，数据的可整合性差

医疗卫生行业元数据标准相关规范文件以及推动标准落地建设的评测方案滞后于医院信息化系统建设，早期医院信息化系统建设关于系统相关业务字段的名称、类型、值域字典没有进行统一的规划和要求，均被动采用各个厂家私有的元数据标准，业务系统业务字段命名不统一，业务字段数据类型不一致，业务字段的值域字典不规范，这就导致不同业务系统之间的数据整合困难，无法形成涵盖医院全业务流程的有价值数据。

（三）面向全业务的数据架构缺失，沉淀积累的数据质量差，数据可利用性低

由于缺少面向全院业务数据架构的设计与应用，跨业务单元、跨业务系统的数据整合集成仅仅局限在物理层面的简单堆叠，没有从数据应用的角度，面向全院业务数据建立统一的数据架构模型。

多年来医院各类业务系统积累沉淀了大量临床诊疗、健康保健等业务数据，为了能够在辅助诊疗、临床科研等方面充分发挥多年来积累数据的价值，迫切需要从医疗卫生行业标准出发，并结业医院业务及信息化现状，从业务逻辑层面建立一套能够整合全院数据的统一数据架构模型，实现对全院数据的有效集成整合。

三、互联互通建设与改造

厦门大学附属妇女儿童医院以互联互通评测为契机，以互联互通评测相关医疗行业数据集标准为依据，开展全院临床诊疗、健康保健及运营管理数据的治理，同时规划设计了面向全院业务数据的整体数据架构模型，以实现不同业务数据的有效整合，大大提高数据的可利用价值，并于2019年通过国家医疗健康信息互联互通成熟度四级甲等测评。

（一）业务系统数据标准的治理是业务数据治理的前提

由于医院信息化建设缺乏统一的元数据标准，医院信息化过程中对各业务系统的

建设均被动地采用各个厂家私有的数据标准，这就造成了当前各业务系统数据字段命名不规范不统一，数据字段数据类型不一致，数据字段的值域字典不明确，这些问题进而导致各业务系统数据难以整合集成以形成可利用的有价值数据。为此以《互联互通标准化成熟度评测方案》《WS445 电子病历基本数据》《WS376 儿童保健基本数据集》《WS377 妇女保健基本数据》《WS364 卫生信息元值域代码》等国家及医疗行业标准规范及测评文件为出发点，结合院内实际情况，梳理制定出一份与国家医疗行业标准兼容，满足互联互通标准化成熟度测评的全院级元数据标准，并建立元数据标准统一管理平台。

通过元数据标准统一管理平台对全院级元数据标准集进行统一管理的基础，针对院内业务系统的元数据标准治理，根据业务系统的可改造性采用以下两种方式：

1. 可改造业务系统的元数据标准治理

针对可进行改造的业务系统的元数据标准的治理，主要是通过对业务系统改造直接使用全院级的元数据标准以实现数据标准的统一。元数据标准统一管理平台分别提供了接口集成、字典视图授权两种方式，用于院内各个业务系统对全院级数据标准的共享使用（图4-5）。

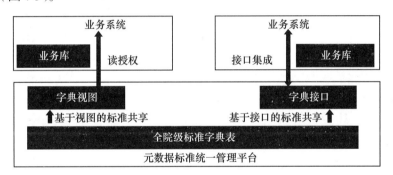

图4-5 字典标准全院共享方案

2. 不可改造业务系统的元数据标准治理

由于管理、维护及技术架构等等各方面的原因，医院内存在部分早期建设的业务系统不具备配合数据标准治理进行改造的条件。针对这部分业务系统数据标准治理，我们通过比对业务系统数据标准与全院统一数据标准的差异，并建立维护两者之间的转换管理，在数据集成过程中通过标准转换来进行业务字段数据标准的治理。

（二）建立良好的数据架构模型，对临床数据进行有效集成是实现数据价值的基础

根据业务需要，能够对数据进行各种维度的高效查询分析是实现数据价值的基础。为了能够实现数据的高效查询分析需要进行有效的数据集成，数据的集成不仅仅是不同业务数据的物理堆叠，更需要从业务逻辑的角度建立并维护不同业务数据之间内在

的关联，为此需要规划建立一套良好的临床数据架构模型。考虑到临床业务的多样性与多变性，该临床数据架构模型应该具备良好的可维护性与可扩展性。

医院临床业务以患者为核心，由一系列以治愈病患为目的的诊疗活动事件组成，每个诊疗活动事件会在相应的业务系统产生并记录一系列的描述该诊疗活动事件的数据字段，同时患者与诊疗活动事件、诊疗活动事件与诊疗活动事件之间存在着关联性。互联互通评测相关的标准对诊疗活动事件以及诊疗活动事件产生记录的数据字段给出了指导规范，但是考虑到医院技术架构、设计方案、临床业务等的差异化，对于如何建立维护不同数据之间的关联，也即临床数据架构模型，并没有给出要求。厦门大学附属妇女儿童医院以互联互通评测相关的标准为基础，将院内实际临床业务抽象为诊疗活动事件，结合医疗行业标准明确每个诊疗活动事件需要采集记录的数据字段，同时建立"患者-诊疗活动事件树"数据架构模型与数据集成规范来维护不同业务数据之间的关联关系，以此实现多维度临床诊疗数据的查询分析，提高临床数据的可利用价值。

"患者-诊疗活动事件树"模型，以患者为根节点，根节点以外的非叶子节点为临床活动事件，每个节点的叶子子节点为患者或者诊疗活动事件的属性字段，即相关业务系统针对该诊疗活动事件需要采集记录的数据字段，每个节点的非叶子子节点，表示由患者或者诊疗活动事件产生或者包含的诊疗活动事件。为了维护患者与诊疗活动事件、诊疗活动事件与诊疗活动事件之间的关联关系，该模型定义以下数据集成规范：

（1）每个患者有全局唯一的患者ID字段作为患者的主索引ID，患者的主索引ID可以采用不同的方式来生成，也可以直接引用业务系统关于患者的唯一性标识。

（2）每个治疗活动事件需要包括3个关联字段：活动ID、父活动ID、患者ID。其中针对父节点为根节点的诊疗活动事件父活动ID为空，患者ID约束为非空，也即建立诊疗活动事件与患者之间的关联关系。针对父节点为非根节点的诊疗活动事件，父活动ID约束为非空，也即建立诊疗活动事件与诊疗活动事件之间的关联关系，患者ID不强制约束为非空。"患者-诊疗活动事件树"模型具备良好的可扩展性，定义增加新类型的诊疗活动事件节点即可适配新增临床业务，合并诊疗活动事件节点及其叶子子节点即可适配临床业务的合并，将一个诊疗活动事件节点及其叶子子节点拆分即可适配临床业务的分拆。

（三）临床数仓与全院数据资源目录建设，支撑医院业务由"数字化"向"数智化"转变

在医院业务"数字化"过程中，医院围绕着业务流程建设了大大小小的信息化系统，这类信息化系统侧重于对现实事件的事务处理，并通过信息技术来采集记录相关数据。随着信息技术的发展，大数据技术、数据挖掘与AI等新技术的出现，使得医院业务"数智化"成为可能，然而业务的"数智化"以大规模数据为基础。

厦门大学附属妇女儿童医院为了更好实现由业务数字化转向业务数智化，利用整合互联互通评测过程中的数据标准治理、数据架构模型及数据集成等相关工作，构建了院内临床数仓及数据资源目录建设体系（图4-6）。以临床数仓及数据资源目录作为

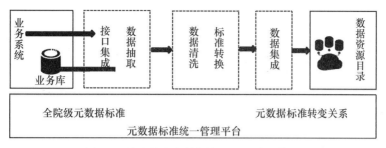

图4-6　临床数仓与数据资源目录建设体系

院内业务"数智化"的统一数据底座,促进包括临床辅助诊疗、科研数据检索等智能化应用的建设,更好地支撑院内业务"数智化"建设改造。

四、互联互通建设成效与亮点

随着医院信息化的不断深入,以及数据挖掘、人工智能等新技术的出现,医院信息化建设由"数字化"向"数智化"转变,"数智化"需要以大数据为基础,因此建立医疗大数据平台,实现临床数据的有效集成与沉淀成为医院信息化的迫切需求。厦门大学附属妇女儿童医院以互联互通标准测评为契机,通过推动数据标准治理、数据与接口集成等相关平台建设,有效实现了院内临床数据集成及临床信息中心建设。

(一)通过"统一管理、全院共享"的数据标准治理,有效解决多业务系统数据标准不一致、不可控问题

厦门大学附属妇女儿童医院以互联互通测评相关的行业标准为出发点,并结合院内各业务系统当前在用字典标准,建立了全院统一的数据标准字典库。考虑到数据标准的管理、维护、治理、应用是一个长期持续的过程,我们构建了数据标准管理平台,将数据标准作为院内信息化建设的一种公共核心资源,对数据标准以及数据标准在各个业务系统的共享使用进行系统化的管理与维护,实现了全院业务系统数据标准的"统一管理、全院共享"。

结合WS445电子病历基本数据集、WS364卫生信息元值域代码、ICD国际疾病分类、GB/T类国家标准以及院内业务系统正在使用的字典标准,目前标准字典库共管理、维护近300个字典标准,同时记录维护这些标准被不同业务系统的使用情况(图4-7)。

(二)以数据标准治理为基础,结合"患者-诊疗活动事件树"数据架构模型,有效地实现了诊疗数据的集成及患者集成视图应用

通过有效的临床数据集成,完成了患者360集成视图,实现了对患者多次就诊记录的集成,以及单次就诊记录的不同诊疗活动事件(包括医嘱、检查检验等)的集成(图4-8)。

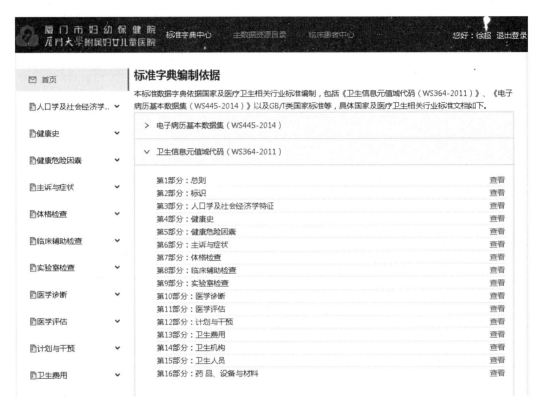

图4-7　标准字典库

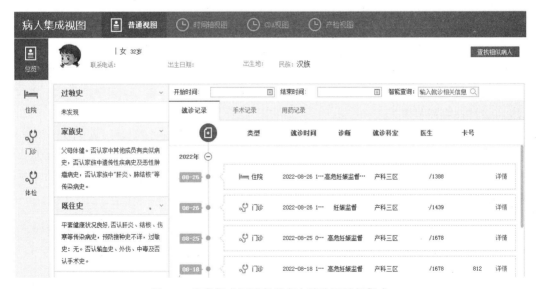

图4-8　患者集成视图实现多次就诊记录的集成

（三）以数据标准治理为基础，实现全院医疗数据的有效集成整合，建立医院临床科研大数据平台，有效促进医院医疗数据在临床科研与辅助诊疗等方面的价值挖掘和利用

通过梳理并建立全院统一的数据字典标准和临床业务主数据标准，逐步实现了医院数据标准治理，以医院数据标准治理为基础，进一步实现了全院医疗数据的集成整合，建立了医院临床科研大数据平台。通过医院临床大数据平台，可以为医院临床科研及辅助诊疗等提供便捷的医疗数据综合查询。

五、体会与展望

互联互通标准化成熟度测评以评促建，不仅为医院信息化建设关于数据标准、系统集成规范给出指导和依据，同时也为推动数据标准、系统集成规范在医院信息系统落地提供了良好的契机。

厦门大学附属妇女儿童医院围绕互联互通标准化成熟度测评初步完成了院内数据标准的"统一管理、全院共享"，基于统一的数据架构模型实现了临床数据的有效集成和利用，以及数据治理与数据集成相关平台系统的建设。临床数据的治理与利用是一个不断持续的过程，后续将围绕以下两个方面继续相关的工作：

以互联互通测评为指导，继续深化院内业务系统数据与标准治理，实现院内临床诊疗数据的持续有效集成，沉淀形成院内临床大数据平台，同时进一步完善接口及接口规范的建设，为配合监管部门实现跨院的临床数据共享与集成做好充分的准备。

以医院临床大数据平台为基础，推动支撑医院信息化建设由"数字化"向"数智化"转变，结合数据挖掘、人工智能等IT新技术，充分发挥临床数据的价值。

案例49　互联互通标准化促进智慧医院建设

申报单位：江西省人民医院

一、单位简介

江西省人民医院是一家大型三级甲等综合性医院，开放爱国路和红谷滩两个院区，总开放床位达3000张，红谷滩院区二期建设完成后，床位将进一步增加1700张。医院设有多个国家级和省级临床医学中心，是南昌大学非直属附属医院，也是多个医学院校的教学基地。医院已经获得多项国家和省级荣誉，如"国家临床重点专科""全省医学领先专业""省级临床重点专科""全国妇科腹腔镜手术培训基地"等。医院设有远程会诊中心，已与多家医院开展远程会诊和教育。医院加速医联体建设，已与10家基层医院建立相对紧密的医联体关系。

医院重视IT团队的建设，医院信息部门现有22人，其中研究生学历5人，本科学历17人，高级工程师4人。

二、信息化发展历程

医院信息化始于1998年，至今经历了多次扩展和升级。其中2018年，建设了自助服务、互联网服务、便捷支付等多种便民服务系统，优化了就诊流程，改善了患者就医体验；2019—2020年，按照互联互通四级甲等和电子病历五级标准对信息化进行了全面提升建设；2021年，医院建设了医联体协作平台，实现了院际间的互联互通和数据共享。

在2019年之前，医院分析发现与互联互通和电子病历评价标准还是存在较大的差距，尽管当时医院已经建设的各类应用达31项，但与标准建议的107项相比，建设率仅29%，而且系统应用整体还处于基本事务处理阶段。医院在信息化在建设上存在一些明显的问题和瓶颈，如：

（1）信息化规划业务导向性不强，临床服务支撑不足。

（2）业务系统为早期建设，不能适应新的需要。

（3）数据利用低，量化管理难度大。

（4）患者服务缺乏新的措施。

（5）系统及数据集成度低。

（6）院际间共享与协作程度不高。

其中最典型的问题是系统厂商多，不同厂商之间信息系统之间相对独立，缺乏整体协调性，业务协同能力弱，数据共享程度低，如何按照CDA、IHE、HL7和DICOM等标准通讯协议实现各类系统互联互通标准化，成为医院信息化发展进程中的迫切任务。为此医院借红谷滩院区建设之机，于2019年开始投入大笔资金启动医院信息化全面提升和互联互通标准化改造工作，并于2020年通过医院信息化标准化成熟度四级甲等测评、2021年通过医院电子病历应用水平五级评价，为医院基于多院区的高质量发展发挥了重要的作用。

三、互联互通建设与改造

（一）集成平台建设情况

自2019年起，医院通过顶层设计，基于统一信息化架构，以"数据＋服务"的理念来建设医院信息平台。我们遵循有关国际、国家、医疗行业标准和规范，构建了以患者为中心、以诊疗为主线、以临床信息系统为核心的医院信息平台，包括ESB服务总线、临床数据中心、运营数据中心、患者主索引、主数据管理等内容，其中主数据管理系统使得平台适配器能够对业务数据进行标准化映射，突破了信息交换和共享的瓶颈，促进了临床业务协同发展，提升了医院工作效率。

目前，我们已经建立了稳定、可靠、可用的信息化支撑环境。其中，数据平台的建设也取得了较好的成效。我们接入平台的应用有：门诊挂号、门诊收费、住院收费、病区管理、护理病历、门诊医生站、住院医生站、实验室管理系统、检查管理系统、电子病历、手术麻醉系统、心电系统、移动护理、体检管理等15个。EMPI注册患者数达到了180余万人，合并患者41余万人。院内定义业务主数据也达到了124项。经过数据治理存储到CDR的应用达到了12个，数据量更是达到了830GB。

在此基础上，我们对全院的接口进行了梳理，对同类型接口异构厂商统一了接口标准，我们平台接入服务已经达到了66个。

（二）实现方案

1. 数据资源标准化改造

为了解决医院数据集不符合标准规范的问题，我们从以下几个方面进行了整改。

（1）完善数据元标准化建设：我们遵循行业标准《WS363—2011卫生信息数据元目录》和《WS364—2011卫生信息数据值域代码》，通过术语与主数据管理系统，对医院内部各个系统进行了标准化整改。我们确保数据元本体的可维护性，审核数据元的发布版本，并追溯历史变更记录，从而从源头上保证数据质量和一致性。

（2）业务系统改造：根据电子病历基本数据集的标准化要求，我们对系统进行了改造。对于已电子化但不满足标准的数据子集，我们进行了标准化改造，确保其符合《WS445—2014电子病历基本数据集》的标准要求。对于数据元缺失或未做必填项的情况，我们进行了新增、拆分或结构化处理，确保数据的完整性和准确性。

（3）生成数据集：我们通过设置数据访问权限和系统菜单访问权限，完成了与各厂商相应的数据集接口的调试。系统提供了接口配置和校验规则的管理功能，从而对数据进行标准化校验。我们根据行业规范《WS363—2011卫生信息数据元目录》《WS364—2011卫生信息数据值域代码》《WS445—2014电子病历基本数据集》等，维护了数据集规则，并对规则进行详细的说明。

我们将业务系统数据提供给平台，平台将非标准的数据进行转换生成标准化数据集和共享文档。同时，我们也支持共享文档的校验，并提供详细的校验结果反馈，以便对错误进行修改，直至无报错。

（4）处理历史数据：我们通过主数据管理建立起院内数据字典和互联互通标准数据字典的"多对一"映射关系，然后通过ETL工具进行数据抽取和清洗转换，将符合院内标准的历史数据转换为符合互联互通标准的数据。对于历史数据中普遍存在的部分数据未填写情况，我们与临床业务科室反复调研、协商，从同一时间段已采集的可靠医疗记录中尽量补全，尽量保证数据中必填项的完整性、一致性。

2. 互联互通标准化建设

为了满足平台扩展需求,医院在规划平台项目建设时,根据自身信息化建设情况,选择了数据层面和应用层面相结合的信息整合方式。

(1)数据层面整合:在数据抽取到CDR的过程中,我们采用ETL技术,实现对多种异构数据源的采集、清洗和集中存储。我们主要采用CDC和第三方接口的方式进行数据抽取。

在数据抽取过程中,我们通过数据校验系统对源数据进行数据清洗和标准化转换,以纠正数据错误、识别无效值或缺失值,确保数据质量。同时,我们对系统的抽取任务进行实时监控,并根据需要调整运行周期。

(2)应用层面整合:我们通过集成交换平台实现业务系统之间的数据交互,采用JSON格式、HL7格式和Web Service数据交互的方式。我们标准化改造了门诊挂号、门诊收费、住院收费、病区管理、护理病历、门诊医生站、住院医生站、实验室管理系统、检查管理系统、电子病历、手术麻醉系统、心电系统、移动护理、体检管理等15个系统,实现了信息集成改造。

(3)信息整合技术:①总线技术。我们基于平台中间件实现服务注册、服务发布和服务适配。通过企业服务总线(ESB)或消息中间件实现服务之间的连接和转换。②数据转换。我们通过自动映射工具和拖放字段映射,实现系统与系统之间的快速数据转换。同时,在进行配置更改时不会影响引擎的后台工作,确保后台可以持续处理信息,直到嵌入最新的配置后,引擎按照最新命令进行信息处理。③数据装载。对于目标数据库的数据分布在多个数据库的情况,我们需要联合多个数据库的数据一起查询并汇总到目标库。我们能够将数据结合其他系统的数据汇总,最后一起导入到目的库中。④服务适配器。可以将各个系统通过终端、路由、数据处理器构建连接,支持不同种类的数据库和文件系统,支持所有SQL兼容的系统和非SQL的系统,支持自动化事务、消息转换和错误恢复机制。⑤终端。终端是内外关键服务适配器。它可以被设置成输入、输出或双模式。每个终端实施不同协议以连接不同系统的节点注册。⑥路由与发布。路由是由多个终端及数据处理器组成的通路或路径。数据包会按照路由指定的方向流动,配合服务适配器,达到传输信息的目的。通常路由会由输入模式流向输出模式的终端。

(4)信息资源库:我们建立了独立的电子病历共享文档库。它是基于医疗业务活动标准化转换后的独立临床文档数据库,汇集了患者一次就诊的所有临床信息。我们通过平台采用实时同步的方式将电子病历文档注册到共享文档库中,注册过程中确保共享文档符合《电子病历基本架构与数据标准》和《WS/T 500—2016电子病历共享文档规范》的规定。

独立临床信息数据库数据时效性:数据传输时间$<T+1$;医院建立了独立的临床信息数据库,2019年建立了临床数据中心,总体架构遵循国家相关的政策及设计要求,按照全面、标准、统一的格式整合医疗业务和医院管理数据,在以患者主索引EMPI为

主线组织患者临床数据的基础上建立了标准的、符合法律规范和安全要求的数据访问服务，为医院的各类信息化提供统一的、完整的、实时的数据视图，实现患者临床数据的模型化存储与管理，支撑医院信息化发展。

（5）统一身份认证及门户服务：我们采用开放的软件标准协议进行统一身份认证系统操作。我们支持 SSO 单点登录；统一身份认证系统采用标准的 Web Service 接口方式进行身份安全认证及相关数据操作。

（6）信息集成平台可视化：医院信息集成平台具有可视化功能，包括共享文档配置与管理、CDR 展现与管理、数据脱敏配置管理、患者主索引管理、交互服务配置管理、交互服务订阅管理、服务运行状况监控管理、基础字典管理、医学术语字典配置管理等功能。

四、互联互通建设成效与亮点

（一）互联互通建设成效

通过成熟、可靠的信息集成引擎及标准化组件的应用，江西省人民医院两个院区之间、各个业务系统之间实现了资源共享和信息互通。这不仅解决了系统间数据孤岛和信息烟囱等问题，还为后期医疗健康信息化发展与应用奠定了基础，构建了开放、易维护、高可用的总体技术架构。

（1）通过建立院内信息交换平台，将现有各类复杂的应用系统进行标准化改造，实现与信息平台的交互。这解决了现有系统间因点对点的交互而产生的相互依赖性，提高了系统运行的稳定性、高可用性和扩展性。

（2）以满足医务人员工作需求为出发点，实现了医生工作站、护士工作站、抗菌药物、辅助检查等功能模块的统一集成。同时，以患者诊疗信息为主线，结合电子病历，打通了患者门诊与住院信息，医生与护士工作的边界。通过数字化集中归档患者的各类医疗记录和检查结果，实现了电子病历与临床各系统间的信息集成，以便医务人员在第一时间通过电子病历查询到所有检查、检验结果。

（3）在各临床系统中嵌入临床知识库，采用大数据挖掘与分析，实现了集成可视化界面展现。这些智能化辅助诊疗信息为临床医务人员提供了及时可靠的决策指导，为全面医疗管理和质量监管提供了帮助。

（二）互联互通建设亮点

1. 患者就医一站式

医院通过建立统一的挂号检查预约平台、支付平台、消息发送平台，实现了患者就医过程的全方位打通，缓解了排队长看病短的问题，提升了患者的就医体验。医院还在门诊投入使用自助设备，并建设了患者线上服务系统，使患者可以在手机端完成从导诊到预约的流程，同时能够方便地查看就诊排队信息、检验报告等信息，省去了排队之苦，营造了温馨舒适的就医环境。此外，医院支持患者手机微信端支付处方费用、药品费用等费用，实现了门诊服务住院服务的线上办理。

2. 系统集成一体化

系统采用一体化原则，实现了跨部门、跨院区的数据共享和业务协同，涵盖了管理、业务和患者服务等多个维度。医生工作站将所有诊疗工作集成一体，方便快捷地一站式完成各项工作，并实现对各类临床信息的集中调阅。护士工作站融合了实际业务应用，能实时推送消息、安排护理工作和任务提醒，提高护士效率。闭环管理以医嘱为核心，信息化贯穿了医院业务的每个环节，对不同医疗业务的事前、事中和事后每一环节，实现智能化的记录、提示、查询、监控等功能，能够全过程追溯和管理。依托于数据中心中提供的患者信息，由决策系统提供科学的临床诊断参考，推荐医嘱可快速插入电子病历系统。这些功能有助于提高工作效率和医疗质量，改善医疗服务。

3. 两院区信息共享

随着医院红谷新院的投入使用，院区之间需要通过信息的高度共享，来支撑多院区医院的一体化管理。多院区医院信息系统构建的基础是医院原有的单一院区信息系统，在建立主数据库管理、患者主索引管理、临床数据中心、运营数据中心和信息集成平台基础上，通过对原有 HIS、LIS、PACS 等已运行的系统进行支持多院区的改造、重构，新建和整合患者服务、商业智能分析等，形成满足多院区需求的信息系统。既要满足多院区医疗业务需求，为医院管理和决策提供数据支持，又要满足数据上报标准化要求。同时，保护原有投资，降低多院区信息化建设费用。

4. 管理效率提升

通过建设运营数据中心，院长和科主任决策分析系统可以实时关注医院动态，协调分配资源，为医院提供优质、高效、人性、精准的医疗服务提供辅助支持。院长决策分析系统聚合院长关注的核心指标，覆盖运营、质量、医保等领域，以多种图表形式呈现，为医院管理和运营监控提供及时有效的数据支撑。科主任决策系统实现科室实时情况监控和综合分析，包括住院和门诊工作量分析、手术情况分析和医保综合情况分析等功能，提供准确、简单、智能的决策支持。同时，通过大屏实现全院数据服务的实时运行监控和数据中心运行状况、数据治理的监控，提高信息化管理水平。

五、体会与展望

医院通过信息标准化测评的改造与建设，遵循国家和卫生行业信息标准，建立了集成平台和临床、运营管理数据中心，实现了患者服务、临床服务、临床支持、医疗管理、运营管理和决策分析等N类应用，以及与外部系统的互联。通过标准化互联互通平台的建设和应用，医院实现了多系统间的数据共享、业务协同、一体化管理，改善了患者就医体验，促进了互联网＋医疗健康的应用和发展。

　　未来，医院将进一步开展医疗数据应用，建成标准化的现代医院信息化管理体系，全面推进智慧医院建设，提升信息化应用水平，推进医院业务和服务的智慧化。在便民服务上，实现患者医疗信息在一定区域内互联互通，提供全流程的个性化、智能化服务，提高患者就诊满意度；在综合管理上，实现医疗行为全过程智能化管控，提高医疗质量和安全监管效率；在医疗协同上，借助信息化紧密机构间业务关系，提高医疗协同效率。最终提高医疗质量、提升医院管理水平、增强患者服务满意度、提升医院影响力。

案例50　互联互通与以价值为核心的数据治理的应用效果

申报单位：青岛大学附属妇女儿童医院
（青岛市妇女儿童医院）

一、单位简介

（一）一院多区集团化发展，具有鲜明妇幼专科特色的区域性综合医学中心

　　青岛大学附属妇女儿童医院（青岛妇女儿童医院、青岛市妇幼保健院、北京大学人民医院青岛医院），是第四批国家区域医疗中心建设单位、省级儿童专科区域医疗中心、省儿童健康与疾病临床医学研究中心，是一所专业特色突出，集医疗、保健、康复、科研、教学于一体全面发展的三级甲等专科医院。是国家住院医师规范化培训基地、国家药物临床试验机构（GCP）、全国出生缺陷防治人才培训项目培训协同单位、中国妇幼保健协会党建工作和医院文化建设委员会主办单位，获批全国卫生计生系统先进集体、全国母婴安全优质服务单位。在国家三级公立医院绩效考核中，连续两年位列山东省妇幼专科医院第一名。

（二）院级信息化战略决策，创新模式组建信息中心团队

　　医院将信息化建设作为战略工程，组建了由院长牵头的信息化工作管理委员会，每3年制定一期信息化建设规划并推进实施，每年投入为年度营收的2%左右，进行持续建设。

信息化建设规划的具体执行由分管副院长负责，统筹协调各科室参与到信息化建设和评测相关工作中。医院以信息统计科为核心，于2016年组建信息中心来进行信息化日常运维和建设工作。信息中心团队人员维持在30人以上，近两年随着医院多院区扩展，人员提升至50人左右，团队中信息科人员14人，其他人员由固定合作团队、运维单位人员组成，其中研发团队核心来自青岛本地的大学院校团队。项目管理组、研发组、基础保障组、运维组协同工作，通过运维管理和项目管理系统、文档协同管理系统等信息化技术来管理团队的日常工作，提升协同工作效率。

二、医院信息化发展

（一）医院信息化建设历程

2016年前，医院的临床信息系统主要以HIS为主，由LIS、EMR、PACS、移动护理等基本业务系统组成。2016年，医院启动新一轮信息化建设，与青岛本地大学合作，组建医疗信息与数据管理中心，由管理组、研发组、运维组协同工作，共同推进医院信息化的发展，业务系统逐步覆盖临床各个业务环节。同年，医院借助青岛市"一卡通"项目重构医院门诊业务流程，提升患者就医体验，在青岛区域内首家全面上线"一卡通"项目，实现"码上就医"，不断优化支付方式，实现无现金医院建设。获山东省卫生健康委"全民健康信息化建设先进单位"，山东省卫生健康委"智慧门诊服务品牌"。经过近几年的建设，目前医院在用系统超过100个，在完成业务流程信息化覆盖的基础上，重心转向数据应用和管理决策。

（二）信息化建设中面临的问题

随着医院信息系统的覆盖，管理者和患者对信息化提出了高质量、精细化的新要求，同时医院信息系统整体也面临一些棘手问题迫切需要解决：

（1）系统接口错综复杂，系统稳定性差，需求升级和日常维护繁杂。

（2）接口账号、权限较混乱，存在数据安全风险。

（3）信息孤岛问题愈发突出，不同历史时期的电子病历不能整合利用，各个院区的历史诊疗档案没有整合，门急诊病历和住院病历互通程度不够。

（4）缺少患者主索引，患者档案信息分散、未能整合，儿童建档、身份信息不规范、身份证件变更导致健康档案不连续。

（5）医院精细化管理所需要的数据质量、数据范围还需要进一步提升。

对此，医院在2018年启动新的信息化建设三年规划，将重构业务系统流程、提升数据质量以及通过数据支撑医院精细化管理作为建设任务，结合互联互通标准化成熟度测评规范要求，对系统架构进行重构和优化，对内提升临床业务系统和管理系统的便捷性，对外提升服务能力，进行智慧门诊、智慧病房和集成平台标准建设。

（三）医院集成平台建设

医院"对内以员工为中心，对外以患者为中心"，以电子病历（EMR）、运营管理（HRP）、客户关系管理（HCRM）"3R"为核心的现代医院信息化架构。参考互联互通标准的业务应用系统及公众服务应用系统分类，通过合作研发方式建设服务总线、数据中心，重构数据流、系统交互模式，按照总线规范补足缺失系统，提升医院业务、管理、服务信息化程度。梳理字典术语，统一数据交互、共享标准，同时建设患者主索引，整合患者健康档案等。医院集成平台于2018年上线，通过对标建设和改造，医院在2021年通过国家医疗健康信息互联互通标准化成熟度四级甲等测评。

三、互联互通建设与改造

（一）主数据管理MDM建设

主数据管理系统是管理存储医院分布在各系统中的相同数据的一组规程、技术、和解决方案。随着医院信息系统建设步伐的不断加快，医院及部门信息系统应用数量的不断增多，不同的业务系统中都有各自一套系统主数据，如科室信息、人员信息，没有一套完整的主数据管理，数据标准化、规范化、交互性太差。这种情况下，迫切需要加强主数据及标准化建设，通过数据集成接口，对各系统间的共用数据进行统一、集中管理，实现标准化应用，达到"数据同源、规范共享、应用统一、服务器集中"的目的。

主数据管理系统主要对医院的人员信息、部门信息、字典信息，值域信息等相关的基础数据进行管理，实现各个系统基础数据的一致性和标准化，是医院内部各类共用业务数据信息的载体，对平台相关的各业务系统提供基础数据服务，实现基础数据的同步或匹配，以规范数据的统计口径，提高数据质量，是医院信息系统间实现信息互通、功能联动的重要数据基准，为各系统数据标准化导入、多维统计分析工作创造先决条件。

1. 医学术语管理

根据需求对医学术语各类信息进行查询、调阅、修改、审批与管理，需开放不同的交互服务查询接口，供各业务服务系统查询调取不同的医学术语信息。医院目前共维护手术字典、诊断字典等134条医学术语。

2. 基础字典维护

根据需要对员工、科室信息、基础字典审批进行操作，需开放统一的交互服务接口，供其他平台调取基础信息。

3. 平台调用信息管理

可以查看主数据被调用记录。

主数据管理系统协调各系统收集院内数据，形成一套完全的主数据，做到信息统一，通过从各个操作/事务型应用以及分析型应用中分离出主要的信息，成为一个集中的、独立于医院中各种其他应用核心资源，使得医院的核心信息得以重用并确保各个操作/事务型应用以及分析型应用间的核心数据的一致性。通过主数据管理，改变了医院数据利用的现状，更好地为医院信息集成做好铺垫。

（二）患者主索引系统建设

患者主索引简单来说是患者基本信息检索目录。主要用途是在一个复杂的医疗体系内，通过唯一的患者标识将多个医院信息系统的信息有效地关联在一起，以实现各个系统之间的互联互通，保证对同一个患者分布在不同系统中的个人信息采集的完整性和准确性。建立患者主索引是实现大型医院内部系统集成、医院集团内资源共享以及建立居民健康档案实现区域医疗共享的必要条件。

在医疗领域，电子病历、电子健康档案的实现，对系统集成及临床数据的有效利用提出了较高的要求，而需要解决的最根本问题即是患者的主索引管理，尤其是对于以儿童为主要主体的医院，患者主索引的管理尤为重要。对于儿童来说，存在同一就诊人有多张就诊卡的情况很多，比如使用护照、身份证、使用不同的监护人身份证建了多份档案。那么如何保证患者就诊信息的连续性，保证在多个业务系统中采集到的患者信息的完整性和一致性？通过建设患者主索引系统，结合对现有系统的改造，完善流程，加强管理，通过对多份档案进行合并，形成患者统一ID，从而保证患者信息的一致性和完整性。

1. 患者主索引信息

可根据一定的条件，查找EMPI患者信息，根据具体患者，查看该患者的关联列表及关联详细信息，可根据匹配规则管理中的一条规则，采用在线匹配方法验证属性，可选定多条，两两比对，根据给出的合并意见（最大相似度、最小相似度、平均相似度），确定患者相似度，对患者进行合并、拆分和更新，完成身份匹配及检查信息重新一致化归档。

2. 匹配规则管理

系统提供精准匹配条件和模糊匹配条件，可以形成条件组。条件组与条件组之间是"或"的关系，只要其中一个条件组匹配满足，系统就认为精确匹配成立。组的数量不限制，组内的条件也不限制。平台提供用户最个性化的配置。

3. 合并自动推荐

对于数据中心形成的数据，定时任务定期根据EMPI是否注册标识，进行自动合并操作。根据匹配规则管理中的一条规则，采用在线匹配方法验证属性，比对所有EMPI患者，确定患者相似度。

（1）若无相似患者，则直接选定此为基准，并注册EMPI，标记为已确认患者。

（2）若有一个相似患者，则合并到此患者下，并标记为未确认，须到待确认信息处人工确认，确认后则正式合并。

（3）若有两个及两个以上的相似患者，则不注册EMPI，并标记为未确认，须到待确认信息处人工确认，确认单独形成EMPI或合并到某一基准当中。注册信息中，同一业务系统的关联患者ID若相同，则直接合并，且标记为已确认。

所有操作留痕，根据操作日志，可以对相关安全行为进行审核，对违反安全政策的行为进行探测，以及对受保护医疗数据的违规操作行为进行跟踪，从而可以约束用户违规操作，同时对可能发生的问题提早预知。

四、互联互通建设成效与亮点

（一）构建强实名认证体系，形成线上线下一体化健康档案查询体系

实名就诊是保证医疗安全、医疗连续的重要基础。医院借助MDM、EMPI建设，于2020年实行强实名制就诊，建立适配儿童、孕产妇群体的实名认证体系。对于3个月以上的就诊人，均需通过本人有效证件进行实名认证。实名认证支持以下方式：

（1）线下支持医保卡、身份证强制机读，机读后可以直接预约挂号就诊。

（2）线上APP支持OCR识别户口本、身份证进行实名认证，线下支持护照、港澳台通行证实名认证后，线上绑定就诊。

（3）支持新生儿使用出生医学证明进行实名认证，或者通过监护人进行建档，对监护人（母亲）进行强实名认证。

推行实名制就诊，确保患者信息完善和准确的同时，保障患者就诊记录的连续性，也保障了患者的权益，减少号贩子提前大量存号。结合信用分机制，提高了患者在医疗过程中的契约精神，大大降低了患者的预约诊疗爽约率。

基于实名认证，结合CA电子签章，构建"立体"线上查询（服务）体系。实名认证的患者，可以在线上对患者就诊信息进行全方位查询，包括医嘱和处方查询、用药说明、电子病历、检验检查报告、电子发票、体检报告等信息进行查询，所有报告、病历均加盖医院的电子签章，确保数据的准确性和可靠性。同时线上还可进行患者满意度调查、健康教育指导。

（二）基于EMPI的儿童卡多卡合并

历史数据的患者存在同一就诊人有多张就诊卡（码）的情况，比如使用护照、身份证等不同证件分别建了就诊档案，比如孩子小的时候用母亲作为监护人建了一张卡、孩子长大之后又使用孩子的身份证办理了就诊卡。多张卡查询病历等很不方便。为此，医院推出多卡合并功能，极大地改善了患者的就医体验。

患者持需要合并的就诊卡，确认就诊人档案信息，即可进行多档案合并。

信息合并后，医生可以查询已合并就诊卡中的既往就诊信息（病历、报告等），方便医生及时了解患者既往就诊情况，对患者的病情进行对比分析，有利于医院对患者进行随访、健康教育与康复指导。同时患者通过医院微信小程序也可以查看已合并就诊卡中多份档案下的就诊历史及健康档案信息，包括电子病历、医嘱信息、报告单、电子发票等。

（三）基于EMPI整合的全周期健康档案应用

基于患者主索引系统，结合对现有系统的优化重造，将患者在不同系统中的业务数据进行整合，并通过病案无纸化归档系统，结合电子签章，形成统一标准的患者全周期健康档案查询体系——患者360全景视图。将患者360全景视图，嵌入各个业务系统中，为各个业务系统提供患者全周期的健康档案查询体系，方便临床及时浏览、查询、调阅。

（四）基于EMPI的母婴健康档案在出生缺陷综合防治中的应用

结合EMPI，通过母婴健康档案关联，依托青岛市出生缺陷防治中心的管理体系，从2018年开始建立孕妇、胎儿及新生儿相关联的生命早期全过程健康档案，为青岛市的出生缺陷防治工作作支撑，并参与到"十三五"重点研发计划合作项目中（青岛市重大出生缺陷大数据基于个体的孕前、产前、生后一体化数据采集与应用研究），取得重大研究成果。

通过出生缺陷综合防治平台，依托母婴健康档案关联，将母亲和新生儿的信息关联起来，实现孕前综合预防、孕期全面防护、产后持续跟踪，形成孕前-孕期-新生儿期-婴幼儿期一体化的生命早期1000天完整健康档案，从而在孕前、孕期及新生儿各阶段对出生缺陷进行预警和防治。

五、体会与展望

近年来，青岛妇儿医院本着"厚道尚医，博学敏行"的文化理念，对内服务职工、对外服务患者，经过不懈努力，医院各项工作有了跨越式发展，医疗信息化工作在其中发挥了十分重要的作用。

每一次评审都是对过去工作的总结，同时也是新目标的起点。医院将以"国家医疗健康信息互联互通标准化成熟度测评"为契机，继续坚持"以评促建、以评促改、以评促用"的精神，进一步发挥互联互通成熟度建设成果在患者服务、医院精细化管理中的作用，对标测评规范和标准，通过数据标准化、系统专业化、业务智能化、管理精细化、协作无缝化、服务人性化，不断提升惠医、便民的应用能力，进一步提高医疗服务效率和质量，充分发挥信息化助力医院高质量发展的作用。

案例51　数据赋能助力医院质量安全管理

申报单位：山东省青岛市市立医院

一、单位简介

青岛市市立医院始建于1916年，是集医疗、教学、科研、保健、康复、疗养于一体的综合性三级甲等医院，是2008年北京奥运会和残奥会、2018年上海合作组织青岛峰会、2019年海军节医疗保障定点医院。医院辖市立医院本部、市立医院东院、市立医院西院区、市皮肤病防治院、徐州路院区5个院区。医院编制床位4180张，秉承"服务百姓、奉献社会"的宗旨，贯彻"改革、创新、发展"的理念，传承百年的历史文化底蕴和良好的社会信誉，坚持人才引领、技术进步与内涵发展的指导方针，立足胶东半岛，以世界眼光、国际标准，努力建设国际水准的医学中心、员工爱戴的温馨家园、患者信赖的品质医院。

二、医院信息化发展

（一）医院信息化建设简要历程

1997—2015年，医院使用旧HIS，从初期的门诊住院费用管理，逐步扩展延伸至医嘱、耗材、电子病历的基本应用。随着医疗信息化技术的发展，原有HIS无法支持医院对医疗管理的逐步细化需求，于2017年切换至新的HIS，并同步上线电子病历、集成平台。2017—2018年间，以电子病历系统分级评价管理标准为基础，结合医院实际工作需要，逐步上线手术麻醉、重症、电子签名、智能审方、院感等20余个子系统，将医疗管理带上新的起点。医院于2019年通过国家电子病历评级五级认证，2021年通过国家医疗健康信息互联互通标准化成熟度四级甲等测评。

（二）存在问题

在医院信息化建设的过程中，各业务系统渐趋完善，基本覆盖到各个业务终端，但各业务系统专注于自身业务范畴，不能进行全流程的追踪管理，而这一点却是医疗质量安全管理的重要部分。

1. 管理效率低下，资源浪费严重

传统管理模式下，各职能科室只能依靠传统的文本文件传递、人工数据汇总等方式进行管理，存在严重的资源浪费现象。各环节中需要大量人力进行传递、交接、确认，增加了人力和时间成本，还容易产生错误且难以发现。

2. 信息孤岛林立，缺少闭环机制

医疗质量安全相关的信息，散落在各个业务系统中，信息相对封闭，各办公环节无法进行有效的数据共享，形成信息孤岛。管理分析难以系统化，更无法进行闭环管理，导致对质量安全问题重视度不高，自主性不强，难以持续改进。

3. 管理决策滞后，缺乏目标协同

大量业务数据沉睡，没有进行合理有效的归纳分析，无法为管理决策提供数据支撑。低效的工作流程导致各管理科室疲于应付自身管理项目，没有更多的时间与其他部门进行沟通交流，整合资源，发挥效率，形成管理合力。

因此，需要整合各业务系统信息，合理有效使用互联互通建立的各类标准数据集，打造统一的协同管理平台去解决上述问题。纵向实现医疗质量安全的PDCA管理闭环，横向建立职能科室MDT管理模式，为医院质量安全管理服务，提升医疗质量，保障医疗安全。

三、互联互通改造

（一）建设需求

以医院集成平台为基础搭建数据中心，接入HIS、EMR、LIS、PACS、病案、护理、院感等多个业务系统数据。建设一个覆盖集团、院区、科室多层面的质量与安全管理系统，合理有效使用各业务系统数据，打造医疗质量管理闭环。实现数据来源标准化，统计口径标准化，反馈追踪系统化，异常监控自动化，质量管理无纸化等目标，助力医院医疗质量提升，服务医院高质量发展。

（二）重点难点

1. 电子病历系统仅专注于形式质控，无内涵质控，病历质量监管困难

病历书写是衡量医疗质量的重要指标，是医疗质量安全的重要组成部分。目前的电子病历系统病历质控部分主要为时限质控，内涵质控近乎缺失，且缺乏与外部系统的联合审查，只能靠人工抽检，耗时长、检出率低、覆盖面窄、标准不统一、隐患严重。需要通过对电子病历数据集的再利用及多个外部系统的数据整合，进行病历内涵质控，形成事前提醒，事中监督，事后分析的工作模式。

2. 数据分散，数据孤岛现象严重

医疗质量安全管理涉及的内容散在HIS、EMR、护理文书、手麻、院感等多个系统中，需要通过数据中心建设，对这些数据进行合理有效的整合。

3. 多套组织架构并存，信息定点推送困难

医院实际的运营管理中，存在多套组织架构。如HIS科室、财务考核科室、综合目标统计科室、质量安全管理单元等，这些架构互相独立，又相互关联。需要搭建一个统一服务，形成以HIS为最底层科室单元的转化平台，确保数据在不同组织架构中的精准推送。

（三）系统改造

1. 搭建全量数据中心

通过对各类临床数据进行标准化、结构化的表达、组织和存储，形成全院的全量、实时数据中心，并在此基础上开放各种标准的、符合法律规范和安全要求的数据访问服务。实施数据领域包括患者信息、医嘱、检查、检验、病理、手术、病案、病历、临床路径等，涉及数千个数据字段的采集、清洗、转码、载入工作，涵盖HIS、LIS、RIS、EMR等各类业务系统，异构数据库涵盖Sql server、Oracle、MySql，数据时间范围包括信息化以来的历年数据及实时数据等。

通过数据中心建设，实现数据统一管理，将当前"数出多源"向"数出一源"转变，为改善医疗服务质量、减少医疗差错、提高临床科研水平和降低医疗成本等目标夯实基础。

2. 建立质量与安全管理系统

整合质管、医疗、护理、院感、药学、输血等各部门的质量安全管理内容，集成于质量安全管理系统。建立病历核查模块，在汲取成熟质控软件规则库的基础上，融合医院实际的病历质控管理思想，归纳出一致性、完整性、规范性、时限性、相似性、逻辑性六类核查规则，对电子病历进行核查。支持系统后台定制任务、职能科室自定义核查及科室自主核查等多种核查方式，覆盖全部运行病历及终末病历。

四、建设成效与亮点

（一）系统运行效果

质量与安全管理系统2020年启动，分批次、分模块启用，目前三个主要院区的全部医、护、技、职能科室在用，共计147个医疗科室，187个质控单元。医院质量安全管理实现了由"小质管"向"大质管"的转变，使医院、部门、科室三级质控活动信息互联互通，有效地提升了质量管理的内涵与效率，向及时、公平、有效、高效的现代医疗质量与安全管理模式迈进。

1. 系统的有效运行，促进各项制度及规范进一步完善

质量与安全管理的系统的实施运行，实现了医院优先改进项目的全流程管理，监测数据的统计推送，质控记录无纸化，运行指标可视化，电子病历内涵核查全流程管理，医疗质量督导检查PDCA闭环管理等，将管理维度细化到人、事、物，有效地提高了管理效率。

依据系统运行效果，医院修订了《医院质量与安全管理制度》《科室质量与安全管理制度》《医疗安全不良事件管理制度》《医疗质量与安全违规处罚管理规定》等相关管理制度，为制度完善提供了数据支撑。

2. 嵌入目标值导航，质量监测指标持续可控

院级质量与安全监测指标不断增加，监测队列不断充实，监测颗粒度不断细化。2022年度在常规监测数据的基础上，共设置13项优先改进项目监测指标、48项院级监测指标，由各职能部门重点监测，颗粒度细化至科室，通过系统自动推送。嵌入目标值，应用数据可视化技术持续监测各项质量指标是否处于正常状态，确保持续可控。

3. 质量管理的广度和深度较系统上线前明显增加

2022年4月，对质量与安全管理系统的使用情况进行回顾性调查分析，发放电子问卷，共收回83份问卷。实施前后质控条目比较，实施后质控条目明显多于实施前（$P<0.05$）（表4-2），覆盖面更加广泛，质量管理更加深入细致。

表4-2 质控条目调查

	质控条目数		质控条目数
实施前	56.67±8.647	t	−3.84
实施后	95.83±12.642	P	0.012

4. 为质量与安全管理工作提质增效

系统的实施极大地节约了质量与安全管理检查的耗时，提高了工作效率。2022年4月，对质量与安全管理系统的使用情况进行回顾性调查分析，发放电子问卷，共收回83份问卷。实施前后质控耗时比较，在质控检查、结果汇总、结果反馈、获取改进情况方面，实施后的耗时明显少于实施前（$P<0.05$）（表4-3）。

表4-3 质控效率调查

	质控检查耗时/min	结果汇总耗时/min	结果反馈耗时/min	获取改进情况耗时/min
实施前	41.56±79.97	31.29±37.52	27.08±27.52	24.79±19.84
实施后	30.47±49.16	17.41±15.26	13.73±13.11	15.64±16.51
t	2.458	4.105	4.851	6.419
P	0.016	0.000	0.000	0.000

5. 有效调动医生主观能动性，病历质量显著提升

传统的人工抽查为主的病历检查方式，缺陷检出率低，临床医生困于工作繁忙，过度依赖模板，病历不完整、不按时、逻辑矛盾现象严重。通过病历内涵核查模块，病历存在的问题被及时推送到科室、医生，为管理科室、临床科主任、临床医生提升病历质量提供了有效的抓手。

系统实施前，入院记录、首次病程记录等主要医疗文书超时限创建的发生率为16%～20%。系统通过时限类事前提醒功能，截止时间前一小时若未书写，以短信提醒的方式推送至医疗组长。该功能启用一个月后，发生率即降为9.6%，现在常规运行的发生率保持在2%左右，有效地降低了不按时创建医疗文书的发生概率。

病历质量事中监督，核查覆盖率可达100%。职能科室可以直接使用管理端监控页面开展质量点评会议，临床科室可以通过科室端查看科室内部的病历缺陷，用于落实改进。各级医生清楚知晓自己的问题所在，更注重常规书写，主观能动性大大增强。病历缺陷比从系统上线初期的78%下降到46%。2022年8月启用了门诊病历和检查申请单质控，运行一个月，缺陷数量显著下降。

启用电子病历核查模块后，之前不重点关注的缺陷，比如字数过多过少，项目书写格式不规范等也纳入日常核查。病历核查人员将更多的精力放在规则管理上，逐步完善运行规则，启用新规则，形成良性循环，助力医疗质量进一步提升。

（二）系统亮点

1. 数据中心与互联互通信息交互平台有机结合

医疗相关的HIS、LIS、RIS、EMR等数据均实时进入数据中心，质量安全系统需要的相关数据直接通过数据中心获取，不影响业务系统。而人事、财务等保密性要求较高的系统及功能单一的信息系统，则通过信息交互平台进行服务对接。

2. 实现质量与安全管理现代化、精细化

全流程无纸化。科室的优改项目，质控记录，质控流程均在线记录，自动生成质控本，为质量安全管理降本增效。

灵活设定检查标准，移动端督导检查。管理科室自主建立检查标准库，通过多种形式生成检查模板，并依托移动端实现实时检查，检查结果自动汇总推送至被检科室。

PDCA闭环管理理念贯穿整个系统。无论是质量检查还是流程审批申报，均以发现问题-原因分析-改进措施-追踪检查-违规扣罚一站式管理为设计依据，确保各项管理持续改进完善。

3. 指标数据模块化推送，科室质控有抓手

系统将质量安全管理涉及的内容，比如科室的运营指标变化、医疗质量检查问题、

违规扣罚情况、不良事件信息、科室优改项目监测数据等通过数据中心的整合，直接推送至科室端，为科室质控提供有力抓手，便于同质化管理。

4. 全流程病历质控，贯穿病历各环节

事前提醒、事中监督及事后分析的全流程病历质控，贯穿病历全生命周期的各个环节。事前提醒，通过限制、提示、强制等方式进行，重点为时限提醒，完整性约束等。事中监督，通过定时任务自动核查运行病历，出现的问题自动提醒相关科室及人员。事后分析，通过数据挖掘、分类统计等方式，对存在的问题归纳总结。整合各业务系统与电子病历进行联合审查，彻底解决了电子病历系统自身核查的瓶颈。

5. 多套组织架构无缝切换

综合财务绩效管理架构，综合目标考核架构，质量管理单元等，形成以HIS科室为最底层架构，其他架构统一集成。

（三）经验与教训

1. 战略合作与自主研发相结合

通过战略合作引入大数据相关技术构建数据中心，现代大数据分析与传统管理模式相结合，助力医疗质量安全管理，打破资源共享壁垒。医院信息化发展中各新系统的引入需要进行多方面的考量，厂商依赖、问题修改及新需求实现周期长的现象普遍存在。因此，以数据合理应用为主的质量安全管理系统采用自主研发模式，在符合管理要求的前提下，能够充分融合医院特有的管理思想，也大大缩短了新软件购置对接投入的周期。

2. 多部门MDT协同共管

更好地量化及落地医院科学管理制度，实践管理思想，凝聚核心竞争力，从而提高医疗质量，保障医疗安全。整个系统建设过程中，质量管理考核部、医务部、门诊部、护理部、医院感染管理部、运营管理部等科室全程参与，与技术部门通力合作，构建MDT质量管理模式。

3. 需求为导向，质量与安全至上

随着各模块的启用，新的需求不断出现，凡是与医院质量安全相关的都尽可能纳入系统中。积极接受各使用方的建议，不断地完善功能。目前，正在依据国家三级公立医院绩效考核、现代医院管理及医院等级评审等评价体系中的监测指标进行指标库搭建，以实现医疗质量管理常态化和规范化，提高医院指标统计效率及数据的高效利用率，将成为质量与安全管理系统的重要组成部分。

五、体会与展望

当今时代，数字科技成为新引擎。《数字经济》中提到：信息化，即用真金白银去换信息。数字化，即用信息去实现价值。把握时机，充分利用医疗数据，唤醒沉睡的业务数据，挖掘潜在价值，为医院决策及临床医疗服务。

医院通过构建数据中心，逐步建立起了统一数据的底座，进一步通过数据治理从业务闭环转向数据闭环，并以此衍生更多的高阶应用，进一步细化管理维度，反向服务业务，推动医院高质量发展。在对大数据进行有效治理的基础上构建质量管理指标体系，支持医院质量管理改进活动的开展、评价与延伸，对解决医疗大数据与质量管理实践脱节、多院区管理难以同质化等有重要的作用。未来，将继续延续多部门协同的管理模式，创新优化现有的管理流程和理念，引入医疗数字化新技术，为"智慧管理"添砖加瓦。

案例52 基于信息互联互通实践，探索医疗数据价值释放新模式

———— 申报单位：山东省聊城市人民医院

一、单位简介

聊城市人民医院是一所三级甲等综合医院，山东省首批省级区域医疗中心，服务范围辐射晋冀鲁豫周边2000余万人口。医院信息化起步较早，其水平与理念一直保持同级别医院前列。2017年开始建设集成平台与数据中心，搭建了基础设施私有云，基于"一体两翼，三层四块"的顶层架构，构建医院信息互联互通总体平台，通过跨系统数据汇聚，采用大数据分析将临床业务数据转换为临床医疗知识，服务于临床科研与运营管理，推进医疗大数据在互联网＋医疗健康、专科专病分析等方面的应用，打造全流程业务闭环管理，全面提高医院区域协作能力与核心竞争力。2019年在山东省首批通过国家医疗健康信息互联互通标准化成熟度四级甲等测评，2023年再次在山东省内率先通过国家五级乙等互联互通测评。

二、互联互通建设与改造

（一）建设需求

1. 信息化架构升级需求

医院已建设数十个业务应用系统，这些应用由不同的医疗信息化厂商开发并提供

支持，系统之间通过点对点的定制化开发的模式实现数据接口对接，系统之间的互相依赖关系严重。考虑到医院将建设更多应用，包括与外部平台或第三方应用对接，这种点对点的对接方式在管理与监控方面会存在巨大的不便，一处修改导致多个系统运行瘫痪，所谓"牵一发而动全身"，信息化架构非常脆弱。

2. 信息共享与互联互通的业务需求

医院是省级区域医疗中心，从区域医疗业务协作、数据上报以及数据共享的角度来说，需要建设数据中心，实现数据整合、上报与数据共享。数据中心汇聚全院系统数据、统一数据标准、统一数据口径、统一数据出口，要求实现与银行、社保、区域内其他医疗机构以及上级管理部门的互联互通协作。

3. 提升患者就医体验的需求

医院积极探索智慧化医院服务，充分发挥互联网＋医疗的服务触达优势，持续提升患者就医体验，减少患者的排队挂号、排队交费、排队检查、排队取药等待时间，有效控制同时在院患者人数，减少交叉感染，给患者更加优质的就医环境，对提升患者满意度极为重要。

4. 提升临床诊疗水平的需求

医院积极推动通过大数据和人工智能提升临床诊疗水平，需建设以患者为中心整合患者诊疗数据，使医护人员全面掌握患者的历史诊疗信息，提升诊断精确性，持续提升医护人员的临床诊疗服务水平，通过信息化和智能化技术，持续提升临床经验与知识的高度共享，提高全员临床水平。

5. 提升临床科研水平的需求

医院高度重视临床与科研的相互促进的正向循环，通过高质量的临床数据，助力临床科研人员积极开展临床科研，从临床中发现创新的诊断方法、治疗方案、手术方案、预后方案等，在临床实践中持续创新，创新的结果进一步应用持续提升临床服务水平的提升。

6. 提升运营管理能力的需求

医院的管理者需要随时了解医院的综合运营情况，从门诊、住院、费用、患者、收入、成本、绩效、设备、服务、质量等各个维度，全面了解医院运营指标，根据不同阶段和政策要求，个性化关注不同指标，调整医院运营策略。

7. 提升数据安全保障能力的需求

健康医疗大数据包含丰富的隐私数据，医院需加大健康医疗数据泄露风险的管控，在业内已有相关的隐私保护条例基础上，需要系统化建立健康医疗大数据安全防范措施。须采用数据安全、隐私保护等技术，提升医院数据安全水平。

（二）建设重点

以医院信息化实际情况为基础，以推动医院高质量发展为根本目标，通过互联互通信息化建设推进医院数据治理与数据价值的挖掘。医院互联互通建设的重点内容是建立统一集成平台、统一数据中心及大数据应用与服务。以"1平台＋1中心＋N应用＋自主研发结合"为建设理念，实现如下内容建设。

建立统一集成平台，统一集成服务规范，交互服务技术互操作标准化、信息集成架构标准化、信息传输机制标准化、安全交互标准化等，全面实现信息互联互通的标准化与规范化。

建立统一数据中心，汇聚全院系统数据，统一数据标准、数据治理、主数据管理、元数据管理、数据安全体系，建设统一数据出口，避免二次"数据孤岛"。

建立N个大数据应用，通过数据挖掘和大数据智能，释放数据价值，化数据为知识，为诊疗服务、患者服务、临床科研、运营管理等各类应用场景提供大数据支撑。

（三）建设难点与对策

互联互通信息化建设的难度高，面对不同难点，医院持续探索有效而可行的解决方式。面对医院与信息化厂商的不同诉求，医院选择自主把控需求，以医院核心业务问题为抓手，推动各项问题的解决。

互联互通信息化建设前各业务系统点对点对接，接口量大，难以管理，缺乏顶层设计。面对复杂的接口对接及业务流程，顶层设计难度大，医院同样坚持以医院信息管理的目标为方向，坚持自主规划设计，把握信息化架构的发展方向。

项目建设过程周期长，投入大，医院选择渐进式分期实施。项目整个实施坚持信息中心主导，专业的需求选择专业的厂商，让专业的人做专业的事。

三、互联互通建设成效与亮点

（一）集成平台构建新一代IT基础设施

医院采用成熟的国产化医院信息集成平台构建松耦合、高复用、可持续发展的新一代IT架构。平台建立统一的系统交互标准，优化服务接口，降低系统承载压力，实现医院异构系统间的信息集成与互通共享，满足未来业务系统由平台向大数据、智能化发展的需求。

集成平台的建设实现对院内资产的全面规范化梳理，提供基于平台的服务资产目录，使得各业务系统之间的依赖关系清晰可见，实现系统间的服务调用过程可见、可管、可控，全面提升院内交互服务的管理与治理水平。平台通过丰富多样的监控及告警功能，依托可视化手段及实时消息推送机制，让任何问题都能及时发现、快速定位，从而有效提升医院信息化系统整体运维水平。

通过医院信息集成平台，实现医院内网（部）系统与外网（部）系统的统一交互服务的封装与管理，包括银行、医保、疾控、省卫生健康委、市平台等，院内与自助终端、手机APP、微信公众号、业务系统，在实现安全隔离的基础上，保证了院内系统与外部系统在交互方面的松耦合性，使相互之间的依赖性较低，有利于各自升级与变更而互不干扰。

（二）采用大数据技术实现信息互通共享

1. 数据治理贯穿院内数据全生命周期

基于数据采集引擎并依托ETL技术，医院开发人员遵循行业标准规范，结合医院内部标准，采用标准的访问协议和数据格式，自主完成医院10个异构业务系统生产数据的采集与监测。

医院基于数据中心建立了患者信息索引系统与服务，提供交叉索引的管理，维护各组织标识信息，对外提供跨域的统一患者索引服务，保证了患者信息在全院的一致性。

医院基于数据中心建立了数据质量控制体系，提供多维度的数据质量分析，建立数据质控闭环，通过元数据管理建立血缘脉络实现数据溯源，实现院内数据的科学化治理。

2. 数据中心盘活全院数据资产

医院数据中心实现了全院业务系统数据的标准化和汇聚，基于CDC技术提供的实时数据同步能力，建立以医疗事件为横向关联、时间为纵向关联、患者为多维关联的完整医疗数据业务链，将散落在多系统间的数据进行了有效组织与贯穿，流向各临床、管理、科研领域中心，进一步向各大数据应用提供数据集市，全面满足院内乃至医联体内临床系统对业务数据利用需求。

医院数据中心遵循国家、省市、行业的规范，基于MPP、HDFS等技术的列式分布式存储与分析引擎技术，构建支撑大数据分析的全院大数据中心，并构建数据运营中心和临床数据中心，支撑探索医疗数据价值的应用，能够通过数据中心对外提供统一的数据服务。

3. 依托Hadoop生态挖掘数据价值

搭建依托Hadoop生态系统的大数据存储和计算平台，为管理和科研提供优质的可视化数据建模及数据挖掘工具，满足医院日益增长的大数据分析需求。数据建模基于scikit-learn、keras、tensorflow等框架进行模型训练，针对模型进行数据分类，确定每一个字段的数据类型和值域，并建立相应的数据字典，对数据建模过程中的填充率进行管理。

海量数据分析引擎融合了Hadoop特性，以分布式存储和高效压缩技术为基础，满足Terabyte到Petabyte级别的海量数据存储和分析，能够被大量并发用户高速访问，满足医院临床、管理、科研数据日益增大的海量数据分析、挖掘、备份、查询、BI报表输出的需求。

（三）公众服务应用提升患者就医体验

以互联互通为核心建立面向公众服务应用，减少患者就诊环节，提供便捷就诊服务。提供互联网服务、随访管理、预约服务、健康管理等应用；提供自助机、114、400、医院网站、微信公众号、手机APP、诊间等多种预约挂号方式；提供就诊卡诊间缴费，通过手机、自助机、检查科室登记台等多种缴费方式。

（四）数字化惠医应用助力临床与科研

打造服务临床数据应用，建设临床数据中心、患者360视图、标准数据集、CDA共享文档、知识库应用（基于CDR）、各类闭环管理等为临床及科研提供便捷。

通过业务流程闭环管理系统，利用信息技术手段，实现医嘱闭环管理，高值耗材使用追踪、检验标本全程追踪、供应室消毒包追溯、病案质量等业务流程的闭环管理，使医疗质量、安全、管理得到提升。

构建以病历搜索引擎为核心的科研平台与专病数据库。病历搜索引擎符合医学数据特点，基于词典＋BiLSTM＋逻辑规则的混合算法，从非结构化的病历文本中抽取出如吸烟史、饮酒史、不良反应以及肿瘤大小等结构化字段，用于后续医学研究或者推理。

基于原始诊断名称与人工标注的诊断归一名称，训练深度学习RoBERTa模型，并使用该模型将病历中的原始诊断名称进行归一。通过深度学习，挖掘院内所有数据之间的关系图谱并进行归类，对疾病同义词进行归一，支持患者维度和病历维度查询与展示，符合医生思路，提供可视化纳排方式查询数据、验证科研想法等，为临床科研提供数据应用支撑。

（五）依托数据中心精准化辅助管理运营

医院管理辅助决策的数据来源于不同的院内业务应用系统，有临床诊疗、医疗管理及后台运营管理等。数据中心对格式各异且无组织的数据进行清洗、转换，按照分析主题进行组织和展示，可以获取任意时间的任意即时数据，实现实时分析处理数据。通过医院管理辅助决策系统可随时了解到医院运营情况，同时系统能从不同角度对数据进行分析展示，为领导决策提供便捷。

（六）软硬件相结合维护数据安全与隐私保护

数据安全提供安全、完善的数据库备份措施及数据完整性（数据故障恢复）措施，当数据库发生故障时，可以立刻将备份数据库恢复使用。在进行数据传输时，关键数据均通过硬件加密机进行加密。院内通过集成平台进行数据共享交换时，服务协议层采用HTTPS协议，即SSL证书传输加密方式，使用TLS安全传输协议保证数据安全。

隐私保护提供数据访问警示服务，对电子病历进行患者匿名化处理，电子病历共享文档、CDR中360患者集成视图以及科研平台中电子病历数据，均提供患者匿名化处理以保护患者隐私。在交换CDR临床数据过程中对患者信息字段提供脱敏配置，电子病历共享文档匿名化处理用以保障患者隐私安全。在患者需要授权的各类场景中，比如随访或者看诊等临床场景需要调阅患者病历、自费项目审定知情同意书签署时，提供许可指令管理服务，最大程度地保护了患者隐私。

四、体会与展望

（一）工作体会

互联互通已成为医院信息化的重要抓手和重点建设内容之一，是智慧医院整体架构的必要组成部分。通过构建集成平台实现医院数十个业务系统间的整合、扩展和集成，提供统一的数据交换和协同交互的平台，打通医院现有不同信息系统间的数据流通壁垒。

大数据重塑未来医疗格局，医院依托大数据技术建设数据中心，是互联互通建设的重要组成部分，通过一定标准、规范和规则，围绕患者诊疗和健康管理，将分布在不同业务系统、生产系统的临床数据进行归集、转换与整合，并进行统一管理，提供标准化的流程以满足医院业务需求。

数据中心既能促进信息互联互通，又能充分利用好数据资源，让数据变现。以数据中心为支撑进行公众服务、诊疗服务、卫生管理等应用开发，为提升患者就医体验、助力临床诊疗及科研、辅助医院管理决策提供有效支撑。

（二）未来展望

未来医院将在互联互通标准化成熟度五级乙等的基础上，不断提升医院信息化水平，在智慧医院阶段持续发挥信息化、智能化、智慧化的价值。医院将以"研究型、创新型、经营型、服务型、智慧型"为发展目标，以打造高质量智慧医院为使命，不断提升医院的综合服务水平与管理效能，推动医院信息化建设高质量发展。

医院将基于大数据、人工智能、区块链、移动互联、云计算等先进技术，服务政、产、学、研、资、管、用，面向集团化医院、互联网医院、区域医联体的应用方向，打造智慧化、个性化、精准化的医院信息化建设。

医院将持续开展医院数据治理工作，将术语完全融入元数据体系中，不断完善数据质量体系。依托大数据建模与分析挖掘技术，使数据应用为临床诊疗提供精准支撑。

不断提升医院临床科研水平，探索实践人工智能类建设，采用NLP技术的深度应用、人工智能影像识别和标注、人工智能语音技术与NLP技术融合、动态音视频文件的人工智能临床技术应用，实现对临床诊疗数据的深度挖掘与分析应用，以数据反哺临床科研。以信息化技术为手段提升医院省级区域医疗中心服务能力，切实服务晋冀鲁豫周边2000余万人民群众。

案例53 互联互通助力医院提升数据治理能力

——申报单位：山东省济宁市兖州区人民医院

一、单位简介

济宁市兖州区人民医院集医疗、教学、科研、预防、保健、康复于一体，是环境设施优美的医患友好型现代化综合性医院，是济宁医学院、齐鲁医药学院教学实践基地。医院建筑面积19.4万平方米，固定资产总值20.44亿元，核定床位1200张，在职职工1453人，其中高级职称125人，研究生以上学历150人。医院设有临床医技科室46个，护理单元43个，拥有3.0T磁共振、GE 64排128层螺旋CT、超高端CT等一系列先进医疗设备。2021年6月，医院顺利通过三级综合医院现场评价，达到三级综合医院服务水平。医院设置专门信息化建设部门信息部，现有工作人员13名，全部为大学本科学历，其中副高级职称3人，中级职称6人，初级职称4人。

二、信息化发展历史

医院的信息化建设历程，总体可分两大阶段。第一阶段是2014年之前，以财务为中心，以HIS为主；第二阶段是2014年搬迁到新院区至今，医院累计投入3000余万元有针对性地引入了结构化电子病历、人财物综合管理、临床路径管理、信息集成平台等各系统，将医院信息化提升到了一个新的水平。

医院结合医院实际情况，经过深入的调研和需求分析，围绕以"患者为中心"的服务理念，制定了医院信息化建设"十三五"及"十四五"规划。每年保证合理的信息化投入，有序推动整体建设。医院按照《国家医疗健康信息医院信息互联互通标准化成熟度测评方案》的标准要求，从数据资源标准化建设、互联互通标准化建设、基础设施建设和互联互通应用效果等四个方面进行，建成了覆盖医疗服务、质量安全、运营管理的信息化体系，目前，医院已完成23个临床服务子系统、16个医疗管理子系统、10个运营管理子系统互联互通，建设完成医院临床数据中心。

三、互联互通建设与改造

医院高度重视互联互通标准化建设，成立了以院长为组长的互联互通建设领导小组，定期召开会议，推进互联互通建设。按照人员分工，由信息部人员成立集成平台系统组、机房硬件管理组、系统改造组等，明确职责，积极进行互联互通项目的改造和建设。

（一）互通建设历程

2019年4月根据山东省卫生健康委2019年的互联互通测评要求，医院启动测评工作，平台于2019年7月建成后上线使用；2019年9月搭建临床数据中心和数据管理平台，对各业务系统数据进行梳理和分析；2020年4月开始进行互联互通标准化梳理、共享文档的生成及检验工作；2020年8月开始对标2020互联互通四级甲等要求进行相应改造；2020年12月平台接入的子系统日益丰富，并且仍在不断增加，各系统针对共享文档进行查漏补缺；2021年3月份开始文审材料的准备工作，并不断进行共享文档质量的提升，优化改进。2021年6月18日通过现场定量测试，2021年6月25日通过现场查验，并通过国家医疗健康信息互联互通标准化成熟度四级甲等测评。

（二）借助互联互通提升数据治理能力

随着医疗信息化建设的不断深入发展，医院的运营从粗放化逐渐转向精细化，业务、技术和管理系统也需要快速适应新的业务形态的考验，适应精细化运营和精准管理的要求。业务、技术和管理系统要加速数据整合能力，面向"数据治理"构建"大数据"支撑能力。

如何对现有数据进行深层发掘，并揭示出埋藏在数据中的趋势、因果关系、关联模式等核心信息是深化经营分析系统应用的医院信息部门需要解决的头等大事。构建医院大数据中心，首先要保证的是数据质量。数据治理产品能解决的问题就是如何把业务系统中的数据分门别类地进行管理，建立数据与数据之间的关系，并且对数据质量进行整体监控，检测数据本身、数据与数据之间的业务逻辑，从而提升业务价值。

如今医疗卫生行业对数据资源的有效性、一致性、完整性、唯一性以及及时性越来越重视，数据治理的呼声日益高涨。其对于建设一体化智慧医院的构建目标有着举足轻重的作用。为切实可行地实施开展医院数据治理工作，围绕数据治理体系所涵盖的组织架构、评价与考核、管控流程、信息技术这四个领域，规划符合医院治理现状的实施路径。

1. 构建科学清晰的数据治理组织体系

做好医疗健康数据治理的第一个关键步骤就是要"搭班子、定战略、带队伍"，而这些都是通过构建数据治理组织体系来完成的。数据治理组织体系包括管理组织、管理规范和监督评估机制三个方面。

开展数据治理首先需要建立自上而下、层次分明、权责清晰的管理组织，即"搭班子"。数据治理涉及医院多个部门，很多工作都是通过跨部门协作来完成，需要平衡协调多个部门的利益。数据治理是一项"一把手工程"，我们建立了由医院院长牵头的数据治理管理组织。数据治理委员会作为一级组织，负责数据治理工作的整体统筹、资源协调与战略谋划；数据治理管理办公室作为二级组织，负责数据治理工作的日常管理、工作协调与监督评估；医院现有各业务部门、信息化管理部门明确各自权责与协作流程，作为三级组织来推动数据治理的落地执行与问题反馈。

通过制定数据治理管理规范、建立监督评估机制，可以实现"定战略、带队伍"。数据治理管理规范自上而下包括数据治理战略、数据治理制度与数据治理细则三层。医院结合自身数据治理的现状、业务需求与行业要求，制定适合自身的数据治理战略，明确治理目标、原则、思路和路线图规划，通过"定战略"实现"明路线"。此外，医院还基于数据治理战略，逐步建立完善的数据治理制度和细则，明确数据治理各项重点工作的工作方法、工作要求、工作流程，让数据治理队伍的成员知道如何干。数据治理是一项持久性的复杂工作，还需要通过建立监督评估机制和相应的考核办法来有效激发队伍的积极性。

2. 设计完整高效的数据治理流程

数据治理流程可分为规划、治理实施和评估优化三个阶段。

（1）规划阶段：首先评估数据管理和应用现状，明确数据治理具体目标，然后分析内外部环境和促成因素。内外部环境是数据治理所处的内部与外部环境。促成因素是指对数据治理成功实施起关键促进作用的因素。最后构建治理组织，明确组织职责和机制。数据治理要求医院在各个层面都要具备数据治理的意识，并通过适应数据环境、技术环境、战略环境等，逐渐形成自身的数据治理文化氛围，最终以文化氛围促进组织数据治理的应用实践。

（2）治理实施阶段：本阶段医院关注治理域，治理域描述了数据治理对象，主要包括战略、组织、架构、元数据管理、主数据管理、数据质量管理等。此外，实现医疗健康数据安全与合规管理，医院建立了有效的数据安全规范和策略，以确保数据资产在使用过程中具有适当的认证、授权、访问和审计等控制措施，从而满足数据安全保障要求。

（3）评估优化阶段：数据治理的方法论是评估、指导、监督。在数据治理工作的持续开展过程中，医院定期或不定期地评估实施过程及实施后的效果，及时全面深入了解数据治理当前的状态和差距，为下一步的数据治理工作提供更准确的决策参考。医院基于数据治理成熟度评估模型，及时监督评估数据治理工作效果，推动数据治理工作的持续改进优化。

3. 制定统一规范的数据标准体系

医疗健康数据必须遵循统一标准进行管理，才能有效保证医院各业务部门、系统间数据的规范性、流通性及共享性，是机构进行数据治理的重要环节。数据治理相关标准分为基础性标准和应用性标准，包括数据定义与分类（元数据）、主数据、参考数据（数据字典）、数据模型、管理与技术类、质量评估类等内容。医院参考已有的行业标准，并与现有医疗系统、业务流程相结合，开展医疗健康数据标准体系的建立、实施、修改等工作。

4. 打造先进实用的数据技术支撑

数据治理的核心目的之一就是实现从数据资源到数据资产、从数据资产到数据能力、从数据能力到数据价值的逐步飞跃。这个逐步升华的过程离不开先进实用数据技术的有效支撑，数据技术需要渗透到数据治理各个工作领域与环节。元数据管理技术就涉及元数据采集、元数据维护、元数据检索、元数据分析、数据地图和版本管理。此外，在数据采集、存储、加工、应用开发的过程中也需要运用到多种技术手段。医疗健康数据类型多样，且以非结构化数据为主，这对数据技术提出了更高要求。在数据采集阶段，需要保障对多源异构数据的及时、稳定采集，并做预处理，在采集阶段就要尽可能保障数据质量；在数据存储阶段，需要结合数据本身特点以及加工开发需求，选择合适的存储技术组件，尽量减少存储成本；在数据加工阶段，则主要运用转化归一、后结构化等技术。

四、互联互通建设成效与亮点

（一）通过数据治理平台，提高医院内部信息管理的水平

数据治理平台用于落实医院数据中台的数据管理体系，实现数据管理的自动化，提高数据管理效率，确保数据质量、实现数据的安全共享。数据标准，涵盖定义、操作、应用多层次数据的标准化体系。通过建立一整套数据规范、管控流程和技术工具来确保医院各种重要信息，在全院内外使用和交换的一致和准确。数据标准管理围绕重点数据来梳理相关的标准，并且依靠数据治理来保证相关标准的落地实施，提升数据的标准化、规范化，促成数据集成，提升数据质量。通过数据治理平台的建设，提高了医院内部信息管理的水平，实现了数据资产化管理；通过PDCA的数据质量管理理念，实现了数据质量的持续改进，为临床业务的改善及运营的精细化管理打下了坚实的基础。

（二）加强质量管理，提高诊疗效率

通过数据中心的建设，实现医院各类诊疗数据的汇聚，实现异构数据源的集中采

集，通过数据转换形成标准化的数据模型存储，在数据中心内构建各类主题库如服务临床诊疗的临床数据中心等。信息系统已经基本实现了诊疗过程全覆盖，在移动护理、护理管理、病历质控管理、手术管理、重症监护管理、输血管理、移动医生、合理用药方面形成基于信息集成平台的患者360全息视图、闭环示踪管理、病历质控等功能应用并取得良好的效果。

（三）建立综合运营体系，助力精细化管理

运营管理应用产品体系是以医院数据仓库及数据可视化工具为基础，通过对分析结果的归纳筛选，采用简洁直观、操作简便、直达桌面的方式，为医院提供一个完整的、多用途的智能分析平台环境。通过对医院各个应用系统的业务数据进行汇聚、融合、挖掘、分析和展现，加大全院范围内信息资产的利用率，提高信息分析的准确性、一致性、时效性，建立完善的业务数据指标分析模型和运营监控管理模式，对医院运营状态进行实时监控和管理，为医院经营管理和临床医疗提供及时、准确、科学的决策依据，提高医院的运营管理水平，从而提升医院的核心竞争力。

（四）以服务患者为中心，不断提升患者就诊体验

通过互联互通测评，医院进一步加深了对信息互联互通的重要性及必要性的理解，规范了医院信息共享和医疗业务协同流程。医院建设统一号源池，全面开通了微信预约、网站预约、自助设备预约、电话预约等多种挂号预约渠道；医技科室通过信息系统实施医技预约检查；实现了病历扫码支付、自助设备结算等多种结算方式；建设了院内智能导航、数字胶片，改善患者院内就医体验；开通互联网医院诊疗平台，提供在线咨询，通过互联网＋医疗技术优化就诊流程，提升患者线上就医效率。全面升级微信公众号，对软件功能、界面设计进行整合优化，实现"一键就医"。医院建立真正以患者为中心的更安全、便捷、高效的就医流程。

五、体会与展望

数据治理作为一项长期的基础性工作，其效果的展现与医院获得感的提升，主要体现在形成创新深入的数据应用能力。"创新"代表着医院监管部门通过开展数据治理，提升数据质量，推进数据互联互通后，可以实现一些之前想做、但碍于数据现状做不了的数据应用场景。"深入"代表着医院通过开展数据治理，可以为目前已经在做的业务应用提供更有力的数据支撑，提升应用效果。通过开展数据治理，推动数据实现更大范围内的互联互通后，可以让患者信息更丰富，从而为医院的诊疗提供更全面的决策信息参考。下一步，医院将以通过国家医疗健康信息互联互通标准化成熟度四级甲等测评为契机，进一步提高医院的信息互联互通水平，以"患者少跑腿，数据多跑路"作为信息工作的出发点和落脚点，在整体规划、项目实施、架构设计、功能应用、安全保障等方面，加强顶层设计，提升整体运用质量，增强管理和服务能力，立

足智慧医院建设，让信息化建设真正成为医院科学发展、协调发展的助力引擎，更加有效地促进医院整体服务能力的提升。

案例54 以大数据平台为核心的智慧妇幼信息化建设

———申报单位：广东省妇幼保健院

一、单位简介

广东省妇幼保健院创建于1944年，是广东省卫生健康委直属的大型三级甲等妇幼保健医疗机构，集保健、医疗、教学、科研、培训及技术指导于一体的大型三级甲等医院。医院有番禺、越秀、天河、清远4个院区及1个分支机构——广东省脐血库。我院作为全省妇幼保健业务指导中心，承担全省妇女儿童医疗、保健、健康教育、培训、妇幼卫生信息、科研、教学任务，妇幼危重症救治网络覆盖全省，全国省级妇幼保健院综合实力前三名。

二、互联互通建设与改造

医院信息化建设起步比较早，此前已经逐年逐步建立了覆盖全院业务的业务系统体系，包含来自不同厂商的HIS、EMR、LIS、PACS等业务系统，已能够满足医院日常业务运行的需要。但系统间的集成交互是采用传统的硬编码、数据库、点对点的接口方式，造成了后期维护困难，因接口标准不统一而导致的数据传递错误时有发生；系统间耦合度很高，牵一发而动全身，系统升级换代的风险极高。有些业务系统的系统架构、数据结构、管理思想、人机交互等越来越无法满足临床与管理的需求；很多业务流程无法实现闭环管理，暴露的缺陷主要是数据应用缺失和数据集中应用相对薄弱，无法完全满足医院精细化管理的要求。

随着医院现代化进程推进和新医改的要求，信息化程度的进一步加深，正向着"集成、互融、数据多维度应用"方向发展，当前系统集成模式对信息化发展的束缚将越发明显，医疗质量管理、业务运营管理、临床学科建设等方面都希望从信息化角度获取更多数据、更多资源来支持相关工作的开展，这使得业务系统在保证医院生产运行的同时还需要承担数据查询和分析的工作，更加重了核心系统的运行压力。医院目前依靠信息中心人员电话追踪、多部门临床工作者协同管理的工作模式效率有限，管理精度不够。

2019年，我院启动了信息集成平台项目建设，希望通过改善院内现有系统间松耦合集成交互性能和可管理性，重组业务流程，提高自动化水平；汇聚全院数据，消除各个系统的数据孤岛效应，盘活数据资产；基于平台数据中心的应用建设，提高医疗服务质量、医疗效率和科研水平；提升运营分析、管理决策水平；同时基于平台更好地实现与医联体合作单位进行业务系统的集成与对接，并顺利通过2020年度第二批国家医疗健康信息互联互通标准化成熟度四级甲等测评。

（一）现场文审工作

在互联互通现场文审开始前组建了5个专项小组，包括临床应用、基础服务、数据中心、数据分析和利用、硬件集成，累计开展例会42场，以推进互联互通建设，开展大型讨论会8场（包括EMPI、主数据管理、患者360、查询统计等），产出17项专项建设方案。

在数据资源标准化建设上，平台实现了对52个数据子集、3422条数据元可视化管理，共享文档总量812万份。在互联互通标准化建设上，构建了医院的ESB系统，接入了互联互通标准服务46个，接入系统交互服务104个，业务网系统间的交互方式统一为MQ消息和Web Service接口两种形式，互联互通测评期间平台的日交互量超过50万。构建了全院统一的临床数据中心，接入业务域超过13个，数据总量为12.3亿条，年数据增长量超过10%。平台实现了基于令牌的SSO单点登录服务，通过加密、有时效性的验证令牌来实现用户的认证。接入了22个临床服务、8个平台应用和6个管理应用。

主数据管理系统对标互联互通标准，针对国标、行标、院标的98大类标准数据，共51657条数据实现标准化。通过EMPI将门诊、住院不同患者域中患者索引信息进行清洗，共产生EMPI350万条，合并7.7万条以上患者索引信息，服务调用约2760万次。

在基础设施建设上，围绕互联互通指标体系在机房情况、信息安全、服务器、存储、网络安全等多个方面进行对标自查和整改，集成平台也顺利通过三级等保安全改造；在互联互通应用效果上，从互联网医院、自助服务、线上应用、门户网站、患者360视图、门诊实时流量监测、运营、质控、临床决策支持、闭环管理、内外联服务（接入23个临床应用服务系统、19个医疗管理系统、9个运营管理系统）等多个方面呈现数据的互联互通和服务器的互联互通。

（二）定量测评工作

在互联互通定量测评工作准备上，围绕52份共享文档，主要涉及HIS、LIS、PACS、病历文书、手术麻醉、输血等多个系统的业务数据生成标准化电子文档，对于现有业务不支持的情况如急诊留观病历文档、阴道分娩记录、护理评估记录及时和业务沟通调整业务模板；通过医院信息集成平台和医院大部分临床服务系统、医疗管理系统、运营管理系统进行交互，完全覆盖46个标准服务。

（三）现场查验工作

围绕现场查验工作，提前2个月确定了现场迎评工作计划，并同医院领导、科室领

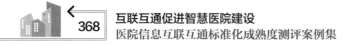

导提前汇报，做好操作人员的培训工作，1个月内完成了5轮培训和测评模拟，现场迎评期间，省卫生健康委和医院协会高度重视，安排了多名领导莅临指导测评工作，测评专家分为门诊、住院、机房三条线路对我院互联互通建设成效进行检查。

值得一提的是，定量测评和现场查验均为2021年广东省最早通过测评的医疗机构，这也标志我院信息化上升到了更高的台阶。

（四）多院区新旧系统的切换

由于我院在做互联互通测评准备工作的同时，也面临全院新旧系统的切换。

（1）多院区的患者基础信息统一管理。我院番禺院区、天河院区、越秀院区和清远院区通过EMPI管理系统将多个院区的患者基本信息进行统一管理，保障患者信息的一致性性和完整性。

（2）新旧系统切换期间，建设患者360视图集成患者既往诊疗过程，同时对于门诊挂号、住院登记、检验、检查等临床重点关注的信息，通过服务注册的方式在1分钟内将最新产生的记录进行同步，其余医嘱、处方、病历、护理文书、手术麻醉文书等当天内通过ETL的方式抽取到CDR。根据数据统计，每天有超过1.5万人次通过微信查询历史检验、检查报告信息；每天医生看诊时，对超过4000名患者通过360调阅历史诊疗信息。

（3）在切换过程中，通过ETL技术将新系统的数据源抽取到旧系统报表库中，让财务、医务、护理等管理部门可以查到两套系统的统计数据，为决策提供依据。

（4）基于集成平台的标准化接口服务建设，将原来各系统一对一的接口模式改为各子系统面对集成平台的多对一的接口模式，降低了集成的复杂度，降低了开发的工作量，让业务系统上线更加平顺，同时降低了后续维护成本，增加了业务系统的自主选择性。

三、互联互通建设成效与亮点

（一）数据治理体系的建立

我院互联互通项目前期数据的建设是以打通数据孤岛和整合数据为出发点，但随着数据应用范围和功能的不断延伸，重点逐步由整合数据到提升数据准确性、合法性、一致性等范畴。

我院的数据治理包含以下四个步骤：

（1）数据标准管理，包括标准的制定、标准执行、标准维护、标准监控等。

（2）主数据管理，包括主索引管理、主数据注册、主数据订阅、主数据发布等。

（3）数据中心的数据质量控制，针对数据重复、数据缺失、数据不合法、数据无关联、业务时序混乱等问题，建立质量管理、质控等维度去进行质量的整体管控，详见表4-4。

表4-4 数据质控管理

质控项类别	评估办法	评估示例
整合性	整合率	以质控项ADT-3-001为例，门诊挂号100条数据，其中98条可以关联上门诊患者基本信息，则其关联比例为0.98
一致性	一致率	以质控项ADT-4-001为例，CDR的住院床位日报统计条数100，通过ODS住院床位日报数据量统计条数为98，则一致比例位0.98
完整性	完整率	以质控项ADT-0-003为例，门诊患者基本信息患者ID字段不为空、NULL的数据条数对比同业务时间段的总条数，比例0.98

每周对临床数据中心17个核心域的数据建立质控维度，进行基于整合性、一致性、完整性层面的质控评分，持续提升我院的数据质量。经过项目建设后，我院临床数据中心的数据质量评分大于95分（总分100分）。

（4）数据安全包括权限控制、操作审计、数据脱敏、数据加密、数据水印回溯，页面水印配置。

（二）基于大数据的应用互联互通

在较高的数据质量支撑下，我院基于平台的部分应用如患者360、运营管理系统、质控管理系统使用率非常高，真正初步实现了数据多跑路、临床少跑路，用信息化手段解决临床的实际问题，实现各异构业务系统业务数据的互联互通：

（1）患者360：数据时效性$<T+5$（分钟），全院主要业务系统做深度集成对接，通过EMPI串联实现全院医疗业务数据共享，每天超过70%的医护人员使用患者360查看患者的既往就诊信息。

（2）年度报告：在年末定制一份专属的年度报告，感谢每一位医务工作者在每年度为医院的辛勤付出，让医院员工感受到医院的温暖和重视。

（3）运营分析系统：运营分析首页从业务量、均次费用、医疗费用、效率几个维度呈现医院的运营指标，同时通过企业微信集成在移动端，让医院领导在医院外随时可以看到医院的运营数据。

（4）质控管理系统：从死亡、重返、医院感染、手术并发症、患者用药安全、合理用药等多个维度展现医院的统计指标。

（5）自定义报表工具：涵盖了临床、医务、医政、财务、质控、护理、等级医院、国考绩效、妇幼绩效、设备等多个管理部门的统计指标，融合了新旧系统的全部业务数据。

（6）垂直管理平台：从床位、诊室使用率、手术间多个维度整合医院的医疗资源，达到资源的最大利用率。

（7）建立全院统一的外部接口上报平台。医院所有的外部接口上报都通过集成平台、数据中心来实现，包括国家儿童肿瘤上报、省妇幼平台上报、全民健康信息平台上报、单病种质量控制上报等，也体现了互联互通的核心价值。

四、体会与展望

（一）在互联互通建设中要做好统筹规划，加强领导

医院信息系统的标准化和互联互通能力是医院信息化整体实力的体现，在根据标准自查和完善的过程中，需要有完备的工作团队和工作机制。我院高度重视测评工作，在信息管理部门建立了相应的工作小组，每周召开项目会议，及时关注项目最新的进展状况，遇到问题立刻解决；项目组定期向院领导进行项目进度汇报，重点汇报最新的进展和遇到的问题。采取这种项目管理机制有效地督促了整个项目的进行。

（二）测评工作的开展不能影响医院业务系统的正常运行

在整改阶段，我院采取了"稳定为主，安全第一"的原则，在测试库上进行调整和修改，经过测试确认无误后，经过院内程序发布审核手续再发布到正式系统。而对于共享文档中会对业务习惯发生影响和调整的部分，更是经过项目组与临床用户多次探讨和研究，尽量采用对临床使用习惯影响较少的方案进行改造和完善。

（三）进行标准化建设的同时，也要注重倾听临床的声音

进一步重视临床提出的合理需求，将信息化建设的标准化成熟度和临床的使用效率有机结合。信息化的优化建设一方面是提升医院整体信息化水平，另一方面也是为了更好地服务于医院的临床、运营及管理等，真正实现数据、业务等的互联互通。

（四）医院信息化的建设是一个长期提升的过程

通过参加互联互通成熟度测评工作，对医院信息标准化水平和对信息化建设的认识在一定程度上得到了提升，但是系统的提升和改进是一个持续性的过程，并不是随着测评工作的结束而截止的。我院将继续根据测评标准的精神深化改造，将标准化和互联互通作为长期的工作重点，把我院的信息化水平保持在高位，为医疗服务保驾护航。

（五）对标更高标准，以评估工作带动医院的各项建设和发展

继续以更高等级的互联互通成熟度测评、电子病历高应用水平分级评价、安全等保测评、智慧服务测评、智慧管理测评作为抓手，以评估工作带动医院的各项建设和发展，注重新技术的应用，借力信息化提升我院的综合实力。

（六）深挖数据价值，提质增效，助力我院高质量发展

后续构建医院统一的运营管理数据中心、科研数据中心，持续深化数据应用，大力加强医院基本设施建设、精细化运营建设、学科人才建设、科研能力建设等，促进

医院内涵建设，增强医院综合实力，提升医院可持续发展力。

案例55　基于互联互通的数据中心建设及应用

申报单位：广东省茂名市人民医院

一、单位简介

茂名市人民医院始建于1960年，前身是广州银行医院，1960年8月为支援茂名油城建设迁至茂名，改名为茂名市人民医院。于1995年通过国家等级评审，是茂名地区首家三级甲等医院；是广东省第二批"高水平医院建设"单位，广东省人民医院联合登峰合作单位。经过60余年的发展，茂名市人民医院已成为茂名地区集医疗、教学、科研、预防和保健于一体的大规模综合性医院。目前，医院占地面积约407亩（含水东湾、在建应急大楼）。在人员配置方面，在职员工2993人，其中高级职称人员488人，博士30人，硕士262人，博士、硕士研究生导师30人。

二、医院信息化发展

医院早期信息化建设是分步进行的，从1997的第一个DOS收费系统开始，经过22年的信息化建设工作，从无到有，已建成电子病历、影像系统、检验系统、收费系统、微信公众号、自助服务等业务系统，并且实现各业务系统之间的初步互联互通。但前期的信息化建设是按需建设的，没有从整体考虑，所以存在着众多的问题，如技术上没有顶层设计，业务没有进行统一规划，各业务系统数据与业务交互的流畅度不足，虽然经过多年的发展，信息化已涉及医院的每一部门，对医院的发展起着重要的推动作用，但仍存在着很多的问题，主要包括：

（一）接口复杂，升级难

一个三甲医院一般有几十套大大小小的业务系统，每个系统之间都要进行数据与业务的交互，这样众多系统间的接口与业务协同关系就变得异常复杂，对于电子病历数据的共享与升级改造带来一定的困难，传统医院的信息化建设模式一般都是业务流程信息化，也就是根据使用科室的需求和医院的管理需求来建设信息化系统的，通过这些业务来提高各科室的工作效率，从而提高医疗服务质量与医院的管理水平，正因为有这些需求，各系统之间的互联互通的需求是非常强烈的，但由于历史的原因，技术和管理上没有进行统一规划，技术文档资料缺乏，导致各类对接的接口变得异常复杂，升级起来相当困难。

（二）信息孤岛严重

随着医院业务的不断发展，产生的业务数据越来越多，利用这些业务数据的需求越来越大，但在传统架构的模式中要实现这个需求是相当困难，也就形成了所谓的"信息孤岛"现象，所以这种情况下，数据的利用情况已不能满足患者、医护和医院管理人员的需求。基于这种现状，医院不得不持续投入，用于业务系统的补丁升级和改造，同时传统的医疗业务软件厂商不得不疲于应付医院的各种业务功能需求，承担太多其他系统接入的负担和风险，传统信息模式的弊端凸显。

（三）内部信息系统分散、普遍缺少顶层设计和统一标准

现有的系统关注于不同的领域，彼此之间又有所交叉，为了使这些系统协同工作，提高医院的信息共享度和工作效率，必须将其集成起来。大部分医院信息化在建设初期，是按需进行建设的，由于对技术、业务的了解有限，加上投入预算有限，缺少顶层的设计和统一的规划，对于系统之间的互相集成，经过一段时间后，发现了很多问题。系统数量在增加的同时，系统之间的集成接口数据也在增加，集成的难度指数也在成倍增加，对系统的可维护性影响也非常大，系统之间的耦合度也在增加，当某个业务系统更新时其他业务系统也跟着变化，这样就会带来连锁反应，在系统的功能、性能、可靠性方面都会带来不稳定的因素；各个厂家的业务系统在改造时，由于没有既定的标准进行设计和开发，在进行多系统集成时，厂商之间很难进行协调，开发时间和成本在不断地增加，集成的质量根本得不到保证，而且各个厂商之间在交互时也没有形成日志，出现问题时很难查到原因。现有的系统整合和集成需要一种统一的应用架构来解决上述挑战和问题，从而形成一个互联互通的医院业务协作网络，实现标准信息的共享和交换。

三、互联互通建设与改造

互联互通建设要解决一个关键问题就是"信息孤岛严重"，这个问题是众多医院在信息统计中常见的痛点，也是迫切需要解决的问题。基于互联互通建设，同时建立数据中心，数据中心在不同场合具有不同的含义和作用，这里"数据中心"指的不是作为IT基础设施的物理"数据中心"，而是在医院业务信息化基础上，提供数据整合与支撑数据应用的"数据中心"。对各类业务数据抽取，按不同的方式从各个业务系统按标准存入数据中心，经过数据生产、存储、抽取、清洗、服务分发等过程，将数据中心的作用充分发挥，为医院各个阶层人员提供相应的数据统计分析、决策支持、临床科研支持。大数据技术是未来医疗发展方向，数据中心就是要依托大数据技术，通过一定标准、规范和规则，围绕患者的诊疗和健康管理，将分布在不同业务系统、生产系统的临床数据进行归集、转换与整合，并进行统一管理，为临床、医院科研、医院管理等领域提供有力的数据支撑。

根据医院信息化建设的要求，结合互联互通测评的标准，制定数据中心建设需求，在最基础的数据中心的基础上，分别计划建设三大数据中心：临床数据中心、运营数据中心、科研数据中心。数据中心是信息化建设中除了信息安全外，另外一个核心部件，直接影响到医院信息化未来的发展速度与质量。

过去医院各类人员，包括临床医生、管理层等人员总是为了得到高质量的数据而发愁，虽然数据的来源有很多，比如HIS，医院信息科、自己平时积累的数据等，但是传统的数据采集方式仍然给医院需要数据的人员带来很多不便，主要包括：

（一）获取真实有效的数据很难

医院经过多年的建设，数据来源已累积了很多，但很多都是杂乱无章，数据来源包括HIS、信息科电脑，但实际操作中要拿到这些数据非常难。如HIS，出于数据安全性和隐私性的考虑，医院都不会轻易地让医生去接触这些数据，医生如果做课题想查找某一类患者数据，还要层层批准。很多医生就去找医院里的信息科帮忙，但医院信息科人员因为各种原因，最终提供给临床医生数据的数据也有限。至于病案室里的文件，虽然很多，但要寻找有效的数据，耗时太长，很少有人愿意用这种方式采集数据。最后，只有自己保存的数据的患者病历可以用，再结合其他医生的数据一起做研究，但这些数据做回顾性研究都是不够全面的。

（二）数据检索方式落后

过去的数据库不发达，很多数据来源依靠临床医生归档的纸质病历，当需要查找某种疾病的患者数据时，只能靠肉眼搜索的方式去翻找，由于非常耗时间，这样的搜索质量很差。现在虽然有了HIS，但很多临床医生反馈数据检索仍然很烦。HIS的主要作用是医院科室管理，不是专为临床科研去设计的，所以患者数据的字段格式很僵硬，录入也不够灵活。就算医生花大量时间把病历信息输入HIS，系统搜索功能仍然落伍，当需要做回顾性研究时，只能从HIS中把一个个患者的病历导出来，输入自己的文档中，最后还是要靠人工检索，效率很低。

（三）数据统计分析速度很慢

临床数据要产生价值，须经过统计学处理，才能得到需要的科研结果。临床医生的工作很忙，总是希望用最少的时间解决统计分析过程。但实际上，传统方式采集到的数据都无法直接拿来做统计，而是要经过反复的数据再处理、再校验、再核对，然后才能拿去SPSS、SAS等统计网站上分析。比如把HIS数据导成Excel，各个字段的格式未必符合统计软件的要求，需要对字段的顺序和属性进行调整；至于其他来源（纸质病历、其他人的Excel等）的数据格式更乱，要长时间清理数据后才能统计分析。

（四）数据来源之间毫无对接

传统数据来源还有一个痛点：互相之间无法数据对接。数据来源众多，但是它们的格式和标准不尽相同：有些患者信息用文本式记载、有些是Excel表格或图片照片，这些数据匹配各个医院的HIS字段可能都不一样，各个医生自己做的Excel格式也都不一样，当我们从各个渠道采集来大量数据，最后发现把这些数据整合在一起是相当困难的。所以说，数据采集、数据清洗、数据应用是数据中心的三个关键环节，而其中数据采集更是临床科研中最重要、最头疼的环节，究竟如何克服这些痛点得到高质量的数据呢？如何不拘泥于传统的数据采集来源，高效完成临床科研，是数据中心建设必须要解决的问题。

互联互通的建设，信息集成平台与数据中心是两个重要的核心部件，而建设医院数据中心，可通过数据中心实现不同信息系统、组织机构间信息资源整合，实现业务数据实时更新，确保信息同步，满足临床、科学研究、管理决策、对外信息共享。数据中心建设的主要意义体现在下面几点：①促进以患者为中心的医院信息资源整合与利用。②强化以电子病历为核心的医院数据中心建设。③提升以电子病历和临床路径为基础的临床服务与决策能力。④提高医院管理质量和效率。⑤给医院各应用系统作支撑。⑥支撑区域医疗卫生服务协同。

数据中心建设主要包括两方面的建设，一个是面向电子病历的数据中心，主要是面向临床业务。另一个是数据分析利用的数据中心，这类主要是面向科研和管理为主。在信息化建设过程中，数据中心位于一个非常基础的地位，每一个业务系统板块都与它有很深的关联。数据中心的数据主要以电子病历的数据为中心，将不同种类的业务系统、不同结构的数据源中的临床数据（如病历文书、检验检查、手术等），使用专业的技术手段，对各类数据进行抽取、清洗、转换后集中存入医院的数据中心，实现所有临床诊疗与管理数据的整合与集中展现，为医院管理提供决策支持信息，医院数据中心建设内容主要包括以下四个部分。①数据接入引擎：基于医疗行业标准数据结构，将医院业务系统产生的业务数据经过抽取、验证、清洗、集成、数据应用等过程，形成医院自己的数据仓库。②数据管理中心：互联互通建设的同时，主数据管理与患者主索引系统也是关键的功能，通过这两个系统，把各业务系统的患者诊疗过程数据，统一抽取到数据管理中心，按临床数据的统一标准进行存储与管理。③360全息视图：基于临床数据中心，为医务人员提供临床病历信息的集成视图，在360全息视图中，可以查看患者在医院内所有历史的就诊信息，主要包括患者信息查询、门诊、住院、检验检查等相关信息。④BI系统：利用大数据分析，实现运营优化、质量管理、绩效激励、临床科研等决策支持，提供各类的运营、质控等相关的报表，应用互联互通测评、电子病历测评、三甲复审等多方面。

四、互联互通建设成效与亮点

医院信息化的整体升级改造的工作从2018年开始，基于互联互通的测评标准，经过两年多的不断改造与建设，在2021年通过了国家医疗健康信息互联互通标准化成熟度四级甲等的测评，全院的核心业务系统实现了互联互通，基于数据中心各类应用所产生的效果也逐步体现，临床、患者对信息化建设的满意度也在不断地提升，主要成效与亮点主要包括以下几点：

（一）数据质量得到极大的提高

采集的数据经过清洗后才存入数据中心的数据仓库，且数据仓库中的数据通过主索引建立起了关联，数据质量大大提高，为后续基于数据中心开发的各类应用提供了很好的基础保障。

（二）医院内外互联互通

医院内部实现所有业务的互联互通，通过数据中心的数据采集技术将各类业务数据采集入数据仓库，解决信息孤岛存在的问题，同时也能根据国家卫生政策的要求，满足各类数据上报。

（三）为患者提供更加方便快捷的服务

在公众服务应用方面，基本患者公众门户平台，患者可以查询与其相关的各类公开信息，如挂号预约、检验检查报告、费用等，不断提高患者满意度。

（四）质量监控

统一数据统计口径，提供医院运行、医疗质量与安全监测各类指标，方便各科室进行质控管理。

（五）医院管理

提供基于数据中心的各类运营管理数据，为决策层提供管理辅助决策支持。

（六）临床科研

数据中心可为临床科研提供各种分析统计的数据，解决传统取数据难、分析时间长、有效数据少的难点。

（七）CDA 文档库的建设

根据互联互通建设的标准，基于数据中心，按既定的标准定时产生共享文档，此文档可实现与其他业务医疗机构医疗信息的互联互通。

（八）数据统计统一数据源，大大减少各类报表之间的差异性

各类非实时性的统计分析数据来源于数据中心，确认数据源的唯一性，减少或避免传统模式下统计数据的不一致性。

（九）信息化建设系统对接方面投入成本降低，新系统接入速度加快

基于信息集成平台交互的标准，各业务系统按标准进行接入，设计上考虑到接口的重复使用，在其他业务系统接入，不但缩短了开发的时间，也缩减了医院在接口开发上的投入。

（十）设计开发过程中，对问题产生原因更容易分析

各业务系统通过信息集成平台进行业务交互，交互过程平台会有记录日志，如出现异常，可查询日志进行跟踪。

五、体会与展望

通过互联互通的测评，体会到下面几点：

（一）以评促建

有了医疗信息化建设的国家标准，有利于信息化工作的开展，如医院投入信息化建设的预算，对于信息化承包商方面更加明确了建设的成果。

（二）以评促改

通过测评的指标要求，可以进行查漏补缺，明确要修改和完善的要点。

（三）以评促用

通过测评，让评审标准的每一项要求落地，效果使用数据说话，同时能规范信息中心行为，规范使用人员行为。

（四）持续改进，重视数据中心的长期管理

随着医院需求的不断变化，业务数据的种类也越来越多，如何保持数据中心的数据采集过程稳定发展，是数据中心持续发展的重要环节。

（五）数据中心的技术选择

数据中心的建设，没有固定哪一种技术，不能一概而论，技术只是实现的一种手段而已。如CDA标准文档格式适合交换，但并不适用于OLTP和智能化应用。数据中心的技术选择，需要针对医院数据资源与分析特点，选择适宜的技术。通常医院在数据整合后，需要进行数据检索，即采用数据库（结构化数据）和文本分布式索引（病历文本）。而对于数据处理和分析，通常采用传统的关系数据库，所以技术的选型要因时制宜。

医院此次互联互通的测评，以测评的指标为基准，不但加快了医院信息化建设的

落地进度，同时为各系统之间集成标准提供了一个很好的参考，对信息化建设的目标有了更清楚的认识。

案例56　数据治理在医院信息互联互通活动中的应用

————— 申报单位：广东省韶关市韶州人民医院

一、单位简介

（一）医院简介

韶州人民医院于2004年8月被移交给韶关市政府管理。2022年1月更名为广东省韶关市人民医院，始建于1954年1月，原为韶关市铁路医院，建成之初主要是为铁路的职工和家属服务。院区占地面积2.2万平方米，建筑面积2.8万平方米，是国家公立二级甲等综合医院。

（二）信息部门简介

信息科经过人员资源整合，更名为信息统计科，常规工作内容如下：管理日常系统运维、网络信息安全以及数据中心、院内医保结算业务、绩效统计业务、数据业务上报以及院内分析。信息统计科合计8人。科室主任一名，日常运维岗科员两名，信息安全管理科员一名，数据中心科员一名，医保业务以及物件绩效管理科员三名。

二、医院信息化发展

（一）医院信息化建设简要历程

医院从1996年开始进行全院级的信息化建设，经过20年的历程，全院主要业务都有相应的业务系统进行管理，取得了良好的社会与经济效益。目前已建成医疗管理信息系统、电子病历系统、医院集成管理平台、检验系统、医学影像系统、体检系统等。然而，随着公立医院改革的不断深入以及医院业务的不断发展，医院业务范围和压力不断增加，患者和医务人员对信息的种类、数量、即时性和方便性的要求越来越高，现有的信息化格局已越来越无法满足医疗临床工作和管理工作需要。医院于2017年启动了医院信息集成平台建设，于2020年启动了医院信息互联互通建设，按照国家医院信息互联互通标准化成熟度测评的要求对医院信息化进行整体改造，以达到治理业务数据、优化医院信息化发展效果的目的。

（二）信息化建设现状

1. 业务系统现状

参与医院信息互联互通测评之前，医院已建主要核心应用系统及技术架构（表4-5）。

表4-5 医院核心应用系统及技术架构

序号	系统	技术架构
1	HIS	JAVA开发语言、ORACLE数据库、C/S架构
2	医院集成管理平台	JAVA开发语言、ORACLE数据、C/S架构
3	电子病历系统	JAVA开发语言、ORACLE数据、C/S架构

2. 基础设施现状

（1）院内网络拓扑图（图4-9）

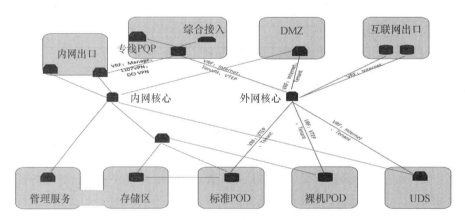

图4-9 院内网络拓扑图

（2）业务系统基本部署：自有机房放置HIS核心数据以及数据中心核心数据，云主机服务配置各系统日常业务数据以及运行（表4-6）。

表4-6 院内运行系统

序号	系统名称	正式使用时间	服务部署
1	门急诊收费系统	2020年7月	本地机房联合云主机部署，双机热备
2	住院收费系统	2020年12月	本地机房联合云主机部署，双机热备
3	HIS	2020年7月	本地机房联合云主机部署，双机热备
4	医院集成管理平台	2017年11月	本地机房联合云主机部署，双机热备
5	电子病历系统	2017年11月	本地机房联合云主机部署，双机热备
6	护理管理系统	2017年11月	云主机部署
7	医务管理系统	2017年11月	云主机部署

续表

序号	系统名称	正式使用时间	服务部署
8	院感/传染病管理系统	2020年12月	云主机部署
9	病案管理系统	2017年11月	本地机房部署
10	危急值管理系统	2020年9月	云主机部署
11	互联网医院管理系统	2020年12月	云主机部署
12	随访系统	2017年11月	云主机部署
13	电子签章	2020年9月	云主机部署
14	不良事件上报	2018年1月	云主机部署
15	流感上报/发热门诊上报	2020年8月	云主机部署
16	院内OA系统	2020年1月	云主机部署
17	PACS	2017年11月	本地机房联合云主机部署
18	体检与检验系统	2020年7月	云主机部署
19	输血用血系统	2020年8月	云主机部署
20	手术麻醉系统	2020年12月	云主机部署
21	人力资源管理系统	2020年12月	云主机部署
22	重症监护系统	2021年4月	云主机部署

（三）信息化存在的问题

医院建设医院信息平台和互联互通项目之前存在的医院信息化问题是：由于院内业务系统异构特性明显，业务系统上传的数据完整性、准确性、稳定性、及时性、关联性没有方案和手段进行监控，从而导致平台上的数据不能关联使用，基于平台的业务应用和综管监管的数据没有权威性。

1. 数据价值难以有效发挥

数据质量影响业务决策，将直接导致数据统计分析不准确、监管业务难、高层领导难以决策等问题。标准和管理制度上的不统一，阻碍了业务系统之间顺畅的数据共享，降低了资源利用率和数据的可得性。

2. 数据管理手段不足

从数据管理方面来看，医院在建设互联互通项目之前的数据管理存在诸多的痛点。

（1）数据质量差：数据冗余、数据缺失、数据不规范、数据冲突等数据质量问题不能及时发现和有效解决。

（2）数据管理混乱：数据表和模型繁多，无效表过多，造成分析困难。管理体系不完整，职责边界不清晰。

（3）数据风险高：数据权限划分不清，敏感数据得不到监管。无数据安全机制，存在数据风险。

3. 数据应用支撑能力有待提升

从数据应用方面来看，医院在建设医院信息平台和互联互通项目之前的数据质量问题导致了应用分析支撑能力不足，具体表现如下：

当前重点在数据采集源接入的范围、接入的数据量等数据管理方面的工作，缺少对数据治理的关注。虽然数据治理和数据管理都涉及数据的控制、保护和利用，但两者在核心要义上还是存在一定的区别，数据治理不仅通过数据的管理提升数据质量，更强调体系化的流程设计和权责划分，从而形成PDCA［Plan（计划）、Do（执行）、Check（检查）和Act（处理）］循环，逐步提升数据质量。

三、互联互通建设与改造

（一）建设需求

在医院信息化发展过程中，由于缺失顶层设计，存在很多医院信息孤岛的问题，医院信息系统的建设以单项业务部署应用为主，缺乏与其他系统之间的互联互通。即使有互联互通，也是通过"点对点"的系统进行互联。因此，医院信息系统在互联互通方面，应该以顶层设计为主，以医院信息平台为核心来实现互联互通。

1. 内部系统需要全面集成与整合

随着医院信息化建设的深入，院内信息系统建设的项目越来越多，如何让众多的系统方便有效地集成起来成了医院信息化建设的突出问题，这也是决定信息化建设能否提高效益的关键所在。通过医院信息互联互通建设，制定数据标准协议和建立交换机制，各系统开发商就能根据标准开发相应的接口并调用相应的接口完成与其他任意系统的数据交换，以集成平台为核心实现医院内各异源异构业务等的信息集成，方便各种信息的交换与共享。

2. 外部系统需要互联互通与共享

由于医院需要与省市级平台、国家垂直平台进行交互，为了提升交互质量，医院需要遵循医疗机构内部信息管理的规定和标准，充分利用现有资源逐步建立医院与外部机构之间的互联互通机制。需要通过建立医院平台，实现检验、检查、影像等诊疗信息共享与交换，提高医疗资源利用效率，有效减少患者诊疗费用，从而有利于解决人民群众"看病难、看病贵"的问题。

（二）改造重点和难点

以信息整合以及业务整合为原则，实现医院内部应用系统的一体化数据集成和应用集成，继承已有的数据资源和服务，实现业务流程的整合、优化和有效监控管理；实现与外部系统互联互通，满足信息共享协同及医疗卫生监督管理要求。

1. 如何建立标准化数据中心，为各项应用的开展提供支撑

医院信息互联互通工作过程中需要充分利用现有信息化资源，按照卫生健康委相关标准规范，以患者为中心汇总并进行梳理，从而形成标准化的数据，为医护人员提供就医全流程的信息（包含门诊及住院病历文书、诊断、医嘱、手术记录、各类医技报告及其他数据），为管理者提供各级各类运营指标汇总统计数据，支持不同角色、不同部门的业务需求。

2. 如何保证数据治理过程中的业务系统数据质量

医院各业务系统高度异构，例如PACS建设较早，新的国家标准尚未发布，因此并未按照国家标准建设，对医院信息互联互通工作造成了较大的阻力。

因此医院信息互联互通项目执行过程中需要升级改造部分业务系统，以保证数据质量过程中的业务系统数据质量。

医院在医院信息平台建设过程中，同步建设了结构化电子病历系统，既提高了临床科室病历书写效率，又提高了采集上传的数据质量。

3. 建立安全的对外服务体系，统一与各级行政主管机构的信息交互途径

通过信息服务平台建立医院与外部系统信息交换的安全通道，满足国家、广东省等各级各类医疗机构对于医疗质量管理、医院运营管理、各类公共卫生条线、统计等部门的数据上报和交互的要求。提供医院数据获取服务，整合原有上报系统，如疫情上报、HQMS等。信息平台具备与国家、省市信息平台等其他平台对接的能力。

四、互联互通建设成效与亮点

（一）互联互通对医院信息化建设的影响

1. 自动化数据采集，实现院内数据高效归集

数据采集服务通过可视化的数据集成工具，重点围绕门诊病历、门诊诊疗费用、住院病历、住院诊疗费用四个部分进行数据集成。采取"自上而下、主动、及时"的集成模式，一方面由于不再需要各业务信息系统改造数据格式而大大加快项目进度，另一方面也使得未来实时数据监测成为可能。

2. 全流程数据校验，保障院内数据质量合规

数据校验主要包括对数据的关联性、准确性、完整性、稳定性、及时性进行监控和评价。医院在信息平台和互联互通建设中，定义了数据指标体系，为数据校验提供

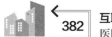
统一的标准；编写数据质量稽核程序，根据预先的配置，由系统自动对生成的数据结果进行统计，并和设置的阈值比较异常的结果，实现数据质量自动稽核。医院按照以上工作对数据进行校验，提升了院内数据的合规性。

3. 全方位数据存储，支撑全量诊疗数据中心

基于完善的业务系统，打造全量诊疗数据中心。按照国家标准的电子病历数据集的要求存储医院患者的个人基本信息、病历概要、门急诊病历记录、住院病历记录、健康体检记录、转诊记录、法定医院证明及报告以及其他相关记录等。建立一个面向主题的、集成的、可变的、当前的细节数据集合，用于支持医院对于即时性的、操作性的、集成的全体信息的需求。

4. 深度的数据分析，助推医院业务流程改善

通过平台的集成存储，数据中心存储了大量的结构化数据，对这些数据进行有效的二次利用，才能展现集成平台的最大价值。数据分析服务根据定制的业务流程需求对数据进行分析处理从而形成各项报表和图形，为管理决策和临床业务提供支持，从而提升医院的运营和管理水平。

（二）取得的成效

通过医院信息平台和互联互通建设，医院各业务系统的数据质量得到极大提升。

通过医院信息平台和互联互通建设，医院于2021年通过国家医疗健康信息互联互通标准化成熟度三级测评。

（三）医院信息化建设的亮点

异构数据集成是医院在信息平台和互联互通项目建设中的亮点。

医疗信息平台的建设需要与院内多个业务应用系统进行对接，而这些系统由不同开发商进行建设，采用不同的操作系统、不同的开发环境、不同的软件体系架构、不同的数据格式等，数据来源、环境、格式极其复杂。传统的医疗整合方式一般是由医院各系统供应商对原有系统进行改造后向平台提交数据，这种方式使项目的成败极其依赖于各医疗卫生机构的主观配合意愿和技术配合能力，使项目变得极其不可控。

因此，医院在医院信息平台和互联互通建设中，深刻考虑了以上问题，突破了瓶颈，从根本上改变了目前信息平台依赖自下而上"提交"标准化数据，从而改变了数据整合的传统模式，将主动权交给医院，由医院通过平台来决定在什么时间，提取什么数据，按什么标准格式转换。采取一种"自上而下、主动、及时"的集成模式，一方面由于不再需要各业务信息系统改造数据格式而大大加快项目进度，另一方面也使得未来实时数据监测成为可能。

（四）信息化建设经验

医院在信息平台建设和互联互通测评过程中的经验如下：

合理改造现有业务系统：比对国家标准，修改原有各个软件系统中不合要求部分，包括数据库结构、应用程序代码等，但是需要保证业务系统稳定，避免影响现有业务处理。

注重医务人员体验感：对医务人员病历书写方式不限制，既可以文本书写也可以结构化书写，数据中心会按照数据标准要求对这些病历进行统一结构化处理。

提供便捷的数据集成工具：使医院信息科人员能够在简单培训后掌握数据中心扩展应用的开发和数据中心维护，确保可维护性和易用性。

五、体会与展望

（一）互联互通建设工作体会

医院信息平台和互联互通建设工作涉及面广，需要对业务流程做相关改动，医院在信息平台和互联互通建设工作中有以下深刻体会：

领导重视：信息化建设需要院领导定调，将建设目标贯彻到全院。信息科需要协调医院领导班子的支持，将医院信息平台和互联互通建设工作融合到医院发展战略中，顺势而为推动医院信息化建设。

全院协作：医院信息平台和互联互通建设需要联动全院所有业务，对业务流程也有改变，业务科室会存在一定抵触心理，所以信息科需要协调医院科室和厂商，相互理解，共同推进互联互通项目建设。

（二）互联互通测评工作展望

未来，医院将继续参与医院信息互联互通测评，完善和优化各信息化系统，通过医院信息互联互通四级甲等要求。

（三）医院信息化建设展望

1. 逐步实现医院信息平台信创替换

信创软件生态构建已成为国家发展战略，面向信创软件生态的IT技术面临着新一轮的技术改进和融合创新。医疗卫生行业是信创产业重点推广的八大领域之一。医院计划对信息平台实现国产信创替换，达到平台完全自主可控的目的。

2. 扩大医院信息互联互通的范围

随着业务的发展，医院将深入开展物联网、5G等新型医疗卫生信息化业态的建设。物联网技术以其终端可移动性、接入灵活方便、状态信息采集自动化等特点在医疗机

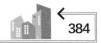
构的应用彻底打破了固定组网方式和各科室信息管理系统比较独立的局限性，能够更加有效地提高管理人员、医务人员的工作效率。

医院将深入开展物联网＋医疗建设，并利用5G技术将物联网医疗业务场景接入医院互联互通的范围，实现真正的全院信息互联互通。

3. 基于积累的数据开展智能决策支持应用

医院已经建成医院信息平台和临床数据中心，通过标准化的采集和归档，极大地提升了数据中心的数据质量。将来，医院将融入知识库、结合人工智能和大数据技术，开展智能决策支持应用，为医院的临床诊疗、管理决策提供支持。

案例57　基于Hadoop平台的智慧医院建设与应用实践

申报单位：昆明医科大学第二附属医院

一、单位简介

昆明医科大学第二附属医院是一所科室齐全、设备精良、技术力量雄厚的集医疗、教学、科研、预防、保健于一体的大型综合性三级甲等医院，是"全国百佳医院"及国际紧急救援中心（SOS）网络医院，是人力资源和社会保障部、全国博士后管理委员会批准认定的博士后科研工作站。新形势下，医院积极解读互联网＋医疗健康行业新政策，线上线下结合，利用集成平台实现医院信息化互联互通，创新服务形式，丰富服务内容，在方便患者的同时为医院的精细化管理提供支持，为促进云南社会经济发展、和谐稳定作出了突出贡献。

二、医院信息化发展

（一）信息化发展历程

医院信息化应用较早，最早的系统是2000年上线的单机版收费划价系统，2009年开始对全院医疗信息化进行规划，目标是建设基础业务信息化支撑，同时实现业务之间接口方式的互联互通，重点工作就是建设HIS、EMR、LIS、PACS、RIS等常规信息系统，2013年完成建设，实现住院门诊一体化管理，医技系统与临床相关业务互联互通，同时2014年5月开通了支付宝和微信挂号缴费以及检查检验报告查询功能，标志医院"互联网＋医疗"业务启动，2016年成为云南首家通过了国家医疗健康信息互联互通标准化成熟度四级测评的医院。

（二）信息化及信息安全建设现状

2019年医院参考互联互通五级乙等测评指标进行规划，2020年底完成集成平台建设并通过验收，2021年按照五级乙等标准进行改造完善，满足五级乙等申报要求，2023年迎接国家专家现场查验，并顺利通过国家医疗健康信息互联互通标准化成熟度五级乙等测评。

信息化建设离不开信息安全建设，医院网络安全等级保护一直处于云南医疗行业前列，2019年规范等保备案，HIS、EMR、LIS、集成平台和互联网医院等核心系统全部完成三级等保备案和测评，由于在信息安全方面建设成绩突出，医院一名员工获国家卫生健康委办公厅"建党100周年网络安全保障先进个人"，获2021年度云南省"等级保护工作考核先进个人"。

（三）信息化建设存在问题及解决思路

信息化建设只有开始没有结束。医院精细化管理还是存在不足，主要体现在互联网业务发展导致医院信息安全压力越来越大，信息化细化和专业方向建设还不足，比如单病种管理、DRGs业务应用推广，绩效管理还处于粗放型，大型医疗设备绩效评估颗粒度不够细，新技术包括AI在临床使用还处于探索和提升阶段等。信息化建设永远是为临床管理和医院运维服务的，医院信息化发展需要根据医院管理需求、国家政策调整等及时跟进，防止信息化建设和医院管理两张皮是医院信息化建设需重点克服的问题，以评促建、以评促用、以评促改是保证医院信息化建设不出现大的偏差的核心。

三、互联互通建设与改造

（一）互联互通改造需求分析及改造难点

医院互联互通建设思路是以评促建，评建结合促进医院信息化规范发展，互联互通改造包括现有业务系统升级改造和集成平台建设、数据中心建设等。

1. 现有业务系统改造升级需求分析

医院原有信息系统是基于基本业务需求按业务进行建设，这种架构是2010年前后医疗信息化建设的主要模式，这种模式的缺点主要是按照系统进行建设，很难实现业务流管理，做业务闭环更是难度较大，同时接口复杂故障率高、故障处理难度大、接口交互数据耦合紧，容易出现一个子系统故障导致全院业务瘫痪情况。

2. 原有医疗数据清洗和标准化利用

医院现有医疗数据5T（不包含影像数据），相关数据是2013年上线后产生的，由于医院一直推广实名和实体就诊卡就诊，所以医疗数据基本能够按照就诊卡识别患者，同时有30%以上患者信息是包含身份证信息，这为医院医疗数据抽取和形成数据提供了方便，但由于有20%左右的患者存在多张就诊卡情况，所以数据清洗中患者主索引管理和患者身份信息完善是数据中心建设能否成功和能否完成患者360视图建设的关键；其次非结构化数据较多，所以在数据抽取和清洗中存在效率较低、结构化处理难度大等问题。

3. 参考五级乙等需求改造和建设

2019年根据医院管理需求和医院信息化发展需要，参照互联互通五级乙等标准制定信息化升级改造方案，整体目标就是实现医院医疗业务全流程精细化管理，从老系统的医疗流程互联互通转变到医疗决策支持，医疗辅助支撑，实现核心业务闭环，推动医疗数据在医院管理、科研、教学的应用，推广物联网、5G大数据在医院应用，2020年根据新版互联互通要求对建设方案进行调整增补。

（二）参考五级乙等标准进行数据中心及集成平台及配套硬件、安全建设改造

医院数据中心是基于Hadoop分布式软件架构的，Hadoop是针对大规模分布式数据管理而开发的软件框架，Hadoop近几年被应用于医院数据中心，从使用效果看优势明显，包括容易横向扩展、冗余量高、系统稳定性好、高效，基于X86架构，硬件成本相对较低，硬件环境要求低，医院使用的是星环的大数据平台TDH（Transwarp Data Hub）（图4-10，图4-11）。

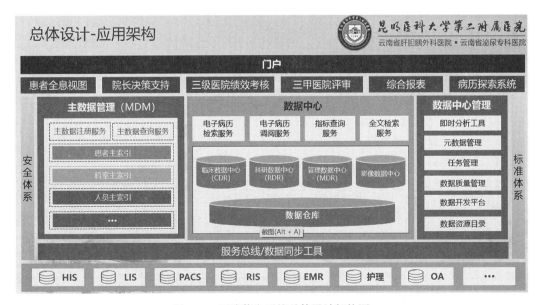

图4-10　医院信息系统总体设计架构图

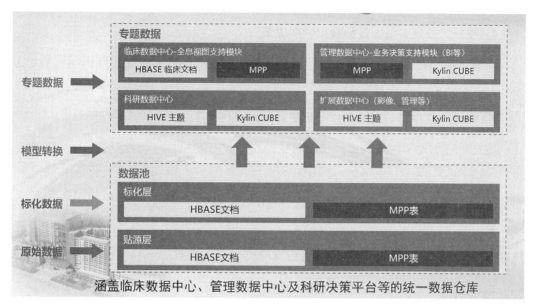

图 4-11　医院统一数据仓库

建设改造重点包含机房、安全、硬件网络、临床业务和管理系统完善、数据标准化改造、集成平台和数据中心建设、内部业务联通改造、新技术及互联网业务建设、外部接入业务建设；同时大数据应用、数据后结构化处理、科研分析，以及包括360视图的临床应用、BI、临床决策辅助等也是建设重点。建设难点主要有：

1. 基础设施建设周期长，投入大

主要分为硬件设施，信息安全和安全管理、基础业务应用软件三大块进行建设，这部分在一般三甲医院都能满足，但也容易受到参加高等级测评医院的忽视，主要原因还是不重视及对条款理解偏差，同时相关软硬件建设投入大，周期长也是难点，等保2.0标准的三级等保建设也是重点和难点。

2. 互联互通应用效果是建设重点，也是难点

这部分很多业务有使用比例要求，所以要认真研究条款，特别是门诊量这个重要指标一定要填报准确，自助终端业务是容易被忽略的建设难点，基本上要把自助机业务进行细化完成全部条款建设，线上服务患者主动使用部分容易达到数量要求，但主动推送部分建设需要重点关注。

3. 业务闭环是建设重点和难点

既涉及业务流程管理，又涉及全院业务系统完整度，同时与集成平台及数据中心都有关系，比如静配闭环就涉及静配、审方、合理用药、移动护理等，所以说整个互联互通高等级测评中闭环和360视图建设难度是最大的，其中闭环建设花费时间和管理要求最高，临床使用患者360视图最直接体现集成平台建设成效。

4. 依托大数据实现医疗和管理辅助决策

通过对医院业务信息的采集、管理和分析,将现有的数据转化为知识库,满足医生、护士、医技、管理人员多维度决策需求。

5. 新技术使用有一定投入,需要提前规划

新技术应用是新版增加内容,既有前瞻性,也有实用性,建设经费投入和难度都不算小,人工智能、5G临床决策辅助、物联网技术为临床和患者提供帮助。

(三)基于互联互通的线上线下一体化建设

集成平台和数据中心完成后已经具备线上线下一体化建设条件,线上线下一体化从服务对象分为医生端的一体化建设和患者服务一体化建设。

1. 医生端一体化包含医疗业务移动化改造建设及互联网医院与院内业务深度融合一体化管理两部分

医院基于移动互联网技术的移动医生站使用专用APP实现,集成了实体医院全电子病历(包含门诊、住院),融合了危急值管理、会诊管理、检查预约、加号、抗生素管理、手术排班等实体医院业务,同时集成了互联网医院相关图文问诊、视频问诊、续方等功能,为临床医生提供了极大的方便。

2. 患者端一体化包含互联网医院和患者互联网服务

医院在线上提供了院内导航、智能导诊、电子健康码、云胶片、体检、医技预约等20多个线下实体医院服务,而且在微信公众号和支付宝小程序开通了医保移动支付、出院医保结算等,及随访和互联网医院服务等。

四、参考五级乙等测评标准建设的意义与亮点

医院互联互通建设成效从信息化层面使医院信息化功能更完善,系统更稳定、规范等,从医院管理层面体现在医疗制度落实好,业务闭环提升管理规范性,CDSS等给临床决策提供知识库支撑,审方、抗生素管理等规范用药安全,自助机、互联网业务提升了患者体验,院内导航、5G等拓展了业务范围,具体体现在以下10个方面:①创新使用统一门户实现临床管理数据支撑;②临床业务提升明显:临床业务以业务流程支撑升级;③业务闭环建设效率、安全提升明显;④预住院、医保审核等业务参考历年情况可以测算出近千万的直接、间接经济效益;⑤自助机、互联网业务、导航等应用,患者服务满意大幅提高;⑥大数据使用效果明显,在管理科研发挥作用明显,覆盖范围广;⑦完成五级乙等改造后全院对信息化满意度提升明显;⑧医疗管理规范性提升较大,数据统计效率高;⑨18项医疗质量安全核心制度落实加强,系统流程规范,

业务流畅性较好；⑩线上服务提升带来线上地州患者住院收入增加达到7%左右（其中线上注册挂号提升15%，这些挂号的有45%转换为住院）。

（一）互联互通测评标准是医院信息化建设规划的依据

由于医院2019年信息化升级改造规划就是参考互联互通五级乙等标准进行，规划比较全面，由于建设规划有依据，在建设完成后临床和管理使用体验较好，基本不存在功能模块缺失情况。同时由于参考五级乙等标准上线，系统流程规范，涉及医疗业务严格按照"医疗安全18项核心制度"建设，涉及业务管理严格按照五级乙等测评条款进行，不存在被临床不规范需求带偏导致需求重复修改、制度落实不严等现象，利用数据质量倒逼医疗管理，不但信息化建设达到医院新高度，管理和医院基础数据质量也提升明显，比如手术分级制度以往一直无法落实，参考测评要求现在已经严格按照临床医生手术分级执行，数据质量、医疗安全、电子病历质量管理等都明显提升，在数据质量校验中还发现了长期使用病历关键字段缺失情况，例如产科数据缺失初次月经记录等，这种数据质量倒逼医院管理的情况是互联互通最明显的在管理需求上的展示。

集成平台启用后接口开发难度降低，开发效率提升，同时避免了接口重复开发情况，特别是一些基础交互数据接口形成标准，接口发布后全院一个接口，效率提升明显，接口故障和接口问题减少，也解决了系统之间故障相互影响的问题，现在平台交互服务数量369个，日交互消息数量超过250万，产生共享文档数据超过1000万条。

数据中心完成数据抽取和标准化后实现了患者360视图展示，解决了升级后老临床数据无法调阅问题，同时扩展360视图功能，趋势图、业务闭环等展示受到临床医护欢迎，数据管理质量提升明显，统一数据出口解决了一致性问题，在三级医院绩效考核数据上报等方面发挥作用明显，没有平均住院日、抗生素强度等经常扯皮的数据质量问题发生。

（二）互联互通五级乙等既是信息化建设评价体系，也是医院综合管理水平展示

医院参照互联互通五级乙等标准建设完成后给医院管理和临床应用安全提供了信息化支撑，基于大数据中心的应用包括统一门户集成BI应用、DRGs平台、CDSS、等级医院评审、VTE风险评估、三级医院绩效考核等，都发挥了较好作用，基于集成平台的预住院管理、12个关键业务闭环管理、输血与血站互联互通、与云南省健康码互联互通等都使用效果较好，基于物联网的室内导航、门诊快发系统、婴儿防盗等提升了效率，保证了医疗安全，大数据搜索、自然语言处理在科研发挥作用明显，基于大数据建设的单病种科研中心深受临床欢迎，AI在肺结节检出方面效果明显，大幅降低了阅片医师工作强度，提升了诊断准确率，特别是肺结节检出后风险评估提醒作用明显。

（三）基于互联互通的线上线下一体化建设是加强医疗安全、提升患者服务水平关键和患者服务能力的基础

五级乙等标准中涉及患者服务的条款较多，包括"互联网＋医疗"，现在医院微信端提供包括医保移动支付、手机医保出院结算、云胶片、护理到家、体检、随访、院内导航等在内的20多项服务，自助机业务在五级乙等也有明确要求，医院基于线上线下一体化的自助机业务全部调用互联网应用，刷脸就医及支付、电子健康码使用等受到患者欢迎，自助机使用日均突破5000人次，预约挂号数量也突破80%。

五、体会与展望

医院为参与互联互通五级乙等测评，准备了近三年时间，测评准备给我们的最大感受就是互联互通测评绝不是信息部门一个科室的工作，是一个涉及行政管理、临床业务等多学科、多方向协同才能完成的工作，很多指标不是信息化内容，比如业务闭环基本是核心医疗流程的体现。其次感受是测评指标细化颗粒度和指标涉及方向都是从临床来的，以评促建体现在整个测评过程中，同时很多按指标建设系统在上线后使用效果良好，比如CDSS上线后临床日点击量很快就突破2万次，自助业务上线后门诊窗口直接从12个减少到2~5个。当然最大感受是五级乙等测评涉及面太广、技术难度太高，特别是涉及区域和外联业务部分技术协调和部门协调都是难点。

从医院顺利通过互联互通五级乙等测评看，如果三甲医院信息化规划严格参考五级乙等条款准备，在信息化规划和建设过程中会减少偏差和缺失，最终做到利用信息化推动医院规范管理，发挥信息化管理职能。再者信息部门的作用开始从医院基础保障部门到医院核心管理部门转变，信息化建设是随着医院管理和相关政策法规同步推进，互联互通评价体系是信息化建设金标准，能够通过五级乙等测评说明医院信息化功能完善性、流程顺畅性及临床业务规范性等方面都达到一定水平，但完成测评后长期坚持规范建设和管理是信息部门和医院管理需要思考的，长期参考标准规范管理是信息化建设能够长期规范发展的要点，同时从测评标准发展看，互联互通测评标准也需要根据医疗信息化发展和医院管理需求以及国家医改等政策法规同步调整升级，保持测评标准先进性和对医院信息化的指导、引领作用是测评的一个重要目标和方向。对医院来说，这次测评改变了临床行政对信息中心的看法，增强了对信息部门的信任，享受到信息化建设规范、完善带来的"红利"，信息中心需要利用这种信任，加强管理，发挥信息中心作用，落实以评促建、以评促改，加大信息化在医院管理中的作用和影响。

最后，信息化互联互通做好了，信息安全标准更是不能降低，在现在这种全院信息系统与互联网业务全面打通给管理和临床带来的方便下，更需要关注医院信息安全建设，从安全需求看，"安全等保三级"只能是基本要求，需要从医院层面统筹考虑，从技术保障和管理制度落实方面加强，做到安全前提下保证方便可用、好用。

案例58 互联互通测评促进医院信息化建设改造

——申报单位：西安交通大学第一附属医院

一、医院基本情况

西安交通大学第一附属医院是西北地区规模最大的集医教研、康复、预防保健于一体的大型综合性三级甲等医院，已入围国家医学中心首批"辅导类"创建单位。医院神经疾病、心血管病、传染病、妇产、癌症、精神6个专业被确定为国家区域医疗中心牵头建设单位。2022年门急诊患者347.53万人次，出院例数15.17万人，出院患者手术例数5.75万例，平均住院日5.83天。

医院积极推进信息技术与医疗、服务、科研、管理深度融合，全力推进以电子病历为核心的信息平台建设，不断扩展"互联网＋医疗健康"惠民服务。2018年7月开发上线国内首个基于实体医院的线上线下一体化互联网医院平台，用户突破205万人，为患者提供在线预约挂号、视频问诊、检查检验预约等多种医疗扩展服务，形成完整的在线医疗服务闭环。2021年分别通过国家卫生健康委电子病历应用水平分级评价五级和国家医疗健康信息互联互通标准化成熟度四级甲等测评。

二、医院信息化发展情况

西安交大一附院的信息化建设起步较早，自1990年自主开发收费系统开始，经过30多年的沉淀，目前医院已建成8大类、上百个业务系统，初步形成数字化医院基础，信息化能力和形象得到了整体提升。近几年，医院信息化建设模式朝精细化、专业化方向发展，不断完善以电子病历为核心的信息平台建设。

（一）基础设施建设情况

医院自2000年开始进行信息化建设规划，经过多年发展，逐步构建了符合信息安全等级保护要求的混合云架构平台，拥有算力850核、1.5PB海量存储的高性能、高可用的虚拟化资源池，拥有总带宽1.5GB的教育网与互联网出口带宽，实现了院内主干万兆、桌面千兆、环网冗余的有线无线全覆盖架构，有力支撑了医院信息化发展。

（二）互联互通建设情况

医院已建成并投入使用的业务系统较多，积累了大量数据，但由于系统建设阶段不一致，缺乏统一的数据标准和交互标准，业务系统种类繁杂，患者数据、诊疗数据、运营数据等分散在不同系统，通过互联互通标准化工作的推进，医院完成了集成平台及数据中心建设，使数据标准、规范地进行交换和共享，为医院未来一段时期内信息化发展奠定了坚实基础。

三、互联互通建设与改造

（一）测评概述

自2018年起西安交大一附院着力建设集成平台、数据中心，2020年着手准备互联互通标准化成熟度测评工作，专门成立以院长为组长的工作领导小组。在医院统一领导和全院各部门支持下，稳健推进互联互通各项改造工作。2020年3月作为陕西省推荐参评单位，经测评汇报、文档审阅、专家质疑答辩后，顺利通过陕西省卫生健康信息中心组织的省内初评。2021年6月迎来全国互联互通测评专家组现场查验，项目组答辩、共享文档等定量指标测评，专家组现场查验，得到专家组的一致肯定，于2021年最终顺利通过国家医疗健康信息互联互通标准化成熟度四级甲等测评。

（二）测评自评

医院依据电子病历信息数据标准、医院信息平台技术规范以及相应测试规范、交互规范等要求对医院信息化建设整体情况进行自评。评估内容包括：医疗机构基本情况、数据资源标准化建设情况、互联互通标准化建设情况、基础设施建设情况、互联互通应用效果五部分，得分为86.07分，确定了互联互通四级甲等的测评目标（表4-7）。

表4-7 互联互通自评表

测评指标	四级甲等/分	四甲最低分/分	自评得分/分
2.1 数据集标准化情况	15	15	15
2.2 共享文档标准化情况	15	14	14
3.1 技术架构情况	10	8.1	10
3.2 互联互通交互服务情况	25	19.1	20
3.3 平台运行性能情况	—	—	—
4.1 硬件基础设施情况	6	4.3	5.5
4.2 网络及网络安全情况	5.5	5.48	5.5
4.3 信息安全情况	4.1	3.07	3.37
4.4 业务应用系统建设情况	2.4	1.8	2.4
5.1 应用建设情况及利用情况	7.7	6.2	7.1
5.2 平台联通业务范围	4.3	2.95	3.2
等级分	95	80	86.07

（三）改造重点

根据医院现状分析，确定了以数据治理为核心，统一数据标准、规范顶层设计为关键的建设目标，数据资源治理工作主要包括两个方面：数据集标准化建设和共享文档标准化建设。

数据集标准化建设，根据《电子病历基本数据集》的要求，对医院现有信息系统的数据类型、表示格式、数据元值及代码等数据元属性进行全面的标准化改造。电子病历标准化改造是一项非常艰巨的工作，参照电子病历数据集标准将原来纸质的病历文书进行电子化，包含的文书有：治疗记录、高值耗材使用记录、护理计划、病危（重）通知书、麻醉术前访视记录、麻醉术后访视记录、交接班记录、转诊（院）记录等。

共享文档标准化建设，根据《电子病历共享文档规范》的要求，对医院电子病历共享文档的系统结构、内容的规范性进行标准化建设。依据标准的数据集模型建立电子病历共享文档中间库，业务系统实时将病历文书解析存储到其中。共享文档生成程序加载数据集模板文件，读取中间库数据，如有未生成的共享文档则抓取对应数据，通过程序模板换至对应的文档对象，再通过标准的互联互通服务存储至电子病历共享文档注册库和存储库，完成电子病历共享文档库的建立。实现患者共享文档可视化及电子病历文档共享。

（四）建设思路

1. 数据集建设思路

（1）应用系统与标准数据集核对，找出缺失的数据元，以及未结构化的数据元。

（2）与业务部门讨论，根据业务评审确定需要增加的数据元。

（3）升级改造现有系统。

（4）更新发布系统，测试并验证数据集。

2. 共享文档建设思路

通过各业务系统生成的共享文档，统一注册到数据中心提供共享文档的管理库。共享文档生成包括两方面数据，一是平台建设前存在的历史数据，二是平台建设完成后与各业务系统实现交互服务的数据。对于历史数据，由各业务系统提供视图，通过ETL方式进行抽取，将数据采集到临床数据中心，形成标准的电子病历数据集，平台调用共享文档生成组件，将共享文档生成到平台文档库中。

实时共享文档生成根据业务特性，生成有文档注册模式及交互服务模式。文档注册模式主要是在业务保存后，调用文档注册服务，平台接受后调用共享文档生成组件；交互服务模式主要是门诊就诊完成或者出院后调用相应的交互服务，再调用文档生成组件生成共享文档存储在平台文档库中（图4-12）。

3. 数据整合思路

为满足系统交互要求，医院信息整合方式采用应用层面整合，通过信息集成平台实现应用程序之间实时或异步交换信息和相互调用。采用ESB总线技术集成业务系统之间的交互，支持多种主流的传输协议，交互信息符合HL7标准并兼容IHE相关标准。

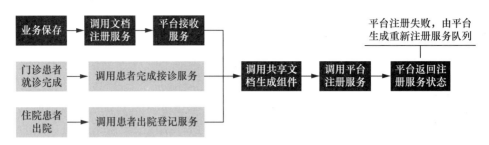

图4-12 共享文档生成

目前已实现HIS、EMR、LIS、PACS、手术麻醉系统、用血系统、人事系统、血透系统等多个系统的集成改造工作。

医院信息集成平台依托开源消息中间件RabbitMQ，以及高效通讯组件ZeroMQ，实现组件之间的解耦（消息的发送者无须知道消息使用者的存在，反之亦然）。RabbitMQ拥有集群、镜像、优先级调度等高级功能，支持分布式部署和横线服务扩展，具有灵活性和扩展性。

ESB总线采用SOA技术，由一个基础支撑平台及在此之上提供的一系列加速器、适配器、基础服务组成；通过数据交互与共享，各个应用系统在应用和数据层面形成一体，方便应用数据的整合与集成。集成平台提供了服务注册、发布、订阅等ESB基本功能。

建设具备基于医院信息平台独立的临床信息数据库，通过对各个业务系统运行数据进行集中抽取、清洗、标准化等步骤后，将各类临床数据进行归集，形成全院标准化的临床信息数据中心。总体架构遵循国家相关的政策及设计要求，贯彻"技术与业务高度融合"的原则，从医院实际面临的多个复杂业务系统和医疗管理的各类问题入手，以数据流为基础，以规范化、智能化、精细化和科学化管理为重点，按照全面、标准、统一的格式整合医疗业务和医院管理数据，将不同厂商异构数据进行高度整合。

（五）改造过程

工作小组经过讨论，针对差距项制订了详细的改造方案。同时细化工作任务，对于每项工作任务落实到医院负责人、厂商负责人，充分利用各种沟通机制（阶段例会、周报等），医院各部门全力配合保障互联互通标准化改造工作有序高效推进。

改造工作主要涉及硬件、软件，为了保证改造工作按时、高质量完成，两大块改造任务同时推进。软件方面涉及电子病历数据集标准化改造业务系统接入平台、业务系统接入患者360视图、共享文档生成、平台服务开发及调用等。硬件方面，按照测评要求对机房网络建设情况进行改造，逐步完成各业务系统服务器部署和数据迁移工作。

四、互联互通建设成效与亮点

（一）医院信息化建设方面成效

基于集成平台的互联互通建设，是对医院各业务系统的一次全面梳理，通过对各业务系统的改造，使业务系统之间的接口规范化、标准化，大大提高了异构系统连接的安全性，保证了数据的一致性，提高了各业务系统及临床数据中心的数据质量。通过临床数据中心和患者360视图，可查看所需的患者全部就诊信息，实现检验指标跨项目趋势分析。

通过临床数据中心的全文检索功能，采用ES分布式全文搜索引擎，可实现病历信息秒级检索，临床科研人员可按需配置检索条件，为医院科研提供数据基础。

（二）医院业务流程亮点

1. 业务闭环及数据集成促进临床数据汇集与应用

基于集成平台的业务流程交互服务和ETL数据服务，及时将患者的相关信息推送至医技科室，医生可在患者未来检查前了解患者情况。提供检验标本闭环、危机值闭环、用血闭环等业务闭环管理，实现业务全流程的可视化跟踪。结构化数据与原始报告相关文件同时上传至数据中心，结合患者集成视图等数据展示应用，为临床提供更加全面直观的报告结果。

2. 患者主索引建设，串联线上线下一体化应用

通过建立统一的患者主索引，将患者原有的分散、独立的数据转变成为以患者为中心的健康档案，按照主索引管理流程（图4-13），以EMPI为主线将患者在全院的医

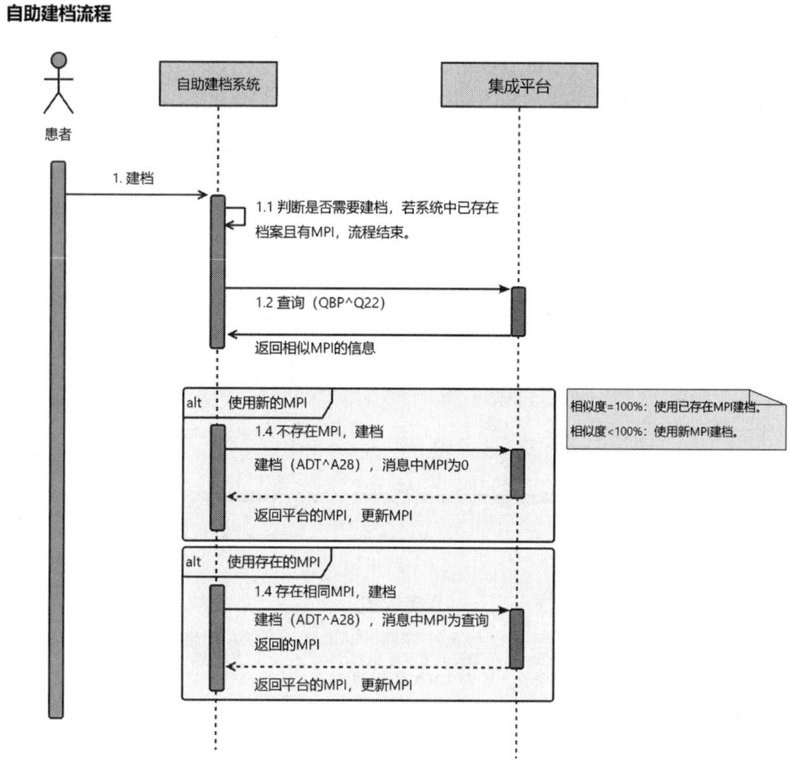

图4-13　主索引管理流程

疗活动串联起来，方便数据统计、各个系统互联互通和历史数据查询，并在主索引的基础上实现了多卡合一、无卡就诊、无卡支付的线上线下一体化全流程。

（1）MPI建立：平台业务系统提供主索引查询和建档服务。

（2）MPI修改：业务系统可以对MPI信息进行修改并发布到信息集成平台，由信息集成平台发送给其他应用系统。平台提供主索引信息变更的功能。

（3）MPI合并规则引擎：根据定义的相似度权重，自动检索新增患者与历史患者相似度情况，提供患者列表。平台提供合并管理界面，支持人工审核并校对。

在MPI基础上能串联某一患者的生命体征、用药记录、医技检查、各种记录单据和医护文书。

3. 医院运营管理亮点

医院在数据中心的基础上建设了医疗决策分析、考核分析等系统，提供医院运行、医疗质量和安全检测指标，能够及时准确地从全院级、科室级、医疗组级分析各种指标，包括床位使用率、病床周转次数、平均每床日费用、平均住院日、药占比、材料占比、手术例数、同比增长、四级手术比例、术前住院日、单病种统计分析、重点疾病分析、重点手术分析、临床路径分析、各种目标值管理等。

4. 院内业务联通

医院通过对临床服务系统进行交互服务标准化改造，取消系统间通过表或视图直接访问数据库的方式，实现通过集成平台与其他业务系统进行信息通信和数据共享（图4-14）。目前医院实现交互服务接入的系统有HIS、EMR、LIS、PACS、手术麻醉、用血、体检、综合管理等，涉及基础/术语字典、患者主索引、患者基本信息、就诊信息、处方/医嘱信息、辅助检查申请/预约/报告、手术信息、输血信息、共享文档注册

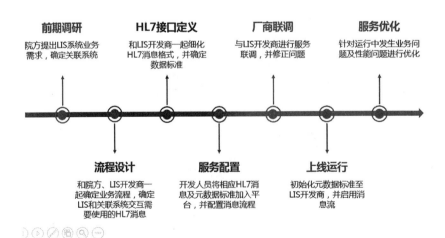

图4-14 平台业务接入步骤

等服务交互。

通过信息集成平台目前定义有231个交互服务，日发送量70万左右，数据量基本支持平台应用。

五、体会与展望

（一）评级规划

医院从项目计划阶段就组建了由院长任组长的参评项目组，成员有主管信息的副院长，系统改造所涉及的医疗部门主任、医生、护士、信息中心主任、信息中心技术骨干、各个业务系统厂家技术人员等。设计了严格科学的工作方案，贯穿于整个评测工作，项目工作方案的建立确保了测评工作顺利开展。

例如，制订工作日程表。确定每个阶段的期限、具体工作内容以及相关责任人，将任务分解到最小颗粒度，确保每项工作落实到位，杜绝出现任务丢失的情况。建立高效的信息反馈和沟通方式，落实信息分发。项目组在每个子系统改造论证、改造开始、改造完毕、上线前、试运行稳定后都会向项目组人员和业务主任等管理者以书面形式进行总结和汇报。对于已经改造完成的子系统，定期召开会议进行情况反馈。

（二）注重平台应用

集成平台有效整合院内的医疗信息资源，实现全院级应用系统互联互通的需求，以满足临床信息、医疗服务信息和医院管理信息的共享协同应用。集成平台必须在业务流程化、安全体系、信息表示、信息交互、软件结构等标准方面遵循统一的技术标准，才能达到不同业务系统及各医院间"互联、互通、互操作"的要求，实现"信息交换、资源共享"。建立服务之间的通信、连接、组合和集成的服务动态松耦合机制，减少依赖。面向应用的业务交换组件为医疗应用提供了便捷、一致、安全并符合标准的接口，保证服务之间信息的可靠传送，实现不同操作系统、不同数据库、中间件运行平台及基于这些平台之上开发的应用软件的业务集成。

（三）标准化工作的展望

要继续强化对医院信息平台标准化建设重要性及必要性的认识。严格按照相关标准和要求做好规划，已经实施的要做好相应的改进工作。同时要通过系统培训、制订指南、厂商合作指导等多种方式，使医院对信息平台标准化建设有认识、有理解、有参考、有支持、有应用。加强医院信息系统标准化建设，让标准化、规范化建设的思想贯穿信息系统建设始终。

第五章

互联互通与以主动为方向的网络安全

本部分围绕医院信息安全规划与建设、互联网＋医疗健康安全建设、医院数据安全建设与管理等，多角度分析互联互通测评工作在推进医院网络与数据安全建设方面发挥的作用。

案例59　以互联互通为契机，筑牢智慧医院建设基础设施安全基石

申报单位：西安交通大学口腔医院

一、单位简介

西安交通大学口腔医院是国家卫生健康委委属委管的集医疗、教学、科研、预防保健于一体的三级甲等大型口腔专科医疗中心，是西北地区口腔医学事业发展的基石。医院的智慧医院建设部是负责医院信息资源管理、处理、服务、统计及信息化建设的部门，通过对医院医疗、医技、行政、后勤、财务各科室的信息整合，建立完善、高效的信息系统，做到信息的互联互通，实现资源的优化配置。智慧医院建设部设置信息首席科学家1名，负责制定智慧医院的中长期发展规划并组织实施。同时下设智慧运营安全组和智慧应用组，智慧运营安全组负责信息化基础设施建设、日常运维和网络安全工作；智慧应用组负责信息系统的应用建设、大数据分析等。

二、医院信息化发展

（一）医院信息化建设历程

1. 信息化建设起始阶段

2006—2010年为信息化建设的起始阶段，2006年初医院启动信息化建设，初步建成了信息化网络架构体系，全院上线HIS、LIS、RIS、住院电子病历，实现了医疗信息化管理的转变。2008年信息统计科成立，下设信息中心，病案室、图书室等。

2. 信息化建设完善提高阶段

2011—2015年为信息化建设完善提高阶段，主要以电子病历为核心，支撑医疗业务发展，根据专科医院特色完善信息化系统应用，上线口腔专科门诊电子病历、PACS、手术麻醉管理、重症监护管理系统、HRP的一期建设。

3. 信息化建设快速提升阶段

2016—2020为信息化建设的快速提升阶段，以电子病历为核心的互联互通医院信息平台建设，实现医院信息的规范化、一体化管理。医院通过"十三五"信息化的投

入建设，初步构建了互联互通的医院信息平台，医院核心系统通过信息安全等级保护三级测评，国家医疗健康信息互联互通标准化成熟度四级甲等测评，电子病历应用水平分级四级评价。2020年医院机构改革，信息统计科更改为智慧医院建设部，负责推进智慧医院建设。

4. 智慧医院建设阶段

2021—2025为智慧医院建设阶段，全力推动以智慧医疗，智慧服务，智慧管理"三位一体"的智慧医院建设。

（二）信息化建设存在问题

西安交通大学口腔医院经过多年的信息化建设，主要系统如HIS、LIS、CIS、PACS、RIS、EMR、CDR、HRP、OA等覆盖较为全面的信息电子化，基本可以实现覆盖医疗和管理各环节的自动化流程和信息化手段，一个综合性多功能的信息平台体系已初步形成。随着医院业务量增长和业务的高速发展，对信息平台依赖程度越来越高，信息互联互通共享的要求越来越高，基础设施和数据安全及业务连续性保障成为医院信息化快速发展的绊脚石，主要表现在：

1. 基础设施落后，机房面积狭小，无法支撑未来数据中心发展。
2. 数据灾备缺失，数据连续性面临挑战。
3. 安全防护产品和服务能力不足，数据治理防护待提升，互联网诊疗业务安全和威胁日益严峻。

三、互联互通建设与改造

（一）以主体安全能力提升为目标，互联互通测评及标准为指引，分析评估基础设施、数据安全建设难点和不足

1. 数据中心机房建设不达标、灾备机房缺失

西安交通大学口腔医院数据中心机房建设于2006年，位于医疗楼4楼，面积45平方米，仅能容纳8个机柜。根据国家现有标准和规范要求还存在很大差距（表5-1）：规划设计落后，机房面积小，导致机房规模小、环境差，设备及线路标签混乱，防尘、防水、防火、防雷等措施也不是很完善；机房的系统性、可用性不高，设备密度大，机柜的网络设备、服务器、存储等满柜，影响设备使用年限；机房可扩展性和灵活性不强，机柜容量已近饱和，空间已经无法再增加机柜设备和其他辅助设备；机房荷载承重不够，早期选址楼板承重不够，给机房的使用和整体楼宇结构带来安全隐患。

表5-1　基础物理安全对比分析表

指标	标准		
	互联互通标准化成熟度测评（四级甲等）	全国医院信息化建设标准规范	基础设施物理环境现状
基础物理安全	1. 有专业机房，机房的防磁、防尘、防水、防火、防雷、防静电及温控性能符合国家标准要求 2. 电源接地符合国家标准要求（参考：GB/T 2887—2011），具有独立接地	1.《数据中心设计规范》GB 50174—2017B级标准 2. 区域划分：区域划分：主机房、辅助区、支持区等 3. 机房承重：不低于8千牛/平方米，电池间不低于1200千牛/平方米 4. 机房面积：不低于100平方米 5. 备用机房面积是主机房的50%～80%	1.《数据中心设计规范》GB 50174—2017B级标准 2. 无区域划分：UPS电源电池与主机房共用同一区域 3. 承重250千牛/平方米 4. 机房面积：45平方米 5. 无灾备机房 6. 无独立电源接地

2. 本异地容灾体系缺失，数据及业务连续性安全保障不足

随着医院信息化程度的不断提高，对网络系统的依赖程度不断增加，业务信息系统价值不断增大，数据安全的风险急剧上升，信息安全和数据问题也日渐凸显（表5-2）。

表5-2　业务系统隐患分析表

业务系统	应用类型	系统平台	业务依赖程度	架构说明	业务隐患
HIS	Cache数据库	Linux	非常高	双机物理机	数据量增长较快，当前无灾备
LIS	Cache数据库	Linux	非常高	双机物理机	数据量增长较快，当前无灾备
EMR	电子病历应用	WINDOWS2012	非常高	单台物理机	孤岛物理机，当主机发生任何故障时业务将中断，且没有良好的机制对其进行数据容灾保护
PACS	影像系统	WINDOWS 2012	高	单台虚拟机，挂载存储	单虚拟机，保存医院患者多年的影像，数据无保护，如果存储出现故障或攻击，数据会丢失
集成平台	医院服务总线	WINDOWS2012	非常高	双机虚拟机	双虚拟机，当主机发生任何故障时业务将切换至备虚拟机，但没有良好的机制对其进行数据容灾保护
CDR	临床数据中心	WINDOWS2012	高	双机虚拟机	双虚拟机，当主机发生任何故障时业务将切换至备虚拟机，没有良好的机制对其进行数据容灾保护
共享文档库	共享文档库	WINDOWS2016	高	双机虚拟机	双虚拟机，当主机发生任何故障时业务将切换至备虚拟机，没有良好的机制对其进行数据容灾保护

如何防范数据丢失和业务瘫痪，成为了医院首要考虑的问题，根据《国家医疗健康信息医院信息互联互通标准化成熟度测评方案》《全国医院信息化建设标准规范》《信息安全技术信息系统灾难恢复规范GB/T20988—2007》等标准要求进行安全风险管理分析（表5-3），医院的核心业务系统部分通过小机集群的方式实现，对物理故障具有良好的抵御能力，但存在一荣俱荣、一损俱损的情况，如发生误删、误改、病毒等情况，防御能力较低；多个系统采取多种存储方式和存储介质，不同存储厂商之间的异构存储难以建立一个有效的灾备系统；医院数据备份与异地容灾实现复杂，灾备数据无法验证，且灾备支出成本高昂。

表5-3　数据安全对比分析表

指标	标准		
	互联互通标准化成熟度测评（四级甲等）	全国医院信息化建设标准规范（三级甲等）	数据安全现状
数据安全	1. 本地数据备份/恢复；异地数据备份/恢复 2. 连续数据保护 3. 信息平台具有离线存储能力 4. RTO≤24小时，RPO≤24小时，为四级乙等RTO≤4小时，RPO≤6小时，为四级甲等；RTO≤0.25小时，RPO≤0.25小时，为五级乙等	1. 本地数据、应用恢复：关键业务信息系统RTO≤15分钟，RPO≤10分钟 2. 异地数据、应用恢复：关键业务信息系统RTO≤1小时，RPO≤30分钟	1. 无离线存储能力 2. 本地数据恢复业务恢复RTO≤24小时，RPO≤24小时 3. 无异地数据恢复，应用恢复环境和策略 4. 核心业务无数据容灾和应用容灾

（二）以评促建、以评促改，围绕信息安全建设整体目标和需求，统筹规划，筑牢基础实施安全，构建容灾备份体系

1. 物理安全是基础：构建数据中心机房和灾备机房，做好选址前期设计

无论是应用系统还是数据安全，网络系统的安全，都必须有一个安全抗灾的物理场所和环境，否则其他安全无从谈起。医院数据中心机房、灾备机房应参照《数据中心设计规范》（GB 50174—2017）B级标准建设：

（1）选址：多层或高层建筑物的机房，宜设于第二、三层，对于原有建筑物新建或改造应重点考虑楼层高度和承重荷载，主机房面积≥100平方米，机房荷载标准≥8千牛/平方米，电池间荷载标准≥12千牛/平方米，楼层净高≥3.5米。

（2）设计：选择具有建筑智能化系统设计资质公司进行设计，应遵循技术先进、整体规划、布局合理、经济适用、安全可靠、质量优良、降低能耗等为原则。设计方面包括：机房（主机房区域、辅助区域、支持区域）装修、弱电工程、配电和UPS系统、照明系统、防雷及接地处理、新风系统、机房精密空调系统、消防系统、设备环境监控系统、机房加固评估与设计。其中对于多层已有建筑物应重点对机房承载加固评估与设计，并出具相应的评估报告。

（3）建设：选择第三方监理对项目进行规范的管理，依据"四控、三管、一协调"原则，具体包括质量控制、进度控制、投资控制、变更控制、合同和信息管理、安全管理、协调等内容。

（4）测评：委托国家标准及绿色数据中心认证的第三方机构，对数据中心基础设施检测，并出具检测检验报告。

2. 数据安全是核心：搭建容灾体系，提升系统可用性和数据安全性

结合医院的实际业务现状和未来的建设规划，按照系统重要程度设计不同业务系统的容灾方式和容灾目标，选择合适的容灾备份技术：备份、数据级容灾、应用级容灾（表5-4）。

表5-4 容灾方式及目标分析表

业务系统	业务依赖程度	容灾目标	容灾方式
HIS/EMR/LIS	非常高	RTO≤15分钟，RPO≤10分钟	数据容灾＋应用容灾
集成平台/CDR/共享文档库	非常高	RTO≤15分钟，RPO≤10分钟	数据容灾＋应用容灾
PACS	高	RTO≤60分钟，RPO≤60分钟	数据容灾
报表/叫号/合理用药/CDSS/其他	一般	RTO≤2小时，RPO≤4小时	备份
HRP	高	RTO≤60分钟，RPO≤60分钟	数据容灾
互联网医院	高	RTO≤60分钟，RPO≤60分钟	数据容灾
远程医疗	一般	RTO≤2小时，RPO≤4小时	备份

（1）规划：对医院现有的应用、基础环境、网络、存储资源进行梳理。

（2）设计：结合医院的实际业务情况和未来的信息化建设，按照系统重要程度设计不同业务系统的容灾方式和容灾目标（RTO、RPO），选择合适的容灾备份技术（备份、数据级容灾、应用级容灾），并形成初步方案。

（3）选型：从自身系统的网络架构、系统架构、数据库类型等综合考虑选择兼容性强、适配强的主流品牌，选择一个能够对多类型业务进行容灾的平台。

（4）论证：对容灾建设方案进行论证，调整并形成建设方案。

（5）建设：容灾平台搭建、部署，数据迁移、应用迁移。

（6）验证：分别对容灾平台进行可行性验证（验证是否可以通过一个平台解决双活、灾备、恢复、管理、安全等问题），可靠性验证（验证各类应用、数据库的承载能力，包括计算、网络、存储、安全等统一资源池的提供，业务运行的稳定性与性能等），安全性验证（验证平台的安全特性），易用性验证（验证平台的管理特性，包含统一管理、业务编排、应用性能监测、平台监测监测等）。

四、互联互通建设成效与亮点

（一）高效可靠数字基础设施，为医院信息互联互通奠定基石

数据中心基础设施是医院互联互通的基石，基础设施安全与否决定了信息平台互联互通能否顺畅实现。医院的生产数据中心机房参照《数据中心设计规范》（GB 50174—2017）B级标准建设，总占地面积为200平方米，机房承重8千牛/平方米。其中主机房区域100平方米，采用2套微模块冷通道，每套含14个IT机柜、3台行间精密空调、1台精密列头柜、14个IT机柜，数据中心总计28个IT机柜，可满足医院未来10年以上智慧医院建设发展，医院信息化基础保障力得到了根本性的改变和提升。灾备机房同样参照《数据中心设计规范》（GB 50174—2017）B级标准建设，机房承重8千牛/平方米，占地70平方米，含1套微模块冷通道、2台精密空调、1台精密列头柜、7个IT机柜、2套UPS、64节电池。主要用于医院保护现有投资、保障关键数据的安全、减小应用系统中断风险、保障信息系统的平滑发展，能够应对各种灾难，包括不可抗力、硬件故障和软件故障等，能够快速恢复生产业务的正常工作。

（二）高质量数据容灾保护，完善业务连续性管理

（1）实现本地灾备、异地双活，基本满足两地三中心建设要求，具备应对本地数据中心机房级别故障的能力。

（2）实现对内网虚拟主机164个，外网虚拟主机30余个，数据存储将近100T的本地核心业务系统RPO≈0、RTO≤2分钟；本地非核心系统RPO≤6分钟、RTO≤30分钟；异地核心业务系统RPO≤15分钟、RTO≤15分钟。

（3）实现灾备系统的高可靠、灾备数据的多副本机制，提高兜底方案的可靠性。

（4）实现针对核心业务系统、数据库集群随时演练随时拉起，业务集群同时拉起演练，确保应对灾难故障的应急处理措施。

（5）完善安全建设体系，增加勒索病毒拦截阻断能力，与现有安全体系组成前端网络安全防护、后端勒索拦截的能力闭环，实现针对勒索病毒的体系化防护。

（三）建设总结

在智慧医疗新时代，以互联互通数据共享的视角和思维模式，驱动医疗业务的新变革与新发展，基础设施的安全直接影响到医院信息系统的稳定性，数据中心机房和容灾备份管理体系的建设、规划要从长远考虑：新建数据中心机房规划必须要有前瞻性，注重机房选址，能够满足医院10年以上信息化建设对物理环境的要求；双活容灾体系建立从目标出发，分析计算机的应用需求，保证技术上的可行性，经济上应贯彻面向应用、注重实效的方针，不仅能满足现阶段的业务需求，而且能满足将来业务增长和新技术发展的要求。

五、体会与展望

医院信息化建设是持续性的工作，医院信息互联互通标准化成熟度测评先后经过医院自评、完善和整改、初审、专家文审、现场测评（定量测试和定性评价），客观、公平、公正，是对医院信息化整体水平的评价，更是对医院信息化建设的促进和指引。以互联互通测评为契机，通过基础设施升级改造，筑牢关键性基础设施建设，更好地保证医院信息系统安全、高效、稳定运行；以互联互通测评为抓手，分析医院信息化不足，进一步做好信息化建设"一把手"工程，加大对基础设施安全建设投入力度和人才引进，持续推进互联互通标准化落地和信息服务水平。

目前医院按照四级甲等标准要求完成了建设和系统改造，通过了医院信息互联互通标准化成熟度四级甲等测评，但是我们还会在此基础上根据口腔专科医院特色，将标准化和互联互通作为医院信息化建设长期的工作重点，不断总结经验提升医院的信息服务水平，为创建国家口腔区域医疗中心建设和西北区域口腔医疗信息互联互通做好支撑和引领示范。

案例60 盛京医院智慧互联网医院建设

申报单位：中国医科大学附属盛京医院

一、医院介绍

中国医科大学附属盛京医院是国内第一家拥有中国驰名商标的综合性医院，是一所大型综合性现代化数字化大学附属医院，有南湖、滑翔和沈北三大医疗院区，均位于辽宁省沈阳市，总建筑面积69.20万平方米；盛京科创中心位于辽宁省本溪市高新区"中国药都"，建筑面积15.21万平方米。医院三大医疗院区一个科创中心实行一体化管理，保障医院的协调运行和高速发展。

二、医院信息化发展

医院在信息化建设方面一直处于行业领先位置，在2019年通过国家医疗健康信息互联互通标准化成熟度五级乙等测评，并在2014年成为当时国内唯一一家通过国家卫生计生委认定的"电子病历系统功能应用分级评价"七级和美国HIMSS机构电子病历使用评估等级最高级别七级认证的"双七级"医院。在强有力的信息化支撑下，医院三个院区高度融合，实现一体化管理。医院基于5G＋物联网＋互联网＋医院，打造东北地区首家5G智慧医院，充分发挥医院自身在诊疗应用与医院管理方面的建设优势，构建5G智慧医院示范应用，在智慧急救、智慧临床诊疗、智慧科研教学、智慧分级诊疗等领域实现全面智慧化提升，开启精细化、人工智能、无纸化和"万物互联"的新基建。

2019年医院开始建设智慧互联网医院，在院领导的领导下，推进院内资源协调与决策，推进互联网医院业务。统筹规划互联网医院整体建设和发展的思路和方向，使医院信息化为医疗服务、为医院管理服务。根据互联网医院发展计划，推动临床科室的应用。鼓励本机构医生接入互联网医院平台并开展相关服务，研究、制定相关的激励制度或考评制度，保障院内相关人员参与远程医疗平台业务的积极性；结合自身的专业能力与学术造诣，根据各级医疗机构的学习需求，通过平台为其提供形式丰富、线上与线下相结合的培训与指导服务。

各职能科室包括医务部、药学部、护理部等，负责制定自己部门详细的互联网医院建设和发展计划，并由计算机中心汇总、落实。计算机中心负责召集领导小组会议部署工作，提供项目建设所需的硬件环境，包括服务器、存储及相关网络环境，各科室之间相互协助完成院领导交办的各项任务。结合第三方运营公司开展业务运营，协助盛京医院进行互联网医院日常管理工作，辅助制定管理制度、日常管理、收益分配、人员激励、绩效考核等。扩大受众范围，推进互联网诊疗及远程医疗的快速落地。提供用户方面运营服务，进行用户行为教育与互联网医疗业务宣传，提供患者咨询、患者分析等服务。提供运营优化服务，定期对用户进行随访，建立客户体验反馈机制，收集客户意见，持续优化运营流程和体验，保证互联网医疗业务的持续发展。提供业务支撑服务规划、平台支撑服务、医疗安全保障服务、医疗质量保障服务。

中国医科大学附属盛京医院智慧互联网医院是在2019年开始建设，目前经历了四个阶段。

第一阶段是2019年，完成互联网医院上线开诊，开启了互联网＋医疗服务的健康之门。针对患者的健康需求，开通医院互联网门诊服务，医生通过PC端或移动端，利用在线视频、语音、图文的形式，为患者提供线上复诊服务，方便患者随时随地看医生。同时医生可在授权下调阅患者历史就诊记录和健康数据信息，从而真正做到大数据的融合利用。

第二阶段是2020年，通过"互联网＋"技术赋能医疗服务，开启线上就诊新模式，减少患者接触，减轻门诊压力，开展针对性的专业线上服务，在线咨询分专科开展，先后开通发热咨询、心理咨询、药师咨询、康复咨询、护理咨询等线上咨询服务，保障区域内居民就诊咨询的便利。

第三阶段是2021年，利用信息化手段，优化医疗服务流程，减少患者和医务人员不必要的接触，减少患者在医院停留时间，让患者在家就可以享受到医院医疗服务，先后上线病历邮寄、药品配送到家、电子陪护证、出生证预约、门诊报告下载、电子发票、自助订餐等服务。

第四阶段是2021年，通过互联网医院建设基础，结合智慧服务评级要求以患者为中心，以覆盖诊疗服务全流程为目标，以满足患者全病程建设为方向，优化门诊住院全流程，深度建设线上线下一体化的智慧互联网医院平台。

三、互联互通促进智慧互联网医院建设

（一）总体架构（图5-1）

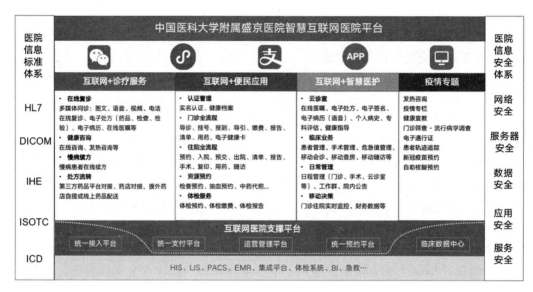

图5-1 互联网医院平台总体架构

（二）具体举措

医院实现医疗资源的共享与优化。互联互通技术能够将不同的医疗资源、科室和医生连接在一起，实现医疗资源的共享与优化。通过互联互通，患者可以在智慧互联网医院中享受到全面的医疗服务，不再受地域和时间的限制。医生和专家也可以远程协作，共享病例和知识，提高诊断和治疗的水平。这种资源的共享和优化使患者获得更好的医疗体验和结果。提升医疗服务的质量和效率。互联互通技术为智慧互联网医院提供了高效、精准的医疗服务。患者可以通过在线咨询、预约挂号和远程问诊等方式，方便地获取医生的专业意见和建议；医生可以利用远程医疗技术，对患者进行远程监护和远程诊断，提高医疗效率和准确性。同时，互联互通还可以支持电子病历和医疗数据的共享，避免了病历遗失和信息重复录入的问题，提高了医疗服务的质量和安全性。加强医患沟通的互动、互联、互通，为医患之间的沟通和互动提供了更多的渠道和便利，患者可以通过智能手机与医生进行在线交流和咨询，解决健康问题，医生可以及时回复患者的疑问，提供更好的医疗指导。

盛京医院智慧互联网医院始终以"患者为中心"，同时充分发挥盛京医院优势、特色、亮点，打造多项管理新思路，发挥大学医院优势，在医教研并重的基础上，探索"平战结合"的医疗救治体系和公共卫生应急机制。基于三院区格局特色，根据需要，科学调整院区布局，实现三院区一体化管理，展现院区优势，管理优势。充分释放省内首家互联网医院优势，推出免费发热咨询、医疗咨询、在线复诊"三大功能"，构建视频看诊平台、病志管理平台、预约诊疗平台、处方流转平台"四大平台"，推出免费药师咨询、护理咨询、康复咨询、遗传咨询"四项特色服务"。

门诊全流程建设，"让信息多跑路，让患者少跑路"，充分利用互联网手段，不断优化和改善医疗服务。院内门诊全流程中，实现了科室看诊以外全部业务环节的患者主动参与，提升整体就医体验，让就诊流程更顺畅，同时通过互联网信息化手段优化门诊就诊流程。

截至2021年12月31日，线上注册人数超过300万人，线上医疗服务使用量超过30万人次。其中药品说明书功能，可针对医生医嘱开立对药品自动匹配的说明书，患者再也不用为丢失药盒而担心；预问诊系统功能，使挂号患者在挂号后就可以填写疾病主诉，门诊医生可以快速书写门诊病历的同时也提升门诊病历质量；各种优化手段有效优化服务流程，减少原本冗长的服务环节，在一定程度上提高了医疗效率，保障门诊就诊安全，充分利用医疗资源，助推患者良好的就医体验。

住院全流程建设，以让患者"少跑一层楼，少排一次队"为目标，探索住院一站式服务。利用互联网手段，简化住院流程，改善医院就医秩序。住院预交、住院清单、住院小结、手术查询、病案邮寄等服务，让患者获得了参与感，同时有效提升了医院整体运转效率。

在住院全流程优化改造方面，患者住院期间在手机端随时查看住院每日清单，使住院收费更加透明，线上随时可以预交住院费用，方便快捷。20年9月份上线病历邮寄功能，截至2021年12月31日线上邮寄病历43492份；患者就医更加灵活、便捷，将更好的医疗资源分配给"最需要的人"，让老百姓能"看得上病、看得起病、看得好病"；医院通过互联网医院的建设不断提高医院医生诊疗能力，扩大医院的服务范围，形成良性医患互动，患者的就医满意度持续上升；盛京医院互联网智慧医院通过对专科医疗工作的推进，更大地发挥医院专科医生的服务效率与价值，为更多的患者提供了更加优质的医疗服务。

四、建设效果及亮点

（一）运行效果（表5-5）

表5-5　互联网医院线上接诊情况

时间	线上接诊人次/万人次	参与线上接诊科室数/个	参与线上接诊医生数/人
每年线上接诊	1.2	55	491

（二）创新性及亮点

贯彻落实国家《关于促进"互联网＋医疗健康"发展的实施意见》，推进实施健康中国战略，提升医院医疗卫生现代化管理水平，优化资源配置，创新服务模式，提高服务效率，降低服务成本，满足人民群众日益增长的医疗卫生健康需求。利用互联网技术赋能医疗服务，围绕线上医疗服务的效率与线下医疗服务的深度互为补充，建设线上诊疗业务闭环，优化门诊全流程、住院全流程，延伸诊后服务，探索医联体分级诊疗服务，构建以"患者健康为中心"的全周期闭环服务体系。

1. 在线复诊

在线复诊主要针对患者复诊，不受制于诊疗地点和时间，为患者和医生提供了直接在线交流渠道。患者在平台上提交申请后，医患双方通过图文、语音及视频的方式进行在线病情交流及病历查看，实现线上疾病咨询、线上诊断等。

2. 处方流转

对于慢病患者，患者无须到医院排队，可通过互联网医院实现在线复诊和续方申请。医生在线开展诊疗服务，根据结果进行诊断，并在线开具相应的医嘱信息，生成对应的电子处方。电子处方经医院审核后，推送至患者手机端，患者自主选择取药方式，方便患者。特别是针对需要长期开药的慢病复诊患者，通过互联网门诊和线上药房的服务流程，基本可实现足不出户即享受到医生诊疗和药品配送上门的服务。既解决医院人满为患的局面，有效的释放和利用医院的医疗资源，又节约患者的时间成本，提高患者的满意度，提升医院便民惠民服务能力。

3. 在线咨询

在线咨询优势凸显，医院开通在线咨询功能后，有健康需求的人群可通过在线咨询，帮助他们了解自身的健康情况，帮助医院扩大服务能力，增加患者的信任度和黏性。患者通过自查自诊、健康科普等方式，引导部分人群自我治疗，减少了"小病跑医院"的概率。通过在线与医生的沟通和交流，精准导诊分诊，提高患者体验。

4. 住院电子陪护证

对住院患者实行"一人一陪护"制度。由于纸质版陪护证办理过程繁琐、易伪造、易遗失、不便于保管，根据实际情况，充分利用信息化手段，特在互联网医院推出"电子陪护证"服务功能。

陪护人员可通过微信关注医院互联网医院微信公众号/小程序，完善相关信息后申领电子陪护证。进入病区时，医院公众号/小程序即可查看电子陪护证，方便快捷，大大节约患者及家属的时间，也避免了因忘带纸质版陪护证等原因而不能顺利进入病区的情况。

5. 住院自助订餐

盛京医院三个院区住院患者、陪护人员可以通过掌上盛京医院APP或盛京医院微信小程序在线订餐。医院开启在线订餐功能，改进用餐服务方式，提高餐饮中心工作效率，实现院内点餐智慧便民新举措，住院订餐21年1月上线至今，服务全院96个病区，完成99.97万单的订餐服务，以患者为中心，提升患者就医体验。

五、未来展望

盛京医院将建立"中国医科大学附属盛京医院互联网智慧医院"，抓住机遇，承担起造福当地百姓的责任，借助互联网发挥更大的作用。同时继续以"以患者为中心"，发挥盛京医院在辽宁省乃至全国的作用，发挥盛京医院区域儿童中心的作用，为患者的健康保驾护航。

行者方致远，奋斗路正长。盛京医院互联网医院建设，标志着医院在"互联网＋医疗健康"的创新实践中迈出了坚实一步，同时更为"智慧化医院"的进一步探索画下了新的起跑线。线上医疗服务的效率与线下医疗服务的深度互为补充是未来发展的方向，医院也将在不断拓展"互联网＋"平台的同时，继续加强院内外诊疗数据互联互通，加强医院内涵建设，"不忘初心，牢记使命"，积聚创新智慧，鼓舞创新勇气，以患者实际需求为本，拓展医疗服务领域，打通医疗救助环节、整合医疗资源配置、盘活医疗数据信息，用更便捷、更优质医疗服务彰显公立医院责任担当。

案例61 面向未知威胁主动防御的医院互联互通网络安全建设

申报单位：山东大学第二医院

一、单位简介

山东大学第二医院是国家卫生健康委员会委属（管）医院，百年名校山东大学直属医院。医院秉承齐鲁医科"博施济众、广智求真"血脉基因，遵循"明德至善、护佑民生"院训精神，开拓创新，追求卓越，单位重视信息中心人才培养及组织架构建设，形成以分管副院长领导的、信息中心主任负责的、包含32人的专业技术团队，技术团队平均年龄35.3岁，研究生学历14人，计算机及相关人员30人，医学背景2人。

二、医院信息化建设存在的问题

（一）医院相关工作人员信息化意识薄弱

医院临床工作人员信息化意识薄弱，认为信息化单纯是信息部门的事情，不主动参与医院信息化建设，不能提出符合本科室实际需求，在医院信息化建设过程中工作效率低，导致信息化建设水平滞后，难以满足医院发展的需要，尤其体现在电子病历等级测评、互联互通标准化成熟度测评等国家各类测评中参与积极性不高。

（二）医院信息部门技术空心化严重

医院信息部门空心化的现象就是极其依赖软硬件厂家，自己无法主导、实施信息化项目。随着医院高速发展，信息部门并没有得到实质性的发展反而愈发虚弱，反而会出现被厂家绑架的情况。据统计，培养出独立应对某个业务系统日常维护的工作人员，至少需要花费一年时间。但因信息化急迫的需求，信息部门没有足够的时间让信息科人员去熟悉业务流程，在巨大工作量的压力下，信息科人员从专业性和经验上无法同厂商人员相提并论，所以导致了厂家工程师代替了医院信息科人员的现状。

（三）医院信息部门对网络安全重视不足

医院信息化建设涉及多个系统、多个平台、多个部门和多个厂商，易出现网络安全漏洞，造成数据泄露，牵扯到患者隐私等问题，不利于医院信息化建设的发展。随着新技术的引入，医院面临诸多新的安全风险。同时，医院信息化及相关系统开发和服务厂商，往往以实现系统功能和需求为目标，使用存在漏洞的开发工具，若系统上线，再进行安全漏洞处理时，会导致系统应用受到影响。因此，应提高信息部门安全意识，加强医疗人员的安全宣传，以保障医院信息系统稳定运行。

三、互联互通建设与改造

无论是医院信息化建设、互联网医院还是远程医疗，都离不开数据安全的问题。云时代来临，保障医院信息系统和数据的安全性显得尤为重要。而绝大多数的医院的信息安全建设，主要集中在防火墙、反病毒、VPN/网闸和容灾备份这四个方面；安全审计、身份认证、隐私保护、终端安全和网络安全建设较差。近年来提出的以主动防御为方向的网络安全，医疗单位也开始逐步开始部署实施（图5-2）。

1. 医疗信息化的业务特点

（1）早上9点至11点是业务高峰期。

（2）挂号、诊断、取药、缴费等门诊业务并行开展。

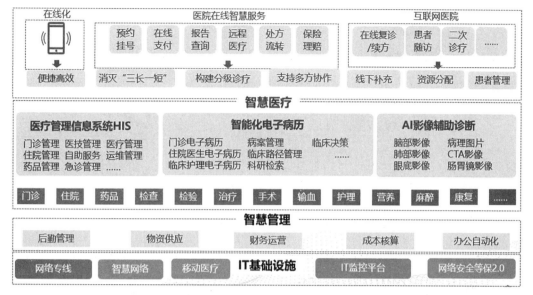

图 5-2　医院信息系统建设现状

（3）配药、输液、查房、缴费等住院业务并行开展。

（4）病患精神高度紧张，门诊、收费大楼集中大量病患，要求业务不能中断。

（5）CT，磁共振等设备产生的影像数据需要快速上传到PACS服务器，且需要快速调阅PACS服务器中的影像数据。

2. 医院信息安全需求

（1）高可靠：保证网络不中断，为业务提供持续运行环境。

（2）高性能：有效承载业务高峰期的大爆发。

（3）高安全：满足等保等合规要求，且患者资料高度保密。

四、互联互通建设成效、架构及亮点

医疗IT环境下，全流量分析系统由一个分析平台和数个流量探针组成。重点监测内外网交互流量，及时发现高级攻击及未知威胁，准确找到风险主机（图5-3）。

（一）全流量威胁检测与回溯系统技术架构

本系统采用"一平台、多场景、全数据"的体系架构，以网络与信息安全监测预警分析需求为基础，以基于攻击路径安全场景模型为监测依据，采用全流量收集、深度监测、智能分析等手段，形成全面免疫能力。

"一平台"：整个系统由大数据分析平台及多个探针组成，通过大数据平台对部署在各网络节点的探针采集到的数据进行解析处理，对海量监控信息进行大数据存储。通过多维度、多模型对采集到的基础数据持续在线无监督算法建模和检测，为安全事

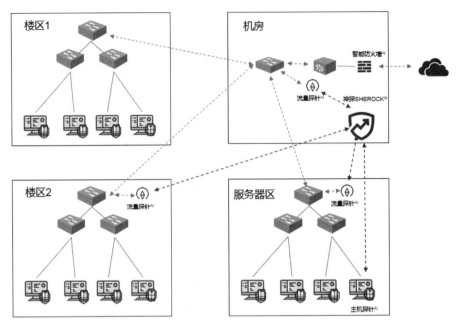

图5-3　全流量分析系统部署架构

件分析提供智能和可视化的分析手段。

　　"多场景"：根据网络环境和监测分析预警需求，以多维数据建模为分析基础，从外部攻击和内部状态考虑，在攻击者入侵各阶段，监测攻击者每一步的动作，基于攻击链进行攻击监测模型构建，通过资产关联、威胁情报等手段进行定位、跟踪。

　　"全数据"：通过终端、网络多源探针实现信息安全基础数据的采集与监测。统一收集内、外网基础设备的业务、控制流量，通过 Dpi、Netflow、Nginx、ES 等技术手段实现数据获取（图5-4）。

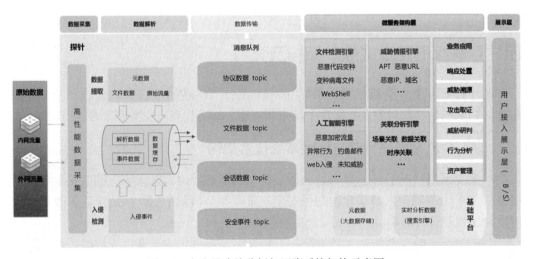

图5-4　全流量威胁分析与回溯系统架构示意图

1. 全流量分析平台技术架构

本平台是一款基于分布式架构的高性能大数据智能安全分析平台。由多台服务器集群组成，其搭载了独创的AI威胁免疫算法，并结合机器学习、威胁情报溯源、关联分析、恶意文件检测、攻击链还原等技术。提供海量数据采集存储、高性能分布式计算、实时分析与告警、可视化展示及安全报表功能。

分析平台采用大数据处理＋微服务的理念进行构建，采用低耦合、高内聚思想设计实现，分为基础平台层、微服务架构层和数据展示层。

基础平台层主要包括数据采集、数据预处理、数据存储等功能，采用ES分布式大数据架构，实现全流量数据高性能收集、分发和存储，给上层业务提供海量数据基础。

微服务架构层将平台安全分析功能模块化，作为多个安全服务嵌入到平台之中。包括资产发现模块、资产拓扑算法模块、AI聚类算法模块、AI检测模块、关联分析模块、威胁回溯模块、威胁取证模块、威胁情报模块等，可灵活进行扩展和升级。

数据展示层针对安全检测和分析的结果进行可视化呈现，主要包括威胁态势大屏、多维威胁告警、安全报表、资产管理、安全事件分析等。通过可视化呈现，让安全风险无处遁形，可见可控。

2. 流量探针技术架构

流量探针主要负责各节点处网络流量的采集、预处理及已知威胁检测。流量探针内置高性能协议识别模块，精准解析网络七层协议，支持 HTTP、FTP、SMB、SMTP、POP3等主流应用协议的解析，提取报文元数据送入分析平台。流量探针搭载了高性能工控协议解析引擎，能深度解析MODBUS TCP、DNP3、S7、IEC104、MMS、PROFINETIO、OPCDA、GOOSE、SV等多种工业协议，支持协议自定义。

流量探针还内置了入侵检测模块，可检测多种网络协议中的攻击行为，包括sql注入、web扫描、蠕虫病毒、木马攻击、xss攻击、远程访问攻击、拒绝服务扫描、缓冲溢出攻击等十余种常见攻击，攻击告警日志上送分析平台进行关联分析，进一步提升系统检测准确度。

3. 文件探针技术架构

文件探针负责各节点网络流量的存储、文件还原及威胁检测工作。文件探针全量存储原始流量，并从各协议的原始流量中还原对应的文件类型。支持20余类文件，包括文档类文件（doc、xls、ppt、pdf、hwp、office、pub）、执行及库文件（cpl、dll、com、bin、exe、msi）、脚本类文件（ps1、js、python、jse、ie、vbs、wsf、jse）、多媒体文件（image、swf、MP4）、压缩文件（zip、rar、jar、tar、7z）。支持常见数据库协议还原，包括postgressql、mssql、mysql、webmail及oracle等。

文件探针搭载了自主研发的熵值恶意代码机器学习模型，其通过海量恶意文件训练，支持常见恶意文件种类，如勒索病毒、后门木马、蠕虫病毒、间谍软件、挖矿病毒等多类文件检测。相较于传统沙箱技术，实时性大大增强，将传统的沙箱运行检测速度提升至秒级。恶意代码模型由海量黑白样本训练而成，提取恶意代码的高维特征，不再依赖于样本的静态特征，能有效检测变种威胁及未知恶意文件。

4. 独创无监督算法

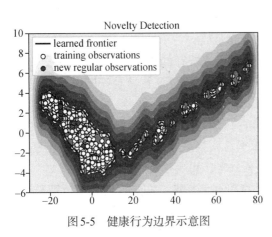

图5-5　健康行为边界示意图

系统使用无监督算法全面分析每台资产之间的网络流量，自动发现每个业务资产群集，学习资产群集之间和内部通信行为，构造出每台设备或用户的最小行为边界。正常的行为总是落在边界内，异常的行为总是在某个不易觉察的维度偏离正常的范围（图5-5）。

系统区别于传统的静态检测"已知威胁"的解决方案。它围绕资产、业务应用、风险等对象，通过不断监控网络资产的网络行为、互联网出口用户的流量访问、用户主机的各种Email、FTP、HTTPS等外发行为，结合机器学习和人工智能算法，从海量数据中轻松找到用户行为之间的关联，学习其行为模式，为每台设备和每个用户画像，建立起各自的健康模型，形成不同设备和用户的正常行为边界。

系统自动学习客户自身的健康行为模式，并不依赖历史攻击样本的特点，决定了其先天对攻击的各种变种和绕过方式免疫。无论何种攻击通过何种绕过防御，并感染到客户的内网，取得C&C服务器地址，采用无法破解的加密算法，系统能够准确地发现其与罕见的服务器进行通信与控制，以及其访问内网的异常端口、异常设备，进行横向渗透和数据收集的蛛丝马迹。在攻击被曝光之前，记录其行为历史，清晰地呈现出来，帮助客户准确溯源，及时采取措施，避免损失进一步扩大。

（二）全流量威胁检测与回溯系统平台特色

1. 资产管理——资产自动发现识别

通过流量信息自动发现环境中各个资产，无须手动录入，极大地提高运维效率，解决医院资产数量多、维护难的困扰，采取无监督学习算法，构建异常算法体系，完整记录全部资产的网络行为，为网络中的用户和设备建立行为模型，区分正常流量与高级或未知的攻击行为。运维管理员可以根据需要实时查询任意资产的行为记录，包括资产互访关系、网络访问行为和行为风险指数等。系统可以识别全网操作系统、数据库、应用软件等存在的漏洞，并对资产进行评级，对于发现的漏洞，会有详细的解决方案。

2.　五大引擎协作进行威胁检测

采用以AI行为引擎为主，AI文件引擎、AI威胁引擎、AI入侵以及AI关联引擎为辅的五大引擎联动检测体系，有效提高威胁检测能力，实现基于非结构化数据的智能分析与挖掘，发现疑似APT、暴力破解、蠕虫病毒、异常登录、DDoS攻击等高级威胁以及未知威胁。

3.　基于人工智能技术的未知威胁检测

区别于传统的静态检测"已知威胁"的解决方案，采用领先的AI威胁检测技术，以网络与信息安全监测预警分析需求为基础，以基于攻击路径的安全场景模型为监测依据，结合全流量收集、深度监测、智能分析等手段，通过持续学习现网流量进行自我迭代和强化，有效提高威胁检测模型适应能力，威胁检测准确率大于90%。

4.　系统自我强化能力

贴合医院内网实际需求，无须持续升级特征库及威胁情报，无须时刻连接互联网。本系统核心为自适应算法，在实际数据网络中非侵入式地监控，并实时地、迭代地进行学习客户设备的行为模式的各种变化，不断自我优化。随着时间的推移，算法使它不断提高，越来越清楚地识别正常的设备行为模式和真实的攻击（图5-6）。

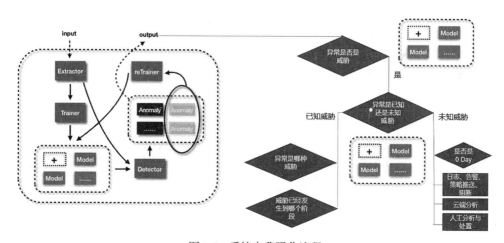

图5-6　系统自我强化流程

5.　威胁告警

采用日志聚合技术，会自动将大量重复的威胁事件进行去重处理，极大地为运维人员减少了不必要的工作量。

6.　威胁溯源

（1）恶意代码还原：支持对恶意代码文件进行还原，支持的文件类型不少于30种，包括不限于：applet、bin、com、cpl、dll、doc、exe、js、pdf、ppt、python、vbs、zip、tar、MP4、office、image、wsf、xls、ff、hta等。

（2）攻击链还原：秉承"只有'看见'，才能够更好防范威胁"的理念，支持资产攻击链可视化，支持网络侦查→网络入侵→提升攻击权限→内网渗透→安装系统后门→命令与控制C&C→清除入侵痕迹的资产攻击链可视化，通过定位威胁所处攻击链环节，结合关联分析技术，完成还原黑客的整个攻击过程。管理员可实时查看恶意人员每个攻击阶段对资产采取的攻击行为及攻击结果，及时了解并看懂任意资产的受攻击情况（图5-7）。

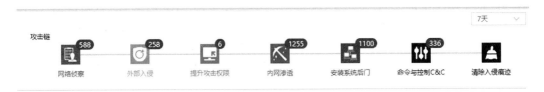

图5-7　攻击链还原

五、体会与展望

（一）医院互联互通网络安全建设体会

在面向未知威胁主动防御的医院互联互通网络安全建设过程中，经验体会总结如下。

1．首创人工智能算法检测未知威胁

首创采用自主知识产权的AI算法引擎，不依赖先验的攻击特征或威胁情报，AI算法模型可通过持续学习现网流量进行自我迭代和强化，有效提高威胁检测模型适应能力，实现基于非结构化数据的智能分析与挖掘，发现疑似APT、暴力破解、蠕虫病毒、异常登录、DDoS攻击等高级威胁，未知威胁的AI检测准确率达到90%以上，误报率低于5%。

2．减少运维工作量

采用AI模型进行威胁检测，从核心技术上区别于传统安全感知设备，同时，通过安全日志AI聚合技术，将一类安全告警形成简洁的安全事件呈现给用户，克服了传统设备告警数量巨大、误报率高的缺点，极大地减少了医院信息部门运维人员的工作量。

3．帮助用户精准定位威胁

探针处理过的流量元数据信息进行了全量存储，可高速检索可疑流量的上下文信息，实时抓取威胁告警对应的流量存储为取证报文，直接在线查看，方便后续分析。

同时，接入了海量全球威胁情报，一键溯源，帮助医院快速定位威胁，及时进行响应处置。

（二）医院互联互通网络安全建设展望

1. 持续加强网络安全顶层设计、保障体系和能力建设

面对日益复杂严峻的网络安全形势，医疗机构作为网络安全和数据泄露的重灾区应该继续强化网络安全在国家安全中的重要战略地位，不断完善网络安全战略布局，持续优化网络安全政策战略，建立健全网络安全体制机制，加大网络安全投入，重点加强供应链安全、关键信息基础设施保护、数据安全、个人信息保护等领域。

2. 数据治理、数据合规成为重点

随着网络安全法、数据安全法、个人信息保护法等法律法规相继出台，如何规范数据处理活动、保障数据安全，成为一个重要课题。医疗机构的集成平台、数据仓库收集数据后的保管和使用都使得数据安全风险增大，需要认真研判法律法规、监管规定、行业准则的新变化，建立健全数据合规管理体系。

3. 强化安全体系建设、重视安全人才培养

医疗机构要深入贯彻落实习近平总书记关于网络强国的重要思想，坚持总体国家安全观和正确的网络安全观，贯彻新发展理念，构建网络安全新格局，全面加强网络安全保障体系和能力建设。加强网络安全体系建设和人才培养。强化网络安全关键技术创新，提升网络安全产业综合竞争力，形成人才培养、技术创新、产业发展的良好生态。

案例62 "五位一体"保安全，互联互通促发展

—— 申报单位：河南省郑州人民医院

一、单位简介

郑州人民医院始建于1912年，历经百余年发展，现已成为一家集医疗、教学、科研、预防、保健、急救、康复于一体的集团化、现代化公立三级甲等综合医院。医院形成一院多区发展格局，各院区实行一体化管理，同质化服务，与70余家医院形成了集团化发展的分级诊疗体系。信息化建设和研发部负责医院信息化建设规划和网络安全建设规划工作，医院与安全公司以"产品＋服务"形式建立"云端—边界—核心—

终端"一体化安全运营模式共建安全运营中心。依据《新一代医院数据中心建设指导》《信息安全等级保护管理办法》等文献，规划设计了"五位一体"安全保障体系（图5-8）。

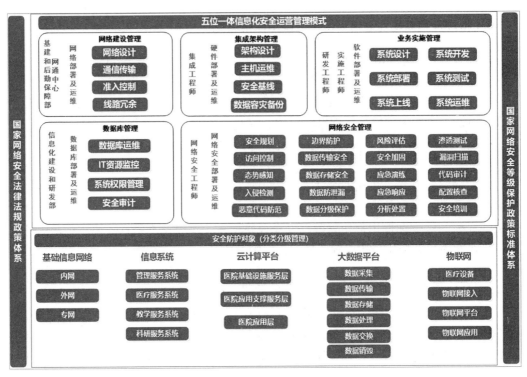

图5-8　"五位一体"安全保障体系

二、医院信息化发展

（一）建设历程和运行状况

1.建设历程

医院从2003年开始第一周期的信息化建设，2011—2015年以电子病历为核心医院信息系统功能叠加。从2015年起医院开始第二周期信息化建设，于2017年制定了信息化五年规划。2021年医院一举通过电子病历五级、国家医疗健康信息互联互通标准化成熟度四级甲等测评、智慧服务三级、河南省数字化医院A级的信息化评审。

2. 运行状况

初步形成医院集团化多院区的信息化架构，四院区使用同一套信息系统，共用一个数据中心，使用一个集成平台，采用统一的数据编码，呈现统一的操作界面。

（1）平台方面：集成平台从2018年上线，共运行109个项目，涉及41个业务系统，建立互联互通标准服务46个，涵盖239个交互服务，接入平台的系统73个，每日消息交互量750余万条（发送消息总数319万条、平台接收消息数432万条），承载着四个院区的核心业务交互。

（2）系统方面：医院现有166个业务系统，按照业务功能类别分为七大类：医疗业务类61个、医疗质量类9个、运营管理16个、惠民服务28个、医疗协同类6个、数据应用类17个、移动医疗类2个、基础支撑类27个。

（3）机房方面：主机房位于院总部，灾备机房位于南部院区，两个数据中心之间通过移动、电信两条千兆专线进行联通。

（4）运维方面：驻场服务人员10余人，医院建立信息系统和网络安全应急响应机制，定期组织人员进行应急演练。

（二）存在问题

（1）互联网医院应用线上线下一体化程度不够深入。

（2）临床系统的业务流程和过程监管尚不完备细致。

（3）数据中心建设规划不足，数据存在多元化，数据价值待发挥。

（4）核心业务系统软件架构难以支撑临床科室越来越高的要求。

（5）互联网＋应用逐步深入，存在数据泄露风险。

三、互联互通建设与改造

围绕"'五位一体'保安全，互联互通促发展"的主题，从以下五个方面分享建设经验和难点。

（一）网络建设管理方面

1. 建设经验

（1）多院区双运营商千兆专线网络双活改造，根据应用划分安全域。采购负载均衡的网络设备部署在4个院区，保障任一院区任一运营商链路出现故障不影响业务系统。

（2）开展终端安全行动，部署终端安全管理系统，实现内网准入控制。规范IP地址申请和分配流程，整理全院7386个IP。

2. 难点

关键网络设备缺乏冗余机制。医院外网区域防火墙、Web应用防火墙以及网闸均存在单点故障隐患，一旦设备出现故障，将造成业务中断。下一步将采购网络设备进行冗余改造。

（二）集成架构管理方面

1. 建设经验

（1）双活数据中心建设，实现核心数据双活存储，通过VXLAN网络虚拟化技术将主机房与灾备机房联通，组成双活数据中心。

（2）数据中心部署IT运维监控系统，将环境监控、服务器和存储设备监控、网络设备监控、安全设备监控、数据库监测和报警整合至一个平台，故障处理响应时间从20分钟降至10分钟。

（3）制定服务器安装及上线使用规范，建立工具资源库，制定和落实服务器上线使用规范，包括补丁更新、高危端口关闭、系统安全策略设置等。

（4）建立数据备份机制，进行重要系统数据库在线、离线备份；建立系统虚拟化环境备份，发生故障时可实时启动，缩短信息系统停机时间。

（5）建设信息集成平台，具有10项可视化功能，包括共享文档配置与管理、CDR展现与管理、数据脱敏配置管理、患者主索引管理、CPOE展现、交互服务配置管理、交互服务订阅管理、服务运行状况监控管理、基础字典管理、医学术语字典配置管理。平台共配置53类共享文档，可生成标准化共享文档。

2. 难点

梳理各系统运行指标数据复杂且耗时，需要循序渐进从硬件、操作系统、数据库、业务软件等层面进行优化，对流程进行质量控制，从而提升业务系统运行速度。

（三）业务实施管理方面

1. 建设经验

（1）CDR建设，集成电子病历、医技检查检验、手术麻醉、护理文书等诊疗数据，患者全视图通过调用CDR展现患者的门急诊、住院等临床资料。

（2）患者主索引管理建设，通过EMPI建立患者唯一标识，关联患者门急诊、住院的就诊信息。通过患者身份证号、出生日期、姓名等规则，判断是否合并或拆分相似患者。

2. 难点

厂家提供数据接口文档资料不全，敏感数据未全部处理，部分厂家整改积极性有限。

（四）数据库管理方面

1. 建设经验

（1）部署数据库监控与智能化运维系统，实时监控掌握数据库潜在风险。

（2）数据库采用AlwaysOn高可用性架构，发生故障20秒内自动切换。

（3）加强数据库权限管理，梳理院方与厂家各个角色数据库系统最小权限需求并收回过大权限，回收sa账户重命名并修改密码。

（五）网络安全管理方面

1．开展的工作

（1）等级保护测评，自2016年医院开展HIS、LIS、PACS、EMR、ESB、医院门户网站、互联网医院共7个系统的定级、备案和测评工作。通过渗透测试、代码审计、漏洞扫描等方式进行检测，建立漏洞管理和风险评估体系，2022年累计修复系统漏洞约420个，修订3项制度，2022年等保测评平均分数88分。

（2）部署天眼态势感知系统，实时监测内网安全威胁，2022年处置278台终端，55台服务器。

（3）开展敏感数据分类分级，从组织建设、制度流程、技术工具、人员能力上排查数据安全风险，为业务流程再造、降低敏感数据暴露面打好基础。

（4）开展漏洞扫描，每季度完成全网漏洞扫描，固化漏洞管理流程。

（5）开展代码审计，通过合同约束13个厂家提供源代码配合代码审计，发现高危漏洞39个，经多次复测，整改合格率100%。

（6）开展网络安全培训，邀请医疗行业信息安全专家，每月定期开展一场网络安全培训。

2．遇到的难点

数据安全治理，厂家的数据资产交付质量差，提供的表结构与实际情况不符，缺乏中文描述。数据资产收集工作效率低，例如厂家拒绝提供，需要多次沟通协调，或者文档管理不规范，缺乏定期更新机制，提供不出文档。数据资产清单梳理工作涉及面广、工作量大，项目组人员不足。按照国家分类标准，医院业务管理部门进行数据分类时，缺乏更细化的标准进行参考。

四、互联互通建设成效与亮点

（一）互联互通对医院信息化建设的影响

1．信息化建设的组织架构更加完善

在信息建设管理委员会和信息建设安全管理会员领导小组的指导下，组建了各科室的信息化专员队伍，信息化专员由医务部、护理部严格考核把关，长期深入参与信息化建设的规划论证、需求确认、功能设计、模拟运行等工作，逐步建立完善的协作机制。

2. 信息化建设的规划能力明显提升

通过深入学习信息化标准，逐步总结出一套适合本院的信息化建设方法论，提升规划能力。

3. 信息化建设驱动职能部门管理水平提升

通过互联互通和智慧医院建设，职能部门逐步参与到信息化建设当中，初期学习制定术语和字典的标准、维护数据及权限、制作病历模板，中期学习信息化工具进行业务流程再造，后期学习运用数据模型进行数据挖掘。职能部门的信息化素养、协作能力和管理能力均得到不同程度的提升。

（二）互联互通取得的成效

1. 夯实信息化基础

（1）四院区信息系统一体化：保障郑医集团化、多院区运营，完成四个院区的信息系统一体化建设，使用同一套信息系统，统一数据编码，统一收费目录，统一操作界面，统一临床知识库。

（2）基础业务（管理）指标梳理：完成梳理了483项基础业务指标，精准指标定义，明确统计口径，涵盖运营管理、质量控制和资源管理各分类，并在日常决策分析、质控管理中广泛应用。

（3）建成双活数据中心：通过运营商双链路光纤互通，实现跨数据中心网络双活，通过AlwaysOn高可用性架构，实现HIS、CIS数据库双活。

2. 精进医疗业务支撑

（1）开展以电子病历为核心的系统建设：为每个专科建立专用的住院病历结构化模板，提升电子病历系统易用性。建立多院区统一的临床数据中心，实现多院区临床数据的集中管理、共享调阅和多维度分析。

（2）建立以方便护士操作，提升护理质量为目标的护理信息系统：多渠道服务一线护士，通过移动护理终端、大屏显示终端等，减轻护士数据录入工作量，提升数据录入准确率。

（3）建立以医学影像为核心的医技服务信息系统：实现跨院区影像调阅、远程诊断协同，患者在互联网端可查看检查报告和图像，提升了医技服务效率。

3. 提升患者服务体验

建立互联网医院，为患者提供包括在线咨询、在线复诊、在线续方、药师审方等；实现就医多卡/码合一，便捷缴费，缩短了患者就医时间。

4. 精细运营和质量管理

从业务数据的源头进行治理，建立医院主数据管理体系，通过主数据系统管理的字典领域达60个，共有482个术语分类，服务于24个业务系统。建成医院综合运营监管系统（HOCC），包括重点患者管理、医疗协作工作量、运营收入、门急诊人流量及候诊情况等。

（三）数据安全治理建设的亮点

1. 建立医院数据分类分级标准，梳理数据资产清单

国家目前未出台医疗行业分类分级标准，信息部组织8个职能部门（医务部、护理部、发展规划部、药学部、医学装备部、医保物价管理部、财务部、公共卫生与健康研究所）成立数据安全治理领导小组，基于《信息安全技术健康医疗数据安全指南》（GB/T 39725—2020），参考互联互通测评标准的要求，初步建立医院医疗健康数据分类分级标准。

我们从系统重要性、数据共享性、厂家配合度等三个维度，将计划开展数据安全治理的36个信息系统划分为一期和二期，一期有17个系统，二期有19个系统。针对无法从厂家获取准确　全量表结构的困难，及时调整方案，组织厂家安排专人重新梳理与《信息安全技术　健康医疗数据安全指南》相关的敏感表和字段，产出健康医疗数据表结构，导入数据资产识别工具，建立数据识别模型，通过技术＋人工双重手段进行数据分类分级。数据安全治理领导小组审核数据资产清单，确定各个系统字段的数据级别，形成一期医疗健康数据分类分级及数据资产清单。以LIS为例，经过资产梳理和评估，发现数据库和接口传输过程中存在敏感数据，针对LIS向郑州人民医院APP、微信服务号、支付宝生活号开放数据的范围进行了梳理和管控，降低角色权限，进行数据脱敏，实现了线上医疗数据既安全又合理地流动。

2. 数据安全风险全链路监测

按照互联互通测评标准中"具有数据访问警示服务"和"对医院数据访问链路进行监测"要求，开展敏感数据风险监测活动。

通过医院网络流量全链路监测，实现业务系统敏感数据、敏感文件在开放和共享场景中数据流动流向过程监测。通过流量测绘，清楚了数据共享目的地，数据被哪个账号访问，传输到了哪些终端。2022年4月1日至8日共发现应用系统70个，敏感应用系统6个，敏感接口8个，存在账号安全、权限安全、数据暴露面方面的问题。流量监控中发现敏感数据4065条，其中姓名占比较大为52.25%，违规敏感数据11条（表5-6）。

表5-6 去重后的敏感数据占比

排名	数据标签	数据量（条数）	占比
1	姓名	2124	52.25%
2	手机号	783	19.26%
3	身份证号码	646	15.89%
4	生日	466	11.46%
5	未成年人身份证号	21	0.52%
6	违规敏感数据	11	0.27%
7	IPv4	10	0.25%
8	性别	2	0.05%
9	密码	1	0.02%
10	公司	1	0.02%

3. 建立了较健全的数据安全管理制度体系

参照《信息安全技术　数据安全能力成熟度模型》（GB/T37988—2019）中规定的数据采集安全、数据传输安全、数据存储安全、数据处理安全、数据交换安全、数据销毁安全、通用安全标准，修订了《指标数据管理制度》《数据保密与备份管理制度》《业务系统上线安全检查制度》《信息系统账号及权限管理制度》，建立了《数据安全管理制度》《信息系统数据库账号权限管理制度》。

4. 各方参与共同做好数据安全治理

信息化建设和研发部积极调动业务管理部门和软件厂家从建设伊始深度参与，成立项目组织，责任到人，本着"先组织，后制度；先制度，后工具"的原则推进具体工作，开展院级数据安全治理相关会议30余次。

五、体会与展望

（一）互联互通建设工作体会

1. 对现有系统进行标准化治理，可采用互联互通标准化成熟度测评与智慧医院"三位一体"相结合的方式统筹推进，高效完成。在规划的前期梳理清楚各项标准之间的关系，通盘考虑，统筹推进工作。例如，互联互通标准中对数据集和共享文档有明确的要求，这也是电子病历结构化病历应用的基础，在这项工作的改造中，主要的工作量是数据集标准化的改造（技术人员），结构化病历模板的制作（业务管理部门），结构化病历的应用（临床科室）。通过梳理能有效降低技术人员、业务管理部门、临床科室返工的概率。

2. 在新的信息化项目建设中，将标准化的工作前置，提升项目交付标准，支撑医院高质量发展。在项目立项论证时，由信息部门的标准化治理小组组织业务部门共同学习互联互通、智慧医院相关标准要求，引导业务部门全面梳理项目建设需求，明确目标，并客观评估项目实施的基础条件是否达标，如硬件、网络、系统对接，充分论证项目建设必要性和可行性；项目实施阶段，不再由厂商凭经验实施，改由信息部门组织厂家技术人员对照标准，梳理基础数据、术语字典、模板制作、系统功能、系统接入方式、数据交互规范、硬件资源配置等重点内容，进行合理规划设计，加强标准化管理和质量控制。

（二）对医院未来信息化建设工作的展望

在国家新医改、智慧医院建设总体要求下，以多院区发展建设为契机，从智慧服务、智慧医疗、智慧管理、智慧研究4个维度，构建健康管理平台、临床研究平台、区域医疗协同服务平台3大平台，实现服务在线化、诊疗智能化、管理精细化、数据资产化、协同一体化，形成适应"互联网＋"发展战略和居民全程健康管理需求相匹配的健康信息服务体系，促成医院数字化转型升级、释放智慧医疗价值潜力，提升服务能力、管理能力。

案例63　数字医院安全编排自动化与响应系统

申报单位：兰州大学第一医院

一、单位简介

兰州大学第一医院始建于1948年，是一所集医疗、教学、科研、预防、保健、康复、急救于一体的大型综合性全国三级甲等医院。全院占地面积约13万平方米，建筑面积33万平方米，核定床位2686张，实际开放床位2788张。2022年接待门、急诊患者218万人次，开展各类手术6万台次。医院着力推动医疗信息化发展与信息系统互联互通建设，构建"数字医疗"云平台区域协同公共卫生服务体系，依托5G、物联网、大数据、人工智能、区块链等信息技术手段，加强信息化建设，全面提高网络云平台基础设施现代化水平，不断探索优化患者就医服务新体验，探索智慧医疗体系标准与规范的建立与区域协同信息化卫生服务体系建设，医院通过2021年度国家医疗健康信息互联互通标准化成熟度五级乙等测评。

二、医院信息化发展

（一）信息化建设历程

医院信息化建设从无到有，从弱到强，从可有可无到不可或缺，其发展的进步也带动了医院管理方式的转变。整体的建设历程可分为起步应用阶段、信息化管理管理阶段、信息化集成应用阶段和智慧化管理阶段。

1. 起步应用阶段（20世纪90年代开始）

逐步建立了以临床管理信息系统、收费系统为基础的医院管理信息系统，建设模式采用医院提需求、IT厂商负责开发建设、实施和运维，初步建立了全院HIS。

2. 信息化管理阶段（2000—2010年）

逐步拓展完善了门诊业务系统、住院业务系统、合理用药系统、检验系统、医学影像系统以及各类管理系统，如人力资源系统、财务管理系统、消毒中心供应系统、设备材料管理系统等。这一阶段，医院信息化建设实现了从个体到整体、从局部到广域的发展，内涵与功能得到强化，服务范围不断延伸。

3. 信息化集成应用阶段（2010—2020年）

进一步完善了院内管理系统、绩效管理系统、协同办公系统、危急值管理系统、BI、数据上传系统、自助终端系统、微信、支付宝线上系统、银行、商业保险、健康档案、HQMS、双向转诊接口、脑卒中、中国移动短信平台、甘肃省预约挂号平台。

4. 智慧化管理阶段（2020年至今）

着力部署智慧化医院建设，将新一代信息技术与医疗业务进行深度融合，推动智慧医院"三位一体"建设，驱动医疗服务流程不断优化，以进一步提升医疗服务品质，增强医院管理智能化、信息化水平，为患者提供精准化、个性化的高品质医疗服务。

（二）信息化建设状况

随着互联网技术的不断发展和国家相关政策的大力支持，近年来，医院信息中心在医院的正确组织领导下，按照"统一规划、自下而上、临床优先、分步实施"的信息化建设原则，一直紧跟时代步伐，积极探索、勇于创新，为提升医院信息化管理水平、提高医院医疗服务效率而持续努力。信息化建设以先进的云计算、大数据、物联网、人工智能技术为基础，构建了一套业务全数字化、系统全连接、数据全融合的智慧医院数据中枢综合平台，旨在将医院运营管理、医疗业务、科研教育等各个业务系统进行大集成、全连接；同时连通院内人、车、物动态信息，充分挖掘数据资源，释放数据价值，帮助实现医院管理者进行决策辅助，以及各个部门之间联动协同办公和某些事务的应急管理，全面加速以智慧医疗、智慧服务、智慧管理与智慧科研为主体的数字化智慧医院建设进程。

（三）存在的问题

项目的建设主要存在两方面的问题。①系统本身的复杂性：医院信息系统大多是医学知识与信息技术的复杂结合，专业性高且业务流程十分繁琐，相较于一般其他行业，医疗信息化及医疗信息互联互通建设的复杂程度更高，对于医院有着更严峻的建设要求。②信息中心安全运营人员紧缺且技能不足：当下医疗信息安全人员整体存在人才稀少的现象，安全运营的岗位技能要求日益复杂，有经验的安全分析工程师更是稀缺，即使随时待命，要处理的信息太多，直至精疲力尽，如果遇到重要任务，更是捉襟见肘。

三、互联互通建设与改造

（一）建设需求

随着医院信息网络的迅猛发展，医院信息系统在医院管理运行中，发挥着不可替代的作用，已经成为医院必不可少的基础设施。同时，医院医疗数据因其蕴藏的巨大价值与集中化存储管理等特点，长久以来一直是不法分子重点攻击的目标。随着数字经济时代的来临，IT基础设施在医院日常业务中发挥的作用越来越明显，尤其是软件、系统、数据等无形资产将成为医院资产重要组成部分。医院信息化飞速发展，医院业务系统面临着不限时间、不限地点的安全威胁，医院信息管理系统的安全问题日益凸显。因而，不论是对互联网医院，还是实体医院，其信息安全和监管愈加重要。医疗行业关系国计民生，医疗数据一旦遭到篡改、破坏和泄露，势必对医疗机构的声誉、医患双方的隐私及健康安全构成严重威胁，甚至影响社会的和谐稳定。有数据显示，自2020年11月1日以来，全球针对医疗保健组织的攻击数量增加了超过45%，医疗行业在11月的平均数据为每周袭击次数达到626次，而10月为430次。因此，一旦网络信息系统发生安全事件就会影响整个医院的医疗和管理工作，甚至会给医院带来不可弥补的损失。然而网络系统发生故障是不可避免的，如何减少安全事故的发生和事故发生后如何尽快补救就成为重要的问题。

（二）建设内容

医院面对日益增长的业务需求，对网络和系统的稳定性、可靠性、服务质量的要求越来越高。信息安全运维主要保障医院信息系统能够安全有效地运行，保证临床业务的完整性和保密性。由于信息安全专业性很强，一般采用外包方式，请专业的信息安全公司提供运维服务，为医院解决安全技术和人员配置方面存在的不足，弥补存在的缺陷。医院开展数字医院安全编排自动化与响应系统，通过将安全编排自动化与响应定义为一个使得组织能够采集多源信息，运用工作流驱动各种过程和规程，借助编排与自动化达成预期目标的系统。系统的核心能力除了编排与自动化，还包括案事件管理、威胁情报管理、仪表板和报告，以及跨功能分析（图5-9）。

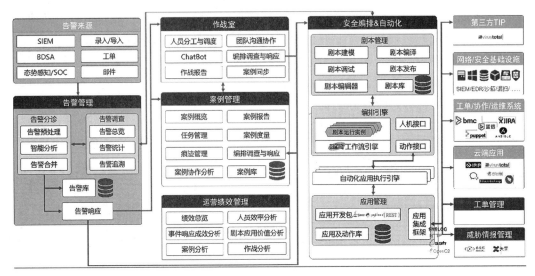

图5-9　安全编排自动化与响应系统系统架构

（三）改造方式

1. 功能架构

安全编排自动化与响应系统包括编排与自动化管理、应用管理、告警管理、高级告警分析、案例管理、作战室、工单管理和支撑管理8大功能。其中，高级告警分析、作战室功能是可选功能。系统由多个软件部件组成，包括管理中心和可选的采集器。管理中心是系统的核心部件，所有编排与自动化管理、告警管理、案例管理、工单管理和系统自身管理的功能都运行在管理中心。采集器按需提供了分布式告警信息采集的能力，为跨网络采集告警，以及采集海量告警信息提供了支撑。

2. 运行环境与配置

管理中心软件部署在Redhat Enterprise Linux 7或CentOS 7及以上版本的64位操作系统上，标准硬件配置为采用8核及以上CPU、32GB及以上内存，支持部署到容器、虚拟化环境和云计算环境中。采集器软件部署在Redhat Enterprise Linux 7或CentOS 7及以上版本的64位操作系统上，标准硬件配置为采用4核及以上CPU、8GB及以上内存，支持部署到容器、虚拟化环境和云计算环境中。管理中心在标准硬件配置条件下，告警采集速率可达1000条/秒；最高同时在线用户不小于100；最大并发执行动作数不小于1000；最大并发执行剧本数不小于100。

（1）安全能力编排化：本系统安全编排是将医疗机构在安全运营过程中涉及的不同系统或者一个系统内部不同组件的安全功能，通过可编程接口（API）封装后形成的安全能力和人工检查点，按照一定的逻辑关系组合到一起，完成某个特定安全运营流程的过程。安全编排是将安全运营相关的工具/技术、流程和人员等各种能力整合到一起的一种协同工作方式。剧本是安全运营流程在安全编排系统中的形式化表述，并能够在编排器中的工作流引擎驱动下运行。编写剧本的过程就是将安全运营流程转换为剧本，并在剧本中将各种应用编排到一起的过程。应用是指医院安全运营过程中需要用到的各种安全工具、协作工具及其他工具通过API或UI暴露出来的功能，经过标准化统一封装后形成的安全能力，并以服务的方式对外呈现出来。应用执行的最小操作单元是动作，即这个应用中所包含的操作指令。通常，一个应用包括多个动作（图5-10）。

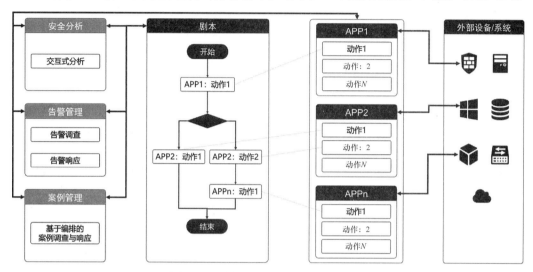

图5-10　剧本、应用和动作之间的关系

（2）安全流程自动化：安全流程自动化是指安全运营流程与规程尽可能地自动化执行，从而大大提升安全流程的执行效率，节约时间和人力成本，并确保能够持续达成预期的效果。实际上，安全编排得到的任务和剧本指明了一系列操作的步骤和下一步走向的判定条件，跟自动化无关，既可以人工执行，也可以自动执行。如果安全编排中的任务和剧本的某些个步骤或者判定条件以自动化的方式执行，则将可以称作安全编排执行过程的自动化，简称安全编排自动化（图5-11）。

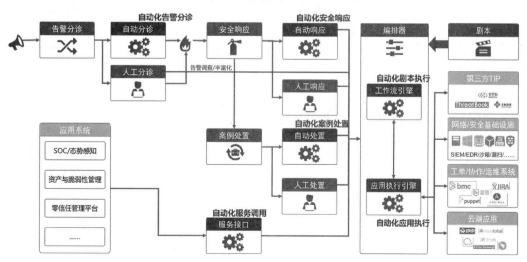

图5-11　安全流程自动化

（3）系统架构开放化：作为一个对大型三甲医疗机构安全能力进行集成和编排的系统，其自身的系统架构开放性至关重要。只有开放性的系统架构才能确保企业和组织安全编排与自动化的需求能够持续得到满足。本系统在系统架构层面具有 4 个方面的开放化特点：①开放可扩展的应用集成框架；②基于 API 的双向集成、支持多种协议接口、支持 OpenC2；③编排器可扩展、剧本可自定义；④开放的对外接口。

（四）改造重点和难点

1. 编排与自动化管理

编排与自动化是整个系统的核心功能，实现了运营流程的剧本化和安全应用的编排化，并通过编排器实现了剧本和应用的自动化执行。本系统具备完善的剧本管理功能，包括剧本库管理、可视化剧本编辑器和剧本运行监控。安全运营人员通过剧本库对所有剧本进行统一管理，支持剧本的增删改查、导入导出。系统内置基本的剧本，包括基本的调查类剧本和响应类剧本。其次，系统内置可视化剧本编辑器，允许剧本设计师方便地进行剧本创作。

2. 作业调度管理

系统具备作业及其调度管理功能。安全运营人员可以按需设定作业的执行周期计划，作业所要执行的剧本和动作序列。系统会自动调度作业的执行，并实时监控作业进度。系统内置符合 BPMN2.0 规范的工作流引擎，以及由该工作流引擎驱动的编排器。编排器是系统的心脏，系统的剧本设计和编排执行都依托于它。编排器是一个系统后台运行的服务，启动后会自动从剧本库中加载所有激活的剧本，并依照不同的触发条件执行相应的剧本实例。剧本执行的过程也是编排器的工作流引擎运行的过程。

3. 应用集成框架

系统具备开放可扩展的应用集成框架，使得应用开发人员可以方便地进行应用开发与集成，将各种安全基础设施与应用工具进行能力化封装。系统内置开发环境 SDK，提供完善的开发手册与指南，允许第三方工程开发人员以 Python、Java 语言进行应用开发。

四、互联互通建设成效与亮点

作为在大型三甲医疗机构际运行、面向实战化安全运营的安全编排自动化与响应系统，帮助医院将繁杂的安全运营（尤其是安全响应）过程梳理为任务和剧本，将分散的安全工具与功能转化为可编程的应用和动作，然后借助编排和自动化技术，将团队、工具和流程的高度协同起来。借助本系统，重点帮助解决医院安全运营响应人员匮乏、安全事件响应不及时、重复性运维工作多、安全设备之间缺乏协同且联动性差等导致安全运营人员工作压力大、运营效率低下的问题。主要具备6个方面的建设成效。①整合资源、协同连接：系统能够将分散的工具、人员和流程有机地整合到一起，整合安全运营所需的各种资源，实现人与工具、工具与工具的连接与协作。②自动运营、减负增效：借助系统的编排与自动化功能，可以将安全操作流程或其片段转变成编排化的安全剧本，并尽可能自动化地执行，从而大幅降低安全运营人员，尤其是一线安全运营人员的工作负担，减轻他们的工作压力，提升工作效率，在现有人员条件下执行更多的任务。③增强告警、快速分诊：借助系统的告警管理功能，安全运维人员能够更便捷地对告警信息进行增强，自动化地执行告警调查操作，协助他们更快速地进行告警分诊，从而提升单位时间内处理告警的数量和质量。④快速响应、及时补救：系统通过编排与自动化功能，能够切实帮助安全运营人员快速进行响应处置，降低平均响应时长。安全运维人员可以将处置不同威胁的行动方案写成应对措施和剧本，纳入案例与剧本库统一管理。威胁触发后，在有人参与或者无人参与的情况下，尽可能自动地执行相关应对措施和剧本，譬如执行防火墙阻断操作、执行账号禁用操作、终止某个进程等，大大缩短手动执行预案所耗费的时间。⑤提升人效、高效度量：借助本系统，可以帮助信息科安全运维从繁重的低端重复性劳动中解脱出来，通过编排与自动化技术手段提升人的运营水平和绩效，将人的工作中心转移到高端创造性工作中去，提升人的技能水平。

五、体会与展望

随着"互联网＋医疗"及移动医疗的发展，基于互联网的医疗服务软件如雨后春笋，越来越多。各种医疗创新应用从互联网和电信网接入医院信息网络和系统，逐渐打破医院原来相对封闭的网络。医院或第三方互联网服务提供商通过搭建网站、移动APP等应用，与银行、社保、药品供应商、应用服务提供商等单位互联互通，向患者提供远程在线或离线医疗咨询、诊断，进而下达处方医嘱，提供病历浏览、检查检验报告查阅等应用。这些应用服务均要求医院向外打开原来相对封闭的信息之门，向医院信息墙壁之外敞开大门。任何的安全事件所导致的医院业务系统宕机、信息泄露、信息诈骗等都会降低患者的就医满意度，损害医院的信誉，处理不当则可能会引起医患纠纷、法律问题甚至社会问题。

本系统作为医院数字化医院建设重点支撑项目，安全编排自动化与响应系统能够将安全运维的团队、工具和流程通过编排和自动化技术整合在一起，实现有序处理多源数据，持续进行安全告警分诊与调查、案例处置、协同作战、事件响应，并最终实现有效、高效安全运营的智能协作系统，具有较大的推广价值。